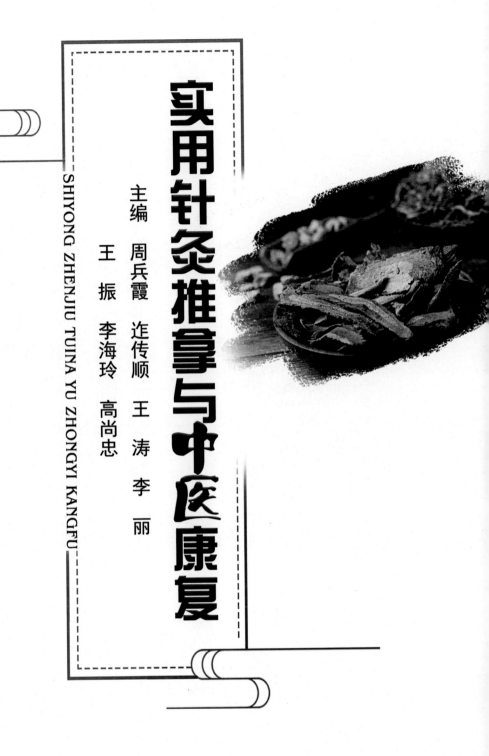

实用针灸推拿与中医康复

SHIYONG ZHENJIU TUINA YU ZHONGYI KANGFU

主编 周兵霞 迮传顺 王 涛 李 丽

王 振 李海玲 高尚忠

黑龙江科学技术出版社

图书在版编目(CIP)数据

实用针灸推拿与中医康复 / 周兵霞等主编. -- 哈尔
滨：黑龙江科学技术出版社，2022.6
ISBN 978-7-5719-1448-6

Ⅰ. ①实… Ⅱ. ①周… Ⅲ. ①针灸疗法②推拿 Ⅳ.
①R245②R244.1

中国版本图书馆CIP数据核字（2022）第099764号

实用针灸推拿与中医康复
SHIYONG ZHENJIU TUINA YU ZHONGYI KANGFU

主 编	周兵霞 迟传顺 王 涛 李 丽 王 振 李海玲 高尚忠
责任编辑	陈兆红
封面设计	宗 宁
出 版	黑龙江科学技术出版社
	地址：哈尔滨市南岗区公安街70-2号 邮编：150007
	电话：（0451）53642106 传真：（0451）53642143
	网址：www.lkcbs.cn
发 行	全国新华书店
印 刷	哈尔滨双华印刷有限公司
开 本	787 mm×1092 mm 1/16
印 张	27.75
字 数	701千字
版 次	2022年6月第1版
印 次	2023年1月第1次印刷
书 号	ISBN 978-7-5719-1448-6
定 价	198.00元

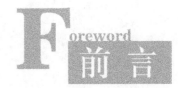

前言

  针灸推拿学是传统中医药学的重要组成部分,属于临床治疗性学科,是以中医藏象、经络理论为指导,研究经络、腧穴、针灸治疗、推拿方法,探讨运用针灸、推拿等手段来防治疾病的一门学科。其主要内容包括经络、腧穴、针灸技术、推拿手法、推拿功法及临床治疗手段等,能起到疏通经络、调和气血、恢复脏腑功能、养生祛病的作用。

  作为中医学三大干预手段(针灸、推拿、中药)中的针灸与推拿疗法,在治疗上具有适应证广、效验、安全、方便等特点,为中华民族几千年来的发展与昌盛作出了独特的贡献。

  本书立足于传统中医理论体系,在保持针灸推拿学的系统性和完整性的基础上,继承与创新相结合,与时俱进,全面反映针灸推拿学的基本知识、基础理论和临床应用。同时,本书吸取了近年来针灸推拿学术发展的成功和临床成熟的经验,以临床应用为前提,辨证与辨病相结合,突出了临床诊断的准确性和治疗的针对性。辨证以经络、脏腑为要,其他辨证为辅,以辨病症的不同证候;施治部分包括治则治法、选穴处方、其他疗法等。本书精于临床实践,须于中医辨证,妙于针推诊治,可供针灸专业医师、社区医师及基层医师参考使用。

  在编写的过程中,我们注重强化"精品意识""质量意识",精心编写,反复修改,层层把关,但由于水平和时间有限,书中难免有疏漏和不足之处,希望各位专家和针灸推拿爱好者在使用的过程中提出宝贵意见,以便我们再版时修订提高。

《实用针灸推拿与中医康复》编委会

2022 年 3 月

C ontents
目 录

第一章 针灸推拿基础理论 …………………………………………… (1)

第一节 针灸推拿治疗作用 …………………………………………… (1)

第二节 针灸推拿治疗原则 …………………………………………… (2)

第三节 临床诊治特点 ………………………………………………… (5)

第四节 针灸推拿操作方法的选择 …………………………………… (6)

第二章 针灸推拿检查方法 …………………………………………… (8)

第一节 望诊 …………………………………………………………… (8)

第二节 触诊 …………………………………………………………… (12)

第三节 关节运动功能检查 …………………………………………… (16)

第四节 特殊检查 ……………………………………………………… (19)

第三章 内科病证的辨证治疗 ………………………………………… (25)

第一节 哮病 …………………………………………………………… (25)

第二节 喘证 …………………………………………………………… (27)

第三节 心悸 …………………………………………………………… (29)

第四节 中风 …………………………………………………………… (36)

第五节 不寐 …………………………………………………………… (39)

第六节 眩晕 …………………………………………………………… (41)

第七节 痞满 …………………………………………………………… (43)

第八节 纳呆 …………………………………………………………… (50)

第九节 泄泻 …………………………………………………………… (56)

第十节 心衰 …………………………………………………………… (61)

第四章　内科病证的针灸治疗 ……………………………………………………… (78)

　　第一节　感冒 ………………………………………………………………………… (78)

　　第二节　咳嗽 ………………………………………………………………………… (79)

　　第三节　头痛 ………………………………………………………………………… (80)

　　第四节　胸痹 ………………………………………………………………………… (95)

　　第五节　面瘫 ………………………………………………………………………… (96)

　　第六节　面痛 ………………………………………………………………………… (97)

　　第七节　胃脘痛 ……………………………………………………………………… (98)

　　第八节　呃逆 ………………………………………………………………………… (99)

　　第九节　呕吐 ………………………………………………………………………… (100)

　　第十节　黄疸 ………………………………………………………………………… (101)

　　第十一节　胁痛 ……………………………………………………………………… (103)

　　第十二节　癃闭 ……………………………………………………………………… (104)

第五章　外科病证的针灸治疗 ……………………………………………………… (106)

　　第一节　风疹 ………………………………………………………………………… (106)

　　第二节　痄腮 ………………………………………………………………………… (107)

　　第三节　乳癖 ………………………………………………………………………… (108)

　　第四节　乳痈 ………………………………………………………………………… (110)

　　第五节　肠痈 ………………………………………………………………………… (112)

　　第六节　疔疮 ………………………………………………………………………… (113)

　　第七节　痔疮 ………………………………………………………………………… (114)

　　第八节　疝气 ………………………………………………………………………… (116)

第六章　骨伤科病证的针灸治疗 …………………………………………………… (118)

　　第一节　颈项部扭挫伤 ……………………………………………………………… (118)

　　第二节　颈项部肌筋膜炎 …………………………………………………………… (119)

　　第三节　颈椎病 ……………………………………………………………………… (120)

　　第四节　颈椎间盘突出症 …………………………………………………………… (124)

　　第五节　项韧带劳损与钙化 ………………………………………………………… (127)

　　第六节　胸壁挫伤 …………………………………………………………………… (128)

第七节　胸廓出口综合征 ………………………………………………（129）

第八节　胸椎小关节错缝 …………………………………………………（132）

第九节　胸椎小关节紊乱症 ………………………………………………（133）

第十节　剑状突起痛 ………………………………………………………（135）

第十一节　肋胸骨痛 ………………………………………………………（137）

第十二节　蒂策综合征 ……………………………………………………（139）

第十三节　背肌筋膜炎 ……………………………………………………（141）

第十四节　棘上及棘间韧带损伤 …………………………………………（143）

第十五节　急性腰扭伤 ……………………………………………………（145）

第十六节　腰背部肌筋膜炎 ………………………………………………（146）

第十七节　腰椎椎弓峡部裂并腰椎滑脱 …………………………………（149）

第十八节　腰椎间盘突出症 ………………………………………………（151）

第十九节　腰椎骨质增生症 ………………………………………………（154）

第二十节　腰椎管狭窄症 …………………………………………………（157）

第二十一节　第三腰椎横突综合征 ………………………………………（159）

第二十二节　骶髂关节扭伤 ………………………………………………（161）

第二十三节　骶臀部筋膜炎 ………………………………………………（164）

第二十四节　尾骨痛 ………………………………………………………（166）

第二十五节　肩部扭挫伤 …………………………………………………（167）

第二十六节　肩关节周围炎 ………………………………………………（169）

第二十七节　肱二头肌长头腱鞘炎 ………………………………………（173）

第二十八节　肱二头短头肌腱炎 …………………………………………（175）

第二十九节　冈上肌肌腱炎 ………………………………………………（177）

第三十节　肩峰下滑囊炎 …………………………………………………（179）

第三十一节　肘部扭挫伤 …………………………………………………（182）

第三十二节　肘部骨化性肌炎 ……………………………………………（184）

第三十三节　肱骨外上髁炎 ………………………………………………（186）

第三十四节　肱骨内上髁炎 ………………………………………………（189）

第三十五节　尺骨鹰嘴滑囊炎 ……………………………………………（191）

第三十六节　前臂缺血性肌痉挛……………………………………………（193）

第三十七节　旋前圆肌综合征…………………………………………………（195）

第三十八节　旋后肌综合征……………………………………………………（197）

第三十九节　腕部扭挫伤………………………………………………………（199）

第四十节　腕部腱鞘囊肿………………………………………………………（202）

第四十一节　腕管综合征………………………………………………………（203）

第七章　骨伤科病证的推拿治疗…………………………………………………（206）

第一节　落枕……………………………………………………………………（206）

第二节　寰枢关节半脱位………………………………………………………（208）

第三节　颈椎病…………………………………………………………………（210）

第四节　颈椎间盘突出症………………………………………………………（218）

第五节　前斜角肌综合征………………………………………………………（221）

第六节　胸椎小关节错缝………………………………………………………（223）

第七节　肩峰下滑囊炎…………………………………………………………（225）

第八节　冈上肌肌腱炎…………………………………………………………（227）

第九节　肱二头肌长头腱鞘炎…………………………………………………（229）

第十节　肱骨外上髁炎…………………………………………………………（231）

第十一节　桡骨茎突狭窄性腱鞘炎……………………………………………（233）

第十二节　腕管综合征…………………………………………………………（235）

第十三节　腕关节扭伤…………………………………………………………（236）

第十四节　掌指、指间关节扭挫伤……………………………………………（239）

第十五节　急性腰扭伤…………………………………………………………（240）

第十六节　慢性腰肌劳损………………………………………………………（244）

第十七节　腰椎退行性脊柱炎…………………………………………………（246）

第十八节　第三腰椎横突综合征………………………………………………（248）

第十九节　梨状肌综合征………………………………………………………（250）

第二十节　臀上皮神经炎………………………………………………………（252）

第二十一节　股内收肌损伤……………………………………………………（253）

第二十二节　原发性增生性膝关节炎…………………………………………（255）

第二十三节　膝关节创伤性滑膜炎…………………………………………（257）

第二十四节　膝关节侧副韧带损伤…………………………………………（259）

第二十五节　髌下脂肪垫劳损………………………………………………（262）

第二十六节　腓肠肌损伤……………………………………………………（264）

第二十七节　踝关节侧副韧带损伤…………………………………………（265）

第二十八节　跟痛症…………………………………………………………（268）

第八章　五官科病证的针灸治疗………………………………………………（270）

第一节　青少年假性近视……………………………………………………（270）

第二节　视神经炎……………………………………………………………（272）

第三节　耳鸣、耳聋…………………………………………………………（275）

第四节　鼻炎…………………………………………………………………（277）

第五节　急性扁桃体炎………………………………………………………（279）

第六节　口腔溃疡……………………………………………………………（282）

第九章　妇产科病证的针灸治疗………………………………………………（285）

第一节　月经不调……………………………………………………………（285）

第二节　痛经…………………………………………………………………（287）

第三节　闭经…………………………………………………………………（290）

第四节　崩漏…………………………………………………………………（293）

第五节　带下病………………………………………………………………（295）

第六节　妊娠恶阻……………………………………………………………（301）

第七节　产后恶露不下………………………………………………………（303）

第八节　产后恶露不绝………………………………………………………（304）

第十章　儿科病证的推拿治疗…………………………………………………（307）

第一节　发热…………………………………………………………………（307）

第二节　惊风…………………………………………………………………（310）

第三节　腹痛…………………………………………………………………（312）

第四节　泄泻…………………………………………………………………（315）

第五节　百日咳………………………………………………………………（318）

第六节　厌食…………………………………………………………………（320）

第七节　疳积 …………………………………………………………………………（323）

第八节　遗尿 …………………………………………………………………………（325）

第十一章　常见病的中西医结合治疗 …………………………………………（328）

第一节　糖尿病 ……………………………………………………………………（328）

第二节　急性脑梗死 ………………………………………………………………（352）

第三节　帕金森病 …………………………………………………………………（357）

第十二章　中医治未病 …………………………………………………………（362）

第一节　概论 ………………………………………………………………………（362）

第二节　常用适宜技术 ……………………………………………………………（363）

第三节　高血压 ……………………………………………………………………（385）

第四节　冠心病 ……………………………………………………………………（391）

第五节　脑血管病 …………………………………………………………………（395）

第六节　高脂血症 …………………………………………………………………（404）

第七节　肥胖 ………………………………………………………………………（408）

第八节　过敏 ………………………………………………………………………（414）

第九节　肿瘤 ………………………………………………………………………（422）

参考文献 …………………………………………………………………………（428）

第一节 针灸推拿治疗作用

一、疏通经络

《素问·举痛论》曰："经脉流行不止,环周不休"。《灵枢·邪客》写道："地有十二经水,人有十二经脉"《灵枢·五十营》言："人经脉上下左右前后二十八脉,周身十六丈二尺,以应二十八宿"。《灵枢·经脉》指出："经脉者,所以能决死生,处百病,调虚实不可不通也。"故而经络是中医学中人体重要组成部分,是气血运行的重要通道,若经脉通畅,人体就健康,而人体经脉若不通,那人体就会出现异常,所以,针灸推拿非常重视对于经络的调整治疗。《灵枢·九针十二原》曰:"于欲勿使被毒药,无用砭石,欲以微针通其经脉,调其血气,营其逆顺出入之会。"这表明了针灸刺激相对于砭石和药物具有更显著的疏通经络、调畅气血的作用。

二、调和阴阳

《灵枢·根结》篇曰:"用针之要,在于知调阴与阳。调阴与阳,精气乃光,合形于气,使神内藏。"故而对于阴阳的调和是针灸治疗非常重要的一部分。《灵枢·行针》篇记载:"阴阳和调而血气淖泽滑利,故针入而气出,疾而相逢也。"这表明了针灸推拿治疗非常重视对于阴阳的调理,通过针灸推拿的刺激作用,能够对人体的阴阳进行调整,从而达到阴阳调和、疾病痊愈的目的。

三、扶正祛邪

《素问·皮部论》认为"邪客于皮则腠理开,开则邪入客于络脉,络脉满则注于经脉,经脉满则入舍于府藏也"。在《灵枢·五邪》中则有"邪在肺,则皮肤痛""邪在肝,则两胁中痛""邪在脾胃,则病肌肉痛""邪在肾,则病骨痛阴痹,阴痹者按之而不得,腹胀腰痛,大便难,肩背颈项强痛""邪在心,则病心痛喜悲"。等论述,说明邪气侵入不同的经脉脏腑则会引起不同的病症。《素问·缪刺论》曰:"邪客于臂掌之间,不可得屈,刺其踝后,先以指按之痛,乃刺之,以月死生为数""邪客于足太阳之络,令人拘挛背急,引胁而痛,刺之从项始数脊椎侠脊,疾按之应手如痛,刺之傍三痏,立已"。所以,可以认为,针灸具有确实的扶正祛邪治疗作用,通过针灸推拿的治疗能够有效地扶助正气而排除邪气。

四、调节气机

《素问·六微旨大论》曰："出入废则神机化灭,升降息则气立孤危。故非出入,则无以生长壮老矣;非升降则无以生长化收藏。是以升降出入,无器不有。故器者生化之宇,器散则分之,生化息矣。故无不出入,无不升降"。《素问·至真要大论》曰:"疏气令调,则其道也"。《灵枢·刺节真邪》:"用针之类,在于调气。"《灵枢·终始》:"凡刺之道,气调而止。"所以,针灸推拿具有调节人体气机的作用,通过调节气的升降出入来治疗疾病。

五、调整脏腑功能

《素问·痹论》曰:"五脏有俞,六腑有合,循脉之分,各有所发,各随其道"。《素问·咳论》认为"治脏者治其俞,治腑者治其合。"《灵枢·顺气一天分为四时》则提出"病在藏者取之井;病变于色者取之荥;病时间时甚者取之输;病变于音者取之经;经满而血者,病在胃,及以饮食不节得病者,取之合",由此可以看出,五腧穴对脏腑功能病变起重要作用。五脏六腑都有相应的经络穴位相对应,通过刺激相应的经络穴位,能够有效地对其相应的脏腑起到调整的作用。

六、理筋整复

《灵枢·经脉》曰:"骨为干,脉为营,筋为刚,肉为墙"。筋、骨、肉三者合在一起能够起到支撑人体,保护内脏,主司运动的作用。《素问·生气通天论》记载:"骨正筋柔,气血以流,腠理以密,如是则骨气以精"。《灵枢·本藏》则写道:"是故血和则经脉流行营复阴阳,筋骨劲强,关节清利矣"。这说明通过推拿的不同手法,如摆动、摩擦、振动、叩击、扳法、弹拨、关节运动操作等治疗手段均能够使得人体的关节滑利,纠正筋出槽、骨错缝、关节错位的问题。

(周兵霞)

第二节　针灸推拿治疗原则

一、补虚泻实

《灵枢·九针十二原》云:"凡用针者,虚则实之,满则泄之,菀陈则除之,邪胜则虚之。""盛则泻之,虚则补之,热则疾之,寒则留之,陷下则灸之,不盛不虚,以经取之。"《灵枢·通天》曰:"古人善用针艾者,视人五态乃治之,盛者泻之,虚者补之。"《素问·三部九候论》曰:"必先度其形之肥瘦,以调其气之虚实。"《灵枢·根结》记载:"刺布衣者,深以留之,刺大人者,微以虚之。"《黄帝内经·灵枢集注·卷五·逆顺肥瘦第三十八》说:"论形肉之浓薄坚脆,血气之多少清浊,应太过不及之气,故用针之浅深疾徐,刺法之多少补泻,皆以针合人而导之和平。"《灵枢·通天》则提出"不之疾泻,不能移之"的治则来治疗。《素问·八正神明论》曰"月生无泻,月满无补,月郭空无治,是谓得时而调之"。《灵枢·经脉》认为"盛则泻之,虚则补之。"《灵枢·根结》云"有余者泻之,不足者补之。"《灵枢·终始》记载:"脉实者,深刺之,以泄其气;脉虚者,浅刺之,使精气无得出,以养其脉,独出其邪气"。故而,补虚泻实是针灸推拿治疗疾病的重要原则,至于具体的补泻原则,则根据虚实所涉及的内容不同而有不同的补泻原则,进行辨证论治,如根据阴阳、气血虚实等。但不论是阴阳虚实补泻原则,还是气血虚实补泻原则,均要根据具体情况,决定补泻先后。

(一)虚则补之

"虚"指的是正气亏虚,故而根据中医的正治法原则,需要对人体的正气进行补益。针灸推拿的操作主要可以通过选择具有偏于补益的穴位进行治疗,如:神阙、关元、气海、百会、足三里、肾俞、膏肓等穴位;再者就是通过相应的具有补益作用的针灸推拿手法进行治疗。如针刺操作中的提插捻转、徐疾刺入、迎随补泻,推拿手法中的摩、擦等手法,以及小儿推拿中的补脾经、补肾经等治疗手段;灸法和膏摩的运用也能够起到相应的偏补作用。如通过隔盐灸和隔姜灸进行回阳救逆,通过冬青膏膏摩来进行温阳的操作等。

(二)实则泻之

"实"指的是邪气充实,故而在治疗上应当通过泻的手法来将邪气排出体外。而在具体的操作中,也无外乎通过选取具有偏于泻的穴位进行治疗,如:水沟、十宣、十二井穴、素髎、太冲、大敦等穴位;再者就是通过相应的提插捻转之类的针刺手法来达到泻的目的;小儿推拿中的刺四缝治疗疳积,清天河水等治疗均是泻的治疗手段。

(三)补泻兼施

对于虚实夹杂的病症,不能够单独通过补或泻的方法进行治疗,需要通过补泻相配合的方法进行治疗。根据虚实的具体程度,选择先补后泻,先泻后补,补多泻少,泻多补少等治疗措施。

(四)平补平泻

《灵枢·禁服》曰:"不盛布虚,以经取之。"所以,对于虚实不是很明显抑或是没有明显的虚实表现的病症,可以通过平补平泻的柔和的治疗手法进行治疗,而不能采取补或泻的手法,以免滞留邪气或是损伤正气。

二、清热温寒

《灵枢·热病》曰:"寒则留之,热则疾之"。《灵枢·禁服》云:"必审按其本末,察其寒热。"《灵枢·邪客》记载:"必先知十二经脉之本末皮肤之寒热。"《邪气脏腑病形》则认为:"候在足少阳本末,亦视其脉之陷下者灸之;其寒热者取阳陵泉。"故而,清热温寒是针灸推拿治疗中非常重要的一个原则,指导着针灸推拿的临床实践。

(一)热者清之

《灵枢·杂病》载:"痛上热,取足厥阴。""中热而喘,取足少阴腘中血络。"故而针灸推拿有着确实的清热功效,需要对疾病的寒热进行辨证,采用清热或是温寒的方法进行治疗。清热的治疗方法主要有选取能够清热的穴位,如曲池、大椎、合谷、外关、血海等穴位;通过选取能够泄热的手法操作,如三棱针点刺出血、针刺拔罐出血;通过轻快的手法,不留针或留针时间短,达到清热的目的。

(二)寒者温之

《灵枢·杂病》载:"腰痛,痛上寒,取足太阳、阳明。"针灸推拿中寒者温之是重要的治疗原则。通过选取能够有温热偏性的穴位,如关元、神阙、气海、命门、肾俞等穴位进行治疗,不仅可以采取如烧山火在内的温阳的针刺手法,通过灸法,如隔盐灸、隔姜灸,亦能够取得温寒的治疗效果。在推拿手法上,能够通过摆动、摩擦、按压等手法配合膏摩,起到温寒助阳的作用。

三、三因制宜

三因制宜指的是因人、因时、因地制宜。天有四时，地有五方，人群之中也有男女老少强弱的分别，所以，在治疗上也应根据这三者采取相应的治疗手段。

（一）因人制宜

《灵枢·逆顺肥瘦》云："年质壮大，血气充盈，肤革兼顾，因加以邪，刺此者，深而留……婴儿者，其肉脆，血少气弱，刺此者，以毫刺，浅刺而疾拔针，日再可也。"《灵枢·行针》曰："百姓之血气各不同形，或神动而气先针行，或气与针相逢，或针已出气独行，或数刺乃知。"《灵枢·论痛》曰："人之骨强筋弱肉缓、皮肤者耐痛，其于针石之痛、火焫亦然……加以黑色而美骨者，耐火焫……坚肉薄皮者，不耐针石之痛，于火焫亦然。"《灵枢·逆顺》记载："刺之大约者，必明知病之可刺，与其未可刺，与其已不可刺。"由此可见，针刺、推拿的取穴、手法选择均需要根据人的体质、疾病情况的不同来选取。医师应当根据患者个人情况，如年龄、体质、气血及皮肤等来选择相应的治疗手法。

（二）因时制宜

《灵枢·逆顺》云："气之逆顺者，所以应天地阴阳四时五行也"。《素问·阴阳应象大论》云："天有四时五行以生长收藏，以生寒暑燥湿风。人有五脏化五气，以生喜怒悲忧恐。"《灵枢·顺气一天分为四时》曰："夫百病之所始生者，必起于燥温寒暑，风雨，阴阳，喜怒，饮食居处，气合而有形，脏而有名，……四时之气使然"。《素问·八正神明论》记载："月生无泻、月满无补、月郭空无治"。就一个疾病而言，在不同的季节时间里所表现出的生理病理状态都是不尽相同的，而人体在不同的时间季节里也有着不同的生理病理状态，所以，需要根据相应的时间机械来制定相应的针灸吐纳治疗手段方法。针刺治疗应当结合四时气候而有轻重深浅的分寸，如果违背了，不但病情不能够得到缓解，反而会加重病情。在临床上，历代医家根据因时制宜的原则，创立了子午流注、灵龟八法、飞腾八法等手段。

（三）因地制宜

《素问·异法方宜论》认为人是依赖于天地之气来生存的，而五方的人民所处地域、地气各不相同，有着不同的生活习惯，所以，产生了五种不同的治疗方法。在临床中，需要根据不同的地理环境、气候条件和生活习惯的不同来采取相应的治疗措施。如南方多血热，需要采用针刺放血来治疗，北方寒冷，则多采用灸法来治疗。

四、治病求本

"标本"是一个相对的概念，有指症状为标、病因为本、先病为本、后病为标、正气为本、邪气为标等标本主次关系。《素问·至真要大论》说："是故百病之起，有生于本者，有生于标者。"《素问·标本病传论》曰："知标本者，万举万当，不知标本，是谓妄行。"又云"病有标本，刺有逆从"。标本指的是疾病发生发展过程中存在着病因与症状、原发与继发、主症与次症，以及邪正消长等相互之间的关系，进而以此为依据，做出先后缓急的不同的治疗方案。《顾氏医镜》曰："标急则先治其标，本急则先治其本"。《医经余论》说："治病之难有二，一曰辨缓急"。明辨病之缓急为针灸推拿治疗中非常重要的原则。

（一）急则治标

腹胀由于湿者，其来必速，当利水除湿，则胀自止，是标急于本。若因脾虚渐成胀满，夜剧昼静……当益脾气,是病从本生,本急于标也。临床上如果遇到了不及时处理则会危及生命或影响本来病症治疗的话,那么应该首先选择治标,为治本创造出有利的治疗条件。如在治疗高热惊厥的时候,应当先选用能够镇静止痉的针灸推拿方法来进行治疗,防止发生意外而耽误性命,待危险过后再进行针对高热的治疗,以达到治本的目的。

(二)缓则治本

《素问·标本病传论》云:"病而后逆者治其本""先寒而后生病者治其本""先病而后生寒(或生泄)者治其本"。诸多病症所产生的症状都是与本病相关的,所以,将本病治愈,则可以把所有因本病所引起的症状全部消除。

(三)标本兼治

标本兼治指的是标病和本病同时治疗的原则。在标病并不急,不会危及生命,但又对患者有着较大影响的时候可以采取标病和本病同时治疗的手段进行治疗。

(周兵霞)

第三节 临床诊治特点

一、辨证与辨经相结合

中医学辨证论治内容丰富,就针灸学而言,辨证论治特点鲜明,不仅要辨病、辨证,还要辨经络,要将辨证论治与辨经论治相结合。《灵枢·厥病》谓:"厥头痛,面若肿起而烦心,取之足阳明,太阴。""厥头痛,头脉痛,心悲,善泣,视头动脉反盛者,刺尽去血,后调足厥阴。""厥头痛,贞贞头重而痛,泻头上五行,行五,先取手少阴,后取足少阴。""厥头痛,项先痛,腰脊为应,先取天柱,后取足太阳。""厥头痛,头痛甚,耳前后脉涌有热,泻出其血,后取足少阳。"由此可见,针灸治疗非常重视中医的辨证、辨经施治。《灵枢·官能》曰:"针所不为,灸之所宜……阴阳皆虚,火自当之。"这是针灸辨证中的辨阴阳。《素问·刺要论》云:"病有浮沉,刺有浅深,各至其理,无过其道。"此为辨表里。《灵枢·经脉》提出了针灸治疗辨寒热与辨虚实,《灵枢·终始》记载:"邪气来也紧而疾,谷气来也徐而和。"此为辨气。《灵枢·卫气》曰:"能别营养十二经者,知病之所生,候虚实之所在者,能得病之高下。"《灵枢·刺节真邪》则说:"用针者,必先察其经络之实虚,切而循之,按而弹之,视其应动者,乃后取之而下之。"经络遍布全身上下内外,不论内在的脏腑还是外在的肢节都有经络通过,故而对于有明确固定部位的病症都可以在辨经指导下进行临床治疗。《扁鹊心书》记载:"昔人望而知病者,不过熟其经络故也。"《针经指南·标幽赋》认为:"论脏腑虚实,须向经寻。"《经络考》则讲:"脏腑阴阳各有其境,四肢筋骨各有其主,明其部以定经。"故而,临床上辨证与辨经相互结合,可以作为针灸推拿的主要的诊治方法之一。

二、辨证与辨病相结合

辨病是指对疾病的分析,以此来确定疾病的诊断,从而为治疗提供依据。经络内连脏腑,外络肢节。对于脏腑所患的疾病,可以通过相应脏腑的原穴、背俞穴和募穴进行治疗。《灵枢·九针十二原》云:"凡此十二原者,主治五脏六腑之有疾也。"《灵枢·邪气脏腑病形》曰:"合治内腑。"

而疾病如果是与经络相关的那么通过针灸推拿刺激该经络上的相应穴位,或是与其经络相关的经络穴位进行治疗,亦可以达到良好的疗效,此即为辨病论治。"病"除了传统中医上的概念之外,还有西医学上"病"的含义。西医学的"病"是在解剖、生理病理、生化等基础上所形成的概念,而这些病在某些症状上与中医中的某些疾病的某些证型相类似,那么就可以通过相应的中医针灸推拿疗法进行治疗。而中医的针灸推拿疗法也可以借鉴西医的解剖生理病理等知识进行创新,达到辨病与辨证相结合。

三、调神与调气并重

王充说到:"专心一意,委务积神,精通于天,天为变动"。可见,神在中医药的治疗中有着非常重要的地位。《素问·五常政大论》曰:"根于中者,命曰神机,神去则机息"。张隐庵云:"神者阴阳不测之谓,机者五运旋机也。"《素问·玉机真脏论》说:"天下至数,道在于一,神转不回,回则不转,乃失其机"。针灸推拿的治疗非常重视调神和调气的应用,通过调神和调气来达到治疗的目的。《灵枢·小针解》曰:"上守机者,知守气也,机之动不离其空中者,知气之虚实,用针之徐疾也"。《素问·宝命全形论》说:"凡刺之真,必先治神"。《灵枢·刺节真邪》曰:"用针之类,在于调气。"《灵枢·九针十二原》曰:"刺之而气不至,无问其数;刺之而气至,乃去之,无复针……刺之要,气至而有效"。《素问·至真要大论》曰:"疏气令调,则其道也。"均强调了神和气在针灸治疗中的作用。调神和调气不仅仅是对患者的神和气进行调整,也是医师自己在治疗的时候进行神和气的调整。《灵枢·终始》记载"深居静处,占神往来,闭户塞牖,魂魄不散……必一其神,令志在针"。《灵枢·九针十二原》曰"持针之道,坚者为宝,正指直刺,无针左右"。进针时要求医师"精神专一,或如待所贵,不知日暮"。"神无营于众物。""方刺之时,必在悬阳及与两衡"。《灵枢·终始》云:"专意一神,精气不分,毋闻人声,以收其精,必一其神,令志在针。"《千金要方·大医精诚》说到:"凡大医治病,必当安神定志。"这些都是指医师在进行治疗时候必须精神专一,使得自己的神志集中在针和操作的指节之上,这样才能够治疗好疾病。《灵枢·九针十二原》记载:"刺之要,气至而有效,效之信,若风之吹云,明乎若见苍天。如气不至,则要反复候气"。《灵枢·行针》云:"神动而气先行"同时,对于神和气也有相应的针灸推拿宜忌。《灵枢·本神》说到:"以知精神魂魄之存亡得失之意,五者已伤,针不可治也"。《灵枢·阴阳二十五人》曰:"审察其形气有余不足而调之,可以知逆顺矣。"

(董 梅)

第四节 针灸推拿操作方法的选择

一、针灸推拿方法的选择

针刺治疗疾病的过程比推拿治疗更为量化,如子午捣臼法等具有明确的提插捻转次数要求。推拿手法的量化问题还处于研究阶段,没有统一的标准,有的以减轻患者疼痛为度,有的以推拿作用的局部有温热感为度。灸法与针刺推拿手法相比更具有温经通络和祛风散寒的作用,在治疗如风湿痹痛的时候更具有优势,然而灸法容易使皮肤烧伤,需要引起重视采取相应的保护措施,对于有皮肤溃疡等皮肤不适合的患者就不能使用灸法。推拿治疗较为方便,不受时间、地点、环境条件的限制。推拿治疗可以避免针刺带来的一些不便和疼痛。现在的一次性针具成本较高,并且具有弯针折针的风险。推拿手法能够进行理筋整复,对筋伤、关节紊乱与错位有较好的疗效。通过推、扳、旋转、拔伸、整复等可以纠正关节紊乱等,这是针灸所不具备的。所以,需要根据具体的疾病情况来选择相应的针灸推拿治疗方法。

二、操作方法的选择

针刺手法主要有提插捻转的操作,进针角度、进针深度、捻转方向和幅度能够产生相应的补泻的效果,通过对这些补写手法相互组合和运用,产生了青龙摆尾、白虎摇头、赤凤迎源、烧山火、透天凉等不同的操作手法。这些操作手法需根据临床的望闻问切获得的病情进行辨证论治。而灸法有瘢痕灸、悬灸、雀啄灸、隔物灸、温针灸、太乙神针等不同的灸法,临床上也需要根据病情的不同而选取相应的灸法。而推拿治疗具有多种操作手法,有一指禅推法、丁氏8法3揉法3抹法、扫散法、扳法、弹拨法、拔伸法等,可根据病情选取相应的操作手法。

三、治疗时间

古代医家创立了多种以时间为根据的针灸推拿治疗方法,如子午流注法、灵龟八法等。一些疾病如五更泻等具有明显的时间发生规律,那么就根据时间规律进行治疗能够提高针灸疗效。《内经》中"热则疾之,寒则留之"指出了针灸时间的长短要根据病情来决定。一次针灸推拿需要多长的时间能够达到最佳的疗效与患者的个体差异、心理因素等多个方面有关,不是针灸推拿时间越长,效果就越好。一次针灸推拿治疗完成后,很多病症需要两次或多次治疗,每次针灸推拿间隔多长时间还没有定论。针灸推拿的治疗应当重视施术时间、间隔时间、疗程长短来进一步提高针灸推拿临床疗效。

(董 梅)

第二章　针灸推拿检查方法

第一节　望　诊

一、脊柱部

患者可以正立位、正坐位或俯卧位,暴露脊柱部,首先观察脊柱部的生理曲度有无改变,生理曲度的改变多见于脊柱的退行性病变、强直性脊柱炎病等椎体的病变。其次观察姿势有无异常,如脊柱侧弯、倾斜、驼背、骨盆歪斜等。脊柱前突畸形,多由于姿势不良或小儿麻痹症引起;脊柱后突畸形,表现为成角如驼峰状,多见于小儿佝偻病、脊柱结核、类风湿性脊柱炎、骨质退行性病变;脊柱侧弯畸形,多由于姿势不良、下肢不等长、肩部畸形、腰椎间盘纤维环破裂症、小儿麻痹症及慢性胸腔或胸廓病变。另外观察颈部有无侧向歪斜、胸锁乳突肌有无挛缩、有无先天性斜颈。尤其重视腰椎的观察,腰椎异常弯曲、角状后突畸形,则多见于单个椎体或 2～3 个椎体病变所致,如椎体的压缩性骨折、脱位、椎体结核或肿瘤而致椎体骨质破坏。腰椎弧形后凸畸形,则由多个椎体病变所致,如类风湿性关节炎、老年性骨质疏松症;腰椎生理前凸加大,可见于水平骶椎、下腰椎滑脱、小儿双侧先天性髋关节脱位等。

观察脊柱部皮肤的颜色是否正常,有无肿块、瘀斑。如直接外伤时,可见损伤部局部肿胀,并有青紫瘀斑;局部皮肤发红伴有肿胀,多由感染引起。腰背部有毛发斑,皮肤色浓,表明可能有脊椎裂存在;皮肤若见散在的咖啡色斑,可能是属于神经纤维瘤病继发的皮肤改变。腰部中线软组织肿胀,多为硬脊膜膨出。

观察有无疮疹、瘢痕、脓肿、窦口。腰椎骨髓炎、结核时可形成脓肿及窦口,以腰背筋膜、腹外斜肌、髂嵴所构成的腰三角处为好发部位。

二、肩部

患者取坐位或站立位,并充分暴露肩部,需作两侧对比。观察双侧是否对称,高低是否一致。对比双侧三角肌的形态及锁骨上下窝是否对称。对比双侧肩胛骨高低是否一致,肩胛骨内侧缘与后正中线的距离是否相等。配合肩关节主动或者被动运动来观察其肌肉及关节的形态和功能状况。锁骨骨折时,患者为了缓解肩部肌肉牵拉所引起的疼痛,其肩部常向患侧倾斜,两侧不对称。肩锁关节脱位时可在肩上部出现高凸畸形。肩关节脱位时,肩峰突出,肩峰下空虚而出现"高肩"畸形。继发性肩关节半脱位日久也会出现类似"高肩"畸形。臂丛神经损伤引起肩部肌肉麻痹,可出现"垂肩"畸形。肩胛高耸多见于先天性高肩胛症,若双侧病变,颈部可呈现短缩畸形。"翼状肩胛"是由于前锯肌麻痹致肩胛胸壁关节松弛,肩胛骨向后突起而成。三角肌膨隆消失成"方肩",多提示肩关节脱位。

观察肩关节有无肿胀、瘢痕、窦道、皮肤颜色改变等。局部肿胀,且皮肤青紫瘀斑,多见于骨折、脱位。肩关节肿胀,皮肤发红,多见于肩关节急性化脓性炎症。皮肤紫暗、窦道多见于肩关节慢性化脓性炎症。

观察肩关节有无肌肉萎缩。肩关节周围肌肉的萎缩,多见于肩部疾病的晚期。如肩关节周围炎,疼痛日久、活动受限,则出现肩部肌肉的萎缩。肩部骨折,长期固定,则肩部肌肉出现失用性萎缩。肩部神经损伤,肌肉麻痹,失去运动功能,则肩部肌肉出现神经性萎缩。

另外,排除内脏相关的疾病引起的肩背部牵涉痛。神经的原因,体表部位的相应区域可引发牵涉痛。如左肩部疼痛要排除心脏疾病;右肩部疼痛要排除肝胆疾病。有一些肩部疼痛是由于颈椎疾病引起的,我们称之为颈肩综合征。

三、肘部

正常的肘关节上臂的纵轴与前臂的纵轴在肘部形成一个外翻的携带角,男性为 5°～10°,女性为 10°～15°。因肘部骨骼先天性发育角异常、肱骨远端骨折复位不良,或损伤了肱骨远端骨骺,在生长中形成肘外翻畸形,携带角增大超过 15°。因肱骨髁上骨折复位不良形成发育型畸形,或创伤中损伤了肱骨远端骨骺造成生长发育障碍,可引起肘内翻畸形,携带角变小、消失甚至出现内翻的角度。肱骨髁上骨折复位不良,使肱骨远端前倾角消失甚至骨折远端过伸,造成肘部后突畸形。类风湿性关节炎时,肘部可形成梭形畸形。肘后形成乒乓球样的囊性肿物,多见于尺骨鹰嘴滑囊炎患者。肘关节肿胀的患者,检查时必须认真区分是关节内肿胀还是关节外肿胀,全关节肿胀还是局限性肿胀。对肿胀的性质也要有所鉴别,区分是外伤性的肿胀还是病理性肿胀。外伤性损伤患者,出现局限性肿胀,说明局部损伤。肘关节局部出现肿胀,多见于外伤造成的撕脱性骨折,如肱骨内上髁撕脱性骨折,肿胀多发生在肘内侧;肱骨外上髁骨折、桡骨头骨折,肿胀多发生在肘外侧;尺骨鹰嘴骨折时,肿胀多出现在肘后方。因肘关节炎症,引起关节内积液时,在早期表现为肘后尺骨鹰嘴两侧正常的凹陷消失,变得饱满,积液较多时,则肱桡关节也出现肿胀;当大量积液时,肘关节呈现半屈位,肿胀严重。肘关节出现弥漫性肿胀,超出关节界线部位,多见于肘部骨折或严重的挤压伤。

四、腕掌部

正常的腕关节休息位有轻度尺偏,10°～15°的背伸,拇指靠近示指旁,其余四指屈曲,从第2～5 指各指的屈曲度逐渐增大,指尖端指向舟状骨。腕关节部位的餐叉样畸形,多发生于桡骨远端伸直型骨折,骨折后远端向背侧移位,从侧面观察形如餐叉。爪形手,可见于前臂缺血性肌痉挛而引起的损伤,掌指关节过伸,近端指间关节屈曲,形似鸟爪,当臂丛神经或尺神经损伤时,则掌指关节过伸,无名指、小指不能向中间靠拢,且小鱼际肌骨间肌萎缩。猿形手见于尺神经和正中神经的合并损伤,表现为大鱼际肌、小鱼际肌萎缩,掌部的两个横弓消失,掌心变的扁平,亦称铲形手、扁平手。桡神经损伤时,前臂伸肌麻痹,不能主动伸腕形成"正垂腕"。锤状指,多由于手指伸肌腱止点及止点附近断裂,或手指伸肌腱止点处发生撕脱骨折。短指畸形、并指畸形、巨指畸形、缺指畸形、多指畸形则多与先天性遗传有关。匙状指甲多是霉菌严重感染的结果,整个手指呈杵状指,多为肺源性心脏病、支气管扩张等疾病。

全腕关节肿胀,多由于关节内损伤或病变,如关节囊或韧带撕裂、腕骨骨折或月骨脱位。腕部呈梭形肿胀,不红不热,多见于腕关节结核。双腕对称性肿胀,多见于风湿性关节炎。腕舟骨的骨折多可引起鼻烟窝的饱满肿胀。第2~5指指间关节梭形肿胀,多为类风湿性关节炎。沿着肌腱部位的肿胀多为腱鞘炎或者腱鞘周围炎。腱鞘囊肿多为孤立、局限的包块,有明显的界限。手指震颤,多见于甲状腺功能亢进、震颤麻痹、慢性酒精中毒者。震颤性麻痹患者,运动时震颤减轻或消失,静止时出现。如震颤轻微,可让患者闭眼,双手向前平举,在其双手背上放一张纸,可见纸的抖动。

五、髋部

患者应取站立位。观察两侧髂前上棘、髂后上棘是否等高,即骨盆是否倾斜。如髂前上棘不等高,多由两侧下肢不等长继发骨盆倾斜所致。髂后上棘不等高,一侧向上移位或向后突出,表明有骶髂关节错位。观察骨盆区皮肤有无青紫瘀斑,肿胀等。从侧面观察腰臀部,腰椎部分前凸弧度消失,可能是由于椎旁肌肉痉挛所引起;如果弧度明显加大,可能是由于腹壁肌肉无力、髋部屈曲畸形或先天椎体滑脱引起;如弧度明显加大且臀部明显后突、髋部呈现屈曲位,则可能为髋关节结核等病变。

臀部后面有臀横纹,婴幼儿时期,臀横纹不对称,多由先天性髋关节脱位、肌肉萎缩、下肢不等长、骨盆倾斜等原因引起。髋关节的慢性疾病可导致臀部失用性肌萎缩;小儿麻痹后遗症可引起臀部神经性肌萎缩。

髋部的前面,注意观察腹股沟是否对称,如一侧饱满肿胀,多提示髋关节肿胀;如一侧出现凹陷空虚,多提示股骨头脱位或有严重的破坏。髋内翻畸形时,可引起患侧下肢短缩;髋外翻外旋畸形时,则患侧下肢内收、外展受限并较健侧下肢为长。

髋关节外上方突起,多由先天性脱位或者半脱位引起;外下方肿胀多属大转子病变或因腰骶部感染脓液流注引起。

六、膝部

正常的膝关节有5°~10°的生理外翻角,伸直时,可以有0°~5°的过伸,佝偻病、脊髓灰质炎后遗症、骨折畸形愈合,骨骺发育异常等可使膝关节的外翻角改变,超过15°时,形成外翻畸形,单侧外翻时为"K"形腿;双侧外翻,称为"X"形腿;外翻角消失,形成小腿内翻畸形,两侧对称为"O"形腿。膝关节轻度肿胀的时候,表现为双膝眼消失,肿胀严重则整个膝关节肿大。肿胀最常见的原因是外伤,如膝关节扭伤、髌骨骨折等。膝关节滑膜炎、风湿性关节炎、膝关节结核、肿瘤等病变均可引起膝关节的肿胀。如肿胀时伴有局部皮肤发红,灼热而剧痛,多见于膝关节的急性化脓性炎症。在髌上囊部位出现局限性包块,多为髌上滑囊炎。在胫骨结节处出现明显的肿块,多为胫骨结节骨骺炎。膝关节后侧的囊性肿块多为腘窝囊肿。股骨下端或胫骨上端的内、外侧有局部隆突时,要注意是否为骨软骨瘤。在膝关节检查时,尤其要注意股四头肌的萎缩,任何引起下肢活动障碍的病变,如膝关节半月板的损伤、膝关节结核、腰椎间盘突出症、下肢骨折的长期固定等,均可引起股四头肌的萎缩。

七、踝部

观察踝部有无畸形,如内翻足、外翻足、扁平足、高弓足、垂足、跟足等。踝关节的肿胀,多由踝部的外伤所引起。肿胀明显,早期以踝部前方为主,进而发展为全关节的肿胀,多见于内、外踝骨折或胫骨下端骨折。若肿胀形成缓慢,多见于踝关节结核或骨性关节炎。内外踝下方及跟腱两侧的正常凹陷消失,兼见波动感,可能是关节内积液形成。足后部肿胀多属于跟腱炎、滑囊炎、骨质增生等。全踝关节肿胀多为关节内严重骨折、脱位、肿瘤。局限性肿胀,见于关节外骨折、关节扭伤。

八、头面部

观察头颅的大小形状是否与其年龄相称,如头形过大者常见于脑积水,亦可见于呆小病;头形过小者见于大脑发育不良。额骨及颞骨双侧凸出,顶部扁平,呈方形,为方头畸形,多见于佝偻患儿,头发多稀疏不华。正常时眼睑裂两侧对称,大小相宜,睑裂变小多见于动眼神经麻痹、颈交感神经损害,以及面肌痉挛;眼睑裂变大多见于面神经麻痹。眼球单侧突出多见于眶内肿瘤,双侧突出多见于颅内压增高等,眼球震颤多见于脑部病变。头轻度前倾、姿势牵强,多为颈椎病、落枕。小儿头倾向患侧,额面转向健侧,呈倾斜状态,多见于小儿肌性斜颈。一侧不能闭眼,额部皱纹消失,作露齿动作时,口角斜向健侧,鼻唇沟消失,多为面神经麻痹。头部不自主震颤,可见于老年人或震颤麻痹患者。下颌关节强直,发生于单侧时,则见颏部偏斜于患侧,患侧丰满,健侧扁平;发生于双侧时,则见整个下颏骨发育不良,颏部后缩。口呈半开状,咬合困难,常见于下颌关节脱位的患者。外伤患者注意头面部是否有血肿及瘀青,是否有局部压痛,鼻骨是否在正常位,眼眶周围有无水肿及瘀青,是否有视物模糊,瞳孔对光反射是否存在。

观察头面部的色泽和形态变化。譬如,小儿蛔虫病,面上可出现灰白色圆形的"虫斑"。小儿惊风或癫痫发作时,面色多为青而晦暗。风寒头痛和受寒腹痛,疼痛剧烈时,面色苍白而带青。

九、胸腹部

充分暴露胸腹部,观察胸廓前面两侧是否对称,若一侧隆起,另一侧变平,而胸廓后面亦一侧隆起,另一侧变平,胸椎棘突连线变成弯曲弧线,往往是由胸椎侧弯而成畸形。正常胸廓横径长,前后径短,上部窄,下部宽,近似圆锥形。如胸廓高度扩大,尤其是前后径扩大,外形似桶状,俗称"桶状胸",多见于肺气肿及支气管哮喘患者。如胸骨,尤其是胸骨下部显著前突,胸廓的前后径扩大,横径缩小,形似鸡胸,多见于佝偻患者。胸椎的畸形,亦可使胸廓发生改变,如脊柱结核,老年驼背,造成脊柱后凸,使胸部变短,肋骨互相接近或重叠,胸廓牵向脊柱;如发育畸形,脊柱的某些疾病或者脊柱旁一侧肌肉麻痹,使脊柱侧凸,脊柱突起的一侧胸廓膨隆,肋间隙加宽,而另一侧胸廓下陷,肋骨互相接近或重叠,两肩不等高。观察胸腹部有无明显凹陷或膨隆,如站立时,见患者上腹凹陷,而脐部及下腹部隆起,多为胃下垂患者。若胸部发生多发性肋骨骨折,伤侧胸部可明显塌陷,并出现反常呼吸,胸部严重损伤时,患者为减轻疼痛而采用腹式呼吸。腹部膨隆并见静脉曲张时,多见于肝硬化腹水。

注意观察皮肤的颜色,有无皮肤红肿、淤青及青筋暴露。若胸部外伤,皮肤可见青紫瘀斑。乳腺癌患者可见"橘皮样"改变。

(李海玲)

第二节　触　诊

一、脊柱部

触摸脊柱部的体表标志,从枕骨开始,枕外隆凸成半圆形隆起,位于枕部中线上。第七颈椎、第一胸椎棘突比其余颈椎棘突长,触摸时,以一手掌轻按连续的三个长的突起,另一手转动患者头部,在手掌后感觉滑动与不滑的分别为第七颈椎棘突和第一胸椎棘突,亦有患者在低头时很明显地有一长的突起,这就是第七颈椎棘突。

检查脊柱的棘突的情况,患者取俯卧位,医师站立于一旁,以一手的示指、中指挟压于脊柱的棘突两旁,另一手加压叠于示指、中指上,从上向下拖动示指、中指,如两指运动为一直线,则棘突无偏歪为正常;反之,棘突则偏向一侧,说明脊柱有侧弯或棘突有偏歪。另外,医师以示指和无名指挟压于棘突两侧,中指指面压于棘突上,从上往下运动,如中指在两棘突之间有阶梯状感觉,可能有椎体的滑脱,最常见的是第五腰椎在第一骶椎上方向前滑脱或第四腰椎在第五腰椎上方向前滑脱。若在胸椎部,感觉到棘突有明显的滑脱,多表明胸椎体有压缩性骨折或胸椎结核、肿瘤等。

用手触摸各部肌肉的张力、大小、形状等,并做两侧对比。肌张力减低,多见于劳损性的损伤;肌张力增高,多见于急性损伤、炎症刺激等。如落枕时,胸锁乳突肌、斜角肌张力增高。在胸锁乳突肌上触摸到结节状的硬块多为肌性斜颈。压痛点的检查在脊柱部有重要意义。在检查压痛点时,分为浅压痛、深压痛、间接压痛,轻轻按压时,患者即感疼痛为轻压痛,多表明病变部位比较表浅,如棘上韧带、棘间韧带的损伤等,其压痛点多位于棘突上或棘突与棘突之间。在一些部位,用力重按压时,患者感觉疼痛,且感疼痛位置较深,称为重压痛。用力重压时,在所压部位无疼痛,而在与所压点相关的部位出现疼痛称为间接压痛。有时推拿临床检查时用相关的叩击痛来表示,医师一手掌轻置于检查部位,另一手握拳,轻叩其手背,如患者在叩击部或与叩击相关的部位出现疼痛,说明叩击痛存在,深压痛、间接压痛、叩击痛均表明深部的组织,如椎体、小关节、椎间盘等组织病变。在用拳叩击腰部时,部分患者反觉舒适,多表明有子宫后倾、肾下垂、神经衰弱等症状性腰痛。压痛检查时在部位上的要求常常是先上后下,先健侧后患侧,先脊柱两旁,后脊柱中央。背腰部的压痛点,应注意区别是否为内脏疾病在背腰部的反射性疼痛点。如心脏病患者可在左侧心俞处有压痛,肝、胆患者则可表现为右侧肝俞、胆俞处压痛。

脊柱部触诊还须注意各部有无肌痉挛或肌萎缩,是否有肿块存在等。

二、肩部

触摸时,医师用手指沿锁骨滑动触摸,先触摸锁骨内侧 2/3 的凸面,再触摸其外侧 1/3 有凹面,注意有无骨突出、骨擦音或骨折而引起的骨中断。在锁骨凹面的最深处,离锁骨前缘约 2.5 cm,医师手指向下,往后外侧斜向压迫,可以触摸到喙突,注意喙突处有无压痛或异常的活动。在锁骨外侧端可触摸到肩锁关节,让患者伸屈活动肩关节数次,即可触到肩锁关节的活动,注意有无压痛、摩擦音和锁骨外端的弹性活动。在肩外侧的最高点的骨性突起为肩峰,检查有无压痛、异常活动。肩峰下方的骨性高突处为肱骨大结节,检查有无压痛、异常活动。肩峰向后、向内触摸,肩峰和肩胛冈形成一个连续的弓形,依次检查肩胛骨的脊柱缘、外缘、内上角、下角的骨轮廓,两侧进行对比,注意有无压痛。肩肱关节脱位时,在肩峰的外侧向下可触及明显的凹陷和空虚感,在腋窝部或肩前方能触摸到球形的肱骨头。肌腱袖由冈上肌、冈下肌、小圆肌和肩胛下肌四块肌肉组成。前三块肌肉止于肱骨大结节,可以触及,检查肌腱袖时医师以一手固定肩部上方,另一手握住患者肘关节,使肩关节被动后伸,肌腱袖滑向肩峰前下方,此时肩峰前下方即可触摸到半圆形肌腱袖,肌腱袖撕裂或在止点处撕脱,触摸时有压痛,以冈上肌最易发生撕裂,尤其易发生在靠近其止点处。肩峰下滑囊在肩峰和喙肩韧带的下方,检查时,使患者肩关节被动后伸,滑液囊从肩峰下旋向前面,以利于触摸,注意滑囊有无肥厚、肿块;肩峰下滑囊炎时,可以有触痛和肩关节活动受限。腋窝中有血管和神经通向上肢,医师站于患侧前方,将其上肢外展,用示指与中指轻柔地触摸腋窝部,然后将患者上肢放在体侧以使周围软组织松弛,手指向腋窝的内侧壁移动,当手指压在肋骨上时,可触及前锯肌,注意压痛和两侧对比。触诊外侧的肱骨结节间沟时,在腋窝外侧壁的喙肱肌和三角肌之间,用手指对着肱骨干向下扪压,可触及一搏动,此为肱动脉搏动。使患者上肢外展,可触及腋窝的胸大肌、背阔肌,注意有无压痛及肌肉的张力、形状、大小。触摸胸大肌、肱二头肌,三角肌等肩胛带肌肉,两侧对比,以了解肌肉的张力、形状等有无异常。外旋患者肩关节,检查肱骨近端的结节间沟及穿过该沟的肱二头肌长头腱,如触及到明显压痛,多为肱二头肌长头肌腱炎;如触摸到异位的长头肌腱,多为肱二头肌肌腱的滑脱;长头肌腱撕裂时,在上臂前中部可触及到隆起的球形。三角肌构成了肩部明显的外观形状,肩部外伤或腋神经的损伤,均可使三角肌萎缩。

三、肘部

肘部触摸时,医师一手握住患者前臂的外侧,另一手握住上臂,使上臂成一定角度的外展,肘关节屈曲近 90°,此时尺骨鹰嘴突起明显可见,触摸尺骨鹰嘴,如鹰嘴骨折,大多数可触及连续性中断,局部有明显压痛。尺骨鹰嘴的内侧可触及肱骨内上髁、外侧可触及肱骨外上髁,如触及压痛,多见于肱骨内上髁炎、肱骨外上髁炎。肱骨外上髁远端有一凹陷,桡骨头位于该凹陷深部,触摸桡骨头,并嘱患者慢慢转动前臂,了解有无位置的异常及压痛。肘关节屈曲成 90°时,尺骨鹰嘴、肱骨内上髁、肱骨外上髁构成一等腰三角形,临床称为肘后三角,当肘关节位于伸直位时,则以上三点在一条直线上;肘后三角关系的破坏,多见于肘关节脱位、尺骨鹰嘴、肱骨内上髁或肱骨外上髁骨折移位,但当肱骨髁上发生骨折时,以上三点间的关系不发生改变。在肘后部如触摸到软而肥厚的囊性包块,多见于尺骨鹰嘴滑囊炎。如在尺骨鹰嘴的两侧触摸到可移动的结节或硬块,多见于关节内的游离体。

四、腕掌部

触压桡骨茎突和尺骨茎突,以判断其骨轮廓是否正常,是否存在压痛。桡骨茎突处压痛明显,多见于拇短伸肌或拇长展肌腱鞘炎。鼻烟窝处如有压痛,应考虑腕舟骨的骨折。内生软骨瘤发生在指骨最多,骨体向外肿大变粗,呈梭形,触之坚硬,无移动。手腕背侧中央触摸,如有空虚感,并在腕掌侧中央能触摸到向前移动的骨块,多提示为月骨脱位。掌指关节掌侧压痛,多见于1、2、3、4 指腱鞘炎。尺骨茎突高凸且有松弛感,下尺桡关节处压痛,多为下尺桡关节分离。腕部背侧触摸到局限性肿块,且肿块可顺肌腱的垂直方向轻微移动,但不能平行移动者,多为腱鞘囊肿。指间关节侧方压痛或伴有侧向活动,多为侧副韧带损伤。腕掌部的骨折时,多在其骨折断端有明显的肿胀、压痛、畸形、轴心叩击痛等。其发生率最高的第五掌骨、第一掌骨基底部骨折也较常见。按压腕管部,如患者正中神经分布区皮肤麻木加重,并有疼痛放射至中指、示指,多见于腕管综合征。

五、髋部

患者取仰卧位,医师沿腹股沟内侧斜向下方移动,如触及腹股沟间的肿胀,多见于腰大肌脓肿流注。在腹股沟韧带中点下 2 cm 处,用力按压,如引起患者髋关节疼痛,多提示髋关节有病变。在股三角区有肿块、压痛,多提示为急性化脓性髋关节炎、髋关节结核、股骨颈骨折。触摸两侧股骨大转子,若浅表压痛,并有柔软的波动感,多提示有大转子滑囊炎;如局部有深压痛,多提示大转子骨折、结核或肿瘤等;若大转子有增厚感,髋关节屈伸活动时大转子处有弹响声,多提示大转子处髂胫束增厚。轻叩大转子,髋关节产生疼痛,多见于股骨颈、股骨头、髋臼骨折。在股骨颈骨折有移位或髋关节脱位时,大转子的位置可上移。患者取俯卧位,触摸髂后上棘,如两侧髂后上棘不等高,骶髂关节处有压痛,多提示有骶髂关节的半脱位。若外伤引起尾骨部疼痛,直肠指诊检查尾骨位置有改变,多提示有尾骨的骨折或脱位。按压臀大肌区,如压痛明显,多见于臀大肌筋膜炎。在大转子和坐骨结节连线中点用力下压,如产生深压痛或压痛沿坐骨神经放射,多见于梨状肌综合征。患者取侧卧位,尽量屈曲髋关节和膝关节,可触摸到坐骨结节表面,如该处有明显压痛,则提示有坐骨滑囊炎;如该处触摸到囊性肿物,多提示有坐骨结节囊肿。

六、膝部

检查膝关节的前面,在屈膝位时,髌骨位于膝关节前面,位置固定,不能移动,在伸膝位时,髌骨可以移动,髌骨下面的内侧与外侧的一部分可以摸清,如触摸到髌骨边缘凹凸不平时,多见于继发性骨关节炎。按压髌骨,如髌骨下脂肪垫出现触痛,多提示有脂肪垫肥厚或挫伤。股四头肌腱越过髌骨上缘和内缘,形成髌韧带,当髌韧带撕裂时,可触摸到缺损,并在其附着点有明显压痛。

膝关节的内侧副韧带是膝关节囊的一部分,经常在膝关节受到外翻力量时发生撕裂,检查时从起点向止点依次触摸,是否有连续中断或触痛。若内侧副韧带从内上髁处撕裂,常附带有撕裂的小骨片;若内侧副韧带从中点处断裂,则可触摸到局部缺损。

检查膝关节外侧,患者膝关节屈曲,医师用拇指按压外侧关节间隙,触摸外侧半月板有无压痛。髂胫束位于膝关节外侧的稍前方,触摸髂胫束的紧张度及有无挛缩。

检查膝关节后面,对腘窝深部进行触摸,如摸及囊性肿块,多为腘窝囊肿。

膝关节的压痛点及临床意义如下:髌骨边缘——髌骨软化症,关节间隙——半月板损,侧副韧带附着点——侧副韧带损伤,髌骨下极——髌下韧带病,髌韧带两侧——髌下脂肪垫病变,胫骨结节——胫骨结节骨骺炎

七、踝部

踝关节触摸时,为便于检查姿势的变换,一般让患者坐于检查床边,两小腿自然下垂,医师一手握住足跟,固定住足部。先在足底前部触摸第一跖骨头和第一跖趾关节,注意跖骨头周围是否有骨疣;跖趾关节是否肿胀、变型、皮肤颜色是否异常、有无滑囊增厚等,此处为痛风和滑囊炎好

发部位。触摸足内、外踝，注意压痛，异常活动等。紧靠内踝远端的后面可摸到距骨内侧结节，是踝关节内侧副韧带后侧部的附着点，注意该处有无压痛。在足外侧面触摸第五跖骨粗隆，该部位易发生骨折。沿骨外侧缘向近端摸，可摸到跟骨，注意压痛点，在跟骨周围的压痛点往往就是病灶的位置。如压痛位于跟腱上，可能是腱本身或腱膜的病变；在跟腱的止点处，可能是跟腱后滑囊炎；如果8～12岁的小孩，跟部后下方压痛，可能是跟骨骨骺炎（塞渥病）；压痛点在跟骨的距面正中偏后，可能是跟骨棘或脂肪垫的病症，靠前部可能是跖腱膜的疼痛；压痛点在跟骨的内外侧，可能是跟骨本身的病变；压痛点在跟骨两侧靠内、外踝的直下方，则可能是距下关节病变。踝关节肿胀。当踝关节有积液的时候，可触及波动感，关节周围压痛。无肿胀的跟骨周围痛，如果在跟骨结节部，则为跟腱炎。

八、头面部

婴儿的前囟门一般在出生后12～18个月闭合，检查时两手掌分别放在左右颞部，拇指按在额部，用中指和示指检查囟门，正常未闭时，囟门与颅骨平齐，稍有紧张感，前囟门可触及与脉搏一样的跳动，小儿哭闹时，高热或颅内出血等颅内压增高可使前囟隆起。囟门迟闭，多见于佝偻病。前囟凹陷，多见于吐泻后津液大伤的患儿。落枕、颈椎患者常可摸到肌肉的强硬痉挛。

头部触诊时尚需注意压痛，如：额窦、筛窦或上颌窦等压痛多见于鼻窦炎等。头部外伤的患者，重点触摸颅骨有无塌陷、有无皮下血肿，有无开放性伤口。

九、胸腹部

先在胸部沿肋骨走行方向进行触摸，如有明显压痛点，提示有肋骨骨折，在触摸肋软骨部时，有如高凸、压痛，多提示有肋软骨炎。在沿肋间隙触摸时，如找到疼痛点，多因肋间神经痛引起。胸壁有皮下气肿时，用手按压可有捻发或握雪感，多由于胸部外伤后，使肺或气管破裂，气体逸至皮下所致。腹部内脏病变按照该脏器的解剖位置，在相应的体表有疼痛反应及压痛，如阑尾炎发作时，在右髂前上棘与脐连线的中、外1/3交点处有压痛，此点在临床上叫麦克伯尼点；在足三里直下2寸的阑尾穴常有压痛或酸胀感，以右侧较为明显。胆囊炎时在右季肋缘与腹直肌右缘的交角处有压痛。剑突下两指，再向右旁开两指有明显的压痛，为胆总管压痛点，常见于胆道蛔虫症。胃溃疡时在上腹部正中和偏左有范围较广的压痛。十二指肠溃疡时在上腹部偏右有明显的局限压痛点。若腹腔内实质性脏器损伤出血时，腹部有广泛压痛，移动性浊音，肝浊音界消失。肝、脾包膜下破裂或系膜、网膜内出血，可触摸到腹部包块。

胃肠道、胆道等空腔脏器破裂，因漏出的胃液或胆汁造成对腹膜的强烈刺激，产生腹膜炎，腹膜炎患者有腹肌紧张、全腹压痛和反跳痛，称为腹膜刺激征。触摸时，腹肌紧张，腹壁强硬如板，称为板状腹。

下腹部触痛应进一步了解盆腔脏器中有无膀胱、输尿管、尿道、直肠等的损伤，如在腹部触摸到肿块时，应进一步了解肿物的大小、界限、质地的软硬程度，表面是光滑还是结节感，有无波动及搏动，有无活动度，触痛是否敏感等，以判断损伤的性质。

（王　涛）

15

第三节 关节运动功能检查

一、颈椎

颈椎的活动有屈伸、旋转、侧弯。虽然整个颈椎都参与了颈部的活动,但 50％的前屈、后伸活动发生在枕骨与第一颈椎之间,其余则分布在其它各颈椎之间;50％的旋转活动发生在第一颈椎(寰椎)和第二颈椎(枢椎)之间,其余的旋转活动则分布在其他颈椎之间;侧弯时往往伴有了颈椎的旋转,因此,它是整个颈椎的联合活动。

(一)屈伸运动

正常时颈椎可以前屈 $35°\sim45°$,后伸 $35°\sim45°$。检查时让患者头部尽量前屈,下颌部可以触及胸部。

(二)旋转运动

正常时颈椎的左旋和右旋可分别达到 $30°\sim40°$。检查时让患者尽量向一侧转动头部,其下颌可以接近肩部。

(三)侧弯运动

正常时头部能向每侧的肩部倾斜 $45°$。检查时嘱患者将耳朵向肩部靠近,防止抬高肩部靠近耳朵以代偿颈部的运动。

二、腰椎

腰椎因没有肋骨的限制,其活动范围较大,主要的运动有屈伸、旋转、侧弯等。

(一)屈伸运动

正常时腰部的前屈可达 $80°\sim90°$,后伸可达 $30°$。检查时患者取站立位,医师站立于患者的一侧,一手扶住胸前部,另一手扶住背部,嘱患者向前弯腰,观察患者的棘突运动,是否有节律地逐渐形成均匀弧形。亦可嘱患者站立位时前屈弯腰,正常时,手指尖可触及足趾。检查过程中必须注意防止患者膝关节和髋关节的屈曲。后伸检查时,患者取站立位,医师站立于患者身后,扶住其肩背部,嘱患者向后作腰部后伸。

(二)旋转运动

正常时腰部的左右旋转运动可分别达到 $30°$。检查时一般两侧对比。嘱患者取站立位,医师立于其前,以两手固定住患者两侧髂嵴,保持骨盆平衡,患者转动躯干。

(三)侧弯运动

正常时腰部的左右侧弯可分别达到 $20°\sim30°$。临床检查时两侧进行对比。嘱患者取站立位,医师站立于其后,以双手固定住患者髂嵴部,防止骨盆向一侧倾斜,患者尽量向一侧侧弯,然后再向另一侧作侧弯运动。

三、肩关节

肩关节的运动以上臂自由下垂时作为中立位,其运动有外展、内收、外旋、内旋、前屈、后伸等。

（一）外展运动

肩部正常外展可达 90°。检查时患者取坐位或站立位，医师站立于其后方，嘱患者屈肘 90°，然后作肩关节的外展。

（二）内收运动

肩部正常内收可达 40°。检查时患者取坐位或站立位，医师站立于其被检查的一侧，嘱患者屈肘，上臂于胸前部向内移动。

（三）外旋运动

正常时肩部的外旋运动可达 30°。检查时患者取坐位或站立位，医师站于其前方，嘱患者屈肘 90°，肘部贴紧躯干侧方，以固定肢体，前臂于中立位开始作外展动作，前臂外展活动范围，即肩部外旋运动幅度。

（四）内旋运动

正常时肩部的内旋运动可达 80°。与外旋运动相同，使患者的前臂于中立位开始作内收动作，其前臂内收活动范围，即为肩关节内旋范围。

（五）前屈运动

正常时肩部的前屈可达 90°。检查时患者取坐位或站立位，医师站立于被检查的一侧，一手固定其肩部，嘱其屈肘 90°，再前屈肩关节。

（六）后伸运动

正常时肩部的后伸可达 45°。检查时患者取坐位或站立位，医师站立于其被检查的一侧，一手固定其肩部，嘱患者屈肘关节，再后伸上臂。

此外，肩部还有提肩、缩肩、伸肩等运动。

四、肘关节

肘关节的运动主要有屈肘、伸肘、前臂旋前、前臂旋后等四种。

（一）屈肘运动

肘关节以伸直位为 0°，正常时屈曲可达 140°。检查时患者取坐位或站立位，医师位于其前方，嘱患者伸直肘关节后屈肘，其手指可摸到同侧肩部。

（二）伸肘运动

正常时肘关节有 0°～5°的伸肘运动。检查时患者取坐位或站立位，医师位于其前方，嘱患者作最大限度地屈肘，然后伸直。

（三）旋前运动

以前臂中立位为 0°，正常时肘关节有约 80°的旋前范围。临床上两侧进行对比。检查时患者取坐位或站立位，医师位于其前方，屈肘 90°，两上臂紧贴胸壁侧面，两手半握拳，拇指向上，嘱患者前臂作旋前运动。

（四）旋后运动

以前臂中立位为 0°，正常时肘部的旋后运动可达 90°。应用时两侧进行对比。检查体位与旋前运动相同，嘱患者前臂作旋后运动。

五、腕关节

腕关节以掌骨与前臂成一直线为中立位 0°，有伸腕、屈腕、桡偏、尺偏等运动。掌指关节与远、近端指间关节以掌骨、指骨是一直线为中立位 0°,有屈指、伸指、外展、内收等运动。

(一)伸腕运动

正常时腕关节可伸腕 60°。检查时患者取坐位,医师位于其前方,嘱患者屈肘 90°,前臂位于旋前位,掌心向下,作伸腕运动。

(二)屈腕运动

正常时腕关节可屈腕 60°。检查时患者取坐位,医师位于其前方,嘱患者屈肘 90°,前臂旋前位,掌心向下,作屈腕运动。

(三)桡偏运动

正常时桡偏运动幅度可达 30°。检查时同前体位,嘱患者手向桡侧作桡偏。

(四)尺偏运动

正常时尺偏运动幅度可达 40°。检查时同前体位,嘱患者手向尺侧作尺偏。

六、髋关节

髋部的运动有前屈、后伸、外展、内收、外旋、内旋运动等。

(一)前屈运动

正常髋关节前屈可达145°。检查时患者取仰卧位,两下肢中立位、放平骨盆,使两髂前上棘之间的连线与身体长轴垂直。医师站立于其一侧,一手放于患者腰椎下面,并固定骨盆,嘱患者作屈髋运动。

(二)后伸运动

正常时髋关节可后伸 30°~40°。检查时患者取俯卧位,双下肢伸直。医师位于其一侧,以一手按于患者的髂嵴和下部腰椎上,固定骨盆,嘱患者尽量主动后伸大腿。

(三)外展运动

正常时髋关节外展可达 45°。检查时患者取仰卧位,两下肢置于中立位。医师位于其一侧,一手按住髂骨,固定骨盆,另一手握膝部缓缓地向外移动,当移动到一定角度或达到最大限度时,医师一手可感到骨盆开始移动,此时外展运动的度数即为髋关节外展运动度。

(四)内收运动

正常时髋关节的内收可达 30°。检查时患者取仰卧位,下肢置于中立位。医师位于其一侧,一手按住髂骨,固定骨盆,嘱患者下肢内收,从另一侧下肢前方越过中线继续内收,至骨盆开始运动为止,此时的角度即为髋关节内收运动角度。

(五)外旋运动

正常时髋关节的外旋可达 30°。检查时患者取仰卧位,下肢置于中立位。医师位于其一侧,嘱患者作下肢的外旋运动,当外旋至最大限度时,足底与检查床面垂直的纵轴的夹角即为外旋角度。

(六)内旋运动

正常时髋关节的内旋可达 35°。检查时患者取同前体位,下肢作内旋运动,当旋至最大限度时,足底纵轴与床面垂相纵轴的夹角即为内旋角度。

七、膝关节

膝关节的运动主要有屈曲,伸直、外旋、内旋等。

（一）屈曲运动

正常时膝关节的屈曲度可达 145°。检查时患者取俯卧位，下肢伸直。医师位于其一侧，一手握住患者足踝部，另一手按住其大腿下端，嘱患者作屈膝运动。

（二）伸直运动

正常时膝关节的伸直角度为 0°，青少年及女性有 5°～10° 的过伸。检查时患者坐于检查床边，两小腿自然下垂。医师立于一侧，嘱患者主动伸膝。

（三）外旋、内旋运动

正常时膝关节在伸直位时无外旋、内旋运动，但在屈曲 90° 时，有 10°～20° 的内、外旋运动。检查时患者取仰卧位，屈膝 90°。医师位于一侧，一手握住患者足踝部，另一手扶住其膝部，做外旋、内旋运动。

八、踝关节

踝关节的主要运动有踝背伸，踝跖屈，踝内、外翻等运动。踝关节检查时以足长轴与小腿纵轴成 90° 角为中立位。

（一）踝背伸运动

正常时踝关节的背伸可达 30°。检查时患者坐于检查床边，两小腿自然下垂。医师站于其前方，一手托住足跟，踝关节置于中立位，嘱患者作踝关节的背伸运动。

（二）踝跖屈运动

正常时踝跖屈运动可达 45°。检查时医师、患者体位同前，嘱患者作踝关节的跖屈运动，两侧对比检查。

（三）踝内翻运动

踝内翻运动主要发生在跟距关节，正常时可达 30°。检查时医师、患者体位同前，嘱患者作踝内翻运动，两侧对比检查。

（四）踝外翻运动

正常时踝外翻可达 30°。检查时医师、患者体位同前，嘱患者作踝外翻运动，两侧对比检查。

（董　梅）

第四节　特　殊　检　查

一、椎间孔挤压试验

检查方法：患者取坐位。医师位于其后方，双手手指互相嵌夹相扣，以手掌面下置于患者头顶，两前臂掌侧夹于患者头两侧保护，向各个不同的方向挤压。

阳性体征：当挤压时，颈部或上肢出现疼痛加重。

临床意义：本试验阳性，提示颈椎有病变。

二、叩顶试验

检查方法：患者取坐位。医师站立于其后方，以一手掌面置于患者头顶，另一手握拳轻叩于手掌背。

阳性特征:叩击时患者颈部或上肢部出现疼痛或麻木。

临床意义:本试验阳性,提示颈椎有病变。

三、屈颈试验

检查方法:患者取坐位或仰卧位,两下肢伸直。医师位于一侧,患者作主动或被动的屈颈1~2分钟。

阳性体征:腰部疼痛,下肢放射性痛。

临床意义:本试验阳性,提示腰神经根受压。

四、臂丛神经牵拉试验

检查方法:患者坐位,头微屈。医师立于患者被检查侧头部,一手推头部向对侧,同时另一手握该侧腕部作相对牵引,使其臂丛神经受牵拉。

阳性体征:患肢出现放射痛、麻木。

临床意义:本试验阳性,提示颈椎综合征。

五、直腿抬高试验

检查方法:患者仰卧位,两侧下肢伸直靠拢。医师位于其一侧,嘱患者先将一侧下肢伸直抬高到最大限度,然后放回检查床面,再将另一侧下肢伸直抬高到最大限度,两侧作对比,正常时,腿和检查床面之间的角度应大于60°,且两侧对等。

阳性体征:两侧抬高不等且小于60°,一侧腿抬高过程中出现下肢放射性疼痛。

临床意义:本试验阳性,提示腰椎间盘突出症、梨状肌综合征、椎管内肿瘤、髂胫束挛缩等病变。

六、直腿抬高加强试验

检查方法:患者取仰卧位。医师位于其一侧,一手握患者踝部,在直腿抬高中如患者出现腰部、下肢的疼痛,将患腿放低5~10°,直至疼痛减轻或消失,突然将足背屈起。

阳性体征:患者腰部疼痛及下肢放射痛再度出现。

临床意义:本试验阳性,提示单纯性坐骨神经受压。

七、挺腹试验

检查方法:患者取仰卧位。医师站立于一侧,并嘱患者以足及肩着力,挺起腹部,使腰部、骨盆部离开床面,同时作一声咳嗽。

阳性体征:腰部疼痛,下肢放射性痛。

临床意义:本试验阳性,提示腰部神经根受压。

八、仰卧屈膝屈髋试验

检查方法:患者仰卧位,两腿靠拢。医师位于一侧,并嘱患者尽量屈髋、屈膝。医师双手按压患者双膝,使大腿尽量靠近腹壁。

阳性体征:腰骶部出现疼痛。

临床意义:本试验阳性,提示腰骶韧带损伤或腰骶关节病变。

九、骨盆挤压试验

检查方法:患者仰卧位。医师站立于一侧,两手分别于髂骨翼两侧同时向中线挤压骨盆。

阳性体征:骨盆或骶髂关节部位发生疼痛。

临床意义:本试验阳性,提示有骨盆骨折或骶髂关节病变。

十、骨盆分离试验

检查方法:患者仰卧位。医师两手分别置于两侧髂前上棘前面,两手同时向外下方推压。

阳性体征:骨盆或骶髂关节部位发生疼痛。

临床意义:本试验阳性,提示骨盆骨折或骶髂关节的病变。

十一、床边试验

本试验又称盖斯兰试验。

检查方法:患者仰卧,医师将患者移至检查床边,使其患侧的下肢放置于床外下垂,健侧下肢屈曲,一手固定骨盆,同时以一手按压下垂之大腿,使髋后伸。

阳性体征:骶髂关节发生疼痛。

临床意义:本试验阳性,提示骶髂关节有病变。

十二、"4"字试验

本试验又称帕切高(Patrick)试验。

检查方法:患者仰卧,被检查一侧下肢膝关节屈曲,髋关节屈曲、外展、外旋,将足架在另一侧的膝关节上,双下脚呈"4"字形。医师一手放在屈曲的膝关节内侧,另一手放在该侧髂前上棘前面,然后两手同时向下压。

阳性体征:骶髂关节处出现疼痛。

临床意义:本试验阳性,提示骶髂关节有病变。

十三、跟臀试验

检查方法:患者取俯卧位,两下肢伸直。医师站于一侧,一手握患者踝部,使其屈膝并使患者足跟部触及臀部。

阳性体征:腰骶部出现疼痛,甚至骨盆,腰部随着抬起。

临床意义:本试验阳性,提示腰骶关节有病变。

十四、搭肩试验

本试验又称杜加(Dugas)试验。

检查方法:患者取坐位或站立位。医师立于患者前方,嘱患者将患侧上肢屈肘,并将手搭于对健侧肩上。

阳性体征:手能搭到对侧肩部,肘部不能贴近胸壁;或肘部能贴近胸壁,手不能搭到对侧肩部。

临床意义:本试验阳性,提示肩关节脱位。

十五、落臂试验

检查方法:检查时患者取站立位。嘱患者将患肢外展 90°,然后令其缓慢地放下。

阳性体征:不能缓慢放下,并出现突然直落到体侧。

临床意义:本试验阳性,提示肩部肌腱袖有撕裂或断裂。

十六、肱二头肌抗阻力试验

检查方法:患者取坐位。医师位于其前方,嘱患者屈肘 90°,医师一手扶住患者肘部,一手扶住腕部,给予阻力同时嘱患者用力屈肘。

阳性体征:出现肱二头肌腱滑出,或肱骨结节间沟处产生疼痛。

临床意义:出现肱二头肌腱滑出,多提示有肱二头肌长头腱滑脱;出现疼痛,多提示为肱二头肌长头肌腱炎。

十七、肩关节外展活动试验

检查方法:患者取坐位或站立位。医师位于一侧,观察患者肩关节的外展活动,对肩部疾病作大致鉴别。其体征和临床意义如下。

肩关节功能丧失,并伴有剧痛时,多提示有肩关节的脱位或骨折。

肩关节从外展到上举过程中皆有疼痛,多提示有肩关节炎。

肩关节外展开始时不痛,越接近水平位时,肩部越痛,多提示有肩关节粘连。

肩关节外展 30°～60°时,可以看到患侧三角肌明显收缩,但不能外展上举上肢,越用力越耸肩。若被动外展患肢越过 60°,则患者又能主动上举上肢,多提示有冈上肌肌腱的断裂或撕裂。

肩关节外展过展中疼痛,上举时反而不痛,多提示有三角肌下滑囊炎。

肩关节外展开始时不痛,在 60°～120°范围内出现疼痛,越过此范围后,疼痛消失,多提示冈上肌肌腱炎。

肩关节外展时,动作小心翼翼,并有锁骨部位突然疼痛者,多提示有锁骨骨折。

十八、网球肘试验

本试验又称密耳(Mill)试验。

检查方法:患者取坐位或站立位。医师位于其前面,嘱患者前臂稍弯曲,手半握拳,腕关节尽量屈曲,然后将前臂完全旋前,再将肘伸直。

阳性体征:在肘伸直时,肱桡关节的外侧发生疼痛。

临床意义:本试验阳性,提示肱骨外上髁炎,即网球肘。

十九、握拳试验

本试验又称芬格斯坦试验。

检查方法:患者取坐位,屈时 90°,前臂中立位握拳,并将拇指握在掌心中。医师位于其前方一手握住前臂远端,另一手握住患者手部使腕关节向尺侧屈腕。

阳性体征:桡骨茎突部出现剧烈疼痛。

临床意义:本试验阳性,提示桡骨茎突狭窄性腱鞘炎。

二十、屈腕试验

检查方法:患者取坐位。医师位于其前方,嘱患者将腕关节极度屈曲。

阳性体征:出现手指部的麻木,疼痛。

临床意义:本试验阳性,提示腕管综合征。

二十一、髋关节承重机能试验

本试验又称站立位屈髋屈膝试验,也称存德林伯试验。

检查方法:患者取站立位。医师位于其后,嘱患者单腿站立,并保持身体直立,当一腿离开地面时,负重侧的臀中肌立即收缩,将对侧的骨盆抬起,表明负重侧的臀中肌功能正常。

阳性体征:不负重一侧的骨盆不抬高,甚至下降。

临床意义:本试验阳性,提示负重侧臀中肌无力或功能不全。此试验须两侧对比检查,常用于诊断脊髓灰质炎后遗症、先天性髋关节脱位、陈旧性髋关节脱位、髋内翻、股骨头坏死等疾病的检查。

二十二、髋关节屈曲挛缩试验

本试验又称托马(Thormas)试验。

检查方法:患者取仰卧位,双下肢伸直。医师位于检查床一侧,一手握住患者的踝关节,另一手扶住膝部,嘱患者一侧屈髋屈膝,使大腿贴近腹壁,腰部贴近床面。

阳性体征:伸直一侧的腿自动离开床面,大腿与床面之间形成夹角。

临床意义:本试验阳性,提示髋关节屈曲挛缩畸形,多由于髋关节结核、类风湿性关节炎等疾病所引起。

二十三、髋关节过伸试验

本试验又称腰大肌挛缩试验。

检查方法:患者俯卧位,屈膝 90°。医师位于一侧,一手握踝部,将下肢提起,使髋关节过伸。

阳性体征:骨盆亦随之抬起。

临床意义:本试验阳性,提示腰大肌脓肿、髋关节早期结核、髋关节强直等。

二十四、掌跟试验

检查方法:患者取仰卧位,下肢伸直。医师位于一侧,嘱患者将足跟放在医师的掌面上。

阳性体征:足侧向一侧,呈外旋位。

临床意义:本试验阳性,提示股骨颈骨折、髋关节脱位或截瘫。

二十五、足跟叩击试验

检查方法:患者仰卧位,两下肢伸直。医师位于一侧,一手将患者患肢稍作抬起,另一手以拳叩击其足跟。

阳性体征:叩击足跟时髋关节处疼痛。

临床意义:本试验阳性,提示髋关节有病变。

二十六、屈膝屈髋分腿试验

检查方法:患者仰卧位。医师位于一侧,嘱患者两下肢屈曲外旋,两足底相对,两下肢外展外旋。

阳性体征:两下肢不易完全分开,被动分开时即产生疼痛。

临床意义:本试验阳性,提示股内收肌综合征。

二十七、研磨提拉试验

本试验又称阿普莱试验

(一)挤压或研磨试验

检查方法:患者俯卧位,膝关节屈曲90°。医师一手固定腘窝部,另一手握住患者足部,向下压足,使膝关节面靠紧,然后作小腿旋转动作。

阳性体征:膝关节有疼痛。

临床意义:本试验阳性,提示半月板破裂或关节软骨损伤。

(二)提拉试验

检查方法:本试验有助于鉴别损伤发生在半月板还是在侧副韧带。患者俯卧,膝关节屈曲90°。医师一手按住大腿下端,另一手握住患肢足踝部,提起小腿,使膝离开检查床面,作外展、外旋或内收、内旋活动。

阳性体征:出现膝外侧或内侧疼痛。

临床意义:本试验阳性,提示有内侧或外侧副韧带损伤。

二十八、膝侧副韧带损伤试验

检查方法:检查时患者仰卧位,膝关节伸直。医师一手扶膝侧面,另一手握住踝部,然后使小腿作被动的内收或外展动作。如检查内侧副韧带,则一手置患者膝外侧推膝部向内,另一手拉小腿外展。若检查外侧副韧带,则一手置膝内侧推膝部向外,另一手拉小腿内收。

阳性体征:膝关节产生松动感,内侧(外侧)有疼痛。

临床意义:本试验阳性,提示膝关节内侧(外侧)副韧带损伤或断裂。

(王　涛)

第一节　哮　病

哮病是由于宿痰伏肺,遇诱因引触,导致痰阻气道,气道挛急,肺失肃降,肺气上逆所致的发作性痰鸣气喘疾病。发病时喉中哮鸣有声,呼吸气促困难,甚则喘息不能平卧。

一、病因病机

哮病的发生,乃宿痰内伏于肺,复因外感、饮食、情志、劳倦等诱因引触,以致痰阻气道,气道挛急,肺失肃降,肺气上逆所致。

(一)外邪侵袭

外感风寒或风热之邪;未能及时表散,邪气内蕴于肺,壅遏肺气,气不布津,聚液生痰而成哮病之因。

(二)饮食不当

饮食不节致脾失健运,饮食不归正化,水湿不运,痰浊内生,上干于肺,壅阻肺气而发哮病。

(三)情志失调

情志不遂。肝气郁结,木不疏土;或郁怒伤肝,肝气横逆,木旺乘土均可致脾失健运,失于转输,水湿蕴成痰浊,上干于肺,阻遏肺气,发生哮病。

(四)体虚病后

素体禀赋薄弱,体质不强,或病后体弱(如幼年患麻疹、顿咳,或反复感冒,咳嗽日久等)导致肺、脾、肾虚损,痰浊内生,成为哮病之因。若肺气耗损,气不化津,痰饮内生;或阴虚火盛,热蒸液聚,痰热胶固;脾虚水湿不运,肾虚水湿不能蒸化,痰浊内生,均成为哮病之因。

哮病的病理因素以痰为根本,痰的产生责之于肺不能布散津液,脾不能转输精微,肾不能蒸化水液,以致津液凝聚成痰,伏藏于肺,成为哮病发生的"夙根"。此后每遇气候突变、饮食不当、情志失调、劳累过度等诱因导致气机逆乱而发作。

二、辨证论治

(一)辨证要点

1.辨已发未发

哮病发作期和缓解期临床表现不同,发作期以喉中哮鸣有声,呼吸气促困难,甚则喘息不能平卧等为典型临床表现。缓解期无典型症状,若病程日久,反复发作,导致身体虚弱,平时可有轻度哮症,而以肺、脾、肾虚损为主要表现,或肺气虚、或肺气阴两虚、或脾气虚、肾气虚、肺脾气虚、肺肾两虚等。

2.辨证候虚实

哮病属邪实正虚之证,发作时以邪实为主,证见呼吸困难,呼气延长,喉中痰鸣有声,痰黏量少,咯吐不利,甚则张口抬肩,不能平卧,端坐俯伏,胸闷窒塞,烦躁不安,或伴寒热,苔腻,脉实。未发时以正虚为主,肺虚者,气短声低,咯痰清稀色白,喉中常有轻度哮鸣音,自汗恶风;脾虚者,食少,便溏,痰多;肾虚者,平素短气息促,动则为甚,吸气不利,腰酸耳鸣。

3.辨痰性质

发作期痰阻气道,气道挛急,肺失肃降,以邪实为主,痰有寒痰、热痰、痰湿之异,分别引起寒哮、热哮、痰哮。一般寒哮内外皆寒,其证喉中哮鸣如水鸡声,咳痰清稀,或色白如泡沫,口不渴,舌质淡,苔白滑,脉浮紧;热哮痰热壅盛,其证喉中痰鸣如吼,胸高气粗,咳痰黄稠胶黏,咯吐不利,口渴喜饮,舌质红,苔黄腻,脉滑数。寒热征象不明显,喘咳胸满,但坐不得卧,痰涎涌盛,喉如曳锯,咯痰黏腻难出者,为痰哮。

(二)类证鉴别

喘证:喘证与哮病的病因病机不同,喘证由外感六淫,内伤饮食、情志,或劳欲、久病,致邪壅于肺,宣降失司所致,或肺不主气,肾失摄纳而成;哮病乃宿痰伏肺,遇诱因引触,致痰阻气道,气道挛急,肺失肃降而成。临床表现亦有明显区别,哮病与喘证都有呼吸急促的表现,但哮必兼喘,而喘未必兼哮。哮指声响言,喉中有哮鸣声,是一种反复发作的独立性疾病;喘指气息言,为呼吸气促困难,是多种急慢性疾病的一个症状。

(三)治疗原则

发时治标,平时治本为哮病治疗的基本原则。发时攻邪治标,祛痰利气,寒痰宜温化宣肺,热痰当清化肃肺,痰浊壅肺应去壅泻肺,风痰当祛风化痰,表证明显者兼以解表;反复日久,正虚邪实者又当攻补兼顾,不可拘泥;平时扶正治本,阳气虚者应温补,阴虚者宜滋养,分别采取补肺、健脾、益肾等法,以冀减轻、减少或控制其发作。

(四)分证论治

1.发作期

(1)寒哮。①证候:呼吸急促,喉中哮鸣有声,胸膈满闷如塞。咳不甚,痰少咯吐不爽,或清稀呈泡沫状,口不渴,或渴喜热饮,面色晦暗带青,形寒怕冷。或小便清,天冷或受寒易发,或恶寒、无汗、身痛。舌质淡、苔白滑。脉弦紧或浮紧。②治法:温肺散寒,化痰平喘。③方药:射干麻黄汤。若病久,本虚标实,当标本同治,温阳补虚,降气化痰,用苏子降气汤。

(2)热哮。①证候:气粗息涌,喉中痰鸣如吼,胸高胁胀。咳呛阵作,咳痰色黄或白,黏浊稠厚,咯吐不利,烦闷不安,不恶寒,汗出,面赤,口苦,口渴喜饮。舌质红,舌苔黄腻,脉滑数或弦滑。②治法:清热宣肺,化痰定喘。③方药:定喘汤。若病久痰热伤阴,可用麦门冬汤加沙参、冬虫夏草,川贝、天花粉。

(3)痰哮。①证候:喘咳胸满,但坐不得卧,痰涎涌盛,喉如曳锯,咯痰黏腻难出。呕恶,纳呆。口粘不渴,神倦乏力,或胃脘满闷,或便溏,或胸胁不舒,或唇甲青紫。舌质淡或淡胖,或舌质紫暗或淡紫,舌苔厚浊,脉滑实或带弦、涩。②治法:化浊除痰,降气平喘。③方药:二陈汤合三子养亲汤。如痰涎涌盛者,可合用葶苈大枣泻肺汤泻肺除壅;若兼意识蒙昽,似清似昧者,可合用涤痰汤涤痰开窍。

2.缓解期

(1)肺虚。①证候:气短声低,咯痰清稀色白,喉中常有轻度哮鸣音,每因气候变化而诱发。面色㿠白,平素自汗,怕风,常易感冒,发前打喷嚏频作,鼻塞流清涕。舌质淡,苔薄白。脉细弱或虚大。②治法:补肺固卫。③方药:玉屏风散。

(2)脾虚。①证候:气短不足以息,少气懒言,平素食少脘痞,痰多,便溏,倦怠无力,面色萎黄不华,或食油腻易腹泻,或泛吐清水,畏寒肢冷,或少腹坠感,脱肛。舌质淡,苔薄腻或白滑,脉象细软。②治法:健脾化痰。③方药:六君子汤。若脾阳不振,形寒肢冷,便溏者,加桂枝、干姜或合用理中丸以振奋脾阳;若中气下陷,见便溏,少腹下坠,脱肛等,则可改用补中益气汤。

(3)肾虚。①证候:平素短气息促,动则为甚,吸气不利,劳累后哮喘易发。腰酸腿软,脑转耳鸣。或畏寒肢冷,面色苍白;或颧红,烦热,汗出粘手。舌淡胖嫩,苔白;或舌红苔少。脉沉细或细数。②治法:补肾摄纳。③方药:金匮肾气丸或七味都气丸。阴虚痰盛者,可用金水六君煎滋阴化痰。

(迮传顺)

第二节 喘 证

喘证以呼吸困难,甚则张口抬肩,鼻翼煽动,难以平卧为特征,是肺系疾病常见症状之一,多由邪壅肺气,宣降不利或肺气出纳失常所致。

西医学中的喘息性支气管炎、肺部感染、肺气肿、慢性肺源性心脏病、心源性哮喘等,均可参照本篇进行辨证治疗。

一、病因病机

(一)外邪犯肺

外感风寒、风热之邪,或肺素有痰饮,复感外邪,卫表闭塞,肺气壅滞,宣降失常,肺气上逆而喘。

(二)痰浊内蕴

恣食肥甘油腻,过食生冷或嗜酒伤中,脾失健运,湿浊内生,聚湿成痰,上渍于肺,阻遏气道,肃降失常,气逆而喘。

(三)久病劳欲

久病肺虚,劳欲伤肾,肺肾亏损,气失所主,肾不纳气,肺气上逆而喘。

二、辨证论治

喘证的辨证,重在辨虚实寒热。实喘一般起病急,病程短,呼吸深长有余,气粗声高,脉有力;虚喘多起病缓慢,病程长,呼吸短促难续,气怯声低,脉无力;热喘胸高气粗,痰黄黏稠难咯,面赤烦躁、唇青鼻煽,舌红苔黄腻、脉数;寒喘面白唇青,痰涎清稀,舌苔白、脉迟。

治疗原则:实证祛邪降逆平喘;虚证培补摄纳平喘。

(一)实喘

1.风寒束肺

(1)证候:咳喘胸闷,痰稀色白,初起多兼恶寒发热,头痛无汗,身痛等表证,舌苔薄白,脉浮紧。

(2)治法:祛风散寒,宣肺平喘。

(3)方药:麻黄汤加减。方中麻黄、桂枝辛温发汗,散寒解表,宣肺平喘;杏仁、甘草降气化痰。若表寒不重,可去桂枝,即为宣肺平喘之三拗汤;痰白清稀量多起沫加细辛、生姜温肺化痰;痰多胸闷甚者加半夏、陈皮、白芥子理气化痰。

2.风热袭肺

(1)证候:喘促气粗,痰黄而黏稠,身热烦躁,口干渴,汗出恶风,舌质红,苔薄黄,脉浮数。

(2)治法:祛风清热,宣肺平喘。

(3)方药:麻杏石甘汤加减。方中麻黄、石膏相使为用疏风清热,宣肺平喘;杏仁、甘草化痰利气。若痰多黏稠、烦闷者加黄芩、桑白皮、知母、栝蒌皮、鱼腥草,增强清热泻肺化痰之力;大便秘结者加大黄、枳实泄热通便;喘甚者加葶苈子、白果化痰平喘。

3.痰浊壅肺

(1)证候:喘咳痰多,胸闷,呕恶,纳呆,口黏不渴,舌淡胖有齿痕,苔白厚腻,脉缓滑。

(2)治法:燥湿化痰,降逆平喘。

(3)方药:二陈汤合三子养亲汤加减。方中陈皮、半夏、茯苓、甘草燥湿化痰,理气和中;莱菔子、苏子、白芥子化痰降逆平喘,二方合用效专力宏。若痰涌、便秘、喘不能卧加葶苈子、大黄涤痰通便。

(二)虚喘

1.肺气虚

(1)证候:喘促气短,咳声低弱,神疲乏力,自汗畏风,痰清稀,舌淡苔白,脉缓无力。

(2)治法:补肺益气定喘。

(3)方药:补肺汤合玉屏风散加减。方中人参、黄芪补益肺气;白术、甘草健脾补中助肺;五味子、紫菀、桑白皮化痰止咳,敛肺定喘;防风助黄芪益气护表。若兼见痰少质黏,口干,舌红少津,脉细数者,为气阴两虚。治宜益气养阴,敛肺定喘。方用生脉散加沙参、玉竹、川贝、桑白皮、百合养阴益气滋肺。

2.肾气虚

(1)证候:喘促日久,气不得续,动则尤甚,甚则张口抬肩,腰膝酸软,舌淡苔白,脉沉弱。

(2)治法:补肾纳气平喘。

(3)方药:七味都气丸合参蛤散加减。方中熟地、山茱萸、山药、丹皮、泽泻、茯苓、五味子补肾纳气;人参大补元气,蛤蚧肺肾两补,纳气平喘。

3.喘脱

(1)证候:喘逆加剧,张口抬肩,鼻煽气促,不能平卧,心悸,烦躁不安,面青唇紫,汗出如珠,手足逆冷,舌淡苔白,脉浮大无根。

(2)治法:扶阳固脱,镇摄纳气。

(3)方药:参附汤送服黑锡丹。方中人参、附子回阳固脱、救逆;黑锡丹降气定喘。

三、针灸治疗

(一)实喘

尺泽、列缺、天突、大柱,针刺,用泻法。

(二)虚喘

鱼际、定喘、肺俞,针刺,用补法,可灸。

(三)喘脱

定喘、肺俞、关元、神阙,灸法。

四、护理与预防

饮食宜清淡而富有营养,忌油腻酒醪及辛热助湿生痰动火食物。室内空气要保持新鲜,避免烟尘刺激。痰多者要注意排痰,保持呼吸道通畅。慎起居,适寒温,节饮食,薄滋味,戒烟酒,节房事。适当参加体育活动,增强体质。保持良好的心态。

(连传顺)

第三节 心 悸

心悸是指阴阳失调,气血失和,心神失养,出现心中悸动不安,甚则不能自主的一类病证。一般多呈阵发性,每因情绪波动或劳累过度而发。心悸发作时常伴不寐、胸闷、气短,甚则眩晕、喘促、心痛、晕厥。心悸包括惊悸和怔忡。

心悸的病名首见《黄帝内经》。《素问·本病论》曰:"热生于内,气痹于外,足胫疫疼,反生心悸"。《素问·气交变大论》对心悸的临床表现及脉象的变化亦有了生动的描述,如"心憺憺大动""其动应衣""心怵惕""心下鼓""惕惕然而惊,心欲动""惕惕如人将捕之"。《素问·三部九候论》曰:"参伍不调者病……其脉乍疏乍数、乍迟乍疾者,日乘四季死"。最早认识到心悸,严重脉律失常与疾病预后的关系。在病因病机方面认识到宗气外泄,突受惊恐,复感外邪,心脉不通,饮邪上犯,皆可引起心悸。如《素问·平人气象论》曰:"乳之下,其动应衣,宗气泄也"。《素问·举痛论》曰:"惊则心无所倚,神无所归,虑无所定,故气乱矣"。《素问·痹论》曰:"脉痹不已,复感于邪,内舍于心……心痹者,脉不通,烦则心下鼓"。《素问·评热病论》曰:"诸水病者,故不得卧,卧则惊,惊则咳甚也"。汉代张仲景在《伤寒杂病论》中详述了"惊悸""心动悸""心中悸""喘悸""眩悸"的辨证论治纲领,如《伤寒论·辨太阳病脉证治》曰:"脉浮数者,法当汗出而愈。若下之,身重,心悸者,不可发汗,当自汗出乃解……伤寒二三日,心中悸而烦者,小建中汤主之","伤寒,脉结代,心动悸,炙甘草汤主之"。《金匮要略·血痹虚劳病脉证治》中提到"卒喘悸,脉浮者,里虚也";《金匮要略·痰饮咳嗽病脉证治》提到:"凡食少饮多,水停心下,甚者则悸……眩悸者,小半夏加茯苓汤主之"。《金匮要略·惊悸吐衄下血胸满瘀血病脉证治》中有"寸口脉动而弱,动即为惊,弱则为悸"。认为心悸的病因病机为惊扰、水饮、虚损、汗后受邪等,记载了心悸时结、代、促脉及其区别,所创之炙甘草汤、麻黄附子细辛汤、苓桂甘枣汤、桂甘龙牡汤、小半夏加茯苓汤等仍是目前临床辨证治疗心悸的常用方剂。

汉代以后,诸医家从心悸、惊悸、怔忡等不同方面都有所发挥,并不断补充完善了心悸的病因病机、治法方药。如宋代严用和《济生方·惊悸怔忡健忘门》首先提出怔忡病名,并对惊悸、怔忡的病因病机、病情演变、治法方药做了较详细的论述。认为惊悸乃"心虚胆怯之所致",治宜"宁其心以壮其胆气",选用温胆汤、远志丸作为治疗方剂;怔忡因心血不足所致,亦有因感受外邪及饮邪停聚而致者,惊悸不已可发展为怔忡,治疗"当随其证,施以治法"。朱丹溪认为"悸者怔忡之谓",强调了虚与痰的致病因素,如《丹溪心法·惊悸怔忡》中认为"怔忡者血虚,怔忡无时,血少者多。有思虑便动,属虚。时作时止者,痰因火动"。明代《医学正传·惊悸怔忡健忘证》认为惊悸怔忡尚与肝胆有关,并对惊悸与怔忡加以鉴别。提出"怔忡者,心中惕惕然,动摇而不得安静,无时而作者是也;惊悸者,蓦然而跳跃惊动,而有欲厥之状,有时而作者是也"。明代《景岳全书·怔忡惊恐》中认为怔忡由阴虚劳损所致,指出"盖阴虚于下,则宗气无根而气不归源,所以在上则浮撼于胸臆,在下则振动于脐旁",生动地描述了心悸重证上及喉、下及腹的临床表现。其在治疗与护理上主张"速宜节欲节劳,切戒酒色。凡治此者,速宜养气养精,滋培根本",提出左归饮、右归饮、养心汤、宁志丸等至今临床广为应用的有效方剂。清代王清任、唐容川力倡瘀血致悸理论,开启了活血化瘀治疗心悸的先河。

一、病因病机

本病的发生既有体质因素、饮食劳倦或情志所伤,亦有因感受外邪或药物中毒所致。其虚证者,多因气血阴阳亏虚,引起阴阳失调、气血失和、心神失养;实证者常见痰浊、瘀血、水饮、邪毒,而致心脉不畅、心神不宁。

(一)感受外邪

正气内虚,感受温热邪毒,首先犯肺系之咽喉,邪毒侵心,耗气伤阴,气血失和,心神失养,发为心悸;或感受风寒湿邪,痹阻血脉,日久内舍于心,心脉不畅,发为心悸。正如叶天士所说:"温邪上受,首先犯肺,逆传心包"。及《素问·痹论》所云:"脉痹不已,复感于邪,内舍于心"。

(二)情志所伤

思虑过度,劳伤心脾,心血暗耗,化源不足,心失所养,发为心悸;恚怒伤肝,肝气郁结,久之气滞血瘀,心脉不畅,发为心悸,或气郁化火,炼液成痰,痰火上扰,心神不宁,发为心悸;素体心虚胆怯,暴受惊恐,致心失神、肾失志,心气逆乱,发为惊悸,日久则稍惊即悸,或无惊亦悸。正如《素问·举痛论》所云:"惊则心无所倚,神无所归,虑无所定,故气乱矣"。

(三)饮食不节

嗜食肥甘厚味,煎炸炙赙之品,或嗜酒过度,皆可蕴热化火生痰,痰火扰心,心神不宁,发为心悸;或饮食不节,损伤脾胃,脾运呆滞,痰浊内生,心脉不畅,而发心悸。正如唐容川所云:"心中有痰者,痰入心中,阻其心气,是以跳动不安"。

(四)体质虚弱

先天心体禀赋不足,阴阳失调,气血失和,心脉不畅,发为心悸;或素体脾胃虚弱,化源不足,或年老体衰,久病失养,劳欲过度,致气血阴阳亏虚,阴阳失调,气血失和,心失所养,而发为心悸。

(五)药物所伤

用药不当,或药物毒性较剧,损及于心,而致心悸。综上所述,心悸病因不外外感与内伤,其病机则不外气血阴阳亏虚,心失濡养;或邪毒、痰饮、瘀血阻滞心脉,心脉不畅,心神不宁。其病机关键为:阴阳失调,气血失和,心神失养。其病位在心,但与肺、脾、肝、肾密切相关。

本证以虚证居多,或因虚致实,虚实夹杂。虚者以气血亏虚,气阴两虚,心阳不振,心阳虚脱,心神不宁为常见;实者则以邪毒侵心,痰火扰心,心血瘀阻,水饮凌心为常见。虚实可相互转化,如脾失健运,则痰浊内生;脾肾阳虚,则水饮内停;气虚则血瘀;阴虚常兼火旺,或夹痰热;实者日久,可致正气亏耗;久病则阴损及阳,阳损及阴,形成阴阳两虚等复杂证候。

二、诊断

(1)自觉心慌不安,神情紧张,不能自主,心搏或快速,或缓慢,或心跳过重,或忽跳忽止,呈阵发性或持续性。

(2)伴有胸闷不适,易激动,心烦,少寐,乏力,头晕等,中老年发作频繁者,可伴有心胸疼痛,甚则喘促,肢冷汗出,或见晕厥。

(3)脉象对心悸的诊断有重要意义。心悸者常见疾、促、结、代、迟、涩、雀啄等脉;听诊示心搏或快速,或缓慢,或忽跳忽止,或伴有心音强弱不匀等。

(4)发作常由情志刺激、惊恐、紧张、劳倦过度、饮酒饱食等因素而诱发。

三、相关检查

血液分析、测血压、X线胸片、心电图检查、动态心电图检查、心脏彩超检查等,有助于病因及心律失常的诊断。

四、鉴别诊断

(一)心痛

心痛除见心慌不安,脉结代外,必以心痛为主症,多呈心前区或胸骨后压榨样痛、闷痛,常因劳累、感寒、饱餐或情绪波动而诱发,多呈短暂发作。但甚者心痛剧烈不止,唇甲发绀,或手足青至节,呼吸急促,大汗淋漓,甚至晕厥,病情危笃。心痛常可与心悸合并出现。

(二)奔豚

奔豚发作之时,亦觉心胸躁动不安。《难经·五十六难》曰:"发于小腹,上至心下,若豚状,或上或下无时"。称之为肾积。《金匮要略·奔豚气病脉证治》曰:"奔豚病从少腹起,上冲咽喉,发作欲死,复还止,皆从惊恐得之"。故本病与心悸的鉴别要点为:心悸为心中剧烈跳动,发自于心;奔豚乃上下冲逆,发自少腹。

(三)卑慄

《证治要诀·怔忡》描述卑慄症状为"痞塞不欲食,心中常有所歉,爱处暗室,或倚门后,见人则惊避,似失志状"。卑慄病因为"心血不足",虽有心慌,一般无促、结、代、疾、迟等脉出现,是以神志异常为主的疾病,与心悸不难鉴别。

五、辨证论治

(一)辨证要点

1.辨虚实

心悸证候特点多为虚实相兼,故当首辨虚实。虚当审脏腑气、血、阴、阳何者偏虚,实当辨痰、饮、瘀、毒何邪为主。其次,当分清虚实之程度。正虚程度与脏腑虚损情况有关,即一脏虚损者轻,多脏虚损者重。在邪实方面,一般来说,单见一种夹杂者轻,多种合并夹杂者重。

2.辨脉象

脉搏的节律异常为本病的特征性征象,故尚需辨脉象。如脉率快速型心悸,可有一息六至之数脉,一息七至之疾脉,一息八至之极脉,一息九至之脱脉,一息十至以上之浮合脉。脉率过缓型心悸,可见一息四至之缓脉,一息三至之迟脉,一息二至之损脉,一息一至之败脉,两息一至之夺精脉。脉律不整型心悸,脉象可见有数时一止,止无定数之促脉;缓时一止,止无定数之结脉;脉来更代,几至一止,止有定数之代脉,或见脉象乍疏乍数,忽强忽弱之雀啄脉。临床应结合病史、症状,推断脉症从舍。一般认为,阳盛则促,数为阳热。若脉虽数、促而沉细、微细,伴有面浮肢肿,动则气短,形寒肢冷,舌质淡者,为虚寒之象。阴盛则结,迟而无力为虚寒,脉迟、结、代者,一般多属阴类脉。其中,结脉表示气血凝滞,代脉常表示元气虚衰、脏气衰微。凡久病体虚而脉弦滑搏指者为逆,病情重笃而脉散乱模糊者为病危之象。

3.辨病与辨证相结

合对心悸的临床辨证应结合引起心悸原发疾病的诊断,以提高辨证准确性,如功能性心律失常所引起的心悸,常表现为心率快速型心悸,多属心虚胆怯,心神不宁于活动后反而减轻为特点;冠心病心悸,多为阴虚气滞,气虚气滞,或气阴两虚,肝气郁结,久之痰瘀交阻而致;病毒性心肌炎引起的心悸,初起多为风温先犯肺卫,继之热毒逆犯于心,随后呈气阴两虚、瘀阻络脉证;风湿性心肌炎引起的心悸,多由风湿热邪杂至,合而为痹,痹阻心脉所致;病态窦房结综合征多由心阳不振,心搏无力所致;慢性肺源性心脏病所引起的心悸,则虚实兼夹为患,多心肾阳虚为本,水饮内停为标。

4.辨惊悸怔忡

大凡惊悸发病,多与情志因素有关,可由骤遇惊恐,忧思恼怒,悲哀过极或过度紧张而诱发,多为阵发性,实证居多,但也存在内虚因素。病来虽速,病情较轻,可自行缓解,不发时如常人。怔忡多由久病体虚、心脏受损所致,无精神因素亦可发生,常持续心悸,心中惕惕,不能自控,活动后加重。病来虽渐,病情较重,每属虚证,或虚中夹实,不发时亦可见脏腑虚损症状。惊悸日久不愈,亦可形成怔忡。

(二)治疗原则

心悸由脏腑气血阴阳亏虚、心神失养所致者,治当补益气血,调理阴阳,以求气血调畅,阴平阳秘,配合应用养心安神之品,促进脏腑功能的恢复。心悸因于邪毒、痰浊、水饮、瘀血等实邪所致者,治当清热解毒、化痰蠲饮、活血化瘀,配合应用重镇安神之品,以求邪去正安,心神得宁。临床上心悸表现为虚实夹杂时,当根据虚实轻重之多少,灵活应用清热解毒、益气养血、滋阴温阳、化痰蠲饮、行气化瘀、养心安神、重镇安神之法。

(三)分证论治

1.心虚胆怯

(1)主症:心悸不宁,善惊易恐,稍惊即发,劳则加重。

(2)兼次症:胸闷气短,自汗,坐卧不安,恶闻声响,失眠多梦而易惊醒。

(3)舌脉:舌质淡红,苔薄白;脉动数,或细弦。

(4)分析:心为神舍,心气不足易致神浮不敛,心神动摇,失眠多梦;胆气怯弱则善惊易恐,恶闻声响;心胆俱虚则更易为惊恐所伤,稍惊即悸;心位胸中,心气不足,胸中宗气运转无力,故胸闷气短;气虚卫外不固则自汗;劳累耗气,心气益虚,故劳则加重。脉动数或细弦为气血逆乱之象。

(5)治法:镇惊定志,养心安神。

（6）方药：安神定志丸加琥珀、磁石、朱砂。方中龙齿、琥珀、磁石镇惊宁神，朱砂、茯神、菖蒲、远志安神定惊，人参补益心气。兼见心阳不振，加附子、桂枝；兼心血不足，加熟地、阿胶；心悸气短，动则益甚，气虚明显时，加黄芪以增强益气之功；气虚自汗加麻黄根、浮小麦、瘪桃干、乌梅；气虚夹瘀者，加丹参、桃仁、红花；气虚夹湿，加泽泻，重用白术、茯苓；心气不敛，加五味子、酸枣仁、柏子仁，以收敛心气，养心安神；若心气郁结，心悸烦闷，精神抑郁，胸胁胀痛，加柴胡、郁金、合欢皮、绿萼梅、佛手。

2.心脾两虚

（1）主症：心悸气短，失眠多梦，思虑劳心则甚。

（2）兼次症：神疲乏力，眩晕健忘，面色无华，口唇色淡，纳少腹胀，大便溏薄，或胸胁胀痛，善太息。

（3）舌脉：舌质淡，苔薄白；脉细弱，或弦细。

（4）分析：心脾两虚主要指心血虚、脾气弱之气血两虚证。思虑劳心，暗耗心血，或脾气不足，生化乏源，皆可致心失血养，心神不宁，而见心悸、失眠多梦。思虑过度可劳伤心脾，故思虑劳心则甚。血虚则不能濡养脑髓，故眩晕健忘；不能上荣肌肤，故面色无华，口唇色淡。纳少腹胀，大便溏薄，神疲乏力，均为脾气虚之表现。气血虚弱，脉道失充，则脉细弱。肝气郁结则胸胁胀痛，善太息，脉弦。

（5）治法：补血养心，益气安神。

（6）方药：归脾汤。方中当归、龙眼肉补养心血；黄芪、人参、白术、炙甘草益气以生血；茯神、远志、酸枣仁宁心安神；木香行气，使补而不滞。气虚甚者重用人参、黄芪、白术、炙甘草，少佐肉桂，取少火生气之意；血虚甚者加熟地、白芍、阿胶。若心动悸脉结代，气短，神疲乏力，心烦失眠，五心烦热，自汗盗汗，胸闷，面色无华，舌质淡红少津，苔少或无，脉细数，为气阴两虚，治以益气养阴，养心安神，用炙甘草汤加减。本方益气补血，滋阴复脉。若兼肝气郁结，胸胁胀痛，泛酸、善太息，可改用逍遥散合左金丸为煎剂，以补益气血，调达肝郁，佐金以平木。

3.阴虚火旺

（1）主症：心悸少寐，眩晕耳鸣。

（2）兼次症：形体消瘦，五心烦热，潮热盗汗，腰膝酸软，咽干口燥，小便短黄，大便干结，或急躁易怒，胁肋胀痛，善太息。

（3）舌脉：舌红少津，苔少或无；脉细数或促。

（4）分析：肾阴亏虚，水不济火，以致心火亢盛，扰动心神，故心悸少寐；肾主骨生髓，腰为肾之府，肾虚则髓海不足，骨骼失养，故腰膝酸软，眩晕耳鸣；阴虚火旺，虚火内蒸，故形体消瘦，五心烦热，潮热盗汗，口干咽燥，小便短黄，大便干结；舌红少津，少苔或无苔，脉细数或促，为阴虚火旺之征。若肝气郁结，肝火内炽则急躁易怒，胁肋胀痛，善太息。

（5）治法：滋阴清火，养心安神。

（6）方药：天王补心丹或朱砂安神丸。阴虚心火不亢盛者，用天王补心丹。方中生地黄、玄参、麦冬、天冬养阴清热；当归、丹参补血养心；人参补益心气；朱砂、茯苓、远志、枣仁、柏子仁养心安神；五味子收敛心气；桔梗引药上行，以通心气。合而用之有滋阴清热，养心安神之功。汗多加山茱萸。若阴虚心火亢盛者，用朱砂安神丸。方中朱砂重镇安神；当归、生地黄养血滋阴；黄连清心泻火。合而用之有滋阴清火，养心安神之功。因朱砂有毒，不可过剂。本证亦可选用黄连阿胶汤。若肾阴亏虚，虚火妄动，梦遗腰酸者，此乃阴虚相火妄动，治当滋阴降火，方选知柏地黄丸加味,方中知母、黄柏清泻相火,六味地黄丸滋补肾阴,合而用之有滋阴降火之功。若兼肝郁,急躁易怒,胁肋胀痛,善太息,治法为养阴疏肝,可在六味地黄丸基础上加枳壳、青皮,常可获效。

4.心阳不振

(1)主症:心悸不安,动则尤甚,形寒肢冷。

(2)兼次症:胸闷气短,面色白,自汗,畏寒喜温,或伴心痛。

(3)舌脉:舌质淡,苔白;脉虚弱,或沉细无力。

(4)分析:久病体虚,损伤心阳,心失温养,则心悸不安;不能温煦肢体,故面色白,肢冷畏寒。胸中阳气虚衰,宗气运转无力,故胸闷气短。阳气不足,卫外不固,故自汗出。阳虚则无力鼓动血液运行,心脉痹阻,故心痛时作。舌质淡,脉虚弱无力,为心阳不振之征。

(5)治法:温补心阳。

(6)方药:桂枝甘草龙骨牡蛎汤。方中桂枝、炙甘草温补心阳,生龙齿、生牡蛎安神定悸。心阳不足,形寒肢冷者,加黄芪、人参、附子;大汗出者,重用人参、黄芪、浮小麦、山茱萸、麻黄根;或用独参汤煎服;兼见水饮内停者,选加葶苈子、五加皮、大腹皮、车前子、泽泻、猪苓;夹有瘀血者,加丹参、赤芍、桃仁、红花等;兼见阴伤者,加麦冬、玉竹、五味子;若心阳不振,以心动过缓为著者,酌加炙麻黄、补骨脂、附子,重用桂枝。如大汗淋漓,面青唇紫,肢冷脉微,气喘不能平卧,为亡阳征象,当急予独参汤或参附汤,送服黑锡丹,或参附注射液静脉注射或静脉点滴,以回阳救逆。

5.水饮凌心

(1)主症:心悸眩晕,肢面水肿,下肢为甚,甚者咳喘,不能平卧。

(2)兼次症:胸脘痞满,纳呆食少,渴不欲饮,恶心、呕吐,形寒肢冷,小便不利。

(3)舌脉:舌质淡胖,苔白滑;脉弦滑,或沉细而滑。

(4)分析:阳虚不能化水,水饮内停,上凌于心,故见心悸;饮溢肢体,故见水肿。饮阻于中,清阳不升,则见眩晕;阻碍中焦,胃失和降,则脘痞,纳呆食少,恶心、呕吐。阳气虚衰,不能温化水湿,膀胱气化失司,故小便不利。舌质淡胖,苔白滑,脉弦滑或沉细而滑,为水饮内停之象。

(5)治法:振奋心阳,化气利水。

(6)方药:苓桂术甘汤。本方通阳利水,为"病痰饮者,当以温药和之"的代表方剂。方中茯苓淡渗利水,桂枝、炙甘草通阳化气,白术健脾祛湿。兼见纳呆食少,加谷芽、麦芽、神曲、山楂、鸡内金;恶心、呕吐,加半夏、陈皮、生姜;尿少肢肿,加泽泻、猪苓、防己、葶苈子、大腹皮、车前子;兼见肺气不宣,水饮射肺者,表现胸闷、咳喘,加杏仁、前胡、桔梗以宣肺,加葶苈子、五加皮、防己以泻肺利水;兼见瘀血者,加当归、川芎、刘寄奴、泽兰叶、益母草;若肾阳虚衰,不能制水,水气凌心,症见心悸,咳喘,不能平卧,尿少水肿,可用真武汤。

6.心血瘀阻

(1)主症:心悸不安,胸闷不舒,心痛时作。

(2)兼次症:面色晦暗,唇甲青紫。或兼神疲乏力,少气懒言;或兼形寒肢冷;或兼两胁胀痛,善太息。

(3)舌脉:舌质紫暗,或舌边有瘀斑、淤点;脉涩或结代。

(4)分析:心血瘀阻,心脉不畅,故心悸不安,胸闷不舒,心痛时作;若因气虚致瘀者,则气虚失养,兼见神疲乏力,少气懒言;若因阳气不足致瘀者,则阳虚生外寒而见形寒肢冷;若因肝气郁结,气滞致瘀者,则因肝郁气滞而兼见两胁胀痛,善太息;脉络瘀阻,故见面色晦暗,唇甲青紫;舌紫暗,舌边有瘀斑、淤点,脉涩或结代,为瘀血内阻之征。

（5）治法：活血化瘀，理气通络。

（6）方药：桃仁红花煎。方中桃仁、红花、丹参、赤芍、川芎活血化瘀；延胡索、香附、青皮理气通络；生地黄、当归养血和血。合而用之有活血化瘀，理气通络之功。若因气滞而血瘀者，酌加柴胡、枳壳、郁金；若因气虚而血瘀者，去理气药，加黄芪、党参、白术；若因阳虚而血瘀者，酌加附子、桂枝、生姜；夹痰浊，症见胸闷不舒，苔浊腻者，酌加瓜蒌、半夏、胆南星；胸痛甚者，酌加乳香、没药、蒲黄、五灵脂、三七等。瘀血心悸亦可选丹参饮或血府逐瘀汤治疗。

7.痰浊阻滞

（1）主症：心悸气短，胸闷胀满。

（2）兼次症：食少腹胀，恶心、呕吐，或伴烦躁失眠，口干口苦，纳呆，小便黄赤，大便秘结。

（3）舌脉：苔白腻或黄腻，脉弦滑。

（4）分析：痰浊阻滞心气，故心悸气短；气机不畅，故见胸闷胀满；痰阻气滞，胃失和降，故食少腹胀，恶心、呕吐；痰郁化火，则见口干口苦，小便黄赤，大便秘结，苔黄腻等热象；痰火上扰，心神不宁，故烦躁失眠；痰多、苔腻、脉弦滑，为内有痰浊之象。

（5）治法：理气化痰，宁心安神。

（6）方药：导痰汤。方中半夏、陈皮、制南星、枳实理气化痰；茯苓健脾祛痰；远志、酸枣仁宁心安神。纳呆腹胀，兼脾虚者，加党参、白术、谷芽、麦芽、鸡内金；心悸伴烦躁口苦，苔黄，脉滑数，系痰火上扰，心神不宁，可加黄芩、苦参、黄连、竹茹，制南星易胆南星，或用黄连温胆汤；痰火伤津，大便秘结，加大黄、瓜蒌；痰火伤阴，口干盗汗，舌质红，少津，加麦冬、天冬、沙参、玉竹、石斛；烦躁不安，惊悸不宁，加生龙骨、生牡蛎、珍珠母、石决明以重镇安神。

8.邪毒侵心

（1）主症：心悸气短，胸闷胸痛。

（2）兼次症：发热，恶风，全身酸痛，神疲乏力，咽喉肿痛，咳嗽，口干渴。

（3）舌脉：舌质红，苔薄黄；脉浮数，或细数，或结代。

（4）分析：感受风热毒邪，侵犯肺卫，邪正相争，故发热恶风，全身酸痛，咽喉肿痛，咳嗽；表证未解，邪毒侵心，心体受损，耗气伤津，故心悸气短，胸闷胸痛，神疲乏力，口干渴；舌红，苔薄黄，脉浮数，或细数，或结代，为风热毒邪袭表、侵心，气阴受损之征。

（5）治法：辛凉解表，清热解毒。

（6）方药：银翘散加减。方中金银花、连翘辛凉解表，清热解毒；薄荷、荆芥、豆豉疏风解表，透热外出；桔梗、牛蒡子、甘草宣肺止咳，利咽消肿；淡竹叶、芦根甘凉清热，生津止渴。合而用之有辛凉解表，清热解毒之功。若热毒甚，症见高热，咽喉肿痛，加板蓝根、大青叶、野菊花、紫花地丁等清热解毒之品；胸闷、胸痛者，加丹皮、赤芍、丹参等活血化瘀之品；口干口渴甚者，加生地黄、玄参；若热盛耗气伤阴，症见神疲，气短，脉细数，或结代者，合生脉散益气养阴，敛心气。若感受湿热之邪，湿热侵心，症见心悸气短，胸闷胸痛，腹泻，腹痛，恶心、呕吐，腹胀纳呆，舌质红，苔黄腻者，治当清热祛湿，芳香化浊，方选甘露消毒丹或葛根芩连汤加减。若热病后期，邪毒已去，气阴两虚者，治当益气养阴，方选生脉散加味。

六、转归预后

心悸的转归预后与病因、诱因、发展趋势及发作时对血流动力学的影响密切相关。心悸因受惊而起，其病程短，病势浅，全身情况尚好，一般在病因消除或经过适当治疗或休息之后便能逐渐痊愈;但亦有惊悸日久不愈,逐渐变成怔忡。若因脏腑受损,功能失调,气血阴阳亏虚所致心悸,则病程较长,病势较重,经积极合理治疗亦多能痊愈。如出现下列情况则预后较差:心悸而汗出不止,四肢厥冷,喘促不得卧,下肢水肿,面青唇紫,脉微欲绝者,属心悸喘脱证,预后严重;心悸而出现各种怪脉(严重心律失常之脉象)者;心悸突然出现昏厥抽搐者;心悸兼有真心痛者。以上情况皆是病情严重之证候,均应及时治疗和监护,密切观察病情变化。

七、临证要点

(1)在辨证论治基础上选加经现代药理研究有抗心律失常作用的中草药,可进一步提高疗效,如快速型心律失常加用益母草、苦参、黄连、莲子心、延胡索,以及中成药"黄杨宁"等;缓慢型心律失常加用麻黄、细辛、熟附子、桂枝,以及中成药"心宝"等。

(2)功能性心律失常,多为肝气郁结所致,特别是因情志而发者,当在辨证基础上加郁金、佛手、香附、柴胡、枳壳、合欢皮等疏肝解郁之品,往往取得良好效果。

(3)根据中医"久病必虚""久病入络"的理论,心悸日久当补益与通络并用。

(4)临证如出现严重心律失常,如室上性心动过速、快速心房纤颤、Ⅲ度房事阻滞、室性心动过速、严重心动过缓、病态窦房结综合征等,导致较严重的血流动力学异常者,当及时运用中、西医两法加以救治。

(5)病毒性心肌炎是近20余年来发病率较高的一种心律失常性疾病,常危及青少年的身体健康,对于这种病毒感染性心肌炎症,中医药有显著的优势。在治疗中要把握以下3点:①咽炎一天不除,病毒性心肌炎一天不辍。②气阴两虚贯穿疾病的始终。③阳气易复,阴血难复。

(迮传顺)

第四节　中　风

一、概说

中风以突然昏仆,不省人事,或口眼㖞斜,语言不利,半身不遂为主证。因病起急骤,而又见证多端,与自然界中风性善行而数变的特征相似,故古代医家从广义角度上去认识风病,类比称为中风;与《伤寒论》所述之中风,名同而质异。

中风病因学说的发展,可以概括分为两个阶段。在唐宋以前,多以"内虚邪中"立论,如《灵枢·刺节真邪篇》说:"营卫稍衰,则真气去,邪气独留,发为偏枯"。《金匮》谓"络脉空虚",然后风邪乘虚人中,并以病情之浅深轻重,分为中经中络,人脏入腑。宋元时代,刘河间主张"心火暴盛",李东垣认为"正气自虚",而朱丹溪则以为由于"湿痰生热"所引起。三家之说,各有发挥,但都着重于内在因素,实为中风学说的一大转折。明代张景岳,更明确指出"本皆内伤积损颓败而然,原非外感风寒所致"。他以"凡此病者,多以素不能慎,或七情内伤,或酒色过度,先伤五脏之真阴",说明中风发病之因;"阴亏于前,而阳损于后;阴陷于下,而阳乏于上,以致阴阳相失,精乏不交",为中风致病之本;并引述《素问·调经论》"血之与气,并走于上,则为大厥"之证,正时人所谓猝倒暴仆之中风,亦即痰火上壅之中风,因此倡"非风"之说。此后,清代叶天士又进一步阐明

"精血衰耗,水不涵木,木少滋荣,故肝阳偏亢"的发病机制。

归纳以上各家学说,我们不难理解中风一证,主要系由于平素生活不知谨慎,或思虑烦劳过度,以致气血亏虚,阴阳失调,偶尔再受外来因素的影响,因而诱发本病。轻则出现经络证候,不经昏仆,便突发口眼㖞斜,或语言不利,或半身不遂;重则神气无根,阴阳偏败,血随气逆,并走于上,而猝然昏仆,不省人事,继续出现各种颓败症状,甚至转归死亡。可知古人命名中风,不过喻其暴变之势,实非尽属外来之风所致。

二、病因病机

中风的发病,系在患者素属气血亏虚,与心、肝、肾三经之阴阳失去平衡的情况下,加以忧思恼怒,或饮酒饱食,或房事劳累等诱因,以致阴陷于下,肝阳暴涨,阳化风动,血随气逆,挟痰挟火,横窜经隧,则喎僻不遂,蒙蔽清窍,则突然昏仆,不省人事,形成上实下虚,阴阳互不维系的危急证候。其机理亦颇复杂,兹分述如下。

(1)将息失宜,或年老力衰,阴阳失调,肾元不固,虚风内动,挟痰浊壅阻机窍,神志不用,以致突然昏仆不语。

(2)五志过极,心火暴盛,或肾阴不足,水不涵木。阴虚阳实,热气怫郁,心神昏冒,遂至猝倒无知。

(3)气血虚衰,风邪乘虚入中经络,形成口眼㖞斜,半身不遂。或脉络因寒收引,血菀于上;或阴虚而肝风翕张,猝然昏仆。

(4)饮食不节,脾失健运,聚湿生痰,痰郁化热;肝火挟痰热上逆,蒙蔽清窍,流走经络,是以突然昏仆,喎僻不遂。

三、辨证施治

中风之发生,总不离乎在本为阴阳偏胜,气血逆乱;在标为风火交煽,痰气壅塞,形成本虚标实,上盛下虚的证候。但病情有轻重,病位有浅深,轻者只见口眼㖞斜,语言不利,或半身不遂;重者常突然昏仆,不省人事。故临床上依据以上两种情况,除用针灸疗法外,在方药治疗上,亦分为在经在络、入腑入脏而进行辨证施治。

(一)在经在络

1.络脉空虚,风痰痹阻

(1)主证:肌肤不仁,手足麻木,突然口眼㖞斜,语言不利,甚则半身不遂,或兼见寒热、肢体拘急等证,舌苔白腻,脉象浮滑。

(2)证候分析:正气不足,络脉空虚,腠理不密,风邪得以乘虚而入,引动痰湿流窜经络,故肌肤不仁,手足麻木;如闭阻脉络,气血流行不畅,则发生口眼㖞斜,语言不利,或半身不遂等证。由于风邪外袭,营卫不和,故可兼见寒热或肢体拘急。苔白腻,脉浮滑,为痰湿内盛之征。

(3)治法:祛风通络,养血和营。

(4)方药:用大秦艽汤叫为主方。方中地黄、当归、川芎、白芍可以行血养血,亦即"血行风自灭"之意;羌活、防风可以解表;白术、茯苓健脾而化湿痰。痰湿重者可去地黄;如无内热,可去石膏、黄芩;或加僵蚕、全蝎以祛风通络,半夏、胆南星以化湿痰。

2.肾阴下亏,风火上亢

(1)主证:头痛眩晕,耳鸣目糊,突然发生口眼㖞斜,舌强言謇,或手足重滞,半身不遂,舌质红,脉弦滑数。

(2)证候分析:头痛眩晕,耳鸣目糊,为风阳内动,上扰清空所致。风阳挟痰走窜经络,故见口眼㖞斜、舌强言謇、手足重滞、半身不遂等证。舌质红,脉弦滑数,为阴虚阳亢、痰热内蕴之象。

(3)治法:平肝潜阳,化痰通络。

(4)方药:用天麻钩藤饮加减。方用天麻、钩藤、石决明平肝潜阳以息风,牛膝、杜仲、桑寄生滋养肾阴以涵肝木为主。如痰多可加川贝、竹沥、天竺黄之类。

(二)入腑入脏

1.闭证

(1)主证:突然昏仆,不省人事,两手握固,牙关紧闭,面赤气粗,舌苔黄腻,脉弦滑而数者为"阳闭";如见静而不烦,面白唇紫,痰涎壅盛,四肢不温,苔白滑腻,脉象沉滑者为"阴闭"。

(2)证候分析:肝阳暴涨,阳亢风动,气血上逆,痰火壅盛,清窍闭塞,是以突然昏仆,不省人事;火性急迫,是以牙关紧闭,面赤气粗,两手握固;内风挟痰火为患,故舌苔黄腻,脉弦滑而数,是"阳闭"之征。如风痰偏盛,上壅清窍,神机闭塞,其证静而不烦,面白唇紫,四肢不温,为痰涎闭塞,阳气不能运行,故苔白滑腻,脉象沉滑,是"阴闭"之征。

(3)治法:闭证宜先开窍,再用平肝潜阳、息风豁痰等法。

(4)方药:阳闭先用至宝丹嚼以辛凉开窍,再用羚羊角汤加减。羚羊角汤有清肝降火、滋阴潜阳的作用。方中羚羊角为清肝息风主药,使火降风熄,则气血亦不致上逆,神志得以渐苏。或加牛膝、益母草以引血下行;如痰多则加天竺黄、陈胆南星、川贝母、石菖蒲等以助开窍化痰之力。

阴闭先用苏合香丸以辛温开窍,再用导痰汤加天麻、僵蚕、石菖蒲、郁金等以息风豁痰。

2.脱证

(1)主证:突然昏仆,不省人事,目合口开,鼻鼾息微,手撒遗尿,舌痿,脉细弱。

(2)证候分析:由于元气衰微,阴阳离决,故出现目合、口开、鼻鼾、手撒、遗尿等危证。舌痿,脉细弱,为阴血大亏,元阳虚脱之象。如兼见四肢逆冷,汗出痰壅,面赤如妆,脉浮大无根,或沉细欲绝,为阴竭于下,孤阳上越,有暴脱之危,预后不良。

(3)治法:脱证宜固,可用益气回阳,或壮水制火等法。

(4)方药:益气回阳,急用参附汤。本方力专效速,人参用量应倍于附子。以阴血大亏,阳亦随之而亡,独参犹恐不及,必合气雄性烈之附子,方克有济。如属肾阴大亏,虚阳浮越,足冷面赤,则用地黄饮子以壮水制火。方中熟地、山萸肉、五味子补真阴;石斛、麦冬滋阴液;石菖蒲、远志豁痰开窍;佐以桂、附引火归元,正所以固其下元,以防虚脱。

本病在神志清醒以后,多有后遗症状可见,兹复述于下。①半身不遂:是由于气血亏虚、瘀阻脉络所致。初宜益气养血,祛瘀通络,用补阳还五汤;继宜益气通阳,调和营卫,用黄芪桂枝五物汤。②口眼㖞斜:是风痰阻于络道所致。宜祛风除痰,通利络道,用牵正散。③舌暗不语:有虚实的不同。实证属风痰阻于廉泉,宜祛风豁痰,宣通窍络,用解语丹;虚证属肾虚精气不能上承,宜壮水之主,用地黄饮子加减。

综上所述,可知中风一证,主要在于平素将息失宜,以致气血亏虚,营卫空疏,造成阴阳偏胜的内在局面,偶受外来因素的影响,从而诱发。有如峨巍大厦,而基础不固,一遇大风,则颓然崩倒。故一经发作,类多难于治疗;尤其是卒中昏迷而程度深沉的,预后不佳,虽经急救,后遗诸证亦往往不能短期恢复,且又有复中的可能。因此,在未发之前,如有中风预兆,必须加强防治,非常重要。朱丹溪说:"眩晕者,中风之渐也"。李用粹在《证治汇补》中说:"平人手指麻木,不时晕眩,乃中风先兆,须预防之,宜慎起居,节饮食,远房帏,调情志"。故临证之时,对于年在四旬以上,而经常出现头痛、眩晕、肢麻、肉瞤,以及一时性语言不利等证,多属中风先兆,切宜注意。除了李氏所提出的预防知识以外,也可同时应用药物防治,一般以平肝息风、滋阴潜阳为主,可参考"眩晕"篇风阳上扰的辨证施治方法,并结合针刺、气功等疗法,以提高防治效果。

(连传顺)

第五节　不　寐

一、概说

不寐,即一般所谓"失眠",古代文献中亦有称为"不得卧"或"不得眠"者,是以经常不易入寐为特征的一种病证。不寐的证情不一,有初就寝即难以入寐;有寐而易醒,醒后不能再寐;亦有时寐时醒,寐而不稳,甚至整夜不能入寐;等等。

不寐的原因很多,如思虑劳倦,内伤心脾,阳不交阴,心肾不交,阴虚火旺,肝阳扰动;心胆气虚;以及胃中不和等,均可影响心神而导致不寐。张景岳将其概括为"有邪"与"无邪"二类。他说:"寐本乎阴,神其主也。神安则寐,神不安则不寐;其所以不安者,一由邪气之扰,一由营气之不足耳。有邪者多实,无邪者皆虚。"张氏所称的"有邪""无邪",主要是指由于机体内在气血、精神、脏腑功能的失调,或痰热的影响而言。因此,不寐的治疗原则,应着重在内脏的调治,如调补心脾、滋阴降火、益气宁神、和胃化痰等。

本病常兼见头晕、头痛、心悸、健忘,以及精神异常等证。凡以不寐为主证的为本节讨论范围,其并见于其他疾病过程中的不寐则从略。

二、病因病机

(1)思虑劳倦,伤及心脾,心伤则阴血暗耗,神不守舍,脾伤则无以生化精微,血虚难复,不能上奉于心,致心神不安,而成不寐。正如张景岳所说:"劳倦思虑太过者,必致血液耗亡,神魂无主,所以不眠。"《类证治裁》也说:"思虑伤脾,脾血亏损,经年不寐。"可见心脾不足而致失眠的,关键在于血虚。所以失血不复、妇人产后、久病虚弱,以及老人的不寐,大多与血虚有关。

(2)禀赋不足,房劳过度,或久病之人,肾阴耗伤,不能上承于心,水不济火,则心阳独亢;或五志过极,心火内炽,不能下交于肾,故肾阴虚则志伤,心火盛则神动,心肾失交而神志不宁,因而不寐。正如徐东皋所说:"有因肾水不足,真阴不升,而心火独亢,不得眠者。"《金匮》所举的"虚烦不得眠",当亦属于此类。此外,也有肝肾阴虚,肝阳偏盛,相火上亢,心君受扰,神魂不安于宅而致不寐者。

(3)心胆虚怯,遇事易惊,神魂不安,亦能导致不寐。形成心胆虚怯的原因有二:一为体质柔弱,心胆素虚,善惊易恐,夜寐不安,如《沈氏尊生书》所说,"心胆俱怯,触事易惊,睡梦纷纭,虚烦不寐";一为暴受惊骇,情绪紧张,终日惕惕,渐致胆怯心虚而不寐。二者又每每相互为因。

(4)饮食不节,肠胃受伤,宿食停滞,或积为痰热,壅遏中宫,致胃气不和而卧不得安。这就是《内经》所说:"胃不和则卧不安。"《张氏医通》更具体指出:"脉滑数有力不眠者,中有宿滞痰火,此为胃不和则卧不安。"

综上所述,导致不寐的原因虽多,总与心脾肝肾诸脏有关。因血之来源,由于水谷精微所化,上奉于心,则心得所养;受藏于肝,则肝体柔和;统摄于脾,则生化不息;调节有度,化而为精,内藏于肾,肾精上承于心,心气下交于肾,则神安志宁。若思虑、忧郁、劳倦等,伤及诸脏,精血内耗,彼此影响,每多形成顽固性的不寐性的不寐。

三、辨证施治

不寐有虚实之分,证候表现也各有不同,当审其邪正虚实而施治。大抵虚证多由于阴血不足,重在心脾肝肾;宜补益气血,壮水制火。实证多因食滞痰浊,责在胃腑;当消导和中,清降痰火。实证病久,则精神委顿,食欲缺乏,亦可转成虚证。

(一)心脾血亏

主证:多梦易醒,心悸健忘,体倦神疲,饮食无味,面色少华,舌淡苔薄,脉象细弱。

证候分析:由于心脾亏损,血少神不守舍,故多梦易醒,健忘心悸。血不上荣,故面色少华而舌质色淡。脾失健运,则饮食无味。生化之源不足,血少气衰,故四肢倦怠,精神委疲而脉见细弱。

治法:补养心脾以生血气。

方药:归脾汤为主,养血以宁心神,健脾以畅化源。不效,可与养心汤同用,方中五味子、柏子仁有助于宁神养心。如兼见脘闷纳呆,舌苔滑腻者,乃脾阳失运,湿痰内生,可选用半夏、陈皮、茯苓、肉桂等(肉桂对脉涩者尤为相宜),温运脾阳而化内湿,然后再用前法调补。

(二)阴亏火旺

主证:心烦不寐,头晕耳鸣,口干津少,五心烦热,舌质红,脉细数。或有梦遗、健忘、心悸、腰酸等证。

证候分析:肾水不足,心火独亢,故心烦不寐,健忘,心悸,腰酸。口干津少,五心烦热,舌红,脉细数,均是阴亏于下,虚火上炎之征。肝肾阴亏,相火易动,故见眩晕、耳鸣、梦遗等证。

治法:壮水制火,滋阴清热。

方药:黄连阿胶汤、朱砂安神丸、天王补心丹等,随证选用。三方同为清热安神之剂,黄连阿胶汤重在滋阴清火,适用于阴虚火旺及热病后之心烦失眠;朱砂安神丸亦以黄连为主,方义相似,作丸便于常服;天王补心丹重在滋阴养血,对阴虚而火不太旺者最宜。如由于肝火偏盛的,可用琥珀多寐丸,方以羚羊角、琥珀为主,有清肝安神之功。

(三)心胆气虚

主证:心悸多梦,时易惊醒,舌色淡,脉象弦细。

证候分析:心虚则神摇不安,胆虚则善惊易恐,故心悸多梦而易醒。舌色淡,脉弦细,亦为气血不足之象。治法:益气镇惊,安神定志。

方药:安神定志丸、酸枣仁汤随证选用。前方以人参益气,龙齿镇惊为主。后者重用枣仁,酸能养肝,肝与胆相为表里,养肝亦所以补胆之不足;知母能清胆而宁神。证情较重者,二方可以同用。

(四)胃中不和

主证:失眠,脘闷嗳气,腹中不舒,苔腻脉滑。或大便不爽,脘腹胀痛。

证候分析:脾胃运化失常,食滞于中,升降之道受阻,故脘闷嗳气,舌苔腻,腹中不舒,因而影响睡眠。宿滞内停,积湿生痰,因痰生热,故脉见滑象。便燥腹胀,亦是热结之征。

治法:消导和胃为主,佐以化痰清热。

方药:先用保和汤以消导积滞。如食滞已化,而胃气不和,不能成寐者,可用半夏秫米汤以和胃安神。如兼见痰多胸闷,目眩口苦,舌苔黄腻,脉滑数者,乃痰热内阻,可用温胆汤以化痰清热;如心烦,舌尖红绛,热象较著者,再加山栀、黄连以清火宁神。

此外,若病后虚烦不寐,形体消瘦,面色㿠白,容易疲劳,舌淡,脉细弱,或老年人除一般衰弱的生理现象外,夜寐早醒而无虚烦之证的,多属气血不足,治宜养血安神,一般可用归脾汤。亦有病后血虚肝热而不寐的,宜用琥珀多寐丸。心肾不交,心火偏旺者,可用交泰丸,方中以黄连清火为主,反佐肉桂之温以入心肾,是引火归元之意。

本证除上述药物治疗外,可配合气功、针灸等疗法,则效果更佳。此外,患者还必须消除顾虑及紧张情绪,心情应该舒畅,寡嗜欲,戒烦恼,临睡前宜少谈话、少思考、避免烟酒浓茶等品,每天应有适当的体力劳动或体育锻炼,这些都是防治不寐的有效方法。单独依靠药物,而不注意精神及生活方面的调摄,往往影响疗效。

(连传顺)

第六节 眩 晕

一、概说

眩是眼花,晕是头运。轻者闭目即止;重者如坐舟车中,旋转不定,以致不能站立;严重的更可伴见恶心、呕吐、出汗等症状。

本病发生的原因,历代各家学说颇不一致。如《黄帝内经》指出"诸风掉眩,皆属于肝"和"上气不足""髓海不足",刘河间认为由于风火所致,朱丹溪则偏主于痰,而张景岳又强调"无虚不作眩,当以治虚为主"。陈修园则综合各家所说,阐明上列几个因素的相互关系。按之临床实践,一般是属于虚者居多,如阴虚则肝风内动,血少则脑失濡养,精亏则髓海不足,均易导致眩晕。此外,亦有由于痰浊壅遏,或化火上蒙所致。至于治疗方面,应以平肝潜阳、滋肾填精、养血补脾为原则;如因痰、因火,又宜参以涤痰降火之法。

二、病因病机

(1)肝为风木之脏,体阴用阳,其性刚劲,主动主升。如谋虑太过,或忧郁恼怒,每使肝阴暗耗,肝火偏亢,风阳升动,上扰清空,因而发生眩晕;如肾水素亏,水不涵木,木少滋荣,肝体不足,肝用偏亢,亦令风阳上扰,发为眩晕。皆属下虚上盛、本虚标实之证。

(2)思虑烦劳,内伤心脾,心虚则血液循行不周,脾虚则生化之源不旺,以致血虚不能上奉于脑,因而引起眩晕。例如金创、吐衄、妇人崩漏等失血过多,从而发生眩晕,亦属常见。

(3)肾为先天之本,藏精生髓。若先天不足,肾阴不充,或房劳太甚,施泄无度,均使肾精亏耗,不能生髓;而脑为髓海,髓海不足,于是上下俱虚,发生眩晕。

(4)饮食伤胃,劳倦伤脾,脾胃不足,健运失司,以致水谷不化精微,聚湿生痰,痰气交阻,则清阳不升,浊阴不降,引起眩晕泛恶。

眩晕的发生,虽有上述诸因,但一般以肝阳上扰及气血两虚最为普遍。

三、辨证施治

(一)肝阳上扰

主证:眩晕每因烦劳或恼怒而增剧,面时潮红,急躁易怒,少寐多梦,舌苔黄,质红,口苦,脉弦数。

证候分析:肝气郁结,最易化火,火升则面时潮红,急躁易怒。肝阳旺,扰乱心神,则寐少梦多。舌苔黄,质红,口苦,脉弦数,乃阴虚火旺所致。

治法:以平肝潜阳、滋养肝肾为主。

方药:天麻钩藤饮加减。本方以天麻、钩藤、石决明平肝潜阳,牛膝、杜仲、桑寄生益肾为主,黄芩、山栀清肝火为佐。如偏于火盛,可加龙胆草、丹皮以清肝泄热;偏于风盛者,可加龙骨、牡蛎以镇肝息风。如兼见腰膝酸软,遗精疲乏,脉弦细数,舌质光红,则宜育阴潜阳,可用大定风珠。本方适应于肝肾阴分大亏,而风阳翕张,眩晕较甚者。药后诸证轻减,可常服杞菊地黄丸以滋肾养肝。

(二)气血亏虚

主证:眩晕而兼见面色㿠白,发色不泽,唇甲不华,心悸少寐,体倦懒言,神疲纳减,舌质淡,脉细弱。在大病或失血之后,每多见此。甚者眩晕昏倒,劳累即发。

证候分析:心主血脉,其华在面;脾司健运,生化气血。心脾亏损,气血不足,则面色㿠白,发色不泽,唇甲不华。血虚不能养心,则心悸少寐。气虚则体倦懒言,神疲纳减,劳累即发。舌质淡,脉细弱,为气血两虚之象。

治法:补益心脾。

方药:归脾汤为主方。本方益气健脾,以助生化之源;兼能补血养肝,而安心神。如脾阳不足,健运无权,食少便溏,畏寒肢冷,难以进补者,可先与健脾温中,用《近效》白术附子汤嚼加党参、炮姜之属。待脾阳渐复,再与归脾汤加减调理。若失血过多,突然晕倒,应急用六味回阳饮以救治之。本方须重用人参,为血脱益气之法。如失血不止,可加阿胶珠、侧柏炭等。

(三)肾糟不足

主证:眩晕而见精神萎靡,记忆减退,腰酸膝软,遗精耳鸣。偏于阳虚者,四肢不温,舌质淡,脉沉细;偏于阴虚者,五心烦热,舌质红,脉弦细。

证候分析:《经》云:"精生气,气生神"。精髓不足,则神亦萎靡不振,记忆减退。腰为肾府,肾虚则腰酸膝软,遗精耳鸣。偏于阳虚者,阳虚则生外寒,故四肢不温,而舌质淡,脉沉细;偏于阴虚者,阴虚则生内热,故五心烦热,而舌质红,脉弦细。

治法:偏于阳虚者,宜补肾助阳;偏于阴虚者,宜补肾益阴。

方药:补肾助阳用右归丸,方中熟地、山萸肉、杜仲为补肾主药,附子、肉桂、鹿角胶可以益火助阳。补肾益阴宜左归丸,方中熟地、山萸肉、菟丝子、牛膝、龟板胶补益肾阴,鹿角胶可以填精补髓。二方均可酌加龙骨、牡蛎之类,以收敛浮阳。

(四)痰浊中阻

主证:眩晕而见头重如蒙,胸闷恶心,少食多寐,舌苔白腻,脉象濡滑。

证候分析:痰浊蒙蔽清阳,则眩晕而重;停阻中焦,气机不利,故胸闷恶心。脾阳不振,则少食多寐。苔白腻,脉濡滑,为痰湿内蕴之征。

治法:宜化湿祛痰为主。

方药:用半夏白术天麻汤。本方用二陈汤化湿除痰,加白术以健脾,天麻以息风,是标本兼顾之法。倘痰郁化火,证兼头目胀痛,心烦口苦,舌苔黄腻,脉象弦滑者,宜温胆汤加黄连、黄芩以化痰泄热。

眩晕一证,临床上颇为常见,一般可先辨其标本虚实。本虚以肝肾不足、心脾亏损为主;标实以风(肝风)、火、痰为主。其间属于肝阳上扰者,更宜留意是否卒中(中风)之先兆。

(迮传顺)

第七节 痞 满

一、概念

痞满是以胸脘痞塞满闷不舒,按之柔软,压之不痛,视之无胀大之形为主症的病证。西医学中的慢性胃炎、胃神经症、胃下垂、消化不良等疾病,当出现以胃脘部痞塞、满闷不舒为主要表现时,可参考本节辨证论治。早期肝硬化、胸腔积液、心绞痛、心肌梗死表现为胸脘满闷者不属于本病证范围。

二、病因病机

痞满多因表邪内陷入里,饮食不节,痰湿阻滞,情志失调,或脾胃虚弱等各种原因导致脾胃损伤,升降失司,胃气壅塞而发病。

(一)病因

1.感受外邪

外邪侵袭肌表,治疗不得其法,滥施攻里泻下,脾胃受损,外邪乘虚内陷入里,结于胃脘,阻塞中焦气机,升降失司,胃气壅塞,遂成痞满。

2.内伤饮食

暴饮暴食,或恣食生冷粗硬,或偏嗜肥甘厚味,或嗜浓茶烈酒及辛辣过烫饮食,损伤脾胃,以致食谷不化,阻滞胃脘,升降失司,胃气壅塞,而成痞满。

3.痰湿阻滞

脾胃失健,水湿不化,酿生痰浊,痰气交阻于胃脘,则升降失司,胃气壅塞,而成痞满。

4.情志失调

多思则气结,暴怒则气逆,悲忧则气郁,惊恐则气乱等,造成气机逆乱,升降失职,形成痞满。其中尤以肝郁气滞,横犯脾胃,致胃气阻滞而成之痞满为多见。

5.脾胃虚弱

素体脾胃虚弱,中气不足,或饥饱不匀,饮食不节,或久病损及脾胃,纳运失职,升降失调,胃气壅塞,而生痞满。

(二)病机

1.基本病机为脾胃升降功能失调,胃气壅塞

外感湿热、客寒,或食滞、痰湿停留日久,或肝郁气滞,横逆犯脾或病程日久,脾胃受损等,均可导致脾胃运纳失职,清阳不升,浊阴不降,中焦气机阻滞,升降失司而出现痞满。

2.病位在胃,涉及肝脾

本病病位在胃,与肝脾关系密切。胃位居中焦,属于阳土,喜润恶燥,主受纳传输水谷,以和降为顺,实而不能满,故极易感受外邪,而致气机阻滞,胃气不降;脾胃同属中土,互为表里,喜燥恶湿,主运化转输,以升为健,若脾土虚弱,健运失职,则水谷入胃不得化,以致水反为湿,谷反为滞,湿滞壅积于胃腑,气机不通而成痞满;肝主疏泄,喜条达而恶抑郁,体阴而用阳,一遇情志不遂,则肝气郁结,横逆犯胃,气机郁滞,升降失职,酿生痞满,三者相互影响,互为因果。

3.虚实夹杂为其病机特点

外邪所犯,食滞内停,痰湿中阻,湿热内蕴,气机失调等所成之痞皆为实邪,脾胃气虚,无力运化,或胃阴不足,失于濡养所致之痞则属虚痞,因邪实多与中虚不运,升降无力有关,而中焦转运无力,最易招致病邪内阻,两者互相影响,相互转化,从而形成虚实夹杂、寒热错杂之证。

此外,痞满日久不愈,气血运行不畅,脉络瘀滞,血络损伤,可见吐血、黑便,亦可产生胃痛或积聚、噎膈等变证。

三、诊断与病证鉴别

(一)诊断依据

(1)以胃脘痞塞,满闷不舒为主要临床表现,其痞按之柔软,压之不痛,视之无胀大之形。

(2)常伴有胸膈满闷,饮食减少,得食则胀,嗳气则舒等症。

(3)发病和加重常与饮食、情志、起居、冷暖失调等诱因有关。

(4)多为慢性起病,时轻时重,反复发作,缠绵难愈。

(5)纤维胃镜检查、上消化道 K 线检查、胃液分析等的异常,有助于本病的诊断。

(二)辅助检查

电子胃镜或纤维胃镜可确诊慢性胃炎,并排除溃疡病和胃肿瘤;病理组织活检可确定慢性胃炎的类型,以及是否有肠上皮化生、异型增生;X 线钡餐检查可协助诊断慢性胃炎、胃下垂等;胃肠动力检测如胃肠测压、胃排空试验、胃电图等可协助诊断胃动力障碍、紊乱等;幽门螺杆菌(Hp)相关检测是否为 Hp 感染;B 超、CT 检查可鉴别肝胆病和腹水等。

(三)病证鉴别

1.痞满与胃痛

两者病位皆在胃脘部,且胃痛常兼胀满,痞满时有隐痛,应加以鉴别。胃痛以疼痛为主,痞满以痞塞满闷为主;胃痛者胃脘部可有压痛,痞满者则无压痛。

2.痞满与鼓胀

鼓胀与胃痞同为腹部病证,且均有胀满之苦,鼓胀早期易与胃痞混淆。鼓胀腹部胀大膨隆,胀大之形外现;胃痞则自觉满闷痞塞,外无胀大之形。鼓胀按之腹皮急;胃痞胃脘部按之柔软。

3.痞满与胸痹心痛

胸痹心痛可有脘腹满闷不舒,痞满常伴有胸膈满闷,但两者有病在心胸和病在胃脘之不同,应予区别。胸痹心痛属胸阳痹阻,心脉瘀阻,心脉失养为患,以胸痛,胸闷,短气为主症,伴有心悸、脉结代等症状;痞满系脾胃功能失调,升降失司,胃气壅塞所致,以胃脘痞塞满闷不舒为主症,多伴饮食减少,得食则胀,嗳气则舒等症状。

4.痞满与结胸

两者病位皆在脘部,然结胸以心下至小腹硬满而痛、拒按为特征;痞满则在心下胃脘,以满而不痛、手可按压、触之无形为特点。

四、辨证论治

(一)辨证思路

1.辨虚实

痞满食后尤甚,饥时可缓,便秘、舌苔厚腻,脉实有力者为实痞,多由外邪所犯、暴饮暴食,食滞内停,痰湿中生、湿热内蕴、情志失调等所致。食积者,伴有嗳腐吞酸,大便不调,味臭如败卵;痰湿者,伴有身重困倦,口淡不渴;脘腹嘈杂不舒,口苦,舌苔黄腻者为湿热之邪所致;心烦易怒,善太息,脉弦者为情志不遂所致。痞满能食,饥饱均满,食少纳呆,大便清利、虚无力者属虚痞,多由脾胃气虚,无力运化,或胃阴不足,失于濡养所致。脾胃虚弱者,痞满时轻时重,纳呆,神疲乏力,脉细弱;胃阴不足者,饥不欲食,口燥咽干,舌红少苔,脉细数。

2.辨寒热

痞满绵绵,得热则减,口淡不渴,或渴不欲饮,舌淡苔白脉沉迟或沉涩者属寒。而痞满势急,口渴喜冷,舌红苔黄脉数者为热。

(二)治疗原则

痞满的病变部位在胃脘,病变脏腑在脾胃,基本病机是中焦气机不利,脾胃升降失职,故总的治疗原则为调理脾胃升降、行气除痞消满,根据虚实分治,实者泻之,分别施以理气解郁、清热祛湿、消食导滞、除湿化痰等法;虚者补之,施以健脾益胃,补中益气,养阴益胃之法。由于本病证常为虚实夹杂之候,所以治疗时通常消补并用。

(三)分证论治

1.饮食内停证

症状:脘腹痞闷而胀,进食尤甚,拒按,嗳腐吞酸,恶食呕吐,或大便不调,矢气频作,味臭如败卵,舌苔厚腻,脉滑。

病机分析:饮食停滞,胃腑失和,气机瘀滞,故脘腹痞闷而胀;食滞胃脘,胃失和降,故嗳腐吞酸,呕吐;食滞作腐,气机不畅,故大便不调,臭如败卵;舌苔厚腻,脉滑为饮食停滞之象。

治法:消食和胃,行气消痞。

代表方药:保和丸加减。山楂、神曲、莱菔子消食导滞,行气除胀;半夏、陈皮和胃化湿,行气消痞;茯苓健脾渗湿,和中止泻;连翘清热散结。

加减:食积较重者,可加鸡内金、谷芽、麦芽以消食;脘腹胀满者,可加枳实、厚朴、槟榔等理气除满;食积化热,大便秘结者,加大黄、枳实,或用枳实导滞丸通腑消胀,清热利湿;兼脾虚便溏者,加白术、扁豆,或枳实消痞丸健脾和胃,化湿消痞。

2.痰湿中阻证

症状:脘腹痞塞不舒,胸膈满闷,头晕目眩,身重困倦,呕恶纳呆,口淡不渴,小便不利,舌苔白厚腻,脉沉滑。

病机分析:痰浊阻滞,脾失健运,气机不畅,故见脘腹痞塞不舒;湿邪困脾,清阳不升,清窍失养,故头晕目眩;湿邪困脾,胃失和降,故见困倦,呕恶;气化不利,故小便不利;舌苔白厚腻,脉沉滑为湿邪偏重之象。

治法:除湿化痰,理气和中。

代表方药:二陈平胃汤加减。制半夏、藿香、苍术燥湿化痰;陈皮、厚朴理气消胀;茯苓、甘草健脾和胃。

加减:痰湿盛而胀满甚者,可加枳实、苏梗、桔梗,或合用半夏厚朴汤加强化痰理气;气逆不降,嗳气不止者,加旋覆花、代赭石、沉香、枳实等降逆下气;痰湿郁久化热而见口苦、舌苔黄者,改用黄连温胆汤清化痰热;兼脾胃虚弱者,加党参、白术、砂仁健脾和中。

3.湿热阻胃证

症状:脘腹痞闷,或嘈杂不舒,恶心呕吐,口干不欲饮,口苦,纳少,舌红苔黄腻,脉滑数。

病机分析:湿热内蕴,困阻脾胃,气机不利,则胃脘痞闷,嘈杂不舒;湿热中阻,气机不利,升降失司,故见恶心呕吐,口干口苦;脾为湿困,纳运失职,而见纳少;舌红苔黄腻,脉滑数为湿热壅盛之象。

治法:清热化湿,和胃消痞。

代表方药:泻心汤合连朴饮加减。大黄泄热消痞,和胃开结;黄芩、黄连、栀子清热燥湿;厚朴理气燥湿;石菖蒲芳香化湿,醒脾开胃;半夏和胃燥湿;芦根清热和胃,止呕除烦;黄连、淡豆豉清热燥湿除烦。

加减:恶心呕吐明显者,加竹茹、生姜、旋覆花以止呕;纳呆不食者,加鸡内金、谷麦芽以开胃导滞;嘈杂不适者,合用左金丸;便溏者,去大黄,加扁豆、陈皮化湿和胃;寒热错杂者,用半夏泻心汤苦辛通降。

4.肝胃不和证

症状:脘腹痞闷,胸胁胀满,心烦易怒,善长太息,呕恶嗳气,或吐苦水,大便不爽,舌质淡红,苔薄白,脉弦。

病机分析:肝气犯胃,胃气郁滞,而致脘腹痞闷;肝气郁结,气机不舒,故心烦易怒,善太息;肝气犯胃,胃失和降,而见呕恶嗳气;胆胃不和,气逆于上,故呕吐苦水;肠胃不和,气机郁滞,故大便不爽,舌质淡红,苔薄白,脉弦为肝气郁滞之象。

治法:疏肝解郁,和胃消痞。

代表方药:越鞠丸合枳术丸加减。香附、川芎疏肝散结,行气活血;苍术、神曲燥湿健脾,消食化滞;栀子泻火解郁;枳实行气消痞;白术健脾益胃;荷叶升清养胃。

加减:气郁明显,胀满较甚,加柴胡、郁金、厚朴,或用五磨饮子理气导滞消胀;肝郁化火,口苦而干者,加黄连、黄芩泻火解郁,呕恶明显者,加半夏、生姜和胃止呕,嗳气者,加竹茹、沉香和胃降气。

5.脾胃虚弱证

症状:脘腹满闷,时轻时重,喜温喜按,纳呆便溏,神疲乏力,少气懒言,语声低微,舌质淡,苔薄白,脉细弱。

病机分析:脾胃虚弱,健运失职,升降失常,故脘腹满闷,时轻时重;脾胃虚寒,故喜温喜按;脾虚不运,故见纳呆便溏;脾胃气虚,形神失养,故见神疲乏力,少气懒言;舌质淡,苔薄白,脉细弱为脾胃虚弱之象。

治法:补气健脾,升清降浊。

代表方药:补中益气汤加减,黄芪、党参、白术、炙甘草益气健脾,升麻、柴胡升举清阳,当归养血和营,陈皮理气消痞。

加减:胀闷较重者,可加枳壳、木香、厚朴以理气运脾;四肢不温,阳虚明显者,加制附子、干姜,或合理中丸温胃健脾;纳呆厌食者,加砂仁、神曲理气开胃;舌苔厚腻,湿浊内蕴者,加半夏、茯苓,或改用香砂六君子汤加减以健脾祛湿,理气除胀。

6.胃阴不足证

症状:脘腹痞闷,嘈杂,饥不欲食,恶心嗳气,口燥咽干,大便秘结,舌红少苔,脉细数。

病机分析:胃阴亏虚,胃失濡养,和降失司,故见脘腹痞闷,嘈杂,饥不欲食,胃失和降,故恶心嗳气;阴虚津枯,津液不能上承,大肠液亏失于濡养,故见口燥咽干,大便秘结;舌红少苔,脉细数为阴虚之象。

治法:养阴益胃,调中消痞。

代表方药:益胃汤加减。生地、麦冬、沙参、玉竹养阴益胃,香橼疏肝理脾,消除心腹痞满。

加减:津伤较重者,加石斛、天花粉加强生津;腹胀较著者,加枳壳、厚朴理气消胀;食滞者,加谷麦芽消食导滞;便秘者,加火麻仁、玄参润肠通便。

(四)其他疗法

1.单方验方

(1)生姜50 g(拍碎剁末),陈皮10 g,大枣数枚,水煎服,用于感寒所致脘腹胀满。

(2)佛手30 g,山楂15 g,麦芽15 g,神曲15 g,水煎服,用于食积痞满。

(3)枳壳10 g,陈皮10 g,水煎服,用于气滞证。

(4)白豆蔻3 g,藿香、生姜各6 g,半夏、陈皮各5 g,水煎服,用于脾虚湿阻之痞满。

(5)神曲30 g,炒萝卜籽10 g,麦芽10 g,水煎服,用于因食用谷米食物过多导致腹胀厌食者。

(6)怀山药30 g,鸡内金9 g,蜂蜜15 g。怀山药、鸡内金用水煎取汁,调入蜂蜜,搅匀。每天1剂,分2次温服,用于脾胃虚弱,运化不健之食积腹胀者。

(7)荔枝核100 g,橘皮10 g,研成细末,饭前服5 g,每天3次,用于肝气郁滞所致脘腹胀满者。

(8)绿萼梅10 g,绿茶4 g。上方以沸水冲泡,代茶频饮,兑开水再饮。1天1剂。用于肝胃不和证。

2.常用中成药

(1)四磨汤口服液。

功用主治:顺气降逆。用于气滞、食积所致脘腹胀满。

用法用量:每次10~20 mL,每天3次。

(2)达立通颗粒。

功用主治:清热解郁,和胃降逆,通利消滞,用于肝胃郁热所致痞满,症见胃脘胀满、嗳气、食欲缺乏、胃中灼热、嘈杂泛酸、脘腹疼痛、口干口苦;运动障碍型功能性消化不良见上述症状者。

用法用量:温开水冲服,1次1袋,1天3次。于饭前服用。

(3)气滞胃痛颗粒。

功用主治:疏肝理气,和胃止痛。用于情志不畅,肝气犯胃所引起的胃痛连胁,嘈杂恶心等症。

用法用量:每次1~2包,每天3次。

(4)香砂和胃丸。

功用主治:健脾开胃,行气化滞。用于脾胃虚弱之脘腹胀满,食欲缺乏。

用法用量:每次 6 g,每天 2 次。

(5)养胃舒胶囊

功用主治:滋阴养胃。用于胃阴亏虚所致的脘腹满闷。

用法用量:每次 2 粒,每天 3 次。

(6)加味保和丸。

功用主治:健脾消食。用于饮食积滞之胃痞。

用法用量:每次 6～9 g,每天 3 次。

(7)补中益气丸。

功用主治:补中益气,升阳举陷。用于脾胃虚弱,中气下陷所致食少腹胀。

用法用量:每次 6 g,每天 3 次。

(8)胃力康颗粒。

功用主治:行气活血,泄热和胃。用于肝胃郁热之脘腹痞满,嗳气吞酸者。

用法用量:每次 10 g,每天 3 次。

3.针灸疗法

(1)体针。

实证:取足厥阴肝经、足阳明胃经穴位为主,以毫针刺,采用泻法。常取足三里、天枢、气海、中脘、内关、期门、阳陵泉等。

虚证:取背俞穴、任脉、足太阴脾经、足阳明胃经穴为主,毫针刺,采用补法。常取脾俞、胃俞、中脘、内关、足三里等。

(2)耳针:取脾、胃、肝、交感、大肠、小肠,实证宜用针刺法,一般刺入深度 2～3 分,按顺时针方向中等幅度捻转,留针 5～10 分钟,每天 1 次;虚证宜采用埋针法,亦可用针刺法,埋针一般埋 1～2 穴,采用针刺法时同上法,应按逆时针方向小幅度捻转,留针 10～20 分钟,隔天 1 次,10 次为 1 个疗程。

4.外治疗法

(1)外敷法:①肉桂粉、沉香粉等量以酒调成糊状敷于脐部,外用麝香壮骨膏外贴固定,1 天 1 换。②香附、五灵脂各 30 g,黑白牵牛子各 15 g,加醋炒熨脐周,每天 1 次,每次 30 分钟。③木香、干姜、白胡椒等份,为末敷脐,胶布贴盖,3 天更换。

(2)推拿疗法。①实证:患者取仰卧位,取中脘、天枢、气海、关元等穴。以一指禅法缓慢从中脘推至气海,往返 5～6 遍,每天 1 次。②虚证:患者取俯卧位,取脾俞、胃俞、大肠俞、小肠俞、长强等穴,用㨰法,从上到下,往返 3～4 遍,至局部出现热胀感为宜。

五、临证参考

(一)痞满以"滞"为患,以"通"为法

痞满的病位在胃,与肝脾关系密切,脾胃同居中焦,胃主通降,以降为顺,脾主升清,以升为健,清升浊降则气机调畅,肝主疏泄,调节脾胃气机,若脾失健运,胃失和降,肝气郁结,疏泄不利,三者相互影响,致使中焦气机不利,脾胃升降失职,而发为痞满,故中焦气机阻滞,脾胃升降失司为本病证的根本病机,治疗应着眼于"通"上。如董建华教授治疗上强调以通降为法,顺应胃的生

理特性,如胃气壅滞者,治以和胃理气通降;肝胃不和者,治以疏肝和胃通降;饮食停滞者,治以消食导滞通降;湿热中阻者,治以清热化湿通降;实热壅滞者,治以清热泻腑通降;脾胃气虚者,治以健脾益气通降;脾胃阳虚者,治以温养脾胃通降;胃阴不足者,治以养阴益胃通降。临床多运用理气通降之药,如木香、陈皮、砂仁、柴胡、郁金、佛手、槟榔、枳实等,使其脾气升,胃气降,脾胃之气运行畅达,可收康复之效。

(二)治痞应重视健脾益气

《证治汇补》载:"大抵心下痞闷,必是脾胃受亏。"说明脾虚是痞病产生的内在因素。脾胃虚弱易致外邪内陷,或饮食不化,痰湿内生,阻碍中焦气机,而发为痞证。因此。在痞满实证的治疗中,除了以祛邪为主外,还应兼顾保护脾胃之气,以发挥祛邪而不伤其正气之功效。对于虚痞的治疗,应采用"虚则补之""塞因塞用"之法,给予益气健脾治疗,以振奋中气,从而恢复其气机升降之枢纽的作用,使清气上升,浊阴下降,痞病自消。代表方有参苓白术散、补中气益汤。常用药物有人参、党参、黄芪、白术、茯苓、甘草、大枣等。此外根据"健脾先运脾,运脾必调气"的理论,一般在健脾益气的基础上,常添加陈皮、枳壳、柴胡、苏梗等疏导理气药物。痞证日久,或过用香燥之品,常暗耗阴津,致胃阴不足,胃体失养,气机不畅,而见胃脘痞满,脘中灼热,口燥咽干,大便干结,舌红,苔少或无苔,脉虚细数者,需加用沙参、麦冬、玉竹、石斛、天花粉、知母等养阴生津之品。

(三)湿邪阻滞是形成胃痞的重要病理因素

湿为阴邪,易首先犯脾,困阻脾胃,阻遏气机,影响脾胃升降功能,导致痞满的发生,由于体质状况不同,饮食偏嗜的性质不同,或形成寒湿中阻,或导致湿热中阻,都可引起痞满。故治痞应以祛湿为主,但有芳香化湿、苦温燥湿、淡渗利湿、健脾化湿之分,热化者宜清热,寒化者宜温燥,症见胃脘痞满,纳呆乏力,舌苔腻,脉濡滑者,宜芳香化湿为主,药用藿香、佩兰、枳壳、大腹皮、香橼皮、佛手、芦根、焦三仙等;口干不欲饮,苔白腻者,宜加苍术、厚朴、陈皮、清半夏等苦温燥湿之品,小便不利者,宜加茯苓、通草、车前子等淡渗之品。脾虚湿阻者,症见脘腹胀闷,食后更甚,大便稀溏,苔薄腻,脉濡细,宜健脾化湿为主,药用扁豆、木香、砂仁、藿香、佩兰、生薏苡仁、茯苓、通草、枳壳、香橼皮、佛手等;湿邪化热,湿热阻滞脾胃者宜清热化湿,药用黄芩、黄连、滑石、藿香、佩兰、芦根等。

(四)痞满多虚实相兼、寒热错杂

治疗宜消补兼施、辛开苦降。胃痞虽有虚实寒热之别,但在病变过程中,因寒热虚实可相互转化,故可出现虚实相兼、寒热错杂等复杂证型。治疗此类证型,首推仲景伤寒方诸泻心汤。中医大家刘渡舟教授对仲景之学有高深的造诣,应用泻心汤类方治疗心下痞证经验丰富。刘老认为在五泻心汤中,半夏泻心汤、生姜泻心汤、甘草泻心汤三方是调理脾胃阴阳的,大黄黄连泻心汤和附子泻心汤乃是针对寒热具体情况而制订的。半夏泻心汤、生姜泻心汤、甘草泻心汤均为治疗心下痞的方剂,皆以脾胃升降失常,寒热错杂而出现的心下痞满与呕、利等证为主。三方药物相仿,治疗略同,但同中有异,其中辛开、苦降、甘调各有偏重。如半夏泻心汤证以心下痞兼呕为主;生姜泻心汤证以心下痞硬,干噫食臭,胁下有水气,腹中雷鸣与下利为主;甘草泻心汤证则以痞利俱甚,谷气不化,客气上逆,干呕心烦不得安为主。大黄黄连泻心汤用于中焦有热,影响脾胃气机升降而成心下痞者,附子泻心汤用于热痞兼下焦阳虚者。

(五)结合西医检查手段辨证施治

田德禄将西医学的胃肠造影、胃镜检查看作中医望诊的延伸,对胃镜象及其病理象进行微观辨证,在辨证用药基础上加入针对性用药,常获良效。如对于慢性萎缩性胃炎患者,镜下见胃黏膜红白相间,以白为主,管腔空旷,皱襞变浅,分泌物减少,血管显露,认为属脾胃虚弱,法宜虚则补之,常用黄芪、党参、炒白术、炒山药、石斛等;对于镜下胃黏膜呈树枝状及铺路石样改变等属癌前病变,病检常示胃黏膜异型增生,肠上皮化生者,多属久病入络,非痰即瘀,治宜祛瘀化浊,临证常加菖蒲、胆星、金铃子散、失笑散或丹参饮,甚则加猬皮、九香虫常获良效;经胃肠造影提示胃下垂者应与饮食积滞、阻于胃腑、留滞不降,胃腑不堪重负,久则下沉而坠有关,不能一概以虚论治。故临证常在补中气之药中加入理气消导之品如槟榔、枳实壳、焦三仙、莱菔子等,促进胃肠蠕动,加快胃腑排空,从而明显缩短了胃下垂的疗程。

六、预防调护

(一)饮食调摄
节制饮食,勿暴饮暴食;饮食宜清淡,忌肥甘厚味、辛辣醇酒及生冷之品。

(二)精神调摄
保持乐观开朗,心情舒畅。

(三)注意生活起居
适寒温,防六淫,注意腹部保暖。

(四)适当运动
适当参加体育锻炼,增强体质。

(连传顺)

第八节 纳 呆

一、概念

纳呆是指胃的受纳功能呆滞,也称"胃呆",即消化不良、食欲缺乏的症状。如果胃口欠佳,常有饱滞之感,称为"胃纳呆滞"。胃的受纳功能降低,食欲缺乏,又称纳呆、纳少或食少。西医学中急性胃炎、慢性胃炎、消化性溃疡、功能性消化不良、胃下垂等疾病,若以食欲缺乏、消化不良等为主症时,均属于中医学纳呆范畴,均可参考本节进行辨证论治。肝硬化、肿瘤等患者可能出现食欲缺乏等类似主症,不属于该疾病范畴。

二、病因病机

纳呆主要由感受时邪、饮食伤胃、情志失调和脾胃虚弱等因素导致胃失受纳,功能呆滞。

(一)病因
1.感受时邪

外感寒、热、暑、湿诸邪,内客于胃,皆可导致胃脘气机升降失常,运化失职。如因感受风寒之邪,风寒之邪客胃,使胃之受纳功能受损;或因感受暑热时邪,热邪干胃,胃气受损,亦可使胃之消化吸收功能障碍;若感受湿邪,湿性黏腻,最易伤害人体脾胃之消化吸收功能,同时脾主湿而恶湿,湿多则能郁遏脾阳,使脾运受损,胃气不开则不思饮食。

2.饮食所伤

若饮食有节,起居有常,不妄作劳,则能形与神俱。若生活起居有逆生理,或过食甘肥厚腻,以酒为浆,以妄为常,醇酒甘肥过度,伐伤脾胃,使胃气受伤,则胃气不能腐熟水谷精微,则不思饮食。

3.情志失调

抑郁恼怒,情志不遂,肝失疏泄,横逆犯胃,脾胃升降失常,或忧思伤脾,脾失健运,运化无力,胃腑失和,气机不畅,均发为本病。

4.脾胃虚弱

脾胃为后天之本,中运之轴。陈修园说:"中央健,四旁如。"讲的就是脾胃功能健旺。胃气受损,则恶闻食臭,导致食欲缺乏。胃中元气盛,则能食而不伤,过时而不饥,脾胃俱旺,则能食而肥,脾胃俱衰,则不能食而瘦。

(二)病机

1.纳呆的发病机制总为脾胃气机升降失常

其病理表现可有虚实之分,实证者因外邪、食滞、肝气等邪气犯胃,以致胃气痞塞升降失常;虚证为脾胃气阴亏虚,运化失常,脾不升清,胃失和降。一般初病多实,实证日久,脾胃受损,可致脾胃虚弱,由实转虚,若再次为饮食、外邪等所伤,可出现虚实夹杂之证。

2.病变脏腑主要在脾胃,与肝、肾等密切相关

外感寒、热、暑、湿诸邪,内客于胃,皆可致胃脘气机升降失常,运化失职,胃纳失和而致纳呆。若过食甘肥厚腻,伐伤脾胃,使胃气受伤,则胃气不能腐熟水谷精微,则不思饮食。肝气郁结,横逆犯胃,胃气失和;或肝气不足,木不疏土而致纳呆。肾为胃之关,脾胃运化腐熟,全赖肾阳之温煦,若肾阳不足,可致脾肾阳虚,中焦虚寒,胃失温养;或肾阴亏虚不能上济于胃,胃失濡养而纳呆。

3.病理性质有虚实之异,病情演变有轻重之别

由于病因、病程、体质的差异,证候有偏于脾胃运化功能的失调和偏于脾胃气阴的虚弱。纳呆一般属于脾胃病证,证候表现多与脾胃失调有关,全身症状不重,脾胃失调者病程迁延可演变为虚证。纳呆属实证者,如湿热、寒湿、食滞者,治疗较易,去除病因后,预后良好。而脾胃气阴亏虚、脾肾阳虚者,病情易反复,病程较长,较为难治。

三、诊断与病证鉴别

(一)诊断依据

(1)以食欲缺乏、不思饮食、脘腹胀满不适等为主症,可伴有嗳腐吞酸、呃逆、乏力、胸膈痞闷、情绪不畅、大便不调等症状。

(2)如明确与肿瘤相关,肝硬化失代偿期、尿毒症等疾病相关者,不属于此病范畴。

(3)注意其起病经过,与饮食、情志、受凉等关系,其他伴发症状,以资鉴别其不同病理性质。

(二)辅助检查

消化道钡餐、电子胃镜、肠镜等内镜检查可诊断胃肠道器质性疾病、胃炎、胃扩张、胃下垂、胃肠道肿瘤等;胃肠道压力测定有助于胃肠功能紊乱性疾病的诊断。肝肾功能、B超、CT等检查有助于确定病变部位及性质,亦可排除肝硬化、尿毒症、脑血管病,以及胸腹腔肿瘤等。

（三）病证鉴别

1.纳呆与疰夏

两者皆有食欲缺乏，同时疰夏可见全身倦怠，大便不调，或有身热，其特点为发病有严格的季节性，"春夏剧，秋冬瘥"，秋凉后自行转愈。纳呆虽可起病于夏，但秋后不会恢复正常，而是持久胃纳不开，且一般无便溏、身热等见症。

2.纳呆与反胃

两者都可以不思饮食为主症，都与胃肠气机升降失常密切相关。反胃是指饮食入胃，宿谷不化，经过良久，由胃反出之病。多因饮食不当，饥饱无常，或嗜食生冷，或忧愁思虑，损伤脾胃，中焦阳气不正，寒从内生，而致脾胃虚寒，不能腐熟水谷，饮食入胃，停留不化，逆而向上，终至尽吐而出，治当温中健脾，降逆和胃。

四、辨证论治

（一）辨证思路

1.辨虚实

凡起病急骤，病程较短，伴有脘腹胀痛，嗳气酸腐，大便不调，舌苔厚腻者，多属实证；凡病程较长，不思饮食，少气懒言，乏力、倦怠者，多属虚证。实有湿热、寒湿、食滞、气滞等因，虚有气虚、阴虚、阳虚之异。

2.辨脏腑

纳呆病变脏腑主要在脾胃，与肝、肾等密切相关，辨证时要注意辨别病变脏腑的不同。如嗳气、恶心、苔腻，多食后脘腹作胀呕吐，多属脾失健运；食而不化，大便偏稀，伴面色㿠白形瘦，多汗易感者，多属脾胃气虚；食少饮多，大便干结，伴面色萎黄者多胃阴不足；与情志因素有关，痛及两胁，心烦易怒、嗳气频频，多肝气犯胃；伴肢冷、畏寒，小便清长，腰膝酸软者，多为久病及肾，脾肾两虚。

（二）治疗原则

纳呆的治疗原则为调整气机升降，兼顾活血和络，消补并用，润燥相宜，动静结合。具体治疗大法宜根据其病因及不同的证候特点，灵活运用。以湿热内蕴为主者，宜以清化湿热为主；寒湿盛者，宜温中散寒，理气化湿；食滞所致者，应着重消积导滞；肝气克犯脾胃者，宜疏肝理气和胃；脾胃虚弱者，宜健脾益气；胃阴不足者，养阴益胃为主；脾肾阳虚者，当温补脾肾。

（三）分证论治

1.湿热蕴结证

症状：纳呆，脘腹胀闷，呕恶便溏，胃脘灼痛，吞酸嘈杂，口干而苦，渴喜凉饮，而不欲饮，舌红苔黄，脉滑数。

病机分析：湿热蕴中，脾胃气机升降失调，纳呆，脘腹胀满、呕恶便溏；湿热熏蒸，热郁于内，吞酸嘈杂，口干而苦；热中兼湿，渴喜凉饮，而不欲饮；舌红苔黄，脉滑数，均为湿热中阻之征。

治法：清化湿热。

代表方药：清中汤加味。药选制厚朴、川连（姜汁炒）、石菖蒲、制半夏、香豉（炒）、焦山栀、芦根。黄连清热燥湿，厚朴理气化湿，均为君药，焦栀、香豉清郁热，除烦闷，芦根清热生津，均为臣药，石菖蒲芳香化浊，制半夏化湿和中，均为佐使药。诸药相伍，共奏清热化湿，理气和中之效。

加减：湿偏盛者可加藿香、苍术等以增化湿理气之功；热偏盛者可加黄芩、蒲公英等清泄胃热。

2.寒湿困脾证

症状:纳呆,脘腹胀闷,呕恶便溏,食少,舌淡黏腻,头身困沉,懒动懒言,脘腹隐痛,体虚水肿,面色皮肤晦黄。白带过多。舌胖苔白滑腻,脉濡缓或细滑。

病机分析:寒湿内盛,中阳受困,湿邪或寒湿之邪阻碍脾的正常气机,致使运化失司,水湿内停,可见;又脾气虚,运化失司,湿自内生,致水湿停留。可见湿盛与脾虚互为因果,以致出现以上诸症。

治法:健脾化湿。

代表方药:藿香正气散加减。药选藿香、白术、半夏、厚朴、大腹皮、白芷、紫苏、茯苓、陈皮、桔梗、甘草等。方中藿香芳香化温,和中止呕,并能发散风寒,紫苏、白芷辛香发散,助藿香外散风寒,兼可芳香化浊;厚朴、陈皮、半夏曲行气燥湿,和中消滞;白术、茯苓健脾去湿;大腹皮行气利温;桔梗宣肺利膈;生姜、大枣、甘草调和脾胃,且和药性。诸药合用,共成健脾化湿,理气和中之功。

加减:气逆不降,嗳气不止者,加旋覆花、代赭石、沉香等降气;兼脾胃虚弱者,加党参、砂仁加强健脾;痰湿郁久化热而口苦、舌苔黄者,改用清中汤等加减清化湿热。

3.食滞胃脘证

症状:脘腹胀满疼痛,拒按厌食、纳呆呃逆,恶心呕吐,嗳气吞酸,大便不畅,便下恶臭,舌苔厚腻,脉弦滑。

病机分析:暴食多饮,饮停食滞,损伤脾胃,脾胃纳化失常,中焦气机受阻所致。食浊内阻则脘腹胀满,导致胃脘疼痛,纳呆,大便不畅或稀溏,便下恶臭,舌苔厚腻,脉滑。胃气不得下降则上逆故恶心、呕吐、呃逆、嗳气吞酸。

治法:消食导滞。

代表方药:保和丸加减。药用山楂、神曲、半夏、陈皮、茯苓、连翘、莱菔子。方中山楂、神曲、莱菔子合用,消肉、酒、麦、面诸积;半夏、陈皮既有辛散开结之效,又有降浊化气之功;茯苓健脾行湿;连翘辛凉开结,解郁热。诸药共成化滞开胃之剂,积去则胃纳自开。

加减:米面食滞者,可加谷芽、麦芽以消食化滞;肉食积滞者,重用山楂,可加鸡内金以消食化积;伴脘腹胀甚者,加枳实、木香、青皮、槟榔等行气消滞;胃脘胀痛而便秘者,可合用小承气汤或改用枳实导滞丸以通腑行气;胃痛急剧拒按、伴苔黄腻而便秘者,为食积化热成燥,可合用大承气汤以泄热通腑。

4.肝气犯胃证

症状:纳呆腹胀,胃脘胀痛,以胀为主,或攻窜两胁,或胃脘痞满,恼怒生气则发作或加重,嗳气得舒,胸闷叹息,排便不畅,舌苔薄白或薄黄,脉弦。

病机分析:肝主失疏泄,气机不调,肝木之气克犯脾土。导致胃脘气机升降失常,气滞不行则出现纳呆,腹胀,甚至胃痛,攻窜两胁,恼怒生气则发作或加重,嗳气得舒,常有胸闷叹息。

治法:疏肝和胃。

代表方药:柴胡疏肝散加减。药用柴胡、芍药、川芎、香附、陈皮、枳壳、甘草。方中柴胡主散能升,长于舒展气机,疏解郁结,此外柴胡在方中还具有引诸药入肝之长;枳壳行气导滞,与柴胡相配,一升一降,疏肝胃,导壅滞;柴胡配柔肝缓急之芍药,调肝护阴,刚柔相济,相辅相成,既除芍药之腻,又缓解柴胡之燥,体用兼顾,互为制约;芍药合甘草,缓急舒挛,止痛和中;香附、陈皮行气疏肝理脾;川芎为血中气药,善于行散开郁止痛,上述诸药共成疏肝和胃之剂。

加减:若见肝郁化火,气火上逆,则兼有头痛头胀,目赤口苦,急躁易怒,胁肋灼痛等症,可加丹皮、川连、左金丸;胀痛甚加延胡索、沉香、郁金;嗳气频作加旋覆代赭汤;腹中胀满加厚朴、槟榔;胸中痞闷加佛手、香元、砂仁、瓜蒌等。

5.脾胃气虚证

症状:食少纳呆,腹胀便溏。面色萎黄,肌肉消瘦,肢倦乏力,四肢水肿,小便清长等,或见脱肛,阴挺,内脏下垂,二便滑泄不禁等。舌淡嫩或有齿痕,苔白,脉缓无力。

病机分析:脾失健运,生化无源,精微失布。脾主运化,脾气虚则胃气亦弱,腐熟不及,运化失健,不能升清降浊。脾虚不运,水湿停聚。中气下陷,升举不能,脏腑维系无力。

治法:健脾益气。

代表方药:补中益气汤加减。药用炙黄芪、党参、白术、陈皮、升麻、当归、柴胡、炙甘草。方中黄芪补中益气为君;人参、白术、甘草甘温益气,补益脾胃为臣;陈皮调理气机,当归补血和营为佐;升麻、柴胡协同参、芪升举清阳为使。综合全方,补气健脾,使后天生化有源,脾胃气虚诸证自可痊愈。

加减:临床若见胃脘胀重加木香、佛手;大便稀加藿香、山药、肉豆蔻;食欲差加砂仁、鸡内金、焦三仙;脘腹冷痛用延胡索配吴茱萸;泛酸加海螵蛸或煅瓦楞、苏叶;汗出不止加牡蛎,失眠多梦加酸枣仁、肢体酸痛加桂枝。

6.胃阴不足证

症状:饥不欲食,胃脘隐痛或灼痛,嘈杂嗳气,唇舌干燥,或干呕呃逆,脘痞不畅,便干溲短,舌光红少津,或剥苔、少苔,舌面有小裂纹,脉小弦或细数。

病机分析:胃阴不足,阴虚生热扰于胃中,胃失津润,故脘痞不畅,饥不欲食,胃失和降则干呕呃逆;津伤胃燥而及于肠故便干溲短。

治法:养阴益胃。

代表方药:益胃汤加减,药用沙参、麦冬、生地、玉竹、石斛、甘草等。生地、麦冬味甘性寒,养阴清热,生津润燥,为甘凉益胃之上品。北沙参、玉竹养阴生津,以加强生地、麦冬益胃养阴之力,诸药共奏养阴益胃之功。

加减:临床若见胃中嘈杂、反酸,可加左金丸;阴虚呕恶可加竹茹、芦根、半夏;胃酸减少可加乌梅、焦三仙;大便艰涩加瓜蒌、槟榔、大黄。

7.脾肾阳虚证

症状:食少脘痞,时呕清水或夹不消化食物,口淡不渴,倦怠乏力,手足不温,腰膝酸软,小便清长,大便溏薄,舌淡胖,脉沉弱。

病机分析:火不暖土,脾运迟缓,水饮停留,胃虚通降无权,故食少脘痞,泛呕清水、宿食;脾阳不达四肢,则手足不温;肾阳失于温煦,故腰膝酸软,小便清长,大便溏薄,舌淡胖,脉沉弱,为中虚有寒、脾阳虚弱之象。

治法:温阳健脾。

代表方药:附子理中汤加减。药用党参、白术、附子、干姜、肉桂、甘草等。方中附子、干姜辛热,温中散寒共为主药;党参甘温入脾,补气健脾为辅药;白术健脾燥湿为佐药;甘草缓急止痛,调和诸药为使药。全方合用,共奏温阳健脾之功。

加减:泛吐清水,加干姜、半夏、茯苓、陈皮;无泛吐清水或手足不温者,可改用香砂六君子汤。

(四)其他疗法

1.单方验方

(1)蒲公英 15～30 g,水煎服,用于湿热中阻。

(2)藿香 10～15 g,白术 10～15 g,水煎服,用于寒湿内蕴。

(3)莱菔子 15 g 水煎,送服木香面 4.5 g,用于食积胃脘。

(4)香附 6 g,水煎服,用于肝胃气滞者。

(5)党参 10～15 g,白术 10～15 g,水煎服,用于脾胃气虚。

(6)百合 30 g,玉竹 10 g,水煎服,用于胃阴亏虚。

(7)肉桂 3 g,巴戟天 10 g,白术 10 g,用于脾肾阳虚。

2.常用中成药

(1)保和丸。

功用主治:消食,导滞,和胃。用于食积停滞,脘腹胀满,嗳腐吞酸,不欲饮食。

用法用量:每次 1～2 丸,每天 2 次。

(2)胃苏冲剂。

功用主治:理气消胀,和胃止痛。用于胃脘胀痛。

用法用量:每次 15 g,每天 3 次。

(3)香砂养胃丸。

功用主治:温中和胃。用于不思饮食,胃脘满闷或泛吐酸水。

用法用量:每次 3 g,每天 3 次。

用法用量:每次 1～2 包,每天 3 次。

(4)温胃舒。

功用主治:温中健脾。用于脾胃虚寒,脘腹冷痛,呕吐泄泻,手足不温之胃痛。

用法用量:每次 1～2 包,每天 3 次。

(5)养胃舒。

功用主治:滋阴养胃,行气消导。用于口干、口苦、食欲缺乏、消瘦等阴虚胃痛证。

用法用量:每次 1～2 袋,每天 2 次。

(6)三九胃泰。

功用主治:清热化湿,理气和胃。用于湿热交阻,脾胃不和之胃痛。

用法用量:每次 1～2 包,每天 3 次。

3.针灸疗法

(1)体针:以取足阳明、手厥阴、足太阴经、任脉穴为主。

处方:脾俞、胃俞、内关、中脘、足三里。

操作:毫针刺,实证用泻法,虚证用补法,胃寒及脾胃虚寒宜加灸。

(2)耳针:取胃、肝、脾、神门、交感。毫针刺中等强度刺激,或用王不留行籽贴压或埋针。

(3)穴位注射:取脾俞、胃俞、中脘、足三里,每次选 2 穴,用黄芪、丹参或当归注射液,每穴注射药液1 mL,每天 1 次。

4.外治疗法

(1)外敷法:①取藿香、佩兰、陈皮、山药、扁豆、白芷、白术各等份,研为细末,用纱布包扎,外敷神阙穴,7 天为 1 个疗程,每 2～3 天换药 1 次。②取高良姜、青皮、陈皮、苍术、薄荷、蜀椒各等量,研为细末,做成香袋,佩戴于胸前。

(2)推拿疗法:以健脾理气为治疗大法,用一指禅推、按、揉、摩、拿、搓、擦等法。

取穴及部位:脾俞、胃俞、中脘、合谷、天枢、手三里、内关、足三里、气海、胃脘部、背部、肩及胁部。

操作:①患者仰卧位,医者站于一侧。用轻快的一指禅推法在中脘、天枢、气海施术,每穴2分钟,四指摩胃脘部1～2分钟,按揉足三里2分钟。②患者俯卧位,用一指禅推法自肝俞至三焦俞,往返施术5～10遍,再用较重的按揉法在肝俞至三焦俞施术,时间约为5分钟。最后施以擦法,以透热为度。③患者坐位,较重力按揉手三里、内关、合谷,搓肩臂和两胁,往返10～20遍。

五、临证参考

(1)临证时需积极寻找纳呆病因,因该症状可见于西医学之多种疾病,如肿瘤等恶性消耗性疾病多有纳呆之证,需排除器质性病变,在辨证施治的同时,应结合辨病治疗。

(2)现代医学在单方验方药物的选择上有所研究,如和胃常用白芍、荷叶、陈皮等,益胃常选石斛、玉竹、沙参等,养胃常用麦冬、佛手、藿香等,清胃常用青皮、丹皮、黄连等,温胃常用桂枝、吴茱萸、细辛等,健胃常用白术、茯苓、山药、苍术等,开胃常用砂仁、厚朴、草豆蔻等。

(3)对于临床反复发作,药物疗效欠佳者,可配合使用针灸治疗,采用针刺中脘、气海、双天枢、双足三里。中脘为六腑之会,胃之募穴。足三里为足阳明胃经之合穴。两穴相配伍调中益气、升清降浊、调理肠胃与气血的功用。

六、预防调护

(1)起居有常,生活有节,注意寒温适宜,避免外邪侵袭。

(2)1天3餐定时定量,细嚼慢咽,可少吃多餐,平常尽量不吃零食,避免进食过烫、过冷的食物和辛辣刺激性食品,避免进食不易消化食物,如坚硬、粗糙、油腻及粗纤维的食品,戒烟酒等。

(3)保持精神舒畅,避免过喜、暴怒等不良情志刺激,对于肝气犯胃者,尤当注意。

(连传顺)

第九节 泄　泻

泄泻是指以大便次数增多,便粪稀薄或完谷不化,甚至泄出如水样为主要临床表现的一种病证,又称腹泻。古称大便溏薄而势缓者为泄,大便清稀如水而直下者为泻,现一般统称为泄泻。

《黄帝内经》中称本病为泄,有鹜泄、飧泄、濡泄、洞泄、溏泄、注下等名称;对其发病原因、病变部位等方面有详细的记载。病因方面主要责之于风、湿、寒、热、脾虚、饮食起居失宜及五运太过或不及等。如《素问·举痛论》曰:"寒气客于小肠,小肠不得成聚,故后泄腹痛也"。《素问·至真要大论》曰:"暴注下迫,皆属于热"。《素问·阴阳应象大论》:"清气在下,则生飧泄……湿胜则濡泄"。在《素问·宣明五气》中明确指出泄泻的病位:"大肠小肠为泄"。汉·张仲景将泄泻和痢疾统称为下利。《金匮要略·呕吐哕下利病脉证治第十七》中将本病分为虚寒、实热积滞和湿阻气滞3型,并且提出了具体证治。如"下利清谷,里寒外热,汗出而厥者,通脉四逆汤主之""气利,诃黎勒散主之"。指出了虚寒下利的症状,以及治疗当遵温阳和固涩二法。还对由于湿邪内蕴,阻滞气机,水气并下而致"下利气者",提出"当利其小便",以分利肠中湿邪,湿去气宜则利止。明·张景岳在《景岳全书·泄泻》篇中对本病的分型以暴泄、久泄为纲,对病因病机、病位治法等有更明确的论述:"泄泻之本,无不由于脾胃","泄泻之因,惟水火土三气为最","凡泄泻之病,多由水谷不分,故以利水为上策"。同时还阐明可利与不可利的适应证与禁忌证。清·李中梓在《医宗必读》中制订了淡渗、升提、清凉、疏利、甘缓、酸收、燥脾、温肾、固涩等治泻九法,指出:"夫此九者,治泻之大法,业无遗蕴。至如先后缓急之权,岂能预设,须临证之顷,圆机灵变"。李氏之论述是对泄泻治疗学的一个里程碑性的总结,很有参考价值。清代对泄泻的认识已经日趋完善。对于久患泄泻者,叶天士提出"阳明胃土已虚,厥阴肝风振动",故以甘养胃,以酸制肝,创泻木安土法治之。

现代医学凡因胃、肠、肝、胆、胰腺等消化器官发生功能性或器质性病变引起的腹泻,如急慢性肠炎、肠易激综合征、吸收不良综合征、肠道肿瘤、肠结核等,出现泄泻的临床表现时,可参考本节进行辨证论治。

一、病因病机

凡感受外邪、内伤饮食、情志不调、禀赋不足,及久病脏腑虚弱等,均能导致脾虚湿盛,脾胃运化功能障碍,引起泄泻。

(一)外邪侵袭

六淫之中,风寒暑湿热均能损伤脾胃而引起泄泻,但其中尤以湿邪最为多见。因脾喜燥而恶湿,外来湿邪最易困阻脾土,以致脾失健运,水谷混杂而下而发生泄泻。所以有"湿多成五泄"和"无湿不成泻"之说。其他风寒暑热诸邪,既可侵袭肺卫,从表入里,使脾胃升降失司;亦可直中脏腑,损伤脾胃,导致运化失常,清浊不分而泄泻。但常与湿邪相兼侵犯人体,损伤脾胃。如暑湿当令,湿热伤中,热迫大肠而泄泻等。

(二)饮食所伤

暑热时节,恣食生冷,或食入不洁之物,每易损伤脾胃;或饮食过量,宿食内停;或过食肥甘,呆胃滞脾,运化不能,亦可使脾胃受伐。脾胃既伤,传导失职,升降失调,水谷不能化生精微,反而变生湿滞而成泄泻。

(三)情志失调

忧思恼怒,精神紧张,以致肝气郁结,气机不畅,横逆犯脾;或忧思伤脾,土虚木乘,皆可使脾失健运,水谷精微不能吸收,遂致本病。

(四)禀赋不足

先天不足,禀赋虚弱,或素体脾胃虚弱,使脾胃不能受纳腐熟水谷,又不能运化转输精微,水谷糟粕混杂而下,乃成泄泻。

(五)病后体虚

"肾为胃关",久病之后,损伤肾阳;或年老体衰,阳气不足,命门火衰,脾失温煦,运化无权,泄泻乃作。

泄泻之病位在肠,与脾、肝、肾关系密切。

泄泻之病机关键是湿邪困脾,脾失健运,肠道功能失司。病因虽多,但以湿邪为发病主要因素,且有寒湿、湿热之分,亦有外湿、内湿之别。外邪致病和饮食所伤者,起病多急;情志所伤及脏气虚弱者,起病多缓。另外,本病早期以实证为主,日久则以虚实夹杂证多见。

二、诊断要点

(一)症状

本病以便次增多,便质稀薄甚如水样;或便次不多,但便质清稀为主要表现。可伴有腹胀、腹痛、肠鸣、纳呆等证。急性暴泻,起病突然,病程短,可伴有恶寒、发热等症;慢性腹泻,起病缓慢,病程较长,反复发作,时轻时重。

(二)检查

急性泄泻,粪便病因学检查可查到致病菌、病毒或寄生虫;大便培养阳性或阴性。慢性泄泻,肠镜检查可发现结肠(尤其是乙状结肠)、直肠有黏液分泌物、充血、水肿或有溃疡出现,或偶有肿瘤存在。也可各种检查均无阳性反应。慢性泄泻还可考虑结肠钡剂灌肠或全消化道钡餐检查,以明确病变部位。肝、肾、胰、甲状腺等脏腑器官的病变也可造成泄泻,相关检查有助于明确诊断。

三、鉴别诊断

(一)痢疾

两者多发于夏秋季节,病变位置均在肠间。以腹痛,里急后重,泻下赤白黏液者为痢疾;以排便次数增多,粪便稀溏,甚或如水样者为泄泻。泄泻亦多有腹痛,但多与肠鸣脘胀同时出现,其痛便后即减;而痢疾之腹痛是与里急后重同时出现,其痛便后不减。

(二)霍乱

霍乱亦多发于夏秋之季,二者均有腹泻症状。但霍乱起病时常先出现突然腹痛,继则剧烈频繁的呕吐、泄泻并见为其特征,发病特点是起病急骤,变化迅速,病情凶险,若吐泻剧烈,则见面色苍白、目眶凹陷或发生转筋、腹中挛痛等危重症,预后不良。泄泻一般预后良好。

四、辨证

泄泻的辨证,首先辨别泄泻的寒热虚实。大凡病势急骤,脘腹胀满,腹痛拒按,泻后痛减,小便不利者,多属实证;凡病程较长,腹痛不堪,喜按,小便如常,口不渴者,多属虚证;粪便清稀如水,完谷不化者,多属寒证;粪便黄褐味臭,肛门灼热、泻下急迫,口渴善冷饮者,多属热证。

其次区分轻重缓急,辨别泄泻的病变脏腑。急性泄泻(暴泻)发病急骤,病程较短,常以湿邪为主要表现;慢性泄泻(久泻)病程较长(一般认为病程在 2 个月以上),或迁延不愈,每因饮食不当或劳倦过度即复发,多以脾虚为主;泄泻反复不愈,每因情志不遂而复发,多为肝郁克脾之证;五更泄泻伴腰酸肢冷多为久病及肾或肾阳不足。如饮食尚好,津液损伤不明显,泄泻次数不多,多属轻证;若泄泻频作,或久泻滑脱,不纳饮食,津液耗损,甚至有亡阴亡阳之变者,则多属重证。

(一)暴泻

1.寒湿困脾

(1)证候:泄泻清稀,甚至如水样,腹痛肠鸣,脘闷食少,苔白腻,脉濡缓。若兼外感风寒,则恶寒发热,鼻塞头痛,肢体酸痛,舌质淡,苔薄白,脉浮。

(2)分析:外感寒湿或风寒之邪,侵袭肠胃,或过食生冷,饮食不化,致脾失健运,升降失调,大肠传导失司,故清浊不分,大便清稀;寒湿内盛,肠胃气机受阻,则腹痛肠鸣;寒湿困脾,则脘闷食少;恶寒发热,鼻塞头痛、肢体酸痛等乃风寒外束之征;苔白腻、脉濡缓为寒湿内盛之象。

2.湿热中阻

(1)证候:泄泻腹痛,泻下急迫,或泻下不爽,粪便黄褐而臭,肛门灼热,烦热口渴,小便短黄,舌苔黄腻,脉濡数或滑数。

(2)分析:湿热之邪,或夏令暑湿伤及肠胃,传化失司,而发生泄泻,暴注下迫;湿热互结,阻滞肠腑,致肠腑气机不利,故泻而不爽,腹痛;湿热下注,故肛门灼热,粪便黄褐而臭,小便短黄;烦热口渴,舌苔黄腻,脉濡数或滑数,均属湿热内盛之征。

3.食滞肠胃

(1)证候:腹痛肠鸣,泻下粪便臭如败卵,泻后痛减,伴有不消化之物,脘腹痞满,嗳腐酸臭,不思饮食,舌苔垢浊或厚腻,脉滑。

(2)分析:饮食不节,宿食内停,阻滞肠胃,传化失常,故腹痛肠鸣,脘腹痞满;宿食郁久腐败生浊,若浊气上泛,则嗳腐酸臭;浊气下移,则泻下臭如败卵。泻后腐浊外泄,故腹痛减轻;舌苔厚腻,脉滑,是宿食内停之象。

(二)久泻

1.肝气乘脾

(1)证候:腹痛肠鸣泄泻,每因情志不畅时发生,泻后痛减,素有胸胁痞闷胀满,嗳气少食,舌淡红,脉弦。

(2)分析:情志不遂则肝气抑郁,疏泄不利,横逆犯脾,致脾运化无权,升降失常,清浊不分,故腹痛作泻;泻后肝气暂疏,气机稍畅,故泻后疼痛略减;肝气郁滞,则胸胁痞闷;肝不疏胃,则嗳气少食;舌质淡红,脉象弦为肝旺脾虚之象。

2.脾胃虚弱

(1)证候:大便时溏时泻,完谷不化,稍进油腻之物,则大便次数增多,饮食减少,脘腹胀闷不舒,面色萎黄,肢倦乏力,舌淡苔白,脉细弱。

(2)分析:脾虚则运化无权,水谷不化,清浊不分,故大便溏泄;脾阳不振,运化失常,则饮食减少,脘腹胀闷不舒,稍进油腻之物,则大便次数增多;久泻不止,脾胃虚弱,气血化源不足,故面色萎黄,肢倦乏力;舌淡苔白,脉细弱,乃脾胃虚弱之象。

3.肾阳亏虚

(1)证候:泄泻多在黎明之前,腹部作痛,肠鸣即泻,泻后则安,形寒肢冷,腰膝酸软,舌淡苔白,脉沉细。

(2)分析:肾阳虚衰,不能温养脾胃,加之黎明之前阳气未振,阴寒较盛,引起脾胃运化失常,气机不利,故黎明腹部作痛,肠鸣腹泻,又称为五更泻;泻后则腑气通利,故泻后则安;形寒肢冷,腰膝酸软,舌淡苔白,脉沉细,为脾肾阳气不足之症。

五、治疗

泄泻的治疗大法为运脾化湿。急性泄泻多以湿盛为主,重在化湿,佐以分利,在根据寒湿和湿热的不同,分别采用温化寒湿和清化湿热之法。夹有表邪者,佐以疏解;夹有暑邪者,佐以清暑;兼有伤食者,佐以消导。久泻以脾虚为主者,当以健脾。因肝气乘脾者,宜抑肝扶脾。因肾阳虚衰者,宜温肾健脾。中气下陷者,宜升提。久泻不止者,宜固涩。暴泄不可骤用补涩,以免关门留寇;久泻不可分利太过,以防劫其阴液。

(一)中药治疗

1.暴泻

(1)寒湿困脾。

治法:芳香化湿,解表散寒。

处方:藿香正气散(《太平惠民和剂局方》)。方中藿香辛温散寒,芳香化浊为主药;苍术、茯苓、半夏健脾除湿;厚朴、大腹皮理气散满,疏利气机;紫苏、白芷解表散寒。

若邪气偏重,寒热身痛,可加荆芥、防风,或用荆防败毒散;若湿邪偏重腹满肠鸣,小便不利,可用胃苓汤健脾利湿;若寒重于湿,腹胀冷痛者,可用理中丸加味。

(2)湿热中阻。

治法:清利湿热,调和肠胃。

方药:葛根黄芩黄连汤(《伤寒论》)。方中葛根解肌清热,煨用能升清止泻;黄芩、黄连苦寒清热燥湿;甘草甘缓和中。

若湿偏重宜加薏苡仁、厚朴;夹食滞者加神曲、山楂、麦芽;如有发热、头痛、脉浮等风热表证,可加金银花、连翘、薄荷;如在夏暑期间,证见发热头重,烦渴自汗,小便短赤,脉濡数等,是暑湿入侵,表里同病,可用新加香薷饮合六一散以解暑清热,利湿止泻。

治疗湿热泄泻,当辨别湿多抑或热多。湿多者,用药则偏重于祛湿利尿;热多者,用药应偏重于清热,使湿热分利。

(3)食滞肠胃。

治法:消食导滞,调中理气。

方药:保和丸(《丹溪心法》)。方中神曲、山楂、莱菔子消食和胃;半夏、陈皮和胃降逆;茯苓健脾祛湿;连翘清热散结。

若食滞较重,脘腹胀满,可因势利导,据"通因通用"的原则,用枳实导滞丸,以大黄、枳实为主,推荡积滞,使邪有出路,达到祛邪安正的目的。

2.久泻

(1)肝气乘脾。

治法:抑肝扶脾。

方药:痛泻要方(《景岳全书》)。方中白芍养血柔肝;白术健脾补虚;陈皮理气醒脾;防风升清吐泻。

若肝郁气滞、胸胁脘腹胀痛者,可加柴胡、枳壳、香附;若脾虚明显、神疲食少者,加黄芪、党参、扁豆;脾气不健者可加茯苓、扁豆、怀山药以益气健脾;若久泻不止,可加酸收之品,如乌梅、煨诃子等;若肝阴不足者加五味子、五倍子、木瓜酸敛柔肝;情绪不宁者,可加绿萼梅、郁金、合欢花、生龙牡以解郁安神。

(2)脾胃虚弱。

治法:健脾益胃,和中止泻。

方药:参苓白术散(《太平惠民和剂局方》)。方中人参、白术、茯苓、甘草健脾益气;砂仁、陈皮、桔梗、扁豆、山药、莲子肉、薏苡仁理气健脾化湿。

若脾阳虚衰,阴寒内盛,亦可用附子理中汤以温中散寒;若久泻不愈,中气下陷,而兼有脱肛者,可用补中益气汤,并重用黄芪、党参以益气升清止泻。

（3）肾阳亏虚。

治法：温肾健脾，固涩止泻。

方药：四神丸（《证治准绳》）加减。方中补骨脂温阳补肾；吴茱萸、肉豆蔻温中散寒；肉豆蔻、五味子收涩止泻。可加附子、炮姜温补脾肾。

若年老体弱，久泻不止，中气下陷，加黄芪、党参、白术益气健脾。亦可合桃花汤固涩止泻。

（二）针灸治疗

1.基本处方

取穴：天枢、大肠俞、上巨虚、神阙、三阴交。

天枢、大肠俞为俞募配穴，与大肠之下合穴上巨虚合用，调理肠腑而止泻；神阙穴居中腹，内连肠腑，无论急、慢性泄泻，灸之皆宜；三阴交健脾而兼调肝肾。

2.加减运用

（1）寒湿困脾证：加脾俞、阴陵泉以温中散寒、健脾化湿，阴陵泉针用平补平泻法。余穴针用补法，或加灸法。

（2）湿热中阻证：加合谷、内庭、阴陵泉以清利湿热，合谷、内庭针用泻法。余穴针用平补平泻法。

（3）食停肠胃证：加下脘、建里、内庭以消食导滞，针用泻法。余穴针用平补平泻法。

（4）肝气乘脾证：加期门、太冲以疏肝理气，针用泻法。余穴针用平补平泻法。

（5）脾胃虚弱证：加气海、脾俞、足三里以益气健脾。诸穴针用补法，或加灸法。

（6）肾阳亏虚证：加肾俞、命门、关元以温肾固本。诸穴针用补法，或加灸法。

3.其他

（1）耳针疗法：取大肠、小肠、交感、肺、神门、直肠下段，刺后埋针，每天治疗1次。

（2）刺络疗法：取曲池、委中、金津、玉液，湿热盛者加十二井穴或十宣穴。曲泽、委中用三棱针刺血5～10 mL，金津、玉液、十二井或十宣穴用三棱针点刺出血，出血量以血色变为鲜红者为度。此法适用于湿热泄泻，亦可用于水泻脱水者。寒凝血瘀腹痛较甚者，亦可选曲泽、委中表面青筋隆起处刺血。

（3）穴位注射法：取中脘、天枢、足三里、大肠俞，用小檗碱注射液（此外还可用普鲁卡因注射液、维生素 B$_1$ 注射液、硫酸阿托品注射液），每穴注入 0.5～1 mL，每周治疗 2 次。急慢性腹泻均可采用本法治疗。

（连传顺）

第十节 心 衰

心衰是由不同病因引起心脉气力衰竭，心体受损，心动无力，血流不畅，逐渐引起诸脏腑功能失调，以心悸、喘促、尿少、水肿等为主要临床表现的危重病证。心衰在临床有急慢之分。其急者表现怔忡，气急，不能平卧，呈坐位，面色苍白，汗出如雨，口唇青紫，阵咳，咳出粉色泡沫样痰，脉多疾数。慢者表现心悸，短气不足以息，夜间尤甚，不能平卧或睡中憋醒，胸中如塞，口唇、爪甲青紫，烦躁，腹胀，右肋下癥块，下肢水肿。

心衰的病位在心,但与肺、脾、肝、肾有关。其发生可源于心脏本身,也可源于其他四脏,其病机关键为心肾阳虚,肺肝血瘀,为本虚标实之疾,其本虚有气虚、阳损、阴伤,或气阴两虚,或阴阳俱损。标实为气滞、血瘀、水结。治疗当标本兼治,急则治标,缓则治本。治本不外益气温阳敛阴,治标为化瘀、利水、逐饮。中医治疗在改善症状、提高生命质量、减少再住院率、降低病死率等方面具有优势。

西医学中称为心功能不全,据国外统计,人群中心衰的患病率为 1.5%～2.0%,65 岁以上可达 6%～10%,且在过去的 40 年中,心衰导致的死亡人数增加了 3～6 倍。我国对 35～74 岁城市居民共 15 518 人随机抽样调查的结果:心衰患病率为 0.9%,按计算约有 400 万名心衰患者,其中男性为 0.7%,女性为 1.0%,女性高于男性。随着年龄增高,心衰的患病率显著上升,城市高于农村,北方明显高于南方。心功能不全具备上述临床表现者,均可以参考本节辨证论治。

一、诊断标准

(一)中医诊断标准

病史:原有心脏疾病,如心痛,心悸,肺心同病等,多因外感、过劳而复发或加重。

主症:心悸气短,活动后加重,乏力。

次症:咳喘不能平卧,尿少,水肿、下肢肿甚,腹胀纳呆,面色晦暗或颧紫,口唇紫黯,颈静脉怒张,胁下癥块,急者咳吐粉红色泡沫样痰,面色苍白,汗出如雨,四肢厥冷,更甚者昏厥,脉象数疾、雀啄、促、结代、屋漏、虾游。

具备病史,主症,可诊断为心衰之轻症。若在病史,主证的基础上,兼有次症 2 项者,可明确诊断。

(二)西医诊断标准

目前诊断标准尚不统一,也无特异性检查指标,但根据临床表现,呼吸困难和心源性水肿的特点,以及无创性和(或)有创性辅助检查及心功能测定,一般即可做出诊断。临床诊断应包括心脏病的病因、病理解剖、病理生理、心律及心功能分级等诊断。

1.心衰的定性诊断指标

主要标准:①夜间阵发性呼吸困难或端坐呼吸。②劳累时呼吸困难和咳嗽。③颈静脉怒张。④肺部啰音。⑤心脏肥大。⑥急性肺水肿。⑦第三心音奔马律。⑧静脉压升高＞1.57 kPa(16 cmH$_2$O)。⑨肺循环时间＞25 秒。⑩肝颈静脉回流征阳性。

次要标准:①踝部水肿。②夜间咳嗽。③活动后呼吸困难。④肝大。⑤胸腔积液。⑥肺活量降低到最大肺活量的 1/3。⑦心动过速(心率＞120 次/分)。

主要或次要标准:治疗中 5 天内体重下降≥4.5 kg。

确诊必须同时具有以上 2 项主要标准,或者具有 1 项主要或 2 项次要标准。

2.心功能的分级标准

参照美国纽约心脏病学会 NYHA1994 年第 9 次修订心脏病心分级而制定。

(1)心功能Ⅰ级:患有心脏病,但体力活动不受限制,一般体力活动不引起过度的疲乏、心悸、呼吸困难或心绞痛,通常称心功能代偿期。

(2)心功能Ⅱ级:患有心脏病,体力活动轻度限制,静息时无不适,但一般体力活动可出现疲乏、心悸、呼吸困难或心绞痛,也称Ⅰ度或轻度心力衰竭。

(3)心功能Ⅲ级:患有心脏病,体力活动明显受限,休息时尚感舒适,但稍有体力活动就会引起疲乏、心悸、呼吸困难或心绞痛,也称Ⅱ度或中度心力衰竭。

(4)心功能Ⅳ级:患有心脏病,体力活动能力完全丧失,休息状态下也可有心力衰竭或心绞痛症状,任何体力活动后均可加重不适,也称Ⅲ度或重度心力衰竭。

二、鉴别诊断

(一)哮病

急性左心衰者,原有心脏之疾,如心悸(心肌炎)、真心痛等,由某种诱因引发(如过劳、情绪激动、外感等)。临床以猝然心悸,喘急不能平卧,汗出烦躁,常伴咳吐粉红色血沫痰为特征,而哮病患者多无心脏病史,多有过敏史,以反复发作为特征,发作时喉间哮鸣有声,咳出大量痰涎后则喘止。

(二)喘病

慢性心衰在活动后往往见呼吸急促,但多以短气不足以息为特征,休息可减轻或缓解,而喘病患者多有肺病史,多因外感而诱发,多伴咳嗽、咳痰。

(三)肾性水肿

慢性心衰重症阶段出现尿少,水肿,而水肿呈下垂性,卧位时腰骶部水肿,兼有纳呆、腹胀、右下腹胀痛等胃肠道症状。而肾性水肿多与外感风寒、风热有关,起病较急,面目先肿,兼有尿少、腰痛,或兼头胀头痛,借助尿常规检查可发现蛋白尿或血尿,血中尿素氮、肌酐增高。

三、证候诊断

(一)心气(阳)虚证

心悸,气短,乏力,活动后明显,休息后可减轻,纳少,头晕,自汗,畏寒,舌质淡,苔薄白,脉细弱无力。

(二)气阴两虚证

心悸气喘,动则加重,甚则倚息不得卧,疲乏无力,头晕,自汗盗汗,两颧发红,五心烦热,口干咽燥,失眠多梦,舌红,脉细数。

(三)阳虚水泛证

心悸气喘,畏寒肢冷,腰酸,尿少水肿,腹部膨胀,纳少脘闷,恶心欲吐,舌体淡胖有齿痕,脉沉细或结代。

(四)气虚血瘀证

心悸气短,活动后加重,左胸憋闷或疼痛,夜间痛甚,两颧黯红,口唇青紫,胁下癥块,舌紫黯,苔薄白,脉沉涩或结代。

(五)阳衰气脱证

喘悸不休,烦躁不安,汗出如雨或如油,四肢厥冷,尿少水肿,面色苍白,舌淡苔白,脉微细欲绝或疾数无力。

四、病因

(一)原发病因

1.源于心

久患心脏之疾,如心悸、心痹、心痛、克山病、心肌炎及先天性心脏病等,导致心气内虚,日久心体肿胀,若再遇外邪侵袭,或情绪刺激,或因过劳,进一步损伤心体,侵蚀心阳,心阳不振,心力乏竭,不能鼓动血液运行,使瘀血阻滞,心脉不通。一则脏腑、肌腠缺血而失养,二则迫使血中水津外渗,进而出现脏腑功能失调,水饮凌心射肺或停积局部及水湿泛溢肌肤之证候,发为心衰。

2.源于肺

久咳、久喘、久哮等肺系慢性疾病反复发作,迁延或失治,痰浊潴留,伏着于肺,肺气壅塞不畅,痰瘀阻于肺管气道,使肺气胀满不能敛降,导致肺之体用俱损,病变首先在肺,继则影响脾、肾,后期病及于心。因肺朝百脉,肺气辅佐心脏运行血脉,肺伤则不能助心主治节,致使血行不畅,血瘀肺脉,肺气更加壅塞,造成气虚血滞、血滞气郁,由肺及心,心血瘀阻不通,日久心力乏竭,心体受损,发为心衰。

3.源于肝

久患肝脏之疾,或暴怒伤肝,导致肝失疏泄之机和条达之性,肝所藏之血不能施泄于外,血结于内,引起肝气滞心气乏,鼓动无力,血循不畅,瘀阻于心,引发血中水津外渗而致水肿、喘咳等证候,发为心衰。

4.源于肾

肾为精血之源,又为水火既济之脏,肾脉上络于心,久患肾脏之疾,则肾体受损,肾阳受伤,命火不足,相火不发,不能蒸精化液生髓,髓少不能生血,血虚不能上奉于心,心体失养,心阳亏乏,心气内脱,心动无力,则血行不畅,瘀结于心,导致心体胀大,发为心衰。

5.源于脾胃

脾胃之脉络于心,心气之源受之于脾,脾又为统血之脏。食气入胃,浊气归心。因此久患脾胃之疾,或思虑过度,或饮食不节(肥甘滋腻及长期饮酒、咸食),损伤脾胃,致使中气虚衰,中轴升降无力,引起水谷精微不能奉养于心主。元气不能上充于心,则心气内乏,鼓动无力,血瘀在心,日久心体胀大,或津血不足,心体失养,体用俱损,发为心衰。

(二)诱因

1.外感

多由外感六淫之邪,袭卫束表,内迫于肺,肺失宣降,痰浊内蕴,影响辅心以治节功能,使心不主血脉,加重心衰。

2.过劳

劳则气耗,心气受损,发为心衰。

3.药物

某些药物如过于苦寒,过于辛温,或输液过速等均导致心气耗散,诱发心衰。

五、病机

(一)发病

多以起病缓慢,逐渐加重为特点。初起见劳累后心悸,气短,疲乏无力,休息后可缓解,逐渐发展为休息时仍觉心悸不宁,喘促难卧,尿少,水肿,口唇爪甲青紫等。少数发病急,突然气急,端坐呼吸,不得卧,面色苍白,汗出如雨,口唇青黑,阵咳,咳吐粉红色泡沫样痰,脉多疾数。

(二)病位

在心,为心之体用俱病,与肺、脾、肝、肾密切相关。

(三)病性

为本虚标实之疾。虚者,以气虚、阳虚为本。病初多为气虚,病久则见阳虚,根据患者体质及原发疾病不同,少数患者可见血虚或阴虚。病变过程中,逐渐形成病理产物,为饮、为痰、为瘀、为浊,阻滞气机,发展为气滞血瘀水结之标实之疾。最终为心肾阳虚,肺肝血瘀,虚实夹杂。

(四)病势

缓慢发病者,初起时症状较轻,仅见劳累后心悸,气短,乏力,休息后症状可减轻或消失。随病情加重,出现休息状态下仍觉心悸不宁,喘促难卧,腹胀尿少,水肿,甚至神昏等。发病急骤者,突然气急呈端坐呼吸,面色苍白,汗出如雨,咳吐血色泡沫痰,唇青肢冷,救治及时,尚可转安,稍有延误,则昏厥死亡。

(五)病机转化

多种原因导致心气虚,心动无力,久之则心力内乏,乏久必竭。心气虚衰而竭,则血行不畅,引起机体内外血虚和血瘀的病理状态。血行不畅则五脏六腑失其濡养,心失所养则心气更虚,瘀阻更甚,日久则心体胀大;子盗母气,心体胀大日久则累及于肝,血瘀在肝,则肝体肿大,失其疏泄之职,气机不畅,影响脾胃升降之机,见腹胀,纳呆,便溏或便秘;瘀血在肾,则水道不通,开阖不利,形成水肿;瘀血在肺,则上焦不宣,肺气郁闭,壅塞不畅,故见咳喘,呼吸困难。

津血同源,血瘀日久导致阴津不足,出现气阴两虚,故患者表现口干,心烦。由于心气不足,血不能行全身以濡养诸脏,肾失所养而导致肾虚,肾阳虚则膀胱失其气化,水渍失司。另外,心肾阳虚,不能温煦脾胃,可使中焦运化无权,湿浊内蕴。同时"血不利则为水",水邪内泛外溢,凌心射肺,则悸喘不宁。心阳根于肾阳,阳气衰竭,心气外脱,心液随气外泄,故见喘悸不宁,烦躁不安,汗出如雨如油,四肢厥冷,尿少水肿等症。

总之,心衰是全身性疾病,病初以气虚阳虚为主,偶见阴虚;病变过程中,因气虚无力运血或阴虚脉道不充,则成血瘀;阳气不足,水津失于气化,形成水肿;病延日久者,正气日衰,五脏俱败,正不胜邪,最终可致心气衰微,心阳欲脱之险证。虚和瘀贯穿疾病的始终,虚有气虚、阴虚、阳虚。瘀有因虚致瘀、因实致瘀,虚越甚,瘀越重。水是疾病发展过程中的病理产物,病越重,水越盛。

所以心肾阳虚为病之本,血瘀水停为病之标,本虚标实。又因心衰患者内脏俱病,正气虚衰,每易罹受外邪,新感引动宿疾,使心衰反复而逐年加重。

(六)证类病机

心衰过程是因虚致实,实又可致更虚的恶性循环,以气虚阳虚为本,发展为气阴两虚、气虚血瘀、阴阳两虚、阳虚水泛、阳衰气脱等不同病理过程。

心气(阳)虚证:由于年老体弱,久患心脏之疾或他脏之疾累于心,使心气亏耗。心气内乏,无力帅血,心神涣散而不藏,故见心悸不安;动则气耗,故见乏力,气短不足以息,动则益甚。汗为心之液,气不固护,见汗液自出。脉道鼓动无力,则见脉弱或结或代。此候为心衰早期表现。

气阴两虚证:心居胸中,为宗气所聚,心气亏虚,气不生津,津随气耗,出现阴虚;或心气亏乏,不能固护,营阴不能内守;或气(阳)虚日久,阳损及阴,出现气阴两虚。也可见于急性或慢性心衰反复发作之人久用温阳利水之剂,耗竭阴津,致心之气阴两虚。由于心气不足,气不布津,津液不能上承,故出现口干;心阴亏虚,虚火内生,蒸津外泄,故见盗汗;扰动心神,则心烦,少寐多梦。舌红少津,脉细弱。

气虚血瘀证:心气虚无力推动血液运行,导致血行迟滞而形成瘀;因心肺气血不畅,上焦不宣,引起中焦枢机不转,脾失运化之力,胃失腐熟水谷之能,致使升降功能呆滞,肝之疏泄功能受阻,水渗功能不畅,而致气滞血瘀水泛。此候为心衰发展的中晚期阶段,由心及于肺、脾(胃)、肾、肝、三焦,气血阴阳亏虚,瘀、水、气(滞)、痰互结。血行不利,脉络瘀滞,见口唇爪甲青紫,胁下积块;脾不运化,则纳呆,腹胀;水渗不利,则尿少水肿;水饮凌心则怔忡;射肺则咳喘不宁。本愈虚标愈实,心阳、脾阳、肾阳皆虚,患者表现畏寒肢冷,汗多,易外感;津血不行,阴液枯竭,虚热内生,则见口干不欲饮或欲饮冷,烦躁不安。舌红少津或舌淡胖,脉细涩。

阳虚水泛证:由于心阳不振,无力温运水湿,可致湿浊内蕴;随疾病进展,脾阳受损,不能健运,复加肺气亏虚,水道失其通调,水湿内停;后期肾阳虚衰,膀胱气化不利,水饮内泛;心阳根于肾阳,心肾阳虚,肾不纳气,心阳外越,故见心悸气喘,动则益甚;母病及子,脾失阳助,则脾不制水而反侮,中轴不运,见腹部膨胀,纳少脘闷,恶心欲吐;膀胱气化失司,津不化气而为水,见尿少水肿。阳虚不能温于四末,故见四肢厥冷。

阳衰气脱证:疾病发展末期,诸脏之阳皆亏,阴盛于内,阳脱于外,虚阳外越,故见喘急而悸;动荡心神,则见烦躁不安;阳虚则寒,见四肢厥冷,且逆而难复;汗为心之液,心阳衰竭,不能固守营阴,真津外泄,故见汗出如珠如油。舌脉均见阴阳离绝之象。

六、分证论治

(一)辨证思路

1.辨急性与慢性

心衰在临床上有急慢之分。急者可见怔忡,气急,不能平卧、呈坐状,面色苍白,汗出如雨,口唇青黑,阵咳,咳吐粉红泡沫样痰,脉多疾数。慢者可见心悸,短气不足以息,夜间尤甚,不能平卧或夜间憋醒,胸中如塞,口唇、爪甲青紫,烦躁,腹胀,右胁下癥块,下肢水肿。

2.辨原发病证

既往有无能引发心衰之病,如胸痹心痛、心痹、肺心同病、心悸、瘿病、肾脏之疾、消渴等。

原有胸痹心痛者,在心衰证候基础上常伴有胸闷,左胸膺部疼痛,向左肩背部放射,疼痛多短暂,但反复发作。多发于年老之人,平素经常胸闷,时有左胸膺部疼痛,持续时间较短,服用芳香开窍药物可缓解,多因过劳、情绪激动、饱食或寒冷刺激而诱发。或伴心悸,逐渐出现喘促不能平卧,尿少水肿,夜间憋醒,舌质青紫、苔腻,脉沉弦。

原有肺胀病者,有长期反复咳喘的病史,心衰加重多与感受外邪有关,颜面、口唇、爪甲青紫黯明显,稍有外感则咳喘发作,痰多,胸满,心悸,尿少水肿,腹胀,纳呆,口唇、颜面及爪甲紫黑,苔厚腻、脉滑数。本病病变早期在肺,继则影响脾、肾。

3.辨诱因

心衰最常见诱因为感受外邪。如出现恶寒发热,咳嗽,咳白痰者,多外感寒邪;如发热重,咳黄痰者,多感受热邪。有些药物可诱发心衰,如抗心律失常药、药物过敏、输液反应、输液速度过快等。另外,过劳及情绪刺激也可诱发心衰。

4.辨标本虚实

本虚有气虚、阳损、阴伤、或气阴两虚、或阴阳俱损之分。气虚者,多为心衰之初期,症见气短,乏力,活动后心悸加重;阳损者,在气虚的基础上见畏寒,肢冷,面色青灰,下肢水肿,多为心衰中期表现;阴伤者,可见形体消瘦,两颧黯红,口干,手足心热,心烦等;气阴两虚者为气虚证与阴伤证并见,多见于心肌炎之心衰;阴阳俱损为阴伤与阳损并见,为心衰之重证。标实为气滞、血瘀、水结。气滞者,症见胸闷,胁腹胀满,脘胀纳呆;血瘀者,症见面色晦暗,口唇、爪甲及舌质青紫,脉促、结、代,或涩;水结者,症见面浮水肿,呕恶脘痞,喘悸难卧,舌体胖大,边有齿痕。另外,患者反复心衰或经常应用利尿剂,使阴阳俱损,阳虚水泛,阴虚生热,水热互结,出现尿赤少、水肿、心烦、口渴、喜冷饮等寒热错杂证。

5.辨病位

心衰病位虽然在心,但常见二脏或数脏同病,虚实错杂。不论先为心病而后及于他脏,或先有肺、肾、肝、脾之病而后及心,病至心衰,多见五脏俱病,但仍以心为主,因"心为五脏六腑之大主"。心肺气虚,肾不纳气,则见心悸,咳嗽,气喘,倚息不得卧等症状;心肾阳虚,则见畏寒肢冷,水肿,心悸,短气,喘促,动则更甚等证候;心肺阴虚可见心悸,咳嗽,咳吐血痰,口干,盗汗等证候;心脾两虚可见心悸,乏力,血虚,腹胀,纳呆,不寐,便溏等证候;若肺肝脾肾同病,则形成气滞血瘀水结证候。

6.辨病情

心衰以悸、喘、肿为三大主症,其中以心悸、怔忡贯穿始终,如果单纯表现为心悸、乏力、气短者,病情相对较轻;如见有咳嗽、咳白痰者,或外邪引动内饮,或有水邪射肺,如咳粉红泡沫样痰,多为急性左心衰,病情危重;心衰出现喘或喘不能平卧者,源于病久及肺作喘或肾虚不能纳气作喘,属心衰发展至中晚期;如喘与水肿同时出现,多为心衰晚期,三焦同病,五脏受损,病情较重。

7.辨舌脉

舌体胖大或有齿痕者,多为阳虚兼水湿内蕴;舌体瘦小,质干或有裂纹,为阳衰阴竭;舌紫黯或隐青,为阳气虚衰,血行瘀阻;如兼有热象,可见红绛舌;舌苔一般为薄白苔,兼有痰饮者多为白腻苔,肺有痰热者多见黄腻或灰黄腻苔,痰湿重者可见灰腻苔。脉象沉细数或结代,为气阴两虚;脉沉数而疾无力,或涩而沉,或结或促或代,或雀啄、鱼翔,为气(阳)虚血瘀;脉微细而数,或结代、雀啄,为阳衰气脱;脉微欲绝散涩,或浮大无根,为阴竭阳绝危证。

因此治疗当标本兼顾,急则治标,缓则治本。治本不外益气温阳敛阴,治标为化瘀、利水、逐饮。

(二)分证论治

1.心气(阳)虚

症舌脉:心悸,气短,乏力,活动时明显,休息后可减轻,纳少,头晕,自汗,畏寒,舌质淡、苔薄白、脉细弱无力。

病机分析:此证型常见于各种心脏之疾导致心衰之早期,或中重度心衰经过治疗之恢复阶段,相当于心功能Ⅰ、Ⅱ级。本证主要临床表现为心悸、气短,无论是各种心脏病本身,还是他脏之疾,如肺系之疾,饮食伤脾,肝脏或肾脏之疾,首先损伤心气,使心气力不足。心气帅血以动,营运周身,今气虚不能帅血,使周身失其血之濡养,故见乏力、头晕等症。病位主要在心,可及于肺、脾。

治法:补心益气。

常用方:保元汤(《博爱心鉴》)加减。黄芪、人参、肉桂、甘草、淫羊藿、补骨脂、茯苓。加减:出现胸闷胸痛者,多由于气虚血行不畅,心脉不通所致,加丹参、川芎、赤芍或加桃红四物汤(《医宗金鉴》)、黄芪桂枝五物汤(《金匮要略》)、补阳还五汤(《医林改错》)等;形寒肢冷,胸痛者,为心阳不足,加附子、干姜、桂枝、薤白;胸胁胀满者,为气虚气滞,加醋柴胡、醋青皮;患者除心悸、气短,还见有头晕、健忘者,用归脾汤(《济生方》);心悸重,脉结代者,用炙甘草汤(《伤寒论》);动则心悸汗多者,加桂枝甘草龙骨牡蛎汤(《伤寒论》)。

常用中成药:补心气口服液每次 10 mL,每天 3 次。补益心气,活血理气止痛,适用于心气心阳不足又兼血瘀、痰浊之心衰。福王黄芪口服液每次 10～20 mL,每天 2 次。益气固表,利水消肿,补中益气,适用于心气亏虚之心衰。人参片每次 4 片,每天 2 次。大补元气,补益肺脾。适用于以心气不足为主要症状的心衰。黄芪注射液 20 mL 加入 5‰葡萄糖注射液或 0.9‰氯化钠注射液 250 mL 中,静脉滴注,每天 1 次。补益肺脾,益气升阳。用于症见气短、乏力等气虚之象者。

体针:常取心俞、神门、内关、间使、胆俞、阳陵泉、足三里、曲池等穴,每次取穴 3～5 个,每天 1 次,7 天为 1 个疗程,以补法为主。

耳针:常取心、定喘、肺、肾、神门、交感、内分泌等穴,可用针刺、按压、埋针等方法,每次 3～4 个穴位。

临证参考:心气虚贯穿于心衰的全过程,因此补益心气是此证型的主要治疗大法,补气药物首推参、芪。《万病回春》言人参"扶元气,健脾胃,进饮食,润肌肤,生精脉,补虚羸,固真气,救危急"。不同品种的人参制品,如红参、西洋参、生晒参均具强心的作用,其中红参的效果最好,一般调理每天可用 3～5 g,病情明显可用 10 g,严重者可用 15～20 g,危重患者可用到 30 g。如气虚血瘀时,黄芪与活血药同用,可起到活血而不伤血,并有养血之功。此外白术不单健脾益气,还可化痰、燥湿、行水,因此在气虚为主的心衰患者中也是常用中药。此证型常见于心衰初期或慢性心衰经治疗病情相对稳定,相当于心功能Ⅰ、Ⅱ级患者,若不伴有反复心动过速或心房纤颤,可不使用洋地黄类药物,以中药益气活血为主,可改善心功能,提高患者生活质量。

2.气阴两虚

症舌脉:心悸气喘,动则加重,甚则倚息不得卧,疲乏无力,头晕,自汗盗汗,两颧发红,五心烦热,口干咽燥,失眠多梦,舌红、少苔、脉细数或沉细。

病机分析:此证型多见于慢性反复发作之心衰患者,长期应用利尿剂或抗生素治疗,利尿剂直伤阴津,抗生素乃苦寒之品。由于阴阳相互依存,心衰日久,由气虚而损及于阴;或久用、过用温燥而伤阴;或水肿患者应用利尿之剂,使阴液亏耗。两颧红,五心烦热为阴亏虚阳上扰之证。有些患者甚则出现口干渴,渴而喜冷饮,此非实热,乃心衰日久,多脏虚损,脾不能为胃行其津液,阴虚燥热所致;津伤肠燥,还可出现大便秘结不行。

治法:益气养阴。

常用方:生脉散(《内外伤辨惑论》)加减。生晒参、麦冬、五味子、黄芪、黄精、玉竹、生地黄、阿胶、白芍。加减:若见阴阳两虚,畏寒、肢冷者,加附子、干姜、桂枝;气虚重者,重用黄芪;水肿者加泽泻、车前子、白术;腹胀者加厚朴、大腹皮、莱菔子、砂仁;心烦者加黄连;脉结代者,用炙甘草汤(《伤寒论》)。

常用中成药:参麦注射液 40～60 mL 加入 5‰葡萄糖注射液 250 mL 中,静脉滴注,每天 1 次。益气固脱,滋阴生津,养心复脉。用于气阴两虚之心衰。生脉注射液 40 mL 加入 5‰葡萄糖注射液 250 mL 中,静脉滴注,每天 1 次。补气养阴,生津复脉,益气强心。用于气虚津伤,脉微欲绝之心衰。补心气口服液、滋心阴口服液:每次各 10 mL,每天 3 次。两者合用益气养阴,活血通脉。用于气阴两虚之心衰。

体针:常取心俞、神门、内关、间使、厥阴俞、阳陵泉、足三里、三阴交等穴,每次取穴 3～5 个,每天 1 次,7 天为 1 个疗程,以补法为主。慢性肺心病,常取肺俞、肾俞、膻中、气海、足三里。心慌加内关。

耳针:常取心、定喘、肺、肾、神门、交感、内分泌等穴,每次3~4个穴位,可用针刺、按压、埋针等方法。慢性肺心病,常取心、神门、交感、肾、肾上腺等穴。

临证参考:益气养阴多用参、麦,所以人参、麦冬是本证型必不可缺的常用药物。《日华子本草》言麦冬"治五劳七伤,安魂定魄",《本草汇言》言其"主心气不足,惊悸怔忡,健忘恍惚,精神失守"。

本证型虽为气阴两虚,但气虚为始,阴虚为渐,气虚为本,故治疗上,即使阴虚较重,也不能舍其气而单补阴,益气温阳贯彻始终。此外,心阳失敛更易外散,故益气养阴之中应配以酸收,常用麦冬、五味子,一使阳气内守,温运心脉,二可防止温阳化气药物辛温伤阴散气。阴虚生热,患者常见心烦,可加黄连、生地黄。大量或长期应用利尿剂的患者,常出现口干渴而喜冷饮,可用白虎加人参汤以清热益气生津,生石膏用量可加大。大便干结者,可加大黄、元明粉急下存阴。养阴多以甘寒之品,不可过于滋腻。

3.阳虚水泛

症舌脉:心悸气喘,畏寒肢冷,腰酸,尿少水肿,咳逆倚息不得卧,腹部膨胀,或胁下积块,纳少脘闷,恶心欲吐,颈脉动,口唇爪甲青紫,舌体淡胖有齿痕、脉沉细或结代。

病机分析:本证型属本虚标实,为疾病发展至中晚期之征,相当于临床上心功能Ⅲ、Ⅳ级。心居胸中,为阳中之阳,心气心阳亏虚,出现心悸、怔忡,动则气喘。在此阳虚不单心阳虚,脾阳、肾阳皆虚,土不制水而反克,肾不制水而妄行,水邪泛滥,内蓄外溢,外溢肌肤则面浮肢肿;上凌心肺则加重心悸、喘促,甚则咳逆倚息;聚留胸腹则出现胸腹水。诸脏皆病,三焦气化不利,津聚不行,瘀血内停,瘀于心脉则见胸中隐痛,咳唾血痰,唇甲紫黯,颈部及舌下青筋显露;瘀于肺,则短气喘促、呼吸困难;瘀于肝,则胁下积块。瘀血水饮虽继发于心气亏虚,但一旦形成又可进一步损伤阳气,形成由虚致实、由实致虚的恶性病理循环。

治法:温阳利水。

常用方:五苓散合真武汤(《伤寒论》)加减。桂枝、制附子、茯苓、白术、白芍、生姜、泽泻、猪苓、车前子、丹参、红花、益母草。加减:喘促甚者加葶苈子、桑白皮、地龙或加葶苈大枣泻肺汤(《金匮要略》);中阳不足兼痰饮者,可用苓桂术甘汤(《金匮要略》);腹胀者加大腹皮、莱菔子、厚朴;恶心呕吐者加生姜汁、半夏、旋覆花。

常用中成药:参附注射液10~20 mL加入5‰葡萄糖注射液250~500 mL中,静脉滴注,每天1次。回阳救逆,益气固脱。用于心阳不振,症见四肢不温,尿少水肿者。福寿草片每次1片,每天2次。强心,利尿,镇静。用于治疗心衰水肿患者。补益强心片每次4片,每天3次。益气养阴,化瘀利水。用于治疗气阴两虚,血瘀水停所致心衰。强心力胶囊每次4粒,每天3次。温阳益气,化瘀利水。用于治疗阳气虚乏,血瘀水停所致心衰。

针灸:取心俞、神门、内关、间使、通里、少府、足三里、膻中、气海、中脘等穴,每次取穴3~5个,每天1次,7天为1个疗程,以补法为主。水肿者配太溪、三阴交。

临证参考:在此证型中,阳虚是其病机关键,喘促、水肿是其主要的临床表现,温阳是本证的主要治法。温阳药中首推刚燥之附子,因附子性温有小毒,含乌头碱,故应炙用,用时先煎30分钟。肺心病心衰时,因为心肌纤维肥大、间质水肿,对乌头碱比较敏感,临床易出现中毒,故用量宜小,但风湿性心脏病患者剂量可加大。附子温阳,大多与干姜配伍,"附子无姜不热",但如果心动过速,阴虚有热者不用干姜。附子可与桂枝相配,可以宣通阳气,以利于化水气。阳虚不单心阳不振,脾阳、肾阳也衰,但不同患者的病理转归不同,又各有偏倚。阳虚水盛而兼腹胀明显者，偏于脾阳虚，应选苓桂术甘汤（《金匮要略》），桂枝不仅能宣通阳气、利水，还能活血，用量一般10～15 g。水肿且咳逆者，可宣肺利水，加用葶苈子。此证候虽以"水"为标实之象，但利水之法各有不同，根据不同症状表现，可以配合化瘀以利水，可以行气以利水。

此证型多相当于心功能为Ⅲ、Ⅳ级的心衰患者，当水肿较重时，可配合西药强心、利尿之品治疗，当病情减轻后，再逐渐减少利尿剂用量，直至停药。现代药理研究表明很多中药具强心功效，如枳实、葶苈子、万年青、北五加皮、福寿草等，可在辨证的基础上酌情加用，但北五加皮具有强心苷作用，易出现洋地黄中毒，使用时剂量宜小。

4.气虚血瘀

症舌脉：心悸气短，活动后加重，左胸憋闷或疼痛，夜间痛甚，两颧潮红，口唇青紫，胁下癥块，或有小便少，下肢微肿，舌紫黯、苔薄白、脉沉涩或结代。

病机分析：心主血脉，血脉运行全赖心中阳气之推动，诚如《医学入门》所说："血随气行，气行而行，气止则止，气湿则滑，气寒则凝"。气为血之帅，血为气之母，因此心衰患者自出现之始，即也存在着血行不畅，脉道不利，因虚致瘀是心衰出现瘀象的主要病机，但也可由于津液亏虚致瘀或水不行而为瘀或气滞血瘀。随病情进展，心衰反复发作，诸脏失血之濡润，首先肝血不藏，肝体不柔，出现胁下积块；心气亏虚，络脉失充，心脏失养，心脉不通，不通则痛，见胸痛；瘀血阻络，肺失宣降，则可出现胸闷、咳喘。瘀血阻碍气机，进一步加重脏腑之虚，表现为本虚标实。

治法：益气化瘀。

常用方：补阳还五汤（《医林改错》）加减。黄芪、当归、赤芍、地龙、桃仁、川芎、红花、泽兰、益母草。加减：瘀象较重者，可合用桂枝茯苓丸；心痛甚者加全瓜蒌、薤白、郁金、或合用芳香化瘀类药物，如速效救心丸、心可舒、银杏叶片等；胁下癥块，加三棱、莪术。

常用中成药：冠心安口服液每次10 mL，每天2～3次。宽胸散结，活血行气。用于治疗冠心病气滞血瘀型心衰。舒心口服液每次20 mL，每天2次。补益心气，活血化瘀。用于治疗气虚血瘀心衰患者。丹红注射液20 mL加入5%葡萄糖注射液250 mL中，静脉滴注，每天1次。益气化瘀止痛。用于治疗心血瘀阻证型各种心脏病。疏血通注射液6 mL加入5%葡萄糖注射液250 mL中，静脉滴注，每天1次。活血化瘀通络。用于治疗各种血瘀型心脏病。苦碟子注射液40 mL加入5%葡萄糖注射液250 mL中，静脉滴注，每天1次。化瘀止痛，用于治疗血瘀型冠心病。

针灸：取心俞、神门、内关、间使、厥阴俞、膈俞、膻中、太冲等穴，每次取穴3～5个，每天1次，7天为1个疗程，以泻法为主。

临证参考：心功能衰竭的患者均存在微循环改变及红细胞变形、血浆黏稠、血管外周阻力明显增高等现象，而现代研究已证实活血化瘀类中药能改善上述状况，常用药物有丹参、川芎、红花、益母草、赤芍、三七、鸡血藤等。而配伍应用具有活血化瘀功效的注射剂能明显改善心功能，如丹参注射液、川芎嗪注射液、碟脉灵注射液、舒血宁注射液等。但对于血瘀较重，见胁下积块的患者，不宜用大量破瘀之品，以免络破血溢，出现咯血、便血等变证。

5.阳衰气脱

症舌脉：喘悸不休，烦躁不安，汗出如雨或如油，四肢厥冷，尿少水肿，面色苍白，舌淡苔白、脉微细欲绝、或疾数无力。

病机分析：此证型多见心衰患者发展至终末阶段，也可见于暴受温邪、心脉闭塞等导致心阳暴脱，如急性感染性心肌炎、急性大面积心肌梗死等。患者不单阳衰，阴亦竭，故常表现为躁动不安,乃阴不敛阳,虚阳外越之象。

治法:回阳救逆,益气固脱。

常用方:急救回阳汤(《医林改错》)加减。人参、附子、炮姜、白术、炙甘草、桃仁、红花。加减:阴竭阳绝,兼舌干而萎,口渴者,可改用阴阳两救汤,病情转安后,可用生脉散(《内外伤辨惑论》)调治;肢冷,汗多,喘而脉微欲绝者,选参附龙牡汤(《伤寒论》)或加麻黄根、浮小麦、山萸肉。

常用中成药:参附注射液 20~50 mL 加入 5％葡萄糖注射液 100 mL 中,静脉滴注,每天 1~2 次,肢冷汗出脉微者,可直接静脉推注。益气回阳固脱。用于治疗阳衰气脱型心衰患者。

针灸:取心俞、神门、内关、三阴交、足三里、膻中、气海、关元等穴,每次取穴 3~5 个,每天 1 次,7 天为 1 个疗程,以补法并灸为主。

临证参考:此证型多属各种急慢性心衰发展至终末阶段,病情危笃,需立即急救。中西医结合治疗,优于单纯西医治疗。在强心药的应用上,虽然许多中药含有强心苷,如北五加皮等,但此时患者对上述强心药的耐受程度差异很大,不易掌握剂量,容易引起中毒,故强心剂的应用不如西药洋地黄类。在利尿剂的应用上,虽然中药利尿效果不如西药见效快,但此时由于患者心功能衰竭,心排血量下降,肾血流量不足,单纯西药利尿已无效,如果配合大剂量通阳利水或化瘀利水之品,则明显增强利尿效果。阳衰气脱,出现汗出肢冷,患者往往进入休克阶段,少尿或无尿,血压下降,单纯应用西药升压药,如多巴胺、间羟胺,大剂量应用使肾血管收缩,出现尿少,四肢厥冷,长期应用还存在药物依赖,此时如配合中药参附注射液,回阳救逆,其升压作用明显增强,可减少西药升压药用量,减轻药物依赖,且增加末梢血循环,使四肢变暖,尿量增加。

七、按主症辨证论治

(一)心悸

心悸是心衰患者始终存在的症状,往往与气短并见,听诊时心率可增快,可闻及奔马律,可有心律不齐。脉诊可见促、结、代、疾、数等脉象。初期多以心气亏虚为主,疾病恢复期多以阴虚、阳浮或痰火、水饮为主。

1.心气(阳)虚

临床表现:心中悸动不安,气短,动则加剧,乏力,自汗,舌质淡或隐青、苔白滑、脉多沉细而结或代或涩。上述表现为心气不足之象,如见形寒不足,面色苍白,脉见沉迟,则为心阳不足之象。心电图多见心律不齐,各种期前收缩或传导阻滞。

辨证要点:心悸,气短,乏力,形寒。

治法:益气温阳止悸。

常用方:桂枝甘草龙骨牡蛎汤(《伤寒论》)。桂枝、炙甘草、生龙骨、生牡蛎。加减:乏力、气短明显者,可加人参、黄芪;心中空虚而悸,脉沉迟,形寒肢冷甚者,可用麻黄附子细辛汤(《伤寒论》);心虚胆怯,神不自主而悸者,可用安神定志丸(《医学心悟》)。

常用中成药:灵宝护心丹每次 3~4 丸,每天 3~4 次。强心益气、通阳复脉、芳香开窍、活血镇痛,用于缓慢型心律失常及心功能不全。

针灸:主穴内关、通里、郄门、三阴交,心神不宁加神门、间使,心阳虚衰灸关元、神阙。

临证参考:心悸是伴随心衰始终之症状,有虚实之分。言其虚,多因心气、心阴、心血之不足。心悸,乏力,气短者,属心气不足,重用参、芪。人参入脾肺二经,有大补元气、固脱生津及安神之功效。现代药理研究证实人参有强心作用,对心脏病患者,人参可通过改善心肌营养代谢而使心功能改善。黄芪入肺、脾二经,不但可以补气固表,还可利水消肿,对于心衰出现自汗、水肿者尤宜。现代药理研究证明黄芪可加强心肌收缩力,增加心排血量,减慢心率,还可直接扩张血管,利尿,减轻心脏负荷,故为救治心衰不可缺少的药物。

2.阴虚火旺

临床表现:心中悸动不安,心烦,少寐多梦,口干,脉多疾数。心电图表现多为快速型心律失常。

辨证要点:心悸,心烦,脉细数。

治法:滋阴清热,宁心安神。

常用方:天王补心丹(《摄生秘剖》)加减。生地黄、五味子、当归、天冬、麦冬、柏子仁、酸枣仁、人参、玄参、丹参、白茯苓、远志、桔梗、朱砂。加减:若热象明显者,可加黄连;心烦重者,加栀子;若阴不敛阳者,可用三甲复脉汤(《温病条辨》)。

常用中成药:稳心颗粒每次1包,每天3次。益气养阴,定悸复脉,活血化瘀。适用于各种快速性心律失常。利心丸每次3g,每天2次。养心安神。用于快速性心律失常。

针灸:体针取穴内关、迎香、厥阴俞,强刺激。耳针取心、神门、交感,中等至强刺激。

临证参考:心衰患者在疾病发展过程中常伴有心悸不宁,临床查体时发现各种心律不齐,心阴不足患者以室性期前收缩及快速心律失常多见,此时治疗仍以纠正心衰为主,在辨证的基础上佐以安神之品。因心衰患者之阴虚多先源于气虚,故治疗时当气阴双补,以生脉散或炙甘草汤为主方。心烦少寐者,加酸枣仁、苦参或黄连之类,可泻心火,除湿热。现代药理研究认为黄连、苦参均有良好的抗期前收缩作用。

3.水饮凌心

临床表现:心悸而喘咳,眩晕,胸脘痞满,尿少或水肿,舌苔白滑,脉多弦滑。听诊双肺可闻及水泡音,心率多快,可闻及奔马律。

辨证要点:心悸,咳喘不得卧,尿少水肿。

治法:振奋心阳,化气行水。

常用方:葶苈大枣泻肺汤(《伤寒论》)。葶苈子、大枣。加减:如水饮上逆,恶心呕吐者,加半夏、陈皮、生姜以和胃降逆;如肾阳虚衰,不能制水,水气凌心,症见心悸喘咳,不能平卧,四肢不温者,选真武汤(《伤寒论》);头晕,小便不利,水肿甚者,选苓桂术甘汤(《伤寒论》)。

针灸:肺俞、合谷、三焦俞、肾俞、水分、足三里、三阴交、复溜等穴,补泻兼施。

临证参考:此证型多为心衰之重证,心悸乃由于阳虚水邪上犯于心,心阳不振,营阴内虚,水在心下,阳不归根,故头眩身动。可采用苓桂术甘汤纳气宁心的治法。温阳同时不忘利水,可加防己、车前草、木通;宗气无根,则气不归原,故应加龙骨以镇浮阳,牡蛎以抑上逆之水气;阳虚寒水所困,使血凝滞,则加泽兰、茺蔚子化瘀行水,但不宜用化瘀重剂。

(二)喘促

心衰往往伴有气促,甚则短气不足以息,故首先要辨虚实。《素问·调经论》提出:"气有余则喘咳上气,不足则息不利少气。"《景岳全书·杂证谟·喘促》说:"实喘者有邪,邪气实也;虚喘者无邪,元气虚也。实喘者长而有余,虚喘者气短而不续。实喘者胸胀气粗,声高息涌,膨膨然若不能容,唯呼出为快也;虚喘者慌张气怯,声低息短,惶惶然若气欲断,提之若不能升,吞之若不相及,劳动则甚,而惟急促似喘,但得引长一息为快也。"从以上论述看,心衰之气喘当属虚喘,乃责于肺肾,但也有由于水饮凌心射肺使肺实作喘者。

1.痰饮上凌于肺

临床表现:咳喘不能平卧,喉中痰鸣,胸高息粗,咳嗽大量黏痰或涎液,尿少水肿,舌苔多腻,脉滑数。查体双肺可闻及干湿啰音。

辨证要点:咳喘不能平卧,喉中痰鸣,咳嗽大量黏痰或涎液。

治法:祛痰利气化饮。

常用方:二陈汤(《太平惠民和剂局方》)合葶苈大枣泻肺汤(《金匮要略》)加减。半夏、陈皮、茯苓、甘草、葶苈子、瓜蒌、款冬花。加减:若痰黄者加黄芩、黄连、栀子、川贝;痰有腥味者加鱼腥草、金荞麦;痰白清稀,形寒肢冷者可合真武汤(《伤寒论》)。

针灸:定喘、列缺、尺泽、合谷、膻中、中脘、丰隆、肾俞、太溪等穴,可用泻法。

临证参考:本证型多见于慢性心衰合并肺内感染患者或急性左心衰患者,最常见于肺心病心衰患者。外邪犯肺,肺失宣降,痰浊内蓄,或久病脾虚失运,聚湿生痰,上渍于肺,或肾阳虚衰,水无所主,上凌于肺。总之,痰与饮皆为有形之实邪,故治疗当急则治标,治痰治水。

2.肺肾气虚

临床表现:喘促,气不得续,动则益甚,汗多,心悸,形寒肢冷,或尿少水肿,舌质淡、苔薄或滑,脉沉弱。

辨证要点:喘促,气不得续,动则益甚。

治法:补肾纳气。

常用方:金匮肾气丸(《金匮要略》)合生脉饮(《内外伤辨惑论》)。制附子、桂枝、熟地黄、山萸肉、山药、茯苓、牡丹皮、泽泻、人参、麦冬、五味子。加减:若尿少水肿明显者,可加牛膝、车前子;若咳喘者,可加葶苈子、生龙骨、生牡蛎;若腹胀者,加厚朴、枳实。

针灸:肺俞、定喘、膏肓俞、太渊、足三里、肾俞、气海、太溪等穴,多用补法,并灸。

临证参考:此证型多见慢性心衰患者经过治疗,病情相对稳定,但心功能较差,动则喘促,甚则尿量减少,双下肢水肿。从其脉证分析,当属虚喘范畴,治从其肾,可酌用淫羊藿、胡桃肉、补骨脂、紫石英、沉香等温肾纳气,镇摄平喘之品。心肺肾气已亏极,血行多不畅,故本证多兼瘀,可酌加桃仁、红花、川芎、泽兰、丹参等以活血。另外,病情发展至此,多属顽疾,用药宜久,故可根据病情配制成丸散之剂服用。

(三)水肿

临床表现:尿少,水肿,从下而上,多与心悸、喘促并见,形寒肢冷,苔白滑,脉沉滑。

辨证要点:悸、喘、肿,形寒肢冷。

治法:温阳利水。

常用方:五苓散(《伤寒论》)合真武汤(《伤寒论》)。桂枝、制附子、茯苓、白术、泽泻、猪苓、白芍、干姜。加减:腹胀者,加冬瓜皮、大腹皮;水肿较甚,有胸腹水者,可加牵牛子或商陆以攻逐水邪。

针灸:腰以上肿取肺俞、三焦俞、列缺、合谷、阴陵泉,用泻法;腰以下肿取肾俞、脾俞、水分、复溜、足三里、三阴交,用补法。

临证参考:水肿的基本病机是阳气虚衰不能化水,故通阳利水是基本治法,用药宜动不宜静,宜走不宜守,宜辛温不宜阴柔。通阳利水之品首推桂枝,桂枝可宣通全身之阳气,常与茯苓配伍,代表方为五苓散(《伤寒论》)。健脾通阳应选苓桂术甘汤(《金匮要略》),白术不仅能健脾益气,还能化痰、燥湿、行水。如心衰因感受外邪而引发水肿者,应宣通肺卫以利水,选防己茯苓汤(《金匮要略》)。气虚明显而水肿者,可选春泽汤(《医方集结》)。血瘀水结者,可选桂枝茯苓丸(《金匮要略》)化瘀利水。利水药物常选利水而不伤阴之品,如茯苓、泽泻、芍药、白术等。如水邪上犯,凌于心肺者,当泄水逐饮,选葶苈大枣泻肺汤(《金匮要略》)或己椒苈黄丸(《金匮要略》),葶苈子可化痰、平喘、泻肺,防己有显著的利水作用,但近年实验研究发现防己对肾脏有毒性,故应慎用。"血不行则为水",无论气虚还是阳虚,瘀象伴随始终,化瘀可利水,常用药物如益母草、泽兰。

心衰长期应用利水药包括西药利尿剂,导致阴津枯竭,此时水肿与伤阴并见,水热互结,利尿剂已无效,滋阴有助水邪之弊,利水又恐伤阴,治疗当育阴清热利水,可用猪苓汤(《伤寒论》)。心衰后期,五脏功能均受损,水瘀互结,使三焦气机不畅,故配以行气之品,调畅三焦气机,行气以利水,可酌情加厚朴、枳壳等。

(四)多汗

临床表现:心衰患者自汗多见,在活动后如进食、排便等,大汗淋漓;也可见盗汗或冷汗。

辨证要点:汗自出或盗汗。

治法:调和营卫。

常用方:气虚自汗者,可加用玉屏风散(《丹溪心法》):黄芪、白术、防风;心阳虚者,可加用桂枝加附子汤(《伤寒论》):桂枝、附子、芍药、甘草、生姜、大枣;阴虚盗汗者,可加用当归六黄汤(《兰室秘藏》):当归、生地黄、熟地黄、黄芪、黄芩、黄连、黄柏。加减:自汗多者,可加用浮小麦、麻黄根;阳虚明显,大汗淋漓,汗出欲脱者,用大剂参附龙牡汤;阴虚明显者,可重用山萸肉,加五味子、五倍子、乌梅等以酸收。

临证参考:心衰患者汗多,乃由于心气阳虚,汗液不能自敛之故,或心阳暴脱,真津外泄所致。如出现额部冷汗如珠,四肢不温,多为脱证(心源性休克)先兆,应密切监测血压、脉搏变化。

(五)腹胀

临床表现:腹胀,食则加剧,按之较硬或按之柔软,大便干结或无。

辨证要点:腹胀,食则加剧。

治法:实则通利,虚则健运。

常用方:实证用己椒苈黄汤(《金匮要略》):防己、椒目、葶苈子、大黄;或中满分消丸(《兰室秘藏》):厚朴、枳实、黄连、黄芩、知母、半夏、陈皮、茯苓、猪苓、泽泻、砂仁、干姜、姜黄、人参、白术、炙甘草。虚证者用甘草泻心汤(《伤寒论》):甘草、半夏、黄芩、干姜、黄连、大枣。

针灸:膻中、内关、气海、阳陵泉、足三里、太冲等穴,补泻兼施。

临证参考:心衰患者多伴腹胀,当辨虚实。实则多因于中焦气机不畅,痰饮、水湿、瘀血内阻,患者表现"心下痞坚",临诊多见肋下肝大或腹水等;虚则由于中阳不足,脾不健运,自觉腹胀大,但按之柔软,相当于虚痞证。故在治疗时不要一见腹胀,就用大量行气消导之品,以免破气耗气。

八、变证治疗

心衰患者常出现咯血变证,依其临床表现可见下列 3 种证型。

(一)心肾阳虚

症舌脉:咳稀血痰,心悸胸闷,咳喘,肢冷自汗,水肿,舌淡苔白,脉沉细或结代。

病机分析:由于心肾阳虚,阴阳不相为守,卫气虚散,阴血妄行,即"阳虚阴必走"。

治法:温通阳气,收敛止血。

常用方:桂枝甘草龙骨牡蛎汤(《伤寒论》)加白及、仙鹤草、白茅根。

桂枝、甘草、龙骨、牡蛎、白及、白茅根、仙鹤草。

(二)阴虚火旺

症舌脉:咯血鲜红,心悸心烦不得眠,口干咽燥,头晕耳鸣,腰膝酸软,舌红少苔、脉细数。

病机分析:心衰日久,阳虚阴竭,阴虚于下,火亢于上,灼伤血络,故出现咯血。

治法:滋阴降火,凉血止血。

常用方:黄连阿胶汤(《伤寒论》)加侧柏叶、茜草、白茅根。

黄连、阿胶、白芍、鸡子黄、侧柏叶、茜草、白茅根。

(三)瘀血阻络

症舌脉:咯血紫黯或血块,心悸气喘,胸闷胸痛,口干,两颧潮红,唇甲发绀,舌红、脉涩。

病机分析:心衰患者因虚致瘀,瘀血阻塞脉道,血流不通,溢于脉外,则引起咯血。

治法:活血降逆止血。

常用方:血府逐瘀汤(《医林改错》)加三七、花蕊石、藕节、旋覆花。

生地黄、桃仁、红花、枳壳、赤芍、柴胡、川芎、桔梗、牛膝、甘草、三七、花蕊石、藕节、旋覆花。

九、疗效评定标准

(一)心功能疗效判定标准

按 NYHA 分级方法评定心功能疗效。

(1)显效:心功能基本控制或心功能提高 2 级以上者。

(2)有效:心功能提高 1 级,但不足 2 级者。

(3)无效:心功能提高不足 1 级者。

(4)恶化:心功能恶化 1 级或 1 级以上。

(二)心衰计分法疗效判定标准(Lee 计分系统)

(1)显效:治疗后积分减少≥75%以上者。

(2)有效:治疗后积分减少在 50%~75%者。

(3)无效:治疗后积分减少<50%者。

(4)加重:疗前积分。

(三)中医证候疗效判定标准

疗前评分与疗后评分百分数折算法:(治疗前评分-治疗后评分)/治疗前评分×100%。

(1)显效:主次症基本或完全消失,证候积分为 0 或减少≥70%。

(2)有效:治疗后证候积分减少≥30%。

(3)无效:治疗后证候积分减少不足 30%

(4)加重:治疗后积分超过治疗前的积分。

十、护理与调摄

心衰为各种心脏疾病严重阶段的危重证候,严重危害患者的生活质量和生命安全,做好护理工作可提高临床疗效,降低病死率。

室内空气要新鲜,及时通风,注意保暖,预防感冒。心衰患者正气皆虚,正不胜邪,外邪易乘虚而入,犯于心肺,加重心衰。感染是诱发心衰的常见原因,所以慢性心衰患者无论何种感染,均需早期治疗。有些体弱患者感染时症状不典型,体温不一定很高,仅表现为食欲缺乏、倦怠等,应密切观察病情变化,预防心衰发生。体弱易感之人平素可配合玉屏风散口服。冬春季节是流感高发季节,患者可口服板蓝根冲剂预防感冒。

慢性心衰患者常年卧床,易产生"累赘"感,对生活信心不足,同时又惧怕死亡。因此,医师及家属应多关心体贴,生活上给予必要的帮助,使患者保持良好的情绪。故做好情志护理,多与患者交谈、沟通,使患者摆脱焦虑、烦躁等不良情绪,坚定治病信心。患者自己也应保持平和的心态,不自寻烦恼。各种活动要量力而行,既不逞强,也不过分依赖别人。对自己的疾病不能忽视,也不要过分关注,因为过分紧张往往更易诱发急性心衰。

对心衰较轻者应嘱其适当休息,合理休息是减轻心脏负担的重要方法,可使机体耗氧明显减少,使肾供血增加,有利于水肿的减退。除午睡外,下午宜增加数小时卧床休息。急性期和重症心衰时应卧床休息,待心功能好转后应下床做一些散步、气功、打太极拳等活动,但要掌握活动量,当出现脉搏>110 次/分,或比休息时加快 20 次/分,有心慌、气急、心绞痛发作或异搏感时,应停止活动并休息。

合理饮食在心功能不全的康复中占重要地位,其原则为低钠、低热量、清淡易消化,足量维生素、碳水化合物、无机盐,适量脂肪,禁烟、酒。还应少食多餐,因饱餐可诱发或加重心衰。《内经》记载:"五谷为养,五果为助,五畜为益,五菜为充,气味合而服之。"心衰患者要少量多餐,食易消化的食物,如流质、半流质或软饭。应限制食盐,每天在 3 g 以内为宜,限制水分的摄入,多吃含钾高的水果蔬菜,如苹果、香蕉、橙、橘子、枣、荸荠、玉米须、鱼腥草、马齿苋、干蘑菇、菠菜、苋菜、山楂等,以保护心肌,减轻心脏负荷。心衰患者食物要多样化,营养要均衡,合理搭配谷、菜、果、肉。偏于气虚者,常食山药等健脾益气,如有轻微水肿,可配合莲子、大枣、百合、茯苓等健脾利水。气阴两虚者,常食银耳、太子参、百合、玉竹等。脾肾阳虚,水湿内停者,常食冬瓜、赤小豆、玉米须,健脾益肾,利水祛湿。阳虚明显者,可常食枸杞子、人参等。心衰患者避免吃坚硬生冷、油炸、油腻及刺激性食物,少食或不食容易产生胀气的食物如土豆、南瓜、红薯、豆类及豆制品、含糖糯米食品与其他甜食、啤酒、汽水等。

合理用药。应严格按医嘱用药,切忌自作主张更改或停用药物,以免发生严重后果。并应熟悉常用药的毒副作用,这样有利于不良反应的早发现、早就医、早处理。在服药期间及时反馈症状变化情况,也有利于医师调整用药。如患有高血压、糖尿病的患者,一定坚持原发疾病的治疗,如控制血糖、控制血压等。

慢性心衰患者常被迫采取右侧卧位,所以应加强右侧骨隆突处皮肤的护理,预防褥疮。可为患者定时按摩、翻身,护理动作应轻柔,防止皮肤擦伤。对水肿严重者的皮肤更应加强保护。

定期复查。应定期抽血复查地高辛浓度和血钾、钠、镁及尿素氮、肌酐等。并定期复查心电图,心功能测定可每 3 个月检查 1 次。检查体重及水肿情况,并根据病情由医师决定是否需要调整药物。心衰患者还应学会自我监测,以便对出现的各种症状和所用药物的毒副作用及时发现,如出现气短、乏力、夜间憋醒、咳嗽加重、泡沫状痰、倦怠、嗜睡、烦躁等,可能为心衰的不典型表现,应及时就医。

注意输液速度。补液过多过快,可加重心脏负荷而加重心衰,而过少或过慢输液则可导致血容量不足,诱发休克。

密切观察病情。昏迷者,应建立特护记录,及时准确地观察和记录病情变化。注意心率、心律、呼吸、血压、脉搏变化,做好心电监护及心电图描记,注意有汗无汗、汗液性质及多少,注意四肢温度及体温变化,保持呼吸道通畅,若发现昏迷、呕血时,及时报告医师。对于呼吸困难及发绀者,应给予间断低流量吸氧。

十一、预后与转归

心衰各证候之间可以相互转化,气虚可发展为阳虚或兼阴虚,气阴两虚可加重而转为阴阳俱损或阳衰气脱证。本虚标实常兼见,如气虚血瘀或阳虚水泛。受损脏腑少,相对病情较轻,否则多脏受损,则病情较重。标实(水、瘀、痰)证少,病情相对较轻。

心衰若治疗不当,可转为脱证,甚者导致死亡,预后不良。

（迮传顺）

第四章　内科病证的针灸治疗

第一节　感　冒

感冒是由于感受触冒风邪,邪犯肺卫而出现的以鼻塞、流涕、喷嚏、咳嗽、头痛、恶寒、发热、全身不适、脉浮为主要临床表现的疾病。全年均可发病,尤以冬春季多见。主要由于正气不足,机体卫外功能低下,风寒、风热、暑湿等外邪乘虚由皮毛、口鼻而入,引起营卫失调、肺气失宣所致。西医学的上呼吸道感染属于本病的范畴。

一、辨证

本病以恶寒发热、鼻塞、流涕、头痛、咳嗽、脉浮为主要症状,临床根据感受外邪的性质不同分为风寒感冒、风热感冒和暑湿感冒。

(一)风寒感冒

恶寒重,发热轻,或不发热,无汗,鼻塞,流清涕,咳嗽,咯痰液清稀,肢体酸楚,苔薄白,脉浮紧。

(二)风热感冒

微恶风寒,发热重,有汗,鼻塞,流浊涕,咯痰稠或黄,咽喉肿痛,口渴,苔薄黄,脉浮数。

(三)暑湿感冒

身热不扬,汗出不畅,肢体酸重,头痛如裹,胸闷纳呆,口渴不欲饮,苔白腻,脉濡。

二、治疗

(一)针灸治疗

治则:祛风解表。以手太阴、手阳明经及督脉穴位为主。

主穴:列缺、合谷、大椎、太阳、风池。

配穴:风寒感冒者,加风门、肺俞;风热感冒者,加曲池、尺泽、鱼际;暑湿感冒者,加阴陵泉。体虚者,加足三里;鼻塞流清涕者,加迎香;咽喉疼痛者,加少商;全身酸楚者,加身柱;高热惊厥者,三棱针点刺水沟、十宣。

操作:主穴用毫针泻法。风寒感冒,大椎行灸法;风热感冒,大椎行刺络拔罐。配穴中足三里用补法或平补平泻法,少商、委中用点刺出血法,余穴用泻法。

方义:感冒为外邪侵犯肺卫所致,太阴、阳明互为表里,故取手太阴、手阳明经穴列缺、合谷以祛邪解表。督脉主一身之阳气,温灸大椎可通阳散寒,刺络出血可清泻热邪。风池为足少阳经与阳维脉的交会穴,"阳维为病苦寒热",故风池既可疏散风邪,又可与太阳穴相配而清利头目。

(二)其他治疗

1.拔罐

选大椎、身柱、大杼、肺俞,拔罐后留罐 15 分钟起罐,或用闪罐法。本法适用于风寒感冒。风热感冒者可用刺络拔罐法。

2.耳针

选肺、内鼻、屏尖、额,用中、强刺激。咽痛加咽喉、扁桃体,毫针刺。

(李　丽)

第二节　咳　嗽

咳嗽是肺系疾病的主要症状之一。"咳"指有声无痰,"嗽"指有痰无声。临床一般声、痰并见,故统称咳嗽。根据病因可分为外感咳嗽和内伤咳嗽两大类。外感咳嗽是外感风寒、风热之邪,使肺失宣降,肺气上逆而致。内伤咳嗽多为脏腑功能失调所致,如肺阴亏损,失于清润;或脾虚失运,聚湿生痰,上渍于肺,肺气不宣;或肝气郁结,气郁化火,火盛灼肺,阻碍清肃;或肾失摄纳,肺气上逆,均可导致咳嗽。

西医学的上呼吸道感染、急慢性支气管炎、支气管扩张、肺炎、肺结核等的咳嗽症状属于本病范畴。

一、辨证

本病以咳嗽为主要症状,临床根据病因的不同分为外感咳嗽和内伤咳嗽。

(一)外感咳嗽

咳嗽病程较短,起病急骤,多兼有表证。

1.外感风寒

咳嗽声重,咽喉作痒,咯痰色白、稀薄,头痛发热,鼻塞流涕,形寒无汗,肢体酸楚,苔薄白,脉浮紧。

2.外感风热

咳嗽气粗,咯痰黏稠、色黄,咽痛,或声音嘶哑,身热头痛,汗出恶风,舌尖红,苔薄黄,脉浮数。

(二)内伤咳嗽

咳嗽起病缓慢,病程较长,可兼脏腑功能失调症状。

1.痰湿侵肺

咳嗽痰多色白,呈泡沫状,易于咯出,脘腹胀闷,神疲食欲缺乏,舌淡苔白腻,脉濡滑。

2.肝火灼肺

气逆咳嗽,阵阵而作,面赤咽干,目赤口苦,痰少而黏,不易咯吐,引胁作痛,舌边尖红,苔薄黄少津,脉弦数。

3.肺阴亏损

干咳,咳声短促,以午后黄昏为剧,少痰,或痰中带血,潮热盗汗,形体消瘦,两颊红赤,神疲乏力,舌红少苔,脉细数。

二、治疗

(一)针灸治疗

1.外感咳嗽

治则:疏风解表,宣肺止咳。以手太阴经穴为主。

主穴:肺俞、中府、列缺。

配穴:外感风寒者,加风门、合谷;外感风热者,加大椎。

操作:毫针泻法,风热可疾刺,风寒留针或针灸并用,或针后在背部腧穴拔罐。中府、风门、肺俞等背部穴不可深刺,以免伤及内脏。

方义:咳嗽病变在肺,按俞募配穴法取肺俞、中府以理肺止咳、宣肺化痰;列缺为肺之络穴,可散风祛邪,宣肺解表。

2.内伤咳嗽

治则:肃肺理气,止咳化痰。以手、足太阴经穴为主。

主穴:肺俞、太渊、三阴交、天突。

配穴:痰湿侵肺者,加丰隆、阴陵泉;肝火灼肺者,加行间;肺阴亏虚者,加膏肓。

操作:主穴用平补平泻法,可配用灸法。

方义:内伤咳嗽易耗伤气阴,使肺失清肃,故取肺俞调理肺气;太渊为肺经原穴,可肃肺、理气、化痰;三阴交可疏肝健脾,化痰止咳;天突为局部选穴,可疏导咽部经气,降气止咳。四穴合用,共奏肃肺理气、止咳化痰之功。

(二)其他治疗

1.穴位注射

选定喘、大杼、风门、肺俞,用维生素 B_1 注射液或胎盘注射液,每次取 $1\sim2$ 穴,每穴注入药液 0.5 mL,选穴由上而下依次轮换,隔天 1 次。本法用于慢性咳嗽。

2.穴位贴敷

选肺俞、定喘、风门、膻中、丰隆,用白附子(16%)、洋金花(48%)、川椒(33%)、樟脑(3%)制成粉末。将药粉少许置穴位上,用胶布贴敷,每 $3\sim4$ 小时更换 1 次,最好在三伏天应用。亦可用白芥子、甘遂、细辛、丁香、苍术、川芎等量研成细粉,加入基质,调成糊状,制成直径 1 cm 圆饼,贴在穴位上,用胶布固定,每 $3\sim4$ 小时更换 1 次,5 次为 1 个疗程。

(李 丽)

第三节 头 痛

一、偏头痛

偏头痛是一种反复发作性的头痛,发病常有季节性,有遗传倾向,女性多发,首次发病多在青春期前后。病因复杂,至今尚不十分清楚。有人认为颈交感神经反应性激惹、过敏、短暂性脑水肿、短暂性垂体肿胀、内分泌障碍、精神因素与本病的发生有一定关系。

(一)临床表现

(1)常在疲劳、紧张、情绪激动、睡眠欠佳、月经期、特定季节发病。

(2)部分患者有短暂的前驱症状:嗜睡、精神不振或过分舒适、视物模糊、畏光、闪光、彩色火星、流泪、盲点、偏盲,或有肢体感觉异常、运动障碍等。

(3)头痛大多位于额、颞、眼区周围,局限于一侧,个别为双侧,呈剧烈跳痛、钻痛、胀裂痛,持续数小时至1~2天,间隔数天或数月后再发。

(4)可伴有胃肠道及自主神经症状:恶心、呕吐、腹胀、腹泻、多汗、流泪、面色苍白、皮肤青紫、心率加快或减慢。

(5)还有特殊类型的偏头痛:①眼肌麻痹型偏头痛:发作时伴有眼肌的麻痹,眼肌麻痹常在数天内恢复。②内脏型偏头痛:发作时伴有消化道症状或盆腔内疼痛。③基底动脉型偏头痛:枕颈部的发作性头痛,伴有共济失调、眩晕、耳鸣、口舌麻木等。

(二)辅助检查

可根据不同原因或不同的类型选用不同的检查项目,但多无特异性。

(三)体针疗法

1.处方

取穴分为六组,第一组取鱼腰、太阳、阳白;第二组取百会、风池等;第三组取相关节段内远隔部位的穴位,如膻中、紫宫、内关、神门等;第四组取相关节段内远隔部位的穴位,如胸1~5夹脊穴、大杼、肺俞、厥阴俞;第五组取足三里、内庭;第六组取三阴交、太溪。

第一组、第三组、第五组穴位为一处方;第二、第四组、第六组穴位为一处方。两种处方交替使用,每次取用7~8穴即可(指取用的穴位总个数,下同)。患侧取穴为主。

2.操作方法

常规消毒后,选用28~30号毫针,向下平刺阳白0.7±0.1寸,向后平刺太阳1.2±0.2寸;横向平刺鱼腰0.7±0.1寸。向前平刺百会1.2±0.2寸;向鼻尖方向斜刺风池1.0±0.2寸。向脊柱方向45°角斜刺胸1~5夹脊穴、大杼、肺俞、厥阴俞0.6±0.2寸。向下平刺膻中、紫宫1.2±0.2寸;直刺内关1.2±0.2寸;直刺神门0.4±0.1寸。直刺足三里2.0±0.5寸,直刺内庭0.8±0.2寸。直刺三阴交1.4±0.2寸,直刺太溪0.8±0.2寸。

每天针刺1~2次,每次留针30分钟,留针期间行针3~5次。均用中等强度捻转手法,捻转的幅度为2~3圈,捻转的频率为每秒2~4个往复,每次行针10~30秒。

3.按语

本病的发病原因虽不十分清楚,但被认为是一种血管舒缩功能障碍性疾病,而血管的运动障碍又与支配神经的功能异常有关,因而又有人将本病称之为血管舒缩性头痛、血管神经性头痛。在针刺治疗本病时,应考虑到这两个方面的病理机制。头部血管分布着来自$T_{1~5}$的自主神经,所以主要穴位应选在$T_{1~5}$节段区内。通过调节相应节段的自主神经的功能来恢复血管的正常舒缩活动,选用第二组、第四组穴位的目的就在于此。因自主神经的功能又是由高位中枢控制的,而头部的一些穴位对高位中枢的机能有良好的调节作用,故而取用第一组、第二组穴位。取用第五组、第六组穴位,旨在调节患者的内分泌机能和5-HT的水平,此外,针刺这几个穴位对自主神经的机能或消化道机能也有调节作用。

因偏头痛的发生是由于头皮或硬脑膜血管的反应性扩张而发生局限性水肿所致,所以针刺时使用中等强度刺激手法为宜,这样既可以通过调节自主神经的功能而间接调节血管的舒缩功能,又可起到一定的镇痛作用。如果单纯地为了追求镇痛效果,而采用强烈的刺激手法,有可能抑制交感神经的功能,使已经处于扩张状态的血管受到进一步抑制,反而事与愿违。

需要说明一点,有的患者有明显的前驱症状,如果恰在前驱症状期就诊,则可先用较强的刺激手法针刺,前驱症状期过后再用中等强度刺激手法针刺。因为前驱症状的出现是由于颈内动脉分支的一过性痉挛引起脑局限性缺血所致,此时应首先缓解动脉的痉挛,故而先采用较强的刺激手法为宜。

(四)电针体穴疗法

1.处方

与体针疗法的选穴相同。取穴分为六组,第一组取印堂、鱼腰、太阳、阳白;第二组取百会、风池等;第三组取相关节段内远隔部位的穴位,如膻中、玉堂、紫宫、华盖、内关、神门等;第四组取相关节段内远隔部位的穴位,如 $T_{1\sim5}$ 夹脊穴、大杼、风门;第五组取足三里、内庭;第六组取三阴交、太溪。

第一组、第三组、第五组穴位为一处方;第二组、第四组、第六组穴位为一处方。两种处方交替使用,每次取用 4～6 穴即可(指取用的穴位总个数,包括左右两侧的穴位。下同)。患侧取穴为主。

2.操作方法

分为两步,第一步,进针操作与体针疗法一样;第二步为电针疗法操作方法。第一步操作完毕后,在第一组(头部的穴位)与第三组、第五组穴位之间,在第二组(头部的穴位)、第六组穴位与第四组穴位之间,分别连接电针治疗仪的两极导线,采用疏密波,刺激量的大小以出现明显的局部肌肉颤动或患者能够耐受为宜。每次电针治疗 20 分钟,每天治疗 1～2 次。

(五)灸法

多与针刺法配合使用,而且不能用于面部的穴位。

1.处方

取穴分为三组,第一组取胸 1～2 夹脊穴、大杼、风门、三阴交、太溪;第二组取膻中、紫宫、内关、神门、足三里、内庭。两组穴位交替使用。每次取用 3～4 穴即可。第三组取头部的穴位,如印堂、鱼腰、太阳、阳白、百会、风池等,第三组穴位使用针刺法。

2.操作方法

第一组、第二组交替使用,用艾条温和灸,或用隔姜灸,每穴灸 15 分钟,使局部有明显的温热感为宜。第三组穴位每次均用。可先针第三组,再灸第一组、第二组。每天治疗 1～2 次。

(六)耳针疗法

1.处方

主穴、配穴同时取用,两侧交替。

主穴:典型偏头痛与普通型偏头痛均取一侧的颞区、大脑皮质、皮质下。

配穴:取另一侧的耳穴,女性患者加取卵巢区;丛集型偏头痛加取眼区;偏瘫型偏头痛取穴同典型偏头痛;基底动脉型偏头痛加取脑干区、枕颈区;眼肌瘫痪型加取脑干;内脏型和典型者加取胃区。

2.操作方法

常规消毒后,用 28 号 0.5～1.0 寸毫针斜刺或平刺耳穴。每天针刺 1～2 次,每次留针 20 分钟,留针期间行针 2～3 次,用中等强度捻转手法,捻转的幅度为 2～3 圈,捻转的频率为每秒 2～4 个往复,每次行针 5～10 秒。

3.按语

按照常规,对于头痛的针刺治疗应该采用强刺激手法,然而对于本病的治疗却采用了中等强度刺激手法,原因何在呢?因为本病是一种发作性血管舒缩障碍性疾病,典型的偏头痛每次发作都包括一个动脉收缩期(主要是颅内动脉)和一个动脉扩张期(主要是颅外动脉),先发生颅内动脉收缩,使脑血流灌注量减少,而引起先兆症状,后发生颅外动脉扩张而引起头痛。其他各型也既有血管的收缩异常,又有血管的舒张异常。如果用强刺激手法针刺,不利于扩张状态的血管恢复原有的张力,而用弱刺激手法针刺,则不利于降低处于异常收缩状态的血管的张力。为了有效地调节血管的舒缩机能,所以这里采用了中等强度刺激手法。

典型偏头痛发作前有大脑功能失调的先兆出现,所以取用了脑点。其他各型偏头痛虽无典型的大脑功能失调的先兆症状,但是因为本病发作与精神状态有一定关系,精神过劳、紧张、焦虑、激动等均可促使偏头痛发作,所以其他各型偏头痛也应取用脑点,以调节大脑皮质的功能。

另外,偏头痛多见于女性,常在青春期前后发病,发作常与月经周期有关,妊娠期发作减少或停止发作,男女两性于更年期后发作均可完全停止。这说明内分泌情况与本病的发生有关,所以女性患者还应取用卵巢区;男性患者则可加取睾丸区;男女患者还均可加取皮质下区,以进一步调节内分泌系统的机能。

本病虽为偏头痛,根据全息生物医学理论,在使用耳针疗法时,不应只取太阳、额,更重要的是要取用一些能调节中枢神经和内分泌功能的穴位,如脑干、皮质下、大脑皮质、下丘脑等。

(七)电针耳穴疗法

1.处方

主穴、配穴同时取用,两侧交替。

主穴:典型偏头痛与普通型偏头痛均取一侧的颞区、大脑皮质、皮质下。

配穴:取另一侧的耳穴,女性患者加取卵巢区;丛集型偏头痛加取眼区;偏瘫型偏头痛取穴同典型偏头痛;基底动脉型偏头痛加取脑干区、枕颈区;眼肌瘫痪型加取脑干;内脏型和典型者加取胃区。

在上述耳针疗法处方的基础上,选取单侧的体穴内关、后溪、合谷(双侧交替使用)。

2.操作方法

常规消毒后,用 28 号 0.5～1.0 寸毫针斜刺或平刺耳穴。用 28～30 号毫针,直刺内关 1.2±0.2 寸,直刺后溪 0.8±0.2 寸,直刺合谷 1.2±0.2 寸。然后在耳穴与内关、后溪、合谷之间分别连接电针治疗仪的两极导线,采用疏密波,刺激量的大小以出现明显的局部肌肉颤动或患者能够耐受为宜。每次电针 4～6 个穴位(指取用的穴位总个数,下同)(主穴、配穴交替),每次电针 20 分钟。每天治疗1～2 次。没有接电疗仪的耳穴,按普通耳针疗法进行操作。

(八)耳穴贴压疗法

1.处方

主穴、配穴同时取用,两侧交替。

主穴:典型偏头痛与普通型偏头痛均取一侧的颞区、大脑皮质、皮质下。

配穴：取另一侧的耳穴，女性患者加取卵巢区；丛集型偏头痛加取眼区；偏瘫型偏头痛取穴同典型偏头痛；基底动脉型偏头痛加取脑干区、枕颈区；眼肌瘫痪型加取脑干；内脏型和典型者加取胃区。

2.操作方法

用王不留行籽进行贴压法。常规消毒后，用 5 mm×5 mm 的医用胶布将王不留行籽固定于选用的耳穴，每穴固定 1 粒。让患者每天自行按压 3～5 次，每个穴位每次按压 2～3 分钟，按压的力量以有明显的痛感但又不过分强烈为度。隔 2～3 天更换 1 次，双侧耳穴交替使用。

（九）按语

（1）针灸治疗本病具有较好的疗效，治疗几次即可获效。

（2）诊断时应排除占位性病变。

二、丛集性头痛

丛集性头痛亦称偏头痛性神经痛、组胺性头痛、岩神经痛、Horton 头痛。多发于青壮年，男性发病率为女性的 4～7 倍。一般无家族史。

（一）临床表现

（1）患者在某个时期内突然出现一系列的剧烈头痛，许多患者的丛集期惊人地在每年的同一季节发生。一般无先兆症状。

（2）疼痛多见于眼眶或（及）额颞部，头痛为非搏动性剧痛，患者坐立不安或前俯后仰地摇动，为缓解疼痛部分患者用拳击头部。许多患者的头痛在每天的固定时间内出现，每次发作持续 15 分钟至 3 小时，可自动缓解。发作连串持续 2 周到 3 个月（称为丛集期）。

（3）伴同侧眼结膜充血、流泪、眼睑水肿或鼻塞、流涕，有时出现瞳孔缩小、眼睑下垂、脸红颊肿等症状。

（4）间歇期可为数月到数年，其间症状完全缓解，但约有 10%的患者有慢性症状。

（二）辅助检查

检查项目多无特异性。

（三）体针疗法

1.处方

取穴分为六组，第一组取头部的穴位，如印堂、鱼腰、太阳、阳白；第二组取百会、风池等；第三组取相关节段内远隔部位的穴位，如膻中、玉堂、紫宫、华盖、内关、神门等；第四组取相关节段内远隔部位的穴位，如胸 1～5 夹脊穴、大杼、风门；第五组取足三里、内庭；第六组取三阴交、太溪。

第一组、第三组、第五组穴位为一处方；第二组、第四组、第六组穴位为一处方。两种处方交替使用，每次取用 6～8 穴即可。

2.操作方法

常规消毒后，选用 28～30 号毫针，向下平刺印堂、阳白 0.7±0.1 寸，向后平刺太阳 1.2±0.2 寸；横向平刺鱼腰 0.7±0.1 寸。向前平刺百会 1.2±0.2 寸；向鼻尖方向斜刺风池 1.0±0.2 寸。向脊柱方向 45°角斜刺胸 1～2 夹脊穴、大杼、风门 0.6±0.2 寸。向下平刺膻中、玉堂、紫宫、华盖 1.2±0.2 寸；直刺内关 1.2±0.2 寸；直刺神门 0.4±0.1 寸。直刺足三里 2.0± 0.5 寸，直刺内庭 0.8±0.2 寸。直刺三阴交 1.4±0.2 寸，直刺太溪 0.8±0.2 寸。

每天针刺 1～2 次，每次留针 30 分钟，留针期间行针 3～5 次。均用中等强度捻转手法，捻转的幅度为 2～3 圈,捻转的频率为每秒 2～4 个往复,每次行针 10～30 秒。

3.按语

丛集性头痛也被认为是神经血管功能异常所导致的头痛,曾被作为偏头痛的一种特殊类型。所以在治疗上同偏头痛的治疗相类似。在针刺治疗本病时,应考虑到这两个方面的病理机制。头部血管分布着来自 $T_{1\sim5}$ 的自主神经,所以主要穴位应选在 $T_{1\sim5}$ 节段区内。通过调节相应节段的自主神经的功能来恢复血管的正常舒缩活动,选用第二组、第四组穴位的目的就在于此。因自主神经的功能又是由高位中枢控制的,而头部的一些穴位对高位中枢的机能有良好的调节作用,故而取用第一组、第二组穴位。取用第五组、第六组穴位,旨在调节患者的内分泌机能。

需要指出的一点是,使用泼尼松或地塞米松能够有效地阻断多数患者的丛集性发作,从这一点来分析,如果用针刺疗法治疗本病,在设法调节神经血管机能的同时,还应注意提高肾上腺皮质系统的机能,体针疗法中选用三阴交、足三里等穴,就是出于这种考虑。此外,为了有效地提高肾上腺皮质系统的机能,根据新创立的现代时间针灸学理论,上述穴位的针刺时间选在每天下午的 4 时以后为宜。

(四)电针体穴疗法

1.处方

与体针疗法的选穴相同。取穴分为六组,第一组取头部的穴位,如印堂、鱼腰、太阳、阳白;第二组取百会、风池等;第三组取相关节段内远隔部位的穴位,如膻中、玉堂、紫宫、华盖、内关、神门等;第四组取相关节段内远隔部位的穴位,如胸 1～5 夹脊穴、大杼、风门;第五组取足三里、内庭;第六组取三阴交、太溪。

第一组、第三组、第五组穴位为一处方;第二组、第四组、第六组穴位为一处方。两种处方交替使用,每次取用 6～8 穴即可。

2.操作方法

分为两步,第一步,进针操作与体针疗法一样;第二步为电针疗法操作方法。第一步操作完毕后,在第一组(头部的穴位)与第三组、第五组穴位之间,在第二组(头部的穴位)、第六组穴位与第四组穴位之间,分别连接电针治疗仪的两极导线,采用疏密波,刺激量的大小以出现明显的局部肌肉颤动或患者能够耐受为宜。每次电针治疗 20 分钟,每天治疗 1～2 次。

(五)灸法

多与针刺法配合使用,而且不能用于面部的穴位。

1.处方

取穴分为三组,第一组取胸 1～5 夹脊穴、大杼、风门、三阴交、太溪;第二组取膻中、玉堂、紫宫、华盖、内关、神门、足三里、内庭。两组穴位交替使用。第三组取头部的穴位,如印堂、鱼腰、太阳、阳白、百会、风池等,第三组穴位使用针刺法。每组选用 2～3 个穴位即可,交替使用。

2.操作方法

第一组、第二组交替使用,用艾条温和灸,或用隔姜灸,每穴灸 15 分钟,使局部有明显的温热感为宜。第三组穴位每次均用。可先针第三组,再灸第一组、第二组。每天治疗 1～2 次。

(六)耳针疗法

1.处方

主穴、配穴同时取用,两侧交替。

主穴:取一侧的颞区、大脑皮质、皮质下、下丘脑。

配穴:取另一侧的耳穴眼区、脑干区。

2.操作方法

常规消毒后,用 28 号 0.5～1.0 寸毫针斜刺或平刺耳穴。每天针刺 1～2 次,每次留针 20 分钟,留针期间行针 2～3 次,用中等强度捻转手法,捻转的幅度为 2～3 圈,捻转的频率为每秒 2～4 个往复,每次行针 5～10 秒。

3.按语

需要指出的一点是,使用泼尼松或地塞米松能够有效地阻断多数患者的丛集性发作,从这一点来分析,如果用针刺疗法治疗本病,在设法调节神经血管机能的同时,还应注意提高肾上腺皮质系统的机能,耳针疗法中取用下丘脑、皮质下,就是出于这种考虑。此外,为了有效地提高肾上腺皮质系统的机能,根据现代时间针灸学理论,上述穴位的针刺时间选在每天下午的 4 时以后为宜。

(七)电针耳穴疗法

1.处方

主穴、配穴同时取用,两侧交替。

主穴:取一侧的颞区、大脑皮质、皮质下、下丘脑。

配穴:取另一侧的耳穴眼区、脑干区。

在上述耳针疗法处方的基础上,选取单侧的体穴内关、后溪、合谷(双侧交替使用)。

2.操作方法

常规消毒后,用 28 号 0.5～1.0 寸毫针斜刺或平刺耳穴。用 28～30 号毫针,直刺内关 1.2± 0.2 寸,直刺后溪 0.8±0.2 寸,直刺合谷 1.2±0.2 寸。然后在耳穴与内关、后溪、合谷之间分别连接电针治疗仪的两极导线,采用疏密波,刺激量的大小以出现明显的局部肌肉颤动或患者能够耐受为宜。每次电针 4～6 个穴位(主穴、配穴交替使用),每次电针 20 分钟。每天治疗 1～2 次。没有接电疗仪的耳穴,按普通耳针疗法进行操作。

(八)耳穴贴压疗法

1.处方

主穴、配穴同时取用,两侧交替。

主穴:取一侧的颞区、大脑皮质、皮质下、下丘脑。

配穴:取另一侧的耳穴眼区、脑干区。

2.操作方法

用王不留行籽进行贴压法。常规消毒后,用 5 mm×5 mm 的医用胶布将王不留行籽固定于选用的耳穴,每穴固定 1 粒。让患者每天自行按压 3～5 次,每个穴位每次按压 2～3 分钟,按压的力量以有明显的痛感但又不过分强烈为度。隔 2～3 天更换 1 次,双侧耳穴交替使用。还可用埋针疗法,2～3 天更换 1 次。

(九)按语

(1)针灸治疗本病也具有较好的疗效,治疗几次即可获效。

(2)诊断时应排除占位性病变。

三、紧张性头痛

紧张性头痛又称肌收缩性头痛、精神肌源性头痛、单纯头痛、普通头痛等。主要由精神紧张及头颅周围肌肉张力增高所引起。

(一)临床表现

(1)长期焦虑、紧张、抑郁或睡眠障碍、高强度的工作、缺乏适当休息,以及某些单调、机械工种使头颈或肩胛带长期处于不良的姿势等均可诱发本病。

(2)头痛为非搏动性,常为双侧或整个头部的弥漫性紧压痛。枕区的疼痛多牵涉颈项及肩胛区疼痛。头痛的程度多为轻、中度。

(3)头痛影响日常工作,但并不阻止患者的活动。

(4)头颅周围及颈部、肩胛区肌肉有压痛。

(二)辅助检查

检查项目多无特异性。

(三)体针疗法

1.处方

取穴分为两组,第一组取头部、上肢的穴位,如印堂、鱼腰、太阳、百会、风池、合谷、后溪等;第二组取颈部脊髓节段支配区内的穴位(如颈部夹脊穴、玉枕、天柱等)、肩胛区内的穴位(如天宗、秉风、阿是穴等)。两组穴位交替使用,每次取用6~8穴即可,双穴者同时取用。

2.操作方法

常规消毒后,选用28~30号毫针,向下平刺印堂0.7±0.1寸,向后平刺太阳1.2±0.2寸,横向平刺鱼腰0.7±0.1寸,向前平刺百会1.2±0.2寸,向鼻尖方向斜刺风池1.0±0.2寸。直刺合谷1.2±0.2寸,直刺后溪0.8±0.2寸,直刺颈1~4夹脊穴、天柱0.8±0.2寸,平刺玉枕0.8±0.2寸,斜刺天宗、秉风1.0±0.2寸,肩胛区内的阿是穴采用斜刺法,并严格掌握针刺深度。

每天针刺1~2次,每次留针30分钟,留针期间行针3~5次。均用较强刺激手法针刺,捻转的幅度为3~4圈,捻转的频率为每秒3~5个往复,每次行针10~30秒。

3.按语

头部及颈肩部的肌肉主要接受来自颈部脊髓节段神经的支配,所以在选取体穴时,主要应在颈部脊髓节段的支配区内进行,即选用颈部夹脊穴及颈部、肩胛带区、头部的阿是穴等。我们在临床实践中发现,只选用头部的穴位,有时效果并不理想,而同时取用颈夹脊穴或颈部、肩胛带区的阿是穴则能立竿见影。

(四)电针体穴疗法

1.处方

与体针疗法的选穴相同。取穴分为两组,第一组取头部、上肢的穴位,如印堂、太阳、百会、风池、合谷、后溪等;第二组取颈部脊髓节段支配区内的穴位(如颈部夹脊穴、玉枕、天柱等)、肩胛区内的穴位(如天宗、秉风、阿是穴等)等。两组穴位交替使用。每次电针4~6个穴位即可。

2.操作方法

分为两步,第一步,进针操作与体针疗法一样;第二步为电针疗法操作方法。第一步操作完毕后,在第一组的头部穴位与上肢的合谷、后溪之间,在第二组的头部穴位与肩胛区内的穴位之间,分别连接电针治疗仪的两极导线,采用疏密波,刺激量的大小以出现明显的局部肌肉颤动或患者能够耐受为宜。每次电针治疗20分钟,每天治疗1~2次。

(五)梅花针疗法

1.处方

取穴分为三组,第一组取头部的穴位,如前顶、百会、后顶、风池等;第二组取颈部的穴位,如颈部夹脊穴、玉枕、天柱等;第三组取肩胛区内的穴位,如天宗、秉风、阿是穴等。三组穴位同时使用。

2.操作方法

常规消毒后,用较强的刺激手法叩打,叩打的重点部位是头颈部和肩胛带区的压痛点或压痛区。每个穴区每次扣打 3～5 分钟左右,以局部皮肤潮红起丘疹、不出血为度。每天治疗 1～2 次。

(六)灸法

多与针刺法配合使用,而且不能用于面部的穴位。

1.处方

取穴分为三组,第一组取胸 1～5 夹脊穴、大杼、风门、三阴交、太溪;第二组取华盖、紫宫、内关、神门、足三里、内庭。两组穴位交替使用。第三组取头部的穴位,如印堂、太阳、百会、风池等,第三组穴位使用针刺法。

2.操作方法

第一组、第二组交替使用,用艾条温和灸,或用隔姜灸,每穴灸 15 分钟,使局部有明显的温热感为宜。第三组穴位每次均用。可先针第三组,再灸第一组、第二组。每天治疗 1～2 次。

(七)耳针疗法

1.处方

主穴、配穴同时取用,两侧交替。

主穴:取头部对应的单侧耳区,如额、颞区、枕、大脑皮质。

配穴:取另一侧的耳穴,即颈部、肩胛带对应耳区内的敏感点。

2.操作方法

常规消毒后,用 28 号 0.5～1.0 寸毫针斜刺或平刺耳穴。每天针刺 1～2 次,每次留针 20 分钟,留针期间行针 2～3 次,用较强捻转手法,捻转的幅度为 3～4 圈,捻转的频率为每秒 3～5 个往复,每次行针 5～10 秒。

3.按语

使用耳针疗法时,亦应注意选穴的针对性。针刺时均用较强的刺激手法,目的在于有效地缓解肌肉的紧张。

本病虽为头痛,根据全息生物医学理论,在使用耳针疗法时,不应只取颞、额、脑点等头部对应的耳穴,还应取用颈部、肩胛带对应的耳区。

(八)电针耳穴疗法

1.处方

主穴、配穴同时取用,两侧交替。

主穴:取头部对应的单侧耳区,如额、颞区、枕、大脑皮质。

配穴:取另一侧的耳穴,即颈部、肩胛带对应耳区内的敏感点。

在上述耳针疗法处方的基础上,选取单侧的体穴内关、后溪、合谷(双侧交替使用)。

2.操作方法

常规消毒后,用 28 号 0.5～1.0 寸毫针斜刺或平刺耳穴。用 28～30 号毫针,直刺内关 1.2±0.2 寸,直刺后溪 0.8±0.2 寸,直刺合谷 1.2±0.2 寸。然后在耳穴与内关、后溪、合谷之间分别连接电针治疗仪的两极导线,采用疏密波,刺激量的大小以出现明显的局部肌肉颤动或患者能够耐受为宜。每次电针 4～6 个穴位(主穴、配穴交替),每次电针 20 分钟。每天治疗 1～2 次。没有接电疗仪的耳穴,按普通耳针疗法进行操作。

(九)耳穴贴压疗法

1.处方

主穴、配穴同时取用,两侧交替。

主穴:取头部对应的单侧耳区,如额、颞区、枕、脑干、大脑皮质。

配穴:取另一侧的耳穴,即颈部、肩胛带对应耳区内的敏感点。

2.操作方法

用王不留行籽进行贴压法。常规消毒后,用 5 mm×5 mm 的医用胶布将王不留行籽固定于选用的耳穴,每穴固定 1 粒。让患者每天自行按压 3～5 次,每个穴位每次按压 2～3 分钟,按压的力量以有明显的痛感但又不过分强烈为度。隔 2～3 天更换 1 次,双侧耳穴交替使用。

(十)按语

(1)针灸治疗本病具有较好的疗效,治疗几次即可获效。

(2)诊断时应排除占位性病变。

(3)此外,对于焦虑、紧张、抑郁的患者,在使用针刺疗法治疗的同时,应在精神上给予诱导和劝慰。因工作繁重所致者,应设法调节作息规律,适当放松和注意休息。

四、外伤性头痛

头部的各种外伤均可引起头痛。临床表现因受伤部位及组织不同而异。

(一)临床表现

(1)头皮裂伤或脑挫伤后瘢痕形成,刺激颅内外痛觉敏感结构而引起头痛。疼痛部位比较局限,常伴有局部皮肤痛觉过敏。

(2)颈前部受伤累及颈交感神经链,导致支配头颅的交感神经失去控制而引起的头痛属自主神经功能异常性头痛。患者诉说一侧额颞区的发作性头痛,伴同侧瞳孔改变(先扩大后缩小),眼睑下垂及面部多汗。

(3)外伤后因颈肌持续收缩而出现的头痛和肌紧张性头痛的表现相类似,而且常与精神因素有关。

(4)外伤后神经不稳定性头痛常见于脑震荡后遗症,伴有头晕、耳鸣、失眠、注意力不集中,记忆力减退,精神萎靡不振或情绪易激动等症状。无神经系统的器质性损害。头痛与精神因素有一定关系。

(二)辅助检查

检查项目多无特异性。

(三)体针疗法

(1)头皮裂伤或脑挫伤后瘢痕形成,刺激颅内外痛觉敏感结构引起的头痛:取阿是穴、太阳、百会、风池、玉枕、天柱、合谷、后溪等。每次取用 4～7 个即可,交替使用。

常规消毒后,选用 28～30 号毫针,向下平刺阿是穴 0.8±0.2 寸,向后平刺太阳 1.2±0.2 寸,向前平刺百会 1.2±0.2 寸,向鼻尖方向斜刺风池 1.0±0.2 寸。直刺颈 1～4 夹脊穴、天柱 0.8±0.2 寸,平刺玉枕 0.8±0.2 寸,直刺合谷 1.2±0.2 寸,直刺后溪 0.8±0.2 寸。

每天针刺 1～2 次,每次留针 30 分钟,留针期间行针 3～5 次。均用较强刺激手法针刺,捻转的幅度为 3～4 圈,捻转的频率为每秒 3～5 个往复,每次行针 10～30 秒。用较强的刺激手法针刺。每天治疗 1～2 次。每次治疗 20～30 分钟。留针期间行针 3～4 次。

(2)外伤引起的自主神经功能异常性头痛:取穴分为两组,第一组取头部、上肢的穴位,如印堂、太阳、百会、风池、合谷、后溪等;第二组取 $T_{1～5}$ 节段区内的穴位,如相应的夹脊穴、背俞穴、内关、合谷等。每次取用 4～6 个即可,两组穴位交替使用。

常规消毒后,选用 28～30 号毫针,向脊柱方向 45° 角斜刺胸 1～2 夹脊穴、大杼、风门 0.6±0.2 寸。斜刺向下平刺印堂 0.7±0.1 寸,向后平刺太阳 1.2±0.2 寸,向前平刺百会 1.2±0.2 寸,向鼻尖方向斜刺风池 1.0±0.2 寸。直刺合谷、内关 1.2±0.2 寸,直刺后溪 0.8±0.2 寸。

每天针刺 1～2 次,每次留针 30 分钟,留针期间行针 3～5 次。均用较强刺激手法针刺,捻转的幅度为 3～4 圈,捻转的频率为每秒 3～5 个往复,每次行针 10～30 秒。

用较强的刺激手法针刺,捻转的幅度为 3～4 圈,捻转的频率为每秒 3～5 个往复,每次行针 10～30 秒。每天治疗 1～2 次。每次治疗 20～30 分钟。留针期间行针 3～4 次。

(3)外伤后因颈肌持续性收缩引起的头痛:取穴分为两组,第一组取头部、上肢的穴位,如印堂、太阳、百会、风池、合谷、后溪等;第二组取颈部脊髓节段支配区内的穴位(如颈部夹脊穴、玉枕、天柱等)、肩胛区内的穴位(如天宗、秉风、阿是穴等)等。每次取用 4～6 个即可,两组穴位交替使用。

常规消毒后,选用 28～30 号毫针,向下平刺印堂 0.7±0.1 寸,向后平刺太阳 1.2±0.2 寸,向前平刺百会 1.2±0.2 寸,向鼻尖方向斜刺风池 1.0±0.2 寸。直刺合谷 1.2±0.2 寸,直刺后溪 0.8±0.2 寸,直刺颈 1～4 夹脊穴、天柱 0.8±0.2 寸,平刺玉枕 0.8±0.2 寸,斜刺天宗、秉风 1.0±0.2 寸,肩胛区内的阿是穴采用斜刺法,并严格掌握针刺深度。

每天针刺 1～2 次,每次留针 30 分钟,留针期间行针 3～5 次。均用较强刺激手法针刺,捻转的幅度为 3～4 圈,捻转的频率为每秒 3～5 个往复,每次行针 10～30 秒。

(4)外伤后神经不稳定性头痛:取太阳、鱼腰、百会、风池、玉枕、天柱、合谷、后溪等。

常规消毒后,选用 28～30 号毫针,向后平刺太阳 1.2±0.2 寸,横向平刺鱼腰 0.7±0.1 寸,向前平刺百会 1.2±0.2 寸,向鼻尖方向斜刺风池 1.0±0.2 寸。直刺天柱 0.8±0.2 寸,平刺玉枕 0.8±0.2 寸。直刺合谷 1.2±0.2 寸,直刺后溪 0.8±0.2 寸。

每天针刺 1～2 次,每次留针 30 分钟,留针期间行针 3～5 次。用中等强度刺激手法行针,捻转的幅度为 2～3 圈,捻转的频率为每秒 2～4 个往复,每次行针 10～30 秒。

按语:虽然都是外伤性头痛,但因伤及的部位和组织不同,头痛产生的病理生理学机制也各有所异。因此使用针灸疗法时,不能机械地一概"头痛医头",只注重取用头部的穴位,而应当根据不同类型的外伤性头痛的病理生理学过程,科学的选用穴位。譬如外伤后瘢痕形成刺激颅内外痛觉敏感结构引起的头痛、外伤引起自主神经功能异常性头痛及外伤后因颈肌持续性收缩引起的头痛,穴位的选取均不应只限于头部,要做到这一点,确切的诊断是非常重要的。可以说进行疾病的准确诊断,弄清疾病的病理生理,是进行科学选穴的基本前提。这就是说,作为针灸临床医师,仅仅懂得"如何"扎针是远远不够的,应当具有更广博的知识,这也是针灸科学发展对现代针灸临床医师的要求。

(四)电针体穴疗法

(1)头皮裂伤或脑挫伤后瘢痕形成,刺激颅内外痛觉敏感结构引起的头痛:取阿是穴、太阳、百会、风池、玉枕、天柱、合谷、后溪等。每次取用4～6个即可,交替使用。

操作方法分为两步,第一步,进针操作与体针疗法一样;第二步为电针疗法操作方法。第一步操作完毕后,在头颈部穴位与上肢的合谷、后溪之间连接电针治疗仪的两极导线,采用疏密波,刺激量的大小以出现明显的局部肌肉颤动或患者能够耐受为宜。每次电针治疗20分钟,每天治疗1～2次。每次电针4个穴位即可。没有接电针仪的穴位,按普通体针疗法进行操作。

(2)外伤引起的自主神经功能异常性头痛:取穴分为两组,第一组取头部、上肢的穴位,如印堂、太阳、百会、风池、合谷、后溪等;第二组取 $T_{1～5}$ 节段区内的穴位,如相应的夹脊穴、背俞穴、内关、合谷等。每次取用4～6个即可,两组穴位交替使用。

操作方法分为两步,第一步,进针操作与体针疗法一样;第二步为电针疗法操作方法。第一步操作完毕后,在第一组的头部穴位与上肢的合谷、后溪之间,在第二组的夹脊穴、背俞穴与内关、合谷之间,分别连接电针治疗仪的两极导线,采用疏密波,刺激量的大小以出现明显的局部肌肉颤动或患者能够耐受为宜。每次电针治疗20分钟,每天治疗1～2次。每次电针4个穴位即可。

(3)外伤后因颈肌持续性收缩引起的头痛:取穴分为两组,第一组取头部、上肢的穴位,如印堂、太阳、百会、风池、合谷、后溪等;第二组取颈部脊髓节段支配区内的穴位(如颈部夹脊穴、玉枕、天柱等)、肩胛区内的穴位(如天宗、秉风、阿是穴等)等。每次取用4～6个即可,两组穴位交替使用。

操作方法分为两步,第一步,进针操作与体针疗法一样;第二步为电针疗法操作方法。第一步操作完毕后,在第一组的头部穴位与上肢的合谷、后溪之间,在第二组的颈部穴位与肩胛区内的穴位之间,分别连接电针治疗仪的两极导线,采用疏密波,刺激量的大小以出现明显的局部肌肉颤动或患者能够耐受为宜。每次电针治疗20分钟,每天治疗1～2次。每次电针4～6个穴位即可。没有接电疗仪的穴位,按普通体针疗法进行操作。

(4)外伤后神经不稳定性头痛:取太阳、鱼腰、百会、风池、玉枕、天柱、合谷、后溪、内关等。每次电针4～6个穴位即可,交替使用。

操作方法分为两步,第一步,进针操作与体针疗法一样;第二步为电针疗法操作方法。第一步操作完毕后,在头部穴位与上肢的合谷、后溪、内关之间连接电针治疗仪的两极导线,采用疏密波,刺激量的大小以出现明显的局部肌肉颤动或患者能够耐受为宜。每次电针治疗20分钟,每天治疗1～2次。

(五)耳针疗法

1.处方

主穴、配穴同时取用,两侧交替。

主穴:取一侧的大脑皮质、皮质下、脑干。

配穴:取另一侧的耳穴,头皮裂伤或脑挫伤后瘢痕形成,刺激颅内外痛觉敏感结构引起的头痛及外伤引起的自主神经功能异常性头痛,可同时选用或交替选用交感、额区、枕区、颈项区;外伤后因颈肌持续性收缩引起的头痛,取交感、颈项区;外伤后神经不稳定性头痛,取交感。

2.操作方法

常规消毒后,用28号0.5～1.0寸毫针斜刺或平刺耳穴。每天针刺1～2次,每次留针20分钟,留针期间行针2～3次,用中等强度或中等强度以上的刺激手法针刺。

3.按语

应当根据不同类型的外伤性头痛的病理生理学过程,科学的选用穴位。譬如外伤后瘢痕形成刺激颅内外痛觉敏感结构引起的头痛、外伤引起自主神经功能异常性头痛及外伤后因颈肌持续性收缩引起的头痛,耳穴的选取亦不能只限于脑的对应区,而应当考虑到颈部因素和颈交感神经的因素。要做到这一点,确切的诊断是非常重要的。可以说进行疾病的准确诊断,弄清疾病的病理生理,是进行科学选穴的基本前提。

(六)电针耳穴疗法

1.处方

主穴、配穴同时取用,两侧交替。

主穴:取一侧的大脑皮质、皮质下。

配穴:取另一侧的交感、额区、枕区。

在上述耳针疗法处方的基础上,选取单侧的体穴神门、内关、太溪(双侧交替使用)。

2.操作方法

常规消毒后,用28号0.5～1.0寸毫针斜刺或平刺耳穴。用28～30号毫针,直刺神门$0.4\pm$0.1寸,直刺太溪0.8 ± 0.2寸,直刺内关1.2 ± 0.2寸。然后在耳穴与神门、太溪、内关之间分别连接电针治疗仪的两极导线,采用疏密波,刺激量的大小以出现明显的局部肌肉颤动或患者能够耐受为宜。每次电针4个穴位(交替使耳穴),每次电针20分钟。每天治疗1～2次。没有接电疗仪的耳穴,按普通耳针疗法进行操作。

(七)耳穴贴压疗法

1.处方

主穴、配穴同时取用,两侧交替。

主穴:取一侧的大脑皮质、皮质下。

配穴:取另一侧的交感、额区、枕区。

2.操作方法

用王不留行籽进行贴压法。常规消毒后,用5 mm×5 mm的医用胶布将王不留行籽固定于选用的耳穴,每穴固定1粒。让患者每天自行按压3～5次,每个穴位每次按压2～3分钟,按压的力量以有明显的痛感但又不过分强烈为度。隔2～3天更换1次,双侧耳穴交替使用。

(八)按语

(1)针灸治疗本病具有较好的疗效,一般情况下治疗几次即可获效。

(2)使用针刺疗法治疗的同时,应注意休息。

五、颅内低压性头痛

腰椎穿刺后是引起颅内低压性头痛的主要原因。

(一)临床表现

(1)腰椎穿刺后数小时内出现枕部的搏动性头痛,起坐或站立时头痛加剧,平卧后好转。

(2)一般在1～3天内自然恢复,个别患者可持续10～14天。

（二）辅助检查

无特异性检查项目。

（三）体针疗法

1.处方

取穴分为两组，第一组取头部穴位，如风池、太阳、百会等；第二组取肢体部的穴位，如内关、合谷、太溪等。两组穴位同时使用，每次取用 5～7 穴即可。

2.操作方法

常规消毒后，选用 28～30 号毫针，向后平刺太阳 1.2±0.2 寸，向前平刺百会 1.2±0.2 寸，向鼻尖方向斜刺风池 1.0±0.2 寸。直刺内关、合谷 1.2±0.2 寸，直刺太溪 0.8±0.2 寸。

每天针刺 1～2 次，每次留针 30 分钟，留针期间行针 3～5 次。使用中等强刺激手法针刺，捻转的幅度为 2～3 圈，捻转的频率为每秒 2～4 个往复，每次行针 10～30 秒。

（四）电针体穴疗法

1.处方

与体针疗法的选穴相同。取穴分为两组，第一组取头部穴位，如风池、太阳、百会等；第二组取肢体部的穴位，如内关、合谷、太溪等。两组穴位同时使用。

2.操作方法

分为两步，第一步，进针操作与体针疗法一样；第二步为电针疗法操作方法。第一步操作完毕后，在第一组穴位与第二组穴位之间，分别连接电针治疗仪的两极导线，采用疏密波，刺激量的大小以出现明显的局部肌肉颤动或患者能够耐受为宜。每次电针治疗 20 分钟，每天治疗 1～2 次。每次电针 4～6 个穴位即可。没有接电疗仪的穴位，按普通体针疗法进行操作。

（五）梅花针疗法

1.处方

取穴分为两组，第一组取头部的穴位，如前顶、百会、后顶、风池等；第二组取肢体部的穴位，如内关、合谷、足三里等。两组穴位同时使用。

2.操作方法

常规消毒后，用较强的刺激手法叩打，每个穴区每次叩打 3～5 分钟，以局部皮肤潮红起丘疹、不出血为度。每天治疗 1～2 次。

（六）耳针疗法

1.处方

主穴、配穴同时取用，两侧交替。

主穴：取一侧的大脑皮质、皮质下、脑干。

配穴：取另一侧的交感、枕、额。

2.操作方法

常规消毒后，用 28 号 0.5～1.0 寸毫针斜刺或平刺耳穴。每天针刺 1～2 次，每次留针 20 分钟，留针期间行针 2～3 次，使用中等强刺激手法针刺，捻转的幅度为 2～3 圈，捻转的频率为每秒 2～4 个往复，每次行针 10～30 秒。

（七）电针耳穴疗法

1.处方

主穴、配穴同时取用，两侧交替。

主穴:取一侧的大脑皮质、皮质下、脑干。

配穴:取另一侧的交感、枕、颞。

在上述耳针疗法处方的基础上,选取单侧的体穴神门、内关、太溪(双侧交替使用)。

2.操作方法

常规消毒后,用 28 号 0.5～1.0 寸毫针斜刺或平刺耳穴。用 28～30 号毫针,直刺神门 0.4±0.1 寸,直刺三阴交 1.4±0.2 寸,直刺内关 1.2±0.2 寸。然后在耳穴与神门、内关、太溪之间分别连接电针治疗仪的两极导线,采用疏密波,刺激量的大小以出现明显的局部肌肉颤动或患者能够耐受为宜。每次电针 4 个穴位(交替使用耳穴),每次电针 20 分钟。每天治疗 1～2 次。没有接电疗仪的耳穴,按普通耳针疗法进行操作。

(八)耳穴贴压疗法

1.处方

主穴、配穴同时取用,两侧交替。

主穴:取一侧的大脑皮质、皮质下、脑干。

配穴:取另一侧的交感、枕、颞。

2.操作方法

用王不留行籽进行贴压法。常规消毒后,用 5 mm×5 mm 的医用胶布将王不留行籽固定于选用的耳穴,每穴固定 1 粒。让患者每天自行按压 3～5 次,每个穴位每次按压 2～3 分钟,按压的力量以有明显的痛感但又不过分强烈为度。隔 2～3 天更换 1 次,双侧耳穴交替使用。

(九)按语

采用针刺疗法治疗本病的同时,应鼓励患者多饮水,如每天口服盐水 2 000～3 000 mL,取头低位卧床休息有利于头痛缓解。

六、其他原因引起的头痛

眼、鼻、鼻旁窦、耳等部位的许多疾病均可引起头痛。

(一)临床表现

(1)青光眼、虹膜炎、眼眶肿瘤、球后视神经炎、高度远视、眼外肌不平衡等原因均可引起球后或额颞区的疼痛。

(2)鼻腔或鼻旁窦发炎时,因黏膜充血水肿可引起牵涉性头痛。急性鼻旁窦炎时常引起眼球周围或额颞区的头痛。因鼻旁窦内的脓性分泌物经过一夜睡眠后积聚增多,所以患者清晨起床后头痛特别严重,待脓液排出后头痛明显减轻。

(3)急性乳突炎可引起耳后部疼痛。

(4)病毒性膝状神经节带状疱疹引起的疼痛常位于外耳道内或耳后,疼痛数天后出现带状疱疹及面瘫。

(5)颈源性头痛。

此外,鼻腔肿瘤、鼻咽部肿瘤、牙周脓肿、下颌关节功能障碍等均可引起头部的牵涉性疼痛。颅内的占位性病变及高血压亦可引起头痛。

(二)辅助检查

应结合原发性疾病的一系列症状注意进行相应的检查。

（三）治疗

对这一类头痛主要做病因治疗。非占位性病变引起的头痛，可把针灸疗法作为主要的治疗方法来使用。但占位性病变引起的头痛，只能把针灸疗法作为辅助的治疗方法来使用。具体的治疗方法可参考其他的有关文献，在此不作详述。

（四）按语

（1）除占位性病变引起的头痛之外，一般情况下，针灸疗法对各类头痛均具有较好的疗效。

（2）应重点对原发性疾病进行治疗。

（李　丽）

第四节　胸　痹

胸痹是指以胸部闷痛，甚则胸痛彻背，喘息不得卧为主症的一种疾病，轻者仅感胸闷如窒，呼吸欠畅，重者则有胸痛，严重者心痛彻背、背痛彻心，并有短气、喘息等症。胸痹多由年老心肺气虚，或恣食肥甘生冷，或思虑过度，致脾虚生湿，湿痰内蕴，胸阳不展，气机阻滞而引起。以上诸因素均可致心脉阻滞，气血运行不畅，不通则痛而发为胸痹。

西医学的冠状动脉粥样硬化性心脏病、慢性气管炎、肺气肿等发生的胸痛均属于本病范畴。

一、辨证

本病以胸部闷痛，甚则胸痛彻背，短气、喘息为主要症状。根据病因分为虚寒证、痰浊证、瘀血证三型。

（一）虚寒证

胸痛彻背，心悸，胸闷短气，恶寒，肢冷，受寒则甚，舌苔白滑或腻，脉沉迟。

（二）痰浊证

胸部闷痛，或痛引背部，气短喘促，咳嗽，痰多黏腻色白，舌苔白腻，脉缓。

（三）瘀血证

胸痛如刺，或绞痛阵发，痛彻肩背，胸闷短气，心悸，唇紫，舌质黯，脉细涩或结代。

二、治疗

（一）针灸治疗

治则：活血通络，宽胸理气。取俞募穴和手少阴、厥阴经穴位。

主穴：心俞、内关、阴郄、膻中。

配穴：虚寒者，加灸肺俞、风门、气海或关元；痰浊者，加太渊、丰隆；瘀血者，加膈俞。

操作：毫针平补平泻法，内关行捻转泻法1～3分钟。

方义：心俞为心的募穴，可缓解心痛；内关是心包经络穴，能活血通络而止痛；阴郄为心经郄穴，可缓急止痛；膻中为心包经募穴，又为气会，可疏调气机，治心胸疾病。

（二）其他治疗

耳针：取心、小肠、交感、皮质下为主，辅以脑点、肺、肝、胸、枕。每次选 3～5 穴，毫针刺，强刺激，留针 1 小时，隔天 1 次。

（李　丽）

第五节　面　瘫

面瘫是以口眼㖞斜为主要症状的一种疾病。多由络脉空虚，感受风邪，使面部经筋失养，肌肉纵缓不收所致。

西医学的周围性面神经炎属于本病范畴。

一、辨证

本病以口眼㖞斜为主要症状。起病突然，多在睡眠醒后，发现一侧面部麻木、松弛、示齿时口角歪向健侧，患侧露睛流泪、额纹消失、鼻唇沟变浅。部分患者伴有耳后、耳下乳突部位疼痛，少数患者可出现患侧耳道疱疹、舌前 2/3 味觉减退或消失及听觉过敏等症。病程日久，可因患侧肌肉挛缩，口角歪向病侧，出现"倒错"现象。根据发病原因不同可分为风寒证和风热证。

（一）风寒证

多有面部受凉因素，如迎风睡眠，电风扇对着一侧面部吹风过久等。

（二）风热证

多继发于感冒发热之后，常伴有外耳道疱疹、口渴、舌苔黄、脉数等症。

二、治疗

（一）针灸治疗

治则：疏风通络、濡养经脉，取手足少阳、阳明经穴位。

主穴：风池、翳风、地仓、颊车、阳白、合谷。

配穴：风寒加风门、外关；风热加尺泽、曲池。

操作：急性期用平补平泻法，恢复期用补法，面部穴可用透刺法，如地仓透颊车，阳白透鱼腰等。

方义：本病为风邪侵袭面部阳明、少阳脉络，故取风池、翳风以疏风散邪；地仓、颊车、阳白等穴以疏通阳明、少阳经气，调和气血；"面口合谷收"，合谷善治头面诸疾。

（二）其他治疗

1.水针

选翳风、牵正等穴，用维生素 B_1 或 B_{12} 注射液，每穴注入 0.5～1 mL，每天或隔天 1 次。

2.皮肤针

用皮肤针叩刺阳白、太阳、四白、牵正等穴，使轻微出血，用小罐吸拔 5～10 分钟，隔天1次。本法适用于发病初期，或面部有板滞感觉等面瘫后遗症。

3.电针

选地仓、颊车、阳白、合谷等穴。接通电针仪治疗 5～10 分钟,刺激强度以患者感到舒适、面部肌肉微见跳动为宜。本法适用于病程较长者。

(李　丽)

第六节　面　痛

面痛是指以眼、面颊部抽掣疼痛为主要症状的一种疾病。多由于风邪侵袭,阳明火盛、肝阳亢逆、气血运行失畅所致。

西医学的三叉神经痛属于本病范畴。

一、辨证

本病以眼、面颊阵发性抽掣疼痛为主要症状,根据病因不同分为风寒、风热、瘀血面痛。

(一)风寒外袭

疼痛为阵发性抽掣样痛,痛势剧烈,面色苍白,遇冷加重,得热则舒,多有面部受寒因素,舌淡苔白,脉浮紧。

(二)风热浸淫

疼痛阵作,为烧灼性或刀割性剧痛,痛时颜面红赤,汗出,目赤,口渴,遇热更剧,得寒较舒,发热或着急时发作或加重,舌质红,舌苔黄,脉数。

(三)瘀血阻络

面痛反复发作,多年不愈,发作时疼痛如锥刺难忍,面色晦滞,少气懒言,语声低微,舌质紫黯,苔薄,脉细涩。

二、治疗

(一)针灸治疗

治则:疏通经脉,活血止痛。以手、足阳明经穴位为主。

主穴:百会、阳白、攒竹、四白、迎香、下关、颊车、合谷。

配穴:风寒外袭加风门、风池、外关;风热浸淫加大椎、关冲、曲池;瘀血阻络加太冲、血海。

操作:毫针刺,用泻法。

方义:本方以近部取穴为主,远部取穴为辅,旨在疏通面部筋脉气血,散寒清热,活血通络止痛。

(二)其他治疗

1.耳针

选面颊、上颌、下颌、额、神门等穴,每次取 2～3 穴,毫针刺,强刺激,留针 20～30 分钟,约隔 5 分钟行针 1 次;或用埋针法。

2.水针

用维生素 B_{12} 或 B_1 注射液,或用 2% 利多卡因注射液,注射压痛点,每次取 1～2 点,每点注入 0.5 mL,隔 2～3 天注射 1 次。

（李　丽）

第七节　胃　脘　痛

胃脘痛是指以上腹胃脘部疼痛为主要症状的病证。由于疼痛部位近心窝部,古人又称"心痛""胃心痛""心腹痛""心下痛"等。本病多由外感邪气、内伤饮食或情志、脏腑功能失调等导致气机郁滞、胃失所养而引起。

西医学的急性胃炎、慢性胃炎、胃溃疡、十二指肠溃疡、功能性消化不良、胃黏膜脱垂等病以上腹部疼痛为主要症状者,属于本病范畴。

一、辨证

本病以上腹胃脘部疼痛为主要症状。根据发病原因不同可分为寒邪犯胃、饮食停滞、肝气犯胃、气滞血瘀、脾胃虚寒、胃阴不足等证型。

（一）寒邪犯胃

疼痛较剧,得温痛减,遇寒痛增,口不渴,喜热饮,苔薄白,脉弦紧。

（二）饮食停滞

疼痛胀满,嗳腐吞酸,呕吐或矢气后痛减,大便不爽,苔厚腻,脉滑。

（三）肝气犯胃

疼痛胀满,痛连胁肋,嗳气吞酸喜叹息,每因情志因素诱发,苔薄白,脉弦。

（四）气滞血瘀

胃痛拒按,痛有定处,食后痛甚,舌紫黯或有瘀斑,脉细涩。

（五）脾胃虚寒

疼痛缠绵,时轻时重,神疲乏力,纳呆便溏,或泛吐清水,舌淡苔薄,脉虚弱或迟缓。

（六）胃阴不足

隐痛灼热,饥不欲食,咽干口燥,大便干结,舌红少津,脉弦细或细数。

二、治疗

（一）针灸治疗

治则:和胃止痛。以足阳明、手厥阴经穴位及相应募穴为主。

主穴:中脘、内关、足三里、梁丘。

配穴:寒邪犯胃者加胃俞;饮食停滞者加下脘、梁门;肝气犯胃者加太冲;气滞血瘀者加膈俞;脾胃虚寒者加气海、关元、脾俞、胃俞;胃阴不足者加三阴交、内庭。

操作:毫针刺,实证用泻法,虚证用补法。脾胃虚寒者,可针灸并用。

方义:中脘为胃之募穴,足三里为足阳明经合穴、下合穴,两穴合用能和胃止痛。内关是八脉交会穴,通于阴维脉,主治胃痛、恶心。梁丘为足阳明胃经郄穴,善治胃痛。

(二)其他治疗

1.耳针

选脾、胃、肝、交感、神门、皮质下。毫针刺,中等强度,或用埋针法或贴压法。

2.穴位注射

选中脘、足三里、肝俞、胃俞、脾俞,每次取 2 穴,以黄芪、丹参或当归注射液,每穴注入1 mL,每天或隔天 1 次。

（董 梅）

第八节 呃 逆

呃逆是以患者自觉胸膈气逆,喉间呃呃连声,声短而频,不能自主为主要症状的一种病证。呃逆古称"哕""哕逆"。呃逆可单独发生,其症轻微,多持续数分钟至数小时后自愈;亦可继发于其他急慢性疾病的过程中,其症多重,可昼夜不停,或间歇发作,迁延数天至数月不愈。凡饮食不当,情志不遂或正气亏虚均可使胃失和降,气逆动膈而为呃逆。

西医学的单纯性膈肌痉挛及其他疾病如胃肠神经官能症、胃炎、胃扩张、胃癌、肝硬化晚期、脑血管病、尿毒症,以及胃食管手术后等引起的膈肌痉挛属于本病范畴。

一、辨证

自觉气逆上冲,喉间呃呃连声,声短而频,不能自止。呃声或高或低,或疏或密,间歇时间不定。根据临床表现不同可将本病分为胃中寒冷、胃火上逆、肝气犯胃、脾胃阳虚、胃阴不足等证型。

(一)胃中寒冷

呃声沉缓有力,胸膈及胃脘不舒,得热则减,遇寒更甚,口淡纳呆,苔薄白,脉迟缓。

(二)胃火上逆

呃声洪亮有力,冲逆而出,口臭烦渴,喜冷饮,脘腹胀闷,便秘尿黄,舌红,苔黄燥,脉滑数。

(三)肝气犯胃

呃逆连声,常因情志不畅而诱发或加重,胸闷胁胀,脘腹痞满,嗳气纳呆,肠鸣矢气,苔薄白,脉弦。

(四)脾胃阳虚

呃声低长无力,气不得续,腹中冷痛,泛吐清水,脘腹不舒,喜温喜按,手足不温,食少乏力,便溏,舌质淡,苔薄白,脉细弱。

(五)胃阴不足

呃逆短促而不得续,口干咽燥,烦躁不安,不思饮食或食后饱胀,大便干结,舌质红,苔少而干,脉细数。

二、治疗

(一)针灸治疗

治则:和胃降逆止呃。以任脉、足阳明和手厥阴经穴位为主。

主穴:中脘、足三里、内关、膈俞。

配穴:胃寒者,加梁门;胃热者,加陷谷;肝气犯胃者,加期门、太冲;阳虚者,加气海、关元;阴虚者,加太溪。

操作:中脘、足三里穴按证型选用补泻法,内关、膈俞穴用平补平泻法。配穴按虚补实泻法操作。寒证可配艾灸。

方义:中脘为胃募穴,足三里为胃经合穴、下合穴,两穴同用,泻之能清热降气,补之能益气温中;膈俞利膈镇逆,内关和中解郁。

(二)其他治疗

耳针:选膈、交感、胃、肝、脾。毫针刺,强刺激。顽固性呃逆可用埋针法。

(董 梅)

第九节 呕 吐

呕吐是指胃失和降,气逆于上,迫使胃中之物从口中吐出的一种病证。有声有物谓之呕,有物无声谓之吐,有声无物谓之干呕,临床上呕和吐常同时出现,故称呕吐。呕吐既可单独为患,亦可见于多种疾病。本病可由外感、内伤之邪,侵犯胃腑,致使胃失和降,胃气上逆所致。

西医学的急慢性胃炎、胃扩张、贲门痉挛、幽门痉挛、功能性消化不良、胃神经官能症、胆囊炎、胰腺炎、耳源性眩晕、晕动症等引起的呕吐属于本病范畴。

一、辨证

本病以呕吐食物、痰饮、水液,或干呕无物,一天数次,持续或反复发作为主要症状。临床常见有感受外邪、痰饮内阻、肝气犯胃和脾胃虚弱等型。

(一)感受外邪

寒邪客胃见呕吐清水或痰涎,食久乃吐,大便溏薄,头身疼痛,胸脘痞闷,喜暖畏寒,苔白,脉迟;热邪内蕴则食入即吐,呕吐酸苦热臭,大便燥结,口干而渴,喜寒恶热,苔黄,脉数。

(二)痰饮内阻

呕吐清水痰涎,脘闷食欲缺乏,头眩心悸,苔白腻,脉滑。

(三)肝气犯胃

呕吐每因情志不畅时发作,频频嗳气,平时多烦善怒,吞酸,苔薄白,脉数。

(四)脾胃虚弱

饮食稍有不慎,呕吐即易发作,时作时止,呕而无力,食欲缺乏便溏,面色不华,倦怠乏力,舌淡苔薄,脉弱无力。

二、治疗

(一)针灸治疗

治则:和胃降逆,行气止呕。以足阳明、手厥阴经穴位及相应募穴为主。

主穴:内关、足三里、中脘。

配穴:寒邪客胃者加上脘、胃俞;热邪内蕴者加合谷,并可用金津、玉液点刺出血;痰饮内阻者加膻中、丰隆;肝气犯胃者加阳陵泉、太冲;脾胃虚弱者加脾俞、胃俞。腹胀者加天枢;肠鸣者加脾俞、大肠俞;泛酸欲呕者加公孙;食滞者加梁门、天枢。

操作:毫针刺,平补平泻法。配穴按虚补实泻法操作;虚寒者,可加用艾灸。呕吐发作时,可在内关穴行强刺激并持续运针1～3分钟。

方义:内关为手厥阴经络穴,宽胸理气,降逆止呕;足三里为足阳明经合穴,疏理胃肠气机,通降胃气;中脘乃胃之募穴,理气和胃止呕。

(二)其他治疗

1.耳针

选胃、交感、肝、皮质下、神门,每次2～3穴,毫针刺,留针20～30分钟,或用埋针法,或贴压法。

2.穴位注射

选穴参照针灸治疗主穴。用维生素 B_1 或 B_{12} 注射液,每穴注射 0.5～1 mL,每天或隔天1次。

(董　梅)

第十节　黄　疸

黄疸是以面目肌肤黄染、小便黄为临床特征的病证,一般分为阳黄和阴黄二大类。阳黄多属外感引起,病程短;阴黄多属内伤,病程长。本证与西医学所述的黄疸症状含义相同,可见于病毒性肝炎、肝硬化、溶血性黄疸、胆石症、胆囊炎等疾病。

一、病因病机

本证多由感受湿热外邪、饮食所伤、脾胃虚寒等所致。

(一)湿热外袭

外感湿热疫毒,内阻中焦,脾失健运,湿热交蒸于肝胆,肝失疏泄,胆汁外溢,浸淫肌肤,下注膀胱,使目身溲俱黄;若湿热疫毒炽盛,灼伤津液,内入营血,则蒙蔽心包。

(二)饮食所伤

饥饱失常,嗜酒无度,损伤脾胃,湿浊内生,郁而化热,湿热熏蒸肝胆而成。

(三)脾胃虚寒

素体脾胃阳虚,湿浊内生,郁滞中焦,土壅木郁,胆液被阻,泛溢肌肤;如湿从寒化日久,则寒凝血瘀,阻滞胆管。

二、辨证

(一)肝胆湿热

证候:身目俱黄,黄色鲜明,发热口渴,心中懊侬,胸胁胀痛,脘腹胀满,口干而苦,恶心欲吐,小便黄赤,大便秘结或溏泄,苔黄腻,脉弦数。

治法:清热利湿,疏泄肝胆。

(二)湿困脾胃

证候:身目俱黄,黄色晦暗如烟熏,头重身困,胸脘痞满,恶心纳少,腹胀便溏,舌淡,苔腻,脉濡缓或沉迟。

治法:健脾和胃,利湿化浊。

(三)热毒炽盛

证候:发病急骤,黄疸迅速加深,其黄如金,高热烦渴,胁痛腹满,或神昏谵语,或肌肤发斑,衄血便血,或发痉厥,舌红绛,苔黄燥,脉弦数或滑数。

治法:清热解毒,凉血开窍。

(四)寒凝阳衰

证候:身目俱黄病久,黄色晦暗,腹胀脘闷,纳少便溏,神疲畏寒,口淡不渴,舌淡,苔白腻,脉濡缓或沉迟。

治法:温化寒湿,健脾和胃。

三、治疗

(一)针灸治疗

1.肝胆湿热

取穴:胆俞、至阳、太冲、阳陵泉。

随症配穴:恶心欲吐者,加内关。脘闷便溏者,加足三里。发热者,加大椎。便秘者,加天枢。

刺灸方法:针用泻法。

方义:胆俞针之可利胆退黄。至阳为退黄要穴。太冲、阳陵泉疏肝利胆,清泄湿热。

2.湿困脾胃

取穴:脾俞、阴陵泉、三阴交、中脘、胆俞。

随症配穴:大便溏泄者,加关元、足三里。

刺灸方法:针用补泻兼施法,可加灸。

方义:脾俞为脾之背俞穴,与阴陵泉、三阴交相配温运脾胃,利湿化浊。中脘为胃之募穴和腑会,可和胃通腑化浊。胆俞通利胆腑退黄。

3.热毒炽盛

取穴:十二井穴、十宣、大椎、劳宫、涌泉、太冲、至阳。

随症配穴:神昏谵语者,加水沟。皮肤瘀斑者,加膈俞、血海。

刺灸方法:针用泻法。

方义:十二井穴及十宣穴均为急救要穴,点刺出血以清泄血分之热邪,并可开窍醒神。大椎清热。劳宫、涌泉清心开窍。太冲疏泄肝胆,清热利湿。至阳为治黄效穴。

4.寒凝阳衰

取穴:脾俞、章门、足三里、三阴交、关元、胆俞。

随症配穴:神疲畏寒者,加肾俞、命门。胁下癥积者,加痞根。

刺灸方法:针用泻法或平补平泻法,可加灸。

方义:脾俞、章门为俞募配穴,合足三里可温中健脾,散寒化湿。三阴交可化湿通络。关元可助阳以温寒。胆俞利胆退黄。

(二)其他治疗

1.耳针

取肝、胆、脾、胃、神门、皮质下,每次选用 2~4 穴,毫针刺激,留针 30 分钟,每天或隔天1次。

2.穴位注射

取肝俞、脾俞、期门、阳陵泉,每次选用 2~4 穴,以板蓝根、丹参等注射液每穴注射0.5~1 mL,每天1次,10 次为 1 个疗程。

(董 梅)

第十一节 胁 痛

胁痛是指一侧或双侧胁肋部疼痛的病证,古称季胁痛。所谓胁,乃指侧胸部从腋下始至第12 肋骨部之统称。肝胆位于胁部,其脉分布两胁,气滞、瘀血、湿热等实邪闭阻胁肋部经脉,或精血亏损,胁肋部脉络失养,均可导致胁痛。

西医学的急慢性肝炎、肝硬化、肝癌、急慢性胆囊炎、胆石症、胆管蛔虫症、肋间神经痛、胸胁部扭挫伤等属于本病范畴。

一、辨证

一侧或双侧胁肋部疼痛,疼痛性质可为刺痛、窜痛、胀痛或隐痛,常反复发作。

(一)肝气郁结

胁肋胀痛,走窜不定,疼痛每因情志变化而增减,胸闷,喜叹息,得嗳气或矢气则舒,纳呆食少,脘腹胀满,苔薄白,脉弦。

(二)瘀血阻络

胁肋刺痛,固定不移,入夜尤甚,舌质紫黯,脉沉涩。

(三)湿热蕴结

胁肋胀痛,触痛明显,拒按,口干苦,胸闷纳呆,恶心呕吐,小便黄赤,或有黄疸,苔黄腻,脉弦滑而数。

(四)肝阴不足

胁肋隐痛,绵绵不休,遇劳加重,口干咽燥,头晕目眩,两目干涩,舌红少苔,脉弦细或细数。

二、治疗

（一）针灸治疗

治则：疏肝利胆，行气止痛。以足厥阴、足少阳经穴位为主。

主穴：期门、阳陵泉、支沟、足三里。

配穴：肝气郁结者加行间、太冲；瘀血阻络者加膈俞、期门、阿是穴；湿热蕴结者加中脘、三阴交；肝阴不足者加肝俞、肾俞。

操作：主穴毫针刺，用泻法。期门、膈俞、肝俞等穴不宜直刺、深刺，以免伤及内脏；瘀血阻络者，可用三棱针点刺膈俞、期门、阿是穴出血或再加拔火罐。

方义：肝胆经布于胁肋，故近取肝经期门、远取胆经阳陵泉疏利肝胆气机，行气止痛；取支沟以疏通三焦之气，配足三里和胃消痞，取"见肝之病，当先实脾"之意。

（二）其他治疗

1.耳针

选肝、胆、胸、神门，毫针浅刺，留针 30 分钟，也可用贴压法。

2.皮肤针

用皮肤针叩胸胁疼痛部位，加拔火罐。本法适用于劳伤胁痛。

3.穴位注射

用 10％葡萄糖注射液 10 mL，或加维生素 B_{12} 注射液 0.1 mg，注入相应部位的夹脊穴，每穴注射0.5～1 mL。适用于肋间神经痛。

（董　梅）

第十二节　癃　闭

癃闭是以排尿困难、尿量减少，甚至小便闭塞不通为主要表现的一种病证。"癃"是指小便不利，点滴而下，病势较缓；"闭"是指小便不通，欲溲不下，病势较急。癃与闭常合称癃闭。多见于产后妇女、手术后患者及老年男性。由于外邪侵袭、饮食不节、情志内伤、体虚久病、外伤等引起肾和膀胱气化失司所导致。

西医学的膀胱、尿道器质性和功能性病变及前列腺疾病等所造成的排尿困难和尿潴留均属本病范畴。

一、辨证

本病起病可突然发作，或逐渐形成。证见小便不通，少腹胀大，少腹急痛，烦躁不安等。病情严重时，还可见头晕、头痛、恶心、呕吐、胸闷、喘促、水肿，甚至神昏等。根据其临床表现可分为湿热内蕴、肝郁气滞、瘀浊闭阻和脾肾亏虚型。

（一）湿热内蕴

小便闭塞不通，努责无效，小腹胀急而痛，烦躁口渴，或口渴不欲饮，或大便不畅，舌质红，苔黄腻。

(二)肝郁气滞

小便不通或通而不畅,多烦善怒,胁腹胀满疼痛,舌红,苔黄,脉弦。

(三)瘀浊闭阻

多有外伤或手术损伤病史。小便不通或通而不畅,小腹满痛,舌紫黯或有瘀点,脉涩。

(四)脾肾亏虚

小便淋沥不爽,排出无力,甚至点滴不通,精神疲惫,气短食欲缺乏,大便不坚,小腹坠胀,腰膝酸软,畏寒乏力,舌质淡,脉沉细。

二、治疗

(一)针灸治疗

治则:调理膀胱,行气通闭。以任脉、足太阳及足太阴经穴位为主。

主穴:秩边、三阴交、关元、中极、膀胱俞、三焦俞、肾俞。

配穴:湿热内蕴者,加委阳、尺泽;肝郁气滞者,加太冲、大敦;瘀血阻滞者,加曲骨、次髎、血海;中气不足者,加气海、脾俞、足三里;肾气亏虚者,加太溪、复溜。

操作:毫针刺,实证用泻法,虚证用补法。

方义:秩边为膀胱经穴,可调理膀胱;三阴交可通调足三阴经气血,消除瘀滞;关元为任脉与足三阴经交会穴,中极为膀胱募穴,中极配膀胱之背俞穴,俞募相配,关元透中极,均能起到鼓舞膀胱气化功能的作用;三焦俞通调三焦,配肾俞可促进膀胱气化功能。

(二)其他治疗

1.耳针

选肾、膀胱、肺、肝、脾、三焦、交感、神门、皮质下、腰骶椎。每次选3~5穴,用毫针中强刺激,或用揿针埋藏,或用王不留行籽贴压。

2.穴位敷贴

选神阙穴。用葱白、冰片、田螺或鲜青蒿、甘草、甘遂各适量,混合捣烂后敷于脐部,外用纱布固定,加热敷。

3.取嚏或探吐

用消毒棉签,向鼻中取嚏或喉中探吐;也有用皂角粉末 0.3~0.6 g 吹鼻取嚏。

4.电针

取双侧维道,沿皮刺,针尖向曲骨透刺 2~3 寸,通脉冲电 15~30 分钟。

(董　梅)

第五章 外科病证的针灸治疗

第一节 风　疹

风疹是以异常瘙痒,皮肤出现成块、成片状风团为主症的常见过敏性皮肤病,因其时隐时起,遇风易发,故又称为瘾疹、风疹块。本证多因体质虚弱,腠理不固,风邪乘虚而入,过于肌肤而成;或食用鱼虾荤腥食物,以及肠道寄生虫等,导致胃肠积热,复感风邪,使内不得疏泄,外不得透达,郁于肌肤之间而发。

西医学中,风疹多见于急、慢性荨麻疹。

一、辨证要点

主症:发病时在皮肤上突然出现大小不等、形状不一的风团,成块或成片,高起皮肤,边界清楚,有如蚊虫叮咬之疙瘩,其色或红或白,瘙痒异常,发病迅速,消退亦快,此起彼伏,反复发作,消退后不留任何痕迹。

风邪袭表:发作与天气变化有明显关系,其疹块以露出部位如头面、手足为重,常兼有外感表证。

胃肠积热:发作与饮食因素有明显关系,伴有脘腹胀痛,大便秘结,小便黄赤,或恶心呕吐,肠鸣泄泻,舌红赤,苔黄腻,脉滑数。

血虚风燥:若病久不愈,热伤阴血,午后或夜间加剧,伴心烦少寐,口干,手足心热,舌红少苔,脉细数无力。

二、治疗

(一)基本治疗

治法:疏风清热,活血调营。取手阳明、足太阴经穴为主。

主穴:曲池、合谷、血海、三阴交、膈俞。

配穴:风邪袭表者配大椎、鱼际、肩髃;肠胃积热者配足三里、天枢、内庭;血虚风燥者配足三里。

方义:曲池、合谷同为阳明经穴位,既可疏风解表,又能清泻阳明,故风邪袭表、肠胃积热者皆可用之。血海、三阴交属足太阴,主血分病,调营活血。膈俞为血之会穴,活血祛风,取"治风先治血,血行风自灭"之义。诸穴合用共奏疏风清热、活血调营之功。

操作:毫针刺,用泻法。血虚风燥者配穴用补法。

(二)其他治疗

1.拔罐法

在神阙穴拔火罐,留罐5分钟,用闪罐法反复拔罐5分钟至穴位局部充血,每天1次,3次为1个疗程。

2.耳针法

选取神门、肾上腺、肺、枕、胃。根据辨证,每次选3~4穴,毫针刺,用中等强度刺激,每次留针30分钟,每天1次。亦可用揿针埋藏或王不留行籽贴压,隔天1次。

3.皮肤针法

选风池、血海、夹脊(第2~5胸椎、第1~4骶椎),用皮肤针沿经轻叩,急性者每天1次,慢性者隔天1次,每次叩打20分钟,穴区重叩至点状出血。

三、按语

(1)针灸治疗风疹疗效较好,多以手阳明、足太阴经穴为主,曲池、血海穴多选。对慢性患者则常用肺俞、膈俞、肝俞、脾俞等益气固表、活血化瘀。急性荨麻疹用神阙拔罐见效快。难治性风疹可采用粗针疗法,刺激穴位可选神道穴。

(2)应详细询问发病时所服用与接触的食物、药物,有无感染或其他慢性疾病及家庭遗传因素。本病若多次反复发作,需查明原因,作针对性治疗。凡属体质过敏者,应忌食鱼腥等食物,便秘者保持大便通畅。

(高尚忠)

第二节 痄 腮

痄腮是以发热、耳下腮部肿胀疼痛为主症的一种急性传染性疾病,俗称"蛤蟆瘟"。多发于冬春季节,好发于3~9岁儿童。本证多因外感风温邪毒,从口鼻而入,挟痰化火,遏阻少阳、阳明经脉,郁结于腮部所致。少阳与厥阴相表里,足厥阴之脉循少腹络阴器,若受邪较重则常并发少腹痛、睾丸肿胀。若温毒炽盛,热极生风,内窜心肝,则出现高热、昏迷、痉厥等变证。

西医学中,痄腮多见于流行性腮腺炎。

一、辨证要点

主症:耳下腮部肿胀疼痛,咀嚼困难,或伴有发热。

温毒在表:患者仅觉耳下腮部酸痛肿胀,而无其他见症,可在数天内逐渐肿消痛止。较重者,初起有恶寒、发热、全身轻度不适等症。

热毒蕴结:发热,耳下腮部红肿热痛、坚硬拒按,咀嚼困难。

温毒内陷:高热烦渴,或睾丸肿痛,甚则神昏抽搐。

二、治疗

(一)基本治疗

治法:清热解毒,消肿散结。取手少阳、手足阳明经穴为主。

主穴:翳风、颊车、外关、关冲、合谷。

配穴:温毒在表者配风池、少商;热毒蕴结者配商阳、曲池;温毒内陷、神昏抽搐者配水沟、十宣或十二井穴;睾丸肿痛者配太冲、曲泉。

方义:从患病部位看,本病以少阳经为主,牵及阳明经,故取手足少阳之会翳风、足阳明经穴颊车,均属局部取穴,以宣散患部气血的蕴结。远取手少阳络穴外关、井穴关冲及手阳明经原穴合谷,以清泻少阳、阳明两经之郁热温毒,且外关通阳维脉,"阳维为病苦寒热",与擅治头面之疾的合谷同用,更有疏风解表、清热消肿之功。

操作:毫针刺,用泻法。关冲及商阳、十宣、十二井穴用三棱针点刺出血。

(二)其他治疗

1.灯火灸法

选取角孙穴,单侧患者取患侧,双侧患者取双侧。先剪短穴区头发,穴位常规消毒,取灯心草蘸植物油点燃,迅速触点穴位,并立即提起,可闻及"叭"的一声。一般灸治1次即可,若肿势不退,次日再灸1次。

2.耳针法

选取面颊、肾上腺、耳尖、对屏尖。耳尖用三棱针点刺出血,余穴均用毫针强刺激,每次留针20～30分钟,每天或隔天1次。

三、按语

(1)针灸治疗本病疗效较好,常用方法是灯火灸和刺络放血。此外,穴位注射法、梅花针叩刺、局部微波照射等对本病局部炎症的吸收均有益。

(2)若有严重合并症,应采取综合治疗。

(3)流行季节针灸翳风、合谷、足三里等穴,可以起到预防作用。

(4)本病有传染性,自患者起病至腮腺肿胀完全消退期间,需注意隔离。

(高尚忠)

第三节　乳　癖

乳癖又称乳痰、乳核,是妇女乳房部常见的慢性肿块。多见于中老年妇女。西医学称为乳腺小叶增生和慢性囊性增生。表现为乳房发生单个或多个大小不等的肿块,质地坚韧或呈囊性感,边界清楚,活动度好;肿块随情绪变化增长,与月经周期有关。本病主要由于雌激素代谢障碍,尤其是雌、孕激素比例失调,使乳房各部分的增生程度参差不齐所致。部分患者的病情与月经周期有关。

中医认为本病多由忧郁思虑,肝失条达,心脾郁结,气血失调,痰湿阻滞乳络而成;或因冲任失调,肝肾阴虚,经脉失养而成。

一、辨证

以单侧或双侧乳房出现大小不等,形态不一,边界不清,推之可动的肿块为特征,伴胀痛或触痛。与月经周期及情志变化密切相关,往往在月经前疼痛加重,月经来潮后减轻或消失。乳腺红外线热图像扫描、乳房钼靶 X 线片有助于诊断。

(一)肝郁气滞

乳房肿块和疼痛随喜怒消长,伴急躁易怒、胸闷胁胀、心烦、口苦、喜叹息、经行不畅,苔薄黄,脉弦滑。

(二)痰湿阻络

乳房肿块坚实,胸闷不舒,恶心欲呕,头重身重,苔腻,脉滑。

(三)冲任失调

多见于中年妇女,乳房肿块和疼痛在月经前加重,经后缓解,伴腰酸乏力、神疲倦怠、月经失调、色淡量少,舌淡,脉沉细。

二、论治

(一)针灸

治则:肝郁气滞、痰湿阻络者疏肝理气,化痰散结,以针刺为主,泻法;冲任失调者调理冲任,软坚散结,以针刺为主,平补平泻。

处方:膻中、乳根、屋翳、期门、丰隆。

方义:本病病位在乳,涉及肝、胃两经,以足阳明经腧穴为主。膻中、乳根均位于乳房局部,膻中为气之会穴,乳根属于胃经,刺之可宽胸理气,消除患部气血之瘀阻;屋翳宣畅乳部经气,散结化滞;期门邻近乳房,又为肝之募穴,善疏肝理气,化滞散结;丰隆为胃经之络穴,功擅除湿化痰,通络消肿。

加减:肝郁气滞加太冲、肩井以疏肝胆之气,解郁止痛;痰湿阻络加内关、中脘、足三里化痰通络,消肿止痛;冲任失调加关元、三阴交、肝俞、肾俞补益肝肾,调理冲任。

操作:膻中向患侧乳房横刺,乳根向上刺入乳房底部,屋翳、期门沿肋间隙向外斜刺或刺向乳房,三穴均不能直刺、深刺,以免伤及内脏;余穴常规针刺。

(二)皮内针法

取屋翳穴。将皮内针由内向外平刺入皮下,以患者活动两臂不觉胸部疼痛为宜,用胶布固定,留针2~3 天。留针期间每天按压2~3 次。

(三)耳针疗法

取内分泌、交感、皮质下、胸、内分泌、肝。毫针中等度刺激;或用王不留行籽贴压。

(四)穴位注射

用当归注射液或丹参注射液,每次选 2~3 穴,每穴注入药液0.5 mL左右。

三、按语

(1)针刺对本病有较好的疗效,能使乳房的肿块缩小或消失。

（2）应及时治疗月经失调及子宫、附件的慢性炎症。少数患者有癌变的可能，必要时应手术治疗。

（3）保持心情舒畅。控制脂肪类食物的摄入。

四、现代研究

乳腺增生与人体内分泌功能失调有关。研究表明，在乳腺增生患者的血中雌二醇及泌乳素含量远高于正常水平。两者含量过高与本病发生有密切关系。针刺作用于机体后，可以调整人体失衡的内分泌功能，通过针灸调整垂体-卵巢轴的分泌功能，使患者血液中雌激素及泌乳素的含量得以调整、降低，使之趋于正常水平；进而使增生的乳腺组织恢复正常，使乳腺增生病证得以有效的治疗。

（高尚忠）

第四节　乳　痈

乳痈系指乳房红肿疼痛，乳汁排出不畅，以致结脓成痈的急性化脓性病证。多发于产后哺乳的产妇，尤其是初产妇更为多见。发病多在产后2～4周。发于妊娠期的称为"内吹乳痈"；发于哺乳期的称为"外吹乳痈"。相当于西医学的急性化脓性乳腺炎。本病多因乳头发育不良，妨碍哺乳，或乳汁过多，不能完全排空，或乳管欠通畅，影响排乳，致使乳汁淤积，入侵细菌繁殖而发病。

中医认为多由忧思恼怒，肝气失于疏泄，或过食肥甘厚味，胃腑积热，致使肝气、胃热相互郁结，经络气血蕴热阻滞，结肿成痈；或因产妇乳头皲裂，乳汁不能吸尽而结；或因产后虚弱，外邪易于侵入；或因乳汁壅滞，或因胎气旺盛，胸满气胀，气机失于疏泄。

一、辨证

本病以乳房红肿热痛为主要症状，同时伴有恶寒、发热、口渴、便秘等。患侧乳房可触及硬块、压痛，患侧腋下淋巴结肿大。实验室检查可见白细胞计数明显增高。

（一）气滞热壅（初期）

患侧乳汁淤积，乳房局部皮肤微红，肿胀热痛，触之有肿块，伴有发热、口渴、食欲缺乏，苔黄、脉数。

（二）热毒炽盛（成脓期）

乳房内肿块逐渐增大，皮肤灼热掀红，触痛明显，持续性、波动性疼痛加剧，伴高热、口渴、小便短赤、大便秘结，舌红、苔黄腻，脉洪数。

（三）正虚邪恋（溃脓期）

经10天左右，脓肿形成，触之有波动感，经切开或自行破溃出脓后寒热渐退，肿消痛减，疮口渐渐愈合；如脓肿破溃后形成瘘管，或脓流不畅、肿势和疼痛不减，病灶可能波及其他经络，形成"传囊乳痈"。伴有全身乏力、面色少华、食欲缺乏，舌淡、苔薄，脉弱无力。

二、论治

(一)针灸

治则：初期清热散结，通乳消肿，成脓期泄热解毒，通乳透脓，均以针刺为主，泻法；溃脓期补益气血，调和营卫，针灸并用，补法或平补平泻。

处方：膻中、乳根、期门、肩井。

方义：膻中、乳根均位于乳房局部，膻中为气之会穴，乳根属于胃经，刺之可宽胸理气，消除患部气血之阻遏；期门邻近乳房，又为肝之募穴，善疏肝理气，化滞消肿；肩井清泄肝胆之火，为治疗乳房肿痛的经验效穴。

加减：气滞热壅加合谷、太冲、曲池以疏肝解郁，宽胸理气，清泄阳明之热毒；热毒炽盛加内庭、大椎清泄阳明之火毒壅滞；正虚邪恋加胃俞、足三里、三阴交补益气血，扶正祛邪；乳房胀痛甚者，加少泽、足临泣以通乳止痛；恶寒、发热加合谷、外关、曲池疏风清热；烦躁、口苦加行间、内关清心除烦。

操作：膻中向患侧乳房横刺；乳根向上刺入乳房底部，不可直刺、深刺，以免伤及内脏；期门沿肋间隙向外斜刺或刺向乳房，不能直刺、深刺，以免伤及内脏；肩井不可向下深刺，以免伤及肺尖，针尖应向前或后下方；其他腧穴常规针刺。病情较重者每天针刺2次。

(二)挑治疗法

在肩胛骨下部或脊柱两旁找压之不褪色的瘀血点，用三棱针挑破，使之出血少许。若背部瘀血点不明显，可在患侧膏肓穴上2横指处挑治。

(三)刺络拔罐

初期取大椎、第4胸椎夹脊、乳根(患侧)。在所取穴处用三棱针点刺出血，后加拔火罐。每天1次。

(四)耳针疗法

取胸、内分泌、肾上腺、胸椎。毫针浅刺，捻转数分钟，留针20～30分钟。每天1次。

(五)穴位注射

用维生素 B_1 注射液 4 mL 加维生素 B_6 注射液 2 mL，每次选3～5穴，每穴注入1 mL。

(六)艾灸疗法

取阿是穴。初起时用葱白或大蒜捣烂，敷患处用艾条熏灸10～20分钟，每天1～2次。本法适用于乳痈尚未成脓者。

三、按语

(1)针灸治疗本病初期效果良好。若配合按摩、热敷，疗效更佳。若已化脓须转外科治疗。

(2)溃脓期应切开排脓，综合治疗。

(3)注意乳房的清洁卫生，保持心情舒畅。饮食应清淡，忌辛辣油腻之品。

四、现代研究

急性乳腺炎多因乳头破损，细菌(多为金黄色葡萄球菌)侵入所致。严重时可形成乳腺蜂窝织炎及乳房脓肿。针灸治疗本病的作用机制在于：针灸可使白细胞的吞噬能力明显增强，实验表明，针灸对金黄色葡萄球菌的吞噬指数强于其他病菌，可以起到较强的抗菌消炎作用。针灸可有效地调节患处血管的舒缩功能,改善局部血液循环,促进局部的新陈代谢,有利于清除炎性代谢产物及内毒素;针灸镇痛作用的参与,对缓解患者的疼痛,解除患者的紧张情绪,起了重要作用。

(高尚忠)

第五节 肠 痈

肠痈为外科常见的急腹症,临床以持续伴有阵发性加剧的右下腹痛、肌紧张、反跳痛为特征。可发于任何年龄,多见于青壮年。西医学称为急慢性阑尾炎。慢性阑尾炎大多数由急性阑尾炎转变而来。阑尾腔梗阻和细菌感染是本病的主要发病原因。

本病多由饮食不节,暴饮暴食,或过食油腻、生冷、不洁之物,损伤肠胃,湿热内蕴于肠间;或因饮食后急剧奔走,导致气滞血瘀,肠络受损;或因寒温不适,跌仆损伤,精神因素等致气滞、血瘀、湿阻、热壅,瘀滞、积热不散,血腐肉败而成痈肿。

一、辨证

肠痈以转移性右下腹痛为主要症状。典型的腹痛发作始于上腹,逐渐移向脐部,6～8 小时后移向右下腹并局限在右下腹。伴食欲缺乏、呕吐、恶心、便秘或腹泻、乏力。体温随着症状加重而升高,右下腹麦氏点压痛及反跳痛。

结肠充气试验、腰大肌试验、闭孔内肌试验、肛门直肠指检均有助于诊断。实验室检查可见白细胞计数和中性粒细胞比例增高。

慢性者症状不典型,既往常有急性发作病史,经常有右下腹疼痛、不适感,剧烈活动或饮食不节可诱发。

(一)气滞血瘀

腹痛开始在上腹部或脐周,逐渐转移至右下腹,疼痛程度也逐渐加剧,部位固定且拒按。伴轻度发热恶寒、恶心呕吐。苔白腻,脉弦紧。

(二)湿热瘀阻

右下腹疼痛固定不移,呈跳痛或刺痛性质,可触及包块,有明显压痛和反跳痛,发热口干,脘腹胀满,便秘溲赤,舌红、苔黄腻,脉弦滑数。

(三)热盛酿脓

疼痛剧烈,部位固定,压痛及反跳痛明显,可触及包块,壮热,恶心,呕吐,便秘或腹泻,小便短赤,舌红绛而干,脉洪数。

二、论治

(一)针灸

治则:清热导滞,通腑散结。只针不灸,泻法。

处方:阑尾穴、上巨虚、天枢、曲池、阿是穴。

方义:本病病位在大肠腑,据《黄帝内经》"合治内腑"的原则,以足阳明经腧穴为主。取大肠之下合穴上巨虚及治疗肠痈之经验穴阑尾,合用以理气散结,疏导阳明之腑气;曲池为手阳明大肠经之合穴,可清泄肠腑邪热;天枢为大肠之募穴,配阿是穴作用可直达病所,导滞散结。

加减:气滞血瘀加合谷、中脘行气活血,通腑止痛;瘀滞化热加大肠俞、合谷清热化瘀,行气导滞;热盛酿脓加大肠俞、支沟清热解毒,导滞散结;壮热加大椎清热泻火;恶心呕吐加内关、足三里宽胸利膈、降逆止呕。

操作:各腧穴均常规针刺,泻法,留针 60~120 分钟,每天治疗 2 次。

(二)穴位贴敷

取芒硝 30 g,生大黄粉 10 g,冰片 5 g,独头大蒜 1 枚。混匀,共捣烂成膏状,贴敷于阿是穴。每天数次。

(三)耳针疗法

取阑尾、大肠、交感、神门。毫针强刺激,每天 1~2 次。

(四)激光照射

取阑尾穴、阿是穴。用氦-氖激光治疗仪每穴照射 5~10 分钟,每天 2 次。

三、按语

(1)针灸对急性阑尾炎未化脓者疗效较好。如已化脓、穿孔,须转外科手术治疗。

(2)慢性阑尾炎局部可配合艾条温和灸或隔姜灸。

(3)治疗期间应以清淡流质饮食为主。

四、现代研究

阑尾炎属中医学的"肠痈"范畴,急性阑尾炎的发病多与阑尾部分肠腔梗阻、阑尾血管反射性痉挛、阑尾血液循环障碍、继发细菌感染有关。针灸治疗本病,可有效地缓解阑尾的痉挛,促使阑尾运动增强,有利于阑尾腔内容物的排出,改善局部的梗阻,改善阑尾供血状况,增强阑尾血液循环,促进局部新陈代谢,有利于炎症及炎性代谢产物的清除,达到抗菌消炎功效。针灸能够增强人体免疫力及提高机体自身防卫能力,增强白细胞的吞噬作用,也是针灸治疗本病的重要机制之一。

(高尚忠)

第六节　疔　疮

疔疮是好发于颜面部和手足部的外科疾病,以病初即有粟粒样小脓头,发病迅速,根深坚硬如钉为特征。本证多因肌肤不洁,邪毒乘隙侵袭,邪热蕴结肌肤;或因恣食膏粱厚味和酗酒等,以致脏腑蕴热,毒从内发;若毒热内盛则流窜经络,内攻脏腑则属危候。

西医学中,疔疮多见于疖、痈、急性甲沟炎、急性淋巴管炎等金黄色葡萄球菌感染所致的急性化脓性炎症。

一、辨证要点

主症:初起为毛囊口脓疱隆起,呈圆锥形的炎性硬结,状如粟粒,色或黄或紫,红、肿、热、痛,数天内硬结增大,疼痛加剧,继而形成脓肿而硬结变软,疼痛减轻,溃脓后脓腔塌陷,逐渐愈合。

火毒流窜经络:四肢部疔疮,患处有红丝上窜者,称红丝疔。

疔疮走黄:疔疮内攻脏腑之危候,疔疮兼见壮热烦躁,眩晕呕吐,神昏谵语。

二、治疗

(一)基本治疗

治法:清热解毒,行气活血。

主穴:灵台、身柱、合谷、委中。

配穴:根据患部所属的经脉循经取穴,如发于面部者,属手阳明经,配商阳、内庭;属少阳经者,配关冲、足临泣;属太阳经者,配少泽、足通谷。发于手者,可配足部同名经腧穴;发于足者,配手部同名经腧穴。如系红丝疔者,可沿红丝从终点依次点刺到起点,以泻其恶血。疔疮走黄伴高热者,可点刺十宣或十二井穴出血;伴神昏者配水沟、关冲、内关。

方义:督脉总督诸阳,灵台为治疗疔疮的经验穴,配合身柱有疏泄阳热火毒之功。合谷为手阳明经原穴,阳明经多气多血,在三阳经中阳气最盛,故泻之亦可清阳热祛火毒,对面部疔疮更为适宜。疔疮为火毒蕴结血分之急症,委中又名"血郄",刺血可清泻血热。

操作:毫针刺,用泻法。或三棱针点刺出血。

(二)其他治疗

(1)三棱针法:寻找背部脊柱两旁丘疹样突起,用三棱针挑刺,每天1次。或取心俞、脾俞等。

(2)耳针法:取神门、肾上腺、皮质下和相应部位穴位。根据辨证,每次选2~3穴,毫针刺,用中等强度刺激,留针30~60分钟,每天1次。

(3)隔蒜灸法:选阿是穴。把蒜片置于疔肿上,将艾炷置于蒜片上点燃灸之,每一疔灸3~10壮,每天1次,10次为1个疗程。轻者灸3~4次痊愈,为防止复发应灸完1个疗程,重者一般需治疗2个疗程。

三、按语

(1)针灸治疗疔疮有一定的疗效。

(2)疔疮初起,切忌挤压、挑刺,不宜在病变部位拔罐和针刺;红肿发硬时忌手术切开,以免扩散感染;如已成脓,应转外科处理。

(3)疔疮走黄,证情凶险,需结合西医学综合治疗。

(4)治疗期间忌食鱼、虾及辛辣厚味食物,多食新鲜蔬菜。

(高尚忠)

第七节 痔 疮

本病为发生于肛肠部的一种慢性疾病,又称痔核,是指直肠下端黏膜下和肛管皮下的静脉丛因各种原因引起扩大曲张而形成的静脉团块。以青壮年、经产妇多见。

痔疮发生多因久坐或站立工作、肩挑负重、跋涉远行、妊娠等所致;或因饮食不节,嗜食辛辣厚味,燥热内生,肠胃受损而得;或因久泻、久痢、便秘,以致湿热内生,脉络郁阻,结聚肛肠而致。

一、辨证

根据痔核的位置分为内痔、外痔和混合痔。发生于肛门齿状线以上者为内痔,齿状线以下者为外痔,齿状线上下均有者为混合痔。

内痔:初起痔核很小,质柔软,不痛,早期常因大便而摩擦出血,或出血如射,或点滴不已,血色鲜红或暗红。如反复发作,痔核增大,脱垂于肛门外,如不及时复位,或因感染引起局部剧痛、肿胀,嵌顿时可致糜烂、坏死。

外痔:外痔于肛门外赘生皮瓣,逐渐增大,按之质较硬,一般无痛,也不出血,仅觉肛门部有异物感。如有感染时则肿胀、疼痛。

混合痔:直肠上下静脉丛同时扩大,曲张延长,兼有内痔、外痔共同症状,痔核常突出于肛外,黏膜经常受到刺激,黏液分泌大量增加,使肛周潮湿不洁,瘙痒,形成肛周湿疹。

(一)气滞血瘀

肛内有肿物脱出,肛管紧缩,坠胀疼痛,甚或嵌顿,肛缘水肿,触痛明显,大便带血,舌黯红、苔白或黄,脉弦细涩。

(二)湿热瘀滞

便血鲜红,便时肛内有肿物脱出,可自行还纳,肛门坠胀或灼热疼痛,腹胀纳呆,舌红、苔黄腻,脉滑数。

(三)脾虚气陷

便时肛内有肿物脱出,不能自行还纳,便血色淡,肛门下坠,少气懒言,面色少华,纳少便溏,舌淡、苔白,脉细弱。

二、论治

(一)针灸

治则:气滞血瘀、湿热瘀滞者行气活血,清热利湿益气,只针不灸,泻法;脾虚气陷者健脾益气,升阳举陷,针灸并用,补法。

处方:长强、会阳、百会、承山、二白。

方义:以督脉和足太阳经腧穴为主。长强属督脉,会阳属足太阳经,为近部取穴,可疏导肛门瘀滞之气血;百会属督脉,位于颠顶,功擅升举下陷之气,是下病上取之意;足太阳经别自尻下别入肛门,取足太阳之承山穴清泄肛肠湿热,消肿止痛,凉血止血;二白为经外奇穴,是古今治疗痔疮的经验效穴。

加减:气滞血瘀加白环俞、膈俞疏通肠络,化瘀止痛;湿热瘀滞加三阴交、阴陵泉清热利湿;脾虚气陷加气海、脾俞、足三里补中益气,升阳固脱;肛门肿痛加秩边、飞扬行气止痛;便秘加大肠俞、上巨虚通调腑气;便后出血加孔最、膈俞清热止血。

操作:长强沿尾骶骨内壁进针1～1.5寸,会阳常规针刺,均要求针感扩散至肛门周围;承山穴向上斜刺,使针感向上传导;百会可用艾条温和灸10～15分钟。

(二)三棱针法

取龈交穴点刺出血。

（三）挑治疗法

在胸，至腰骶椎旁开 1～1.5 寸范围寻找痔点（红色丘疹 1 个或数个不等），用粗针逐一挑破，并挤出血或黏液，每周 1 次。

（四）耳针疗法

取直肠、肛门、神门、皮质下、脾、三焦。每次选 3～5 穴，毫针中等度刺激。

（五）埋线疗法

取一侧关元俞、大肠俞、承山。埋入羊肠线，20～30 天 1 次。

三、按语

（1）针灸对本病疗效较好，可减轻痔疮疼痛和出血等症状。

（2）养成定时排便习惯，保持大便通畅，可减少痔疮的发生。

（3）平时多饮开水，多食新鲜蔬菜、水果，忌食辛辣刺激性食物。

四、现代研究

痔疮发病原因十分复杂，可因机体本身各种疾病（如长期便秘、饮食不节、前列腺肥大等）对肛肠的刺激，以及肛肠部的静脉曲张，感染等诸多原因而发病。针灸治疗作用可能有以下几个方面：针灸通过激活机体内源性镇痛系统，对肛肠局部痔疮引发的疼痛，起到镇痛作用；针灸对自主神经功能的调节，可改善肛肠等处的毛细血管舒缩功能，增强局部的血液循环，增加毛细血管的通透性，有利于水肿、瘀血的吸收；针灸对动静脉舒缩功能的良性双向调节，可以缓解局部的静脉曲张程度，从而起到治疗本病的作用。针灸对便秘等病的有效治疗，也是一个重要因素。

（高尚忠）

第八节 疝 气

疝气是指体腔内容物向外突出，睾丸或阴囊肿胀疼痛的病证。其发病多与任脉、足厥阴肝经有关。古代医家对本病论述颇多，名类较繁，如寒疝、湿热疝、狐疝等。本病包括西医学的腹外疝、肠套叠、肠嵌顿、精索扭转、睾丸肿大、鞘膜积液等。

本病多由坐卧湿地，涉水冒雨，寒湿之气循任脉和足厥阴经凝滞于睾丸、阴囊，气血瘀阻而肿大，遂成寒疝；寒湿之气蕴积化热，或肝脾两经湿热下注，以致睾丸肿痛，或鞘膜积液，或阴囊红肿热痛，而致湿热疝；强力负重，劳伤过多，损伤筋脉，中气下陷，以致小肠脱入阴囊，时上时下，而成狐疝。

一、辨证

以少腹肿胀疼痛、痛引睾丸或睾丸、阴囊肿胀疼痛为主症。常因久立、劳累、咳嗽、愤怒等诱发或加重。

（一）寒疝

少腹、睾丸及阴囊牵掣绞痛或肿胀冷痛，形寒肢冷，面色苍白，舌淡、苔白，脉弦紧或沉伏。

（二）湿热

疝睾丸或阴囊肿大、疼痛、灼热、拒按。伴恶寒发热、肢体困重、便秘、溲赤。舌黄腻，脉濡数。

（三）狐疝

少腹与阴囊部牵连坠胀疼痛，痛引睾丸，阴囊时大时小，立时睾丸下坠、阴囊肿大，卧则睾丸入腹、阴囊肿胀自消，重症以手上托方能回复。伴食欲缺乏、气短、神疲乏力。舌淡、苔白。脉沉细。

二、论治

（一）针灸

治则：寒疝温经通络，散寒止痛，针灸并用，泻法；湿热疝清热化湿，消肿散结，只针不灸，泻法；狐疝补气升陷，活络止痛，针灸并用，补法。

处方：太冲、大敦、关元、归来、三阴交。

方义：疝气为病与肝经、任脉密切相关，以足厥阴经腧穴为主。任脉过阴器，足厥阴经脉入毛中，绕阴器，抵少腹，足阳明经筋结于阴器，故取任脉关元，足厥阴经井穴大敦，原穴太冲，足阳明经归来，以及脾、肝、肾三经交会穴三阴交疏肝理气，消肿散结，疏调任脉，行气止痛。

加减：寒疝加灸神阙、气海温经散寒；湿热疝去关元，加中极、阴陵泉清热化湿；狐疝加下巨虚、三角灸升陷止痛；恶寒发热加合谷、外关清热散寒；食少食欲缺乏，疲乏无力加足三里、大包健胃益气。

操作：诸穴均常规针刺；大敦可点刺出血。

（二）耳针疗法

取外生殖器、神门、交感、小肠、肾、肝。每次选2～3穴，毫针中等强度刺激。

（三）穴位注射

取太冲、归来等穴，用复方氯丙嗪或维生素B_{12}注射液，每穴注入药液0.5 mL。

三、按语

（1）针灸治疗本病有一定疗效。但狐疝如小肠坠入阴囊发生嵌顿，以及睾丸积水而久不能回纳的病例，应采用手术治疗。

（2）治疗期间应避免劳累，调摄营养。

四、现代研究

疝气是因腹部脏器经腹壁薄弱处或缺损处向外突出于腹腔外所致。针灸治疗本病的作用机制，现代研究较少，一般认为，可能与针灸能够有效地调节肠蠕动功能，促使肠腔内容物的排泄，减轻了腹腔内的压力有关。针灸通过神经—体液调节等作用，改善患处局部的血液循环，促进新陈代谢及加强肌肉营养，使腹壁薄弱处的肌肉得以加强，也是重要方面。针灸对于可以引起腹腔内压力增高病证的治疗（如便秘、咳嗽等），也是缓解本病证的一个重要因素。

（高尚忠）

第一节　颈项部扭挫伤

颈部扭挫伤是指颈椎周围的肌肉、韧带、关节囊等组织受到外力牵拉、扭捩或外力直接打击而损伤。

一、诊断要点

（1）头颈部有扭捩或外力打击病史。

（2）受伤后颈项、背部疼痛，有时可牵涉到肩部。

（3）检查：①颈项部活动受限，以侧屈、旋转位较明显。②颈项部可扪及痉挛的肌肉，局部有明显压痛，但无上肢放射痛。③臂丛神经牵拉试验阴性，无颈神经压迫体征。④颈椎 X 线片未见异常。

二、病因病机

头部突然受到外力打击或头部受到撞击或坐车时的急刹车，超过颈部生理活动的范围，造成颈部经筋、脉络的损伤，经血溢于脉外，瘀血痹阻，经气不通，发为疼痛。

三、辨证与治疗

（一）主症

项背部疼痛，连及肩部，颈部活动受限，有明显的压痛。舌质黯，脉弦。

（二）治则

活血化瘀，通经止痛。

（三）处方

天柱、完骨、阿是穴、后溪。

（1）侧屈疼痛加：中渚、三间。

（2）旋转疼痛加：风池、阳陵泉。

（3）压痛点位于督脉加：大椎。

（4）压痛点位于足太阳经加：养老、至阴。

（5）压痛点位于足少阳经加：外关、悬钟、关冲。

(6)压痛点位于阳明经加:合谷。

（四）操作法

诸穴均采用捻转泻法,首先在井穴用三棱针点刺出血,在阿是穴用刺络拔罐法,再针刺四肢远端穴位,针刺时针感要强,并使针感传导,同时令患者活动头颈部,一般会有明显好转。如好转不明显再针刺局部穴位。

（五）方义

本证是由于瘀血阻滞经脉所致,治疗以活血化瘀、破血化瘀为法。阿是穴是瘀血凝聚的部位,刺络拔罐可破瘀血的凝聚,疏通经脉的气血;井穴放血,可消除经脉中残留的瘀血,活血止痛。其他诸穴针刺泻法旨在进一步疏通经络活血止痛。

（史军锋）

第二节　颈项部肌筋膜炎

颈项部肌筋膜炎又称颈项部肌纤维炎,或肌肉风湿病,是指筋膜、肌肉、肌腱和韧带等软组织的病变,引起项背部疼痛、僵硬、运动受限和软弱无力等症状。

一、诊断要点

(1)本病多发生于中年以上女性。

(2)颈项部疼痛、僵硬,常连及背部和肩部。

(3)晨起和气候变凉或受凉时疼痛加重,活动后或遇暖时疼痛减轻。

(4)颈项部可触及压痛点,颈后部可摸到皮下结节、条索肿块,颈项部活动受限。

(5)本病与颈项部扭挫伤症状相似,但颈项部扭挫伤有明显的外伤史,病程较短,颈项部检查无结节。

二、病因病机

本病常累及胸锁乳突肌、肩胛提肌等,一般认为颈项部筋膜炎的发生与轻微外伤、劳累、受凉等因素有关。其病理变化主要为肌筋膜组织纤维化、瘢痕及局限性小结节形成。

本病属于中医"痹症"范畴,引起本证的原因有以下两个方面。

（一）风寒湿邪阻滞

久卧湿地,贪凉受冷或劳累过度,卫外乏力,风寒湿邪入侵经筋,气血痹阻发为痹证。

（二）瘀血阻滞

慢性劳损积累,或轻伤络脉,瘀血停滞,久而成结,气血阻滞发为疼痛。

三、辨证与治疗

（一）风寒湿邪阻滞

1.主症

项背疼痛、僵硬,痛引肩臂,遇寒则痛重,得热则痛减。舌淡苔白,脉弦紧。

2.治则

散风祛湿,温经通脉。

3.处方

天柱、风池、肩井、肩外俞、阿是穴、三间、后溪。

4.操作法

诸穴均用捻转泻法,并在肩井、肩外俞、阿是穴拔火罐,起火罐后再加用灸法,每穴艾灸3分钟左右。

5.方义

天柱、风池、三间、后溪散风祛邪,三间、后溪为五腧穴中的"腧穴","俞主体重节痛",且配五行属于"木",木主风,所以二穴是治疗外邪引起肌肉、关节疼痛的重要穴位,正如《针灸甲乙经》所说"颈项强,身寒,头不可以顾,后溪主之",《席弘赋》"更有三间、肾俞妙,善除肩背浮风劳"。

(二)瘀血阻滞

1.主症

项背疼痛、僵硬,呈刺痛性质,晨起明显,痛有定处,活动后好转。舌质黯,苔薄,脉涩。

2.治则

活血祛瘀,舒筋止痛。

3.处方

风池、阿是穴、肩外俞、膈俞、合谷、后溪。

4.操作法

阿是穴、肩外俞、膈俞刺络拔罐,术后加用灸法。其余诸穴用捻转泻法。

5.方义

本病主要位于胸锁乳突肌和肩胛提肌,手阳明经循行于胸锁乳突肌,其经筋"绕肩胛,夹脊";手太阳经循行于肩胛提肌部位,其经筋"上绕肩胛,循颈出走太阳之前",所以治取合谷、后溪为主穴,且二穴对治疗颈项部疼痛有很好的效果,合谷又有行气活血化瘀的作用。阿是穴、肩外俞、膈俞刺络拔罐出血,乃破血祛瘀法,加用灸法,血得热则行,可加强祛瘀通经的效果。

(史军锋)

第三节　颈　椎　病

一、概述

颈椎病是因颈椎间盘退行性病变导致椎体失稳和压迫邻近组织而引起的一系列症状和体征的总称。本病又称颈椎退行性关节炎、颈椎综合征等。颈椎病是颈部的常见病、多发病,因为颈椎是人体活动度与负重较大的部位,特别是 $C_{4\sim5}$ 和 $C_{5\sim6}$ 椎间盘是颈部的活动中心,又是承受头部压力最大和最集中的部位。随着年龄的增长和长期的劳损,椎间盘发生退行性病变,及其继发性椎间关节退行性改变,引起神经根、椎动脉、交感神经、脊髓等邻近组织受累的相应临床症状和体征。

本病散见于中医学中的"骨痹""阴痹""头痛""眩晕""项强"和"肩背痛"的记载中。

二、诊断要点

颈椎病按病变部位、范围，以及受压组织的不同，而出现不同的临床表现和体征，临床上分为神经根型、脊髓型、椎动脉型和交感神经型等，其中以神经根型最常见。

(一)神经根型颈椎病

(1)颈肩部疼痛，向一侧或两侧放射。

(2)疼痛为酸痛、钝痛、刺痛或触电样串痛，劳累和受寒后疼痛加重。

(3)检查，颈部活动受限，肌肉僵硬；颈椎棘突旁、患侧肩胛骨内上角压痛；上肢牵拉试验，椎间孔挤压试验。

(4)X线检查：可见颈椎生理前凸减小或消失，椎间隙狭窄，椎体前、后缘骨质增生，钩椎关节、关节突关节增生，椎间孔狭窄。

(5)CT检查：可清楚地显示颈椎椎管和神经根部狭窄，椎间盘突出及脊神经受压的情况。

(6)MRI检查：可观察椎管内结构的改变，可清楚显示脊髓、椎间盘的情况。

(二)脊髓型颈椎病

(1)慢性进行性四肢瘫痪为主要特征。

(2)早期可见双侧或单侧下肢发紧、麻木、疼痛、僵硬、无力、烧灼感、步态不稳、步态笨拙等，继而四肢瘫痪，卧床不起，小便失禁或潴留。

(3)手部无力、发抖、活动不灵活，持物不稳，容易坠落。

(4)检查：颈部受限不明显，下肢肌张力增高，腱反射亢进，可引出病理反射(霍夫曼征阳性、巴宾斯基征阳性)、踝阵挛、髌阵挛。

(5)X线检查：可见脊椎退行性改变。

(6)MRI和CT检查可明确诊断。

(三)椎动脉型颈椎病

椎动脉从第2颈椎通过横突孔，在椎体旁上行。可因钩椎关节骨赘形成、椎间隙变窄、颈椎不稳等原因刺激或压迫椎动脉，引起大脑后动脉、小脑下动脉和内耳动脉供血不足而产生症状。

(1)眩晕是本病的主要症状，颈后伸或侧弯时眩晕加重，甚至猝倒，猝倒后颈部位置改变而立即清醒。

(2)有的表现为头部昏沉、头脑不清醒或头脑迷迷糊糊。

(3)常伴有耳鸣、耳聋、记忆力减退、智力下降、视力减退、复视、发音障碍等。也有的患者同时伴有颈神经根型及交感神经刺激征。

(4)检查：颈椎棘突部有压痛，头部后仰或旋转时眩晕加重。

(5)线检查：颈椎正位片及斜位片可见钩椎关节处有骨赘形成，并向侧方突出。

(6)椎动脉造影可见椎动脉扭曲或狭窄。

(四)交感神经型颈椎病

一般认为各种结构颈椎病变的刺激可通过脊髓反射或脑-脊髓反射而产生一系列交感神经症状。

(1)主要表现为交感神经兴奋症状：如头痛或偏头痛，可伴有恶心、呕吐；眼部症状可表现为观物模糊、视力下降、眼窝胀痛、流泪、眼睑无力、瞳孔扩大或缩小；耳部可表现为耳鸣、耳聋、眼球震颤等;也可见三叉神经出口处疼痛或压痛、枕大神经痛、舌下神经功能障碍等。也可见心前区疼痛、心律不齐、心跳过速或血压升高,以及四肢发凉、局部温度下降等。

(2)颈部酸痛:有颈部支持不住头部重量的感觉。

(3)也可表现为交感神经抑制的症状:如头晕、眼花、流泪、鼻塞、行动过缓、血压下降及胃肠胀气等。

(4)检查:头部转动时颈部或枕部疼痛加重,压迫患者不稳定的颈椎棘突可诱发或加重交感神经症状。

(5)X线平片检查:显示颈椎退行性改变,颈椎屈伸检查可证实有颈椎节段不稳,其中以颈椎3~4椎间不稳最常见。

MRI等检查结果与神经根型颈椎病相似。

三、病因病机

本病的病位在骨和筋肉,属于督脉、手足太阳经和足少阴经循行范围,其病因病机内因体虚,复感外邪,或因跌打损伤,动作失度,而至气血运行不畅而发病。

(一)体质虚弱,风寒痹阻

体质虚弱,卫外不固,风寒邪气趁虚而入;或跌打损伤,活动失度,致经络气血痹阻而发病。

(二)劳伤气血,筋骨失养

长久伏案或操作电脑而久坐,耗伤气血,筋骨失养而发病。

(三)肝肾亏损,筋骨失养

中年以后肝肾精血不足,督脉空虚,筋骨失养,筋肉挛急而发病。

四、辨证与治疗

(一)风寒痹阻

1.主症

颈项僵硬,项背、肩臂疼痛,遇寒加重,颈部活动受限,手臂麻冷。舌苔白,脉弦紧。

2.治则

温经散寒,通络止痛。

3.处方

天柱、大椎、颈椎夹脊穴、后溪、外关。

4.操作法

以上诸穴均用针刺捻转泻法,针天柱针尖斜向脊柱,使针感向肩背部传导。针大椎时患者微低头,针尖向患侧微斜,使针感向患侧肩臂传导。针颈椎夹脊时,用 0.30 mm×40 mm 的毫针,进针时针尖微向脊柱斜刺,当触及椎体时,将针体稍提起,然后使针体垂直刺入 1 寸左右,并使针感向颈肩部传导。后溪、外关用强刺激手法,针刺的同时令患者活动颈项部。天柱、大椎、颈椎夹脊穴可加用灸法。

5.方义

本证是由于外受风寒邪气,滞留督脉和太阳经导致经气不通所致。取诸阳之会大椎、太阳经穴天柱及颈椎夹脊穴,针而灸之,温散风寒,疏通督脉及太阳经脉,通经止痛。后溪是手太阳经"腧穴"并通于督脉,"俞主体重节痛",且配五行属于木,木主风,功善祛风通经止痛,是治疗颈项部疼痛的主要穴位。外关是手少阳三焦经的络穴,有络脉通于心包经,心包主血脉;外关又通于阳维脉,阳维脉主表,故外关既可疏解风寒又可疏通血脉,通经止痛。诸穴合用,共奏祛风散寒,温经止痛的功效。

(二)气血虚弱

1.主症

颈项、肩背部僵硬酸痛,上肢乏力麻木,头痛头晕,头脑不清,记忆力下降,视物不清,心悸。舌质淡,脉沉弱。

2.治则

补益气血,濡养筋骨。

3.处方

百劳、颈椎夹脊穴、大椎、曲池、养老、中脘、足三里。

(1)头痛头晕、记忆力下降加:百会、天柱。

(2)视物不清、心悸加:心俞、脾俞、内关。

4.操作法

针百劳针尖向脊柱方向斜刺1寸左右,捻转平补平泻法,并可加用灸法。针夹脊穴和大椎进针法同上,捻转平补平泻法。曲池、足三里、中脘、心俞、脾俞捻转补法。养老针尖向肘部,百会针尖沿督脉向后,内关直刺,捻转平补平泻法。

5.方义

本证属于劳伤气血,筋骨失养,故取颈椎夹脊、大椎及百劳穴温养督脉及太阳经筋,养筋壮骨,以治其标;取曲池、中脘、足三里、心俞、脾俞,针而补之,补益气血生化之源,濡养筋骨,以治其本。养老是手阳明经的"郄穴",功能舒筋通络,是治疗颈椎病的有效穴位,如《甲乙经》说养老主"肩痛欲折,臑如拔";同时养老也是治疗目视不明的重要穴位,正如《百症赋》云:"目觉䀮䀮,急取养老、天柱。"内关是心包经络穴,心主血脉,外通三焦经,三焦乃"元气之别使也",主持诸气,故内关可通达血脉,调理气血,濡养筋骨。如此治标与治本相结合,病变局部取穴与循经远端相结合,可获良好效果。

(三)肝肾亏损

1.主症

颈项肩臂疼痛,肢体麻木僵硬,步态不稳甚或瘫痪,耳鸣耳聋,腰膝酸软,小便失禁。舌质淡,脉沉细。

2.治则

补益肝肾,濡养筋骨。

3.处方

颈椎夹脊穴、大椎、养老、肝俞、肾俞、阳陵泉、太溪。

(1)耳鸣、耳聋加:翳风、中渚。

(2)尿失禁加:关元、三阴交。

(3)下肢瘫痪加:悬钟。

4.操作法

夹脊穴、大椎、养老针刺法同上,捻转平补平泻手法,并可加用灸法。其余诸穴用捻转补法。

5.方义

本证属于年迈、久病、房劳伤及肝肾,精血亏损,经脉空虚,筋骨失养,足少阴经筋"循脊内挟脊上至项,结于枕骨,与太阳之筋合。"故肾精亏损,可使颈部筋骨失养,发为颈椎病。取颈部夹脊穴、大椎及养老,温通督脉及太阳经,输运精血,濡养筋骨,以治其标;取肾俞、肝俞、太溪针而补之,补益肝肾,濡养筋骨,以治其本。阳陵泉是足少阳经之"合"穴,又是筋之会穴;悬钟是足少阳经穴,又是髓之会穴,二穴合用,可益精髓壮筋骨,而且是治疗颈椎病和下肢瘫痪的有效穴位。养老疏通经络,是治疗颈椎病的有效穴位。若见耳聋、耳鸣,乃肾精匮乏,耳窍失于濡养,加用翳风、中渚调理三焦,助元精上达,濡养耳窍。若遗精、遗尿或尿失禁,乃肾气失固,加关元、三阴交培本固摄。

(四)肝阳上亢

1.主症

颈部酸痛,按之僵硬、疼痛,头痛眩晕,眼痛目眩,恶心呕吐,胸痛心悸,急躁易怒。舌质黯红,脉弦数。

2.治则

平肝潜阳,调和气血。

3.处方

风池、颈椎夹脊穴、曲池、后溪、合谷、内关、太冲、三阴交、中脘。

4.操作法

针风池用 0.30 mm×40 mm 的毫针,针尖向对侧眼球方向平刺,捻转 200 次左右,平补平泻手法,头痛即刻缓解;颈夹脊穴刺法同上;合谷、曲池、后溪、太冲针刺泻法;中脘平补平泻手法;三阴交针刺捻转补法。

5.方义

本证是由于年迈体虚,肾精亏损,肝阳上亢,肾精亏损则颈部筋骨失养,肝阳上亢则头痛眩晕。风池是足少阳经和阳维脉的交会穴,有平肝息风的作用,是治疗头痛眩晕的重要穴位,又有缓解颈部经筋挛缩的作用。颈椎夹脊穴,属于局部取穴,可疏通局部经脉气,血,清亢上之阳热,通经气而止痛。太冲是足厥阴经原穴,平肝潜阳,是治疗本证的主穴,配内关,可加强泻肝的作用,因内关属于心包经,配五行属火,泻火即泻肝,同时内关又有和胃止呕的作用;配后溪是因为后溪是治疗颈椎病的经验效穴,后溪配五行属风,风内应于肝,又后溪属于小肠经,属于火,故后溪又可清肝热泻肝风;配三阴交,补肝肾益阴潜阳;配中脘,因为中脘位居中焦,斡旋升降,升精血濡养筋骨,降肝火而止痛。

（史军锋）

第四节　颈椎间盘突出症

一、概述

椎间盘由髓核、纤维环和软骨板构成,它的前部较后部高,使脊柱呈生理性前凸。颈椎间突出症多由于急性或反复和轻微的外伤而引起。

颈椎的下部负重较大,活动较多,又与相对固定的胸椎相连,故容易劳损而发生退行性改变。纤维环发生退变之后,纤维肿胀变粗,继而发生玻璃样变性。由于纤维环变性而弹性减退,难以承受椎间盘内的张力,产生断裂。当椎间盘受到头部屈伸活动时重力作用、肌肉的牵拉,以及外伤等影响时,椎间盘则向外膨出破裂,髓核也可经破裂的纤维环裂隙向后突出。

由于椎间盘向椎管突出的位置不同,则产生不同的表现,常见的突出位置有以下三种类型。

(一)侧方突出型

突出的位置在后纵韧带外侧、钩椎关节内侧。该处是颈神经根通过的部位,突出的椎间盘压迫脊神经根而产生根性症状。

(二)旁中央突出型

突出的部位偏于一侧,介于脊神经和脊髓之间。突出的椎间盘可压迫脊神经根和脊髓,产生单侧脊髓和神经根压迫症。

(三)中央突出型

突出部位在椎管中央,脊髓的前方,突出的椎间盘压迫脊髓腹面的两侧,产生脊髓受压的双侧症状。

二、诊断要点

(1)多见于30岁以上的中壮年,无外伤使者,起病多缓慢;有外伤史者,起病较急。

(2)颈后疼痛,卧床休息症状好转,活动、或咳嗽后症状加重,疼痛向一侧或两侧肩、臂和手部放射。

(3)本病多发生于C_6、C_7或C_5、C_6椎间盘,颈椎CT和MRI检查可以帮助确诊。由于椎间盘突出的部位不同,压迫的组织不同,临床表现各不相同。①椎间盘侧方突出:主要症状为,颈部受累神经根的上肢支配区疼痛与麻木。疼痛放射到一侧肩部和上肢;颈部僵硬,颈后肌痉挛,活动受限;在突出部位的棘突间有压痛;颈神经根牵拉试验和椎间孔加压试验阳性;受累神经节段支配区有感觉、运动及反射改变,以及肌力减退、肌肉萎缩等体征。②椎间盘旁中央突出:患者有椎间盘侧方突出的症状、体征;患者有单侧脊髓受压症状和体征,患侧下肢软无力、肌肉张力增强、腱反射亢进、巴宾斯基征(Babinski)阳性。③椎间盘中央突出:主要表现为脊髓受压症状和体征。下肢无力,平衡障碍,严重时可见下肢瘫痪;肌肉张力增高、腱反射亢进、踝阵挛、髌阵挛、巴宾斯基征阳性。

三、病因病机

本病主要位于督脉、手足太阳经、足少阴经。

(一)风寒阻滞

颈项劳损或年老体弱,卫外不固,风寒邪气趁虚入侵颈项,经络闭阻,气血运行不畅而发病。

(二)瘀血阻滞

外力损伤头颈部,血溢脉外,瘀血停滞,阻碍经络气血运行而发病。

(三)肝肾亏损

肾主骨藏精生髓,肾虚则精亏,精亏则骨失其养,发为骨痿。肝主筋而藏血,筋附于骨,肝虚则筋失血养而萎软拘紧。

四、辨证与治疗

(一)风寒阻滞

1.主症

颈项疼痛,连及肩背和上肢,手臂麻木,项背喜热恶寒,疼痛与气候变化有关。舌苔薄白,脉紧。

2.治则

散风祛寒,温经通络。

(二)瘀血阻滞

1.主症

有明显的损伤史,发病急,颈项部疼痛,痛连肩臂,强迫体位,头项活动受限。舌质暗,脉弦。

2.治则

活血化瘀,通经止痛。

(三)肝肾亏损

1.主症

发病缓慢,反复发作的颈项酸痛,上肢麻痛,劳累后加重,下肢无力、瘫痪、拘紧,腰部酸软,耳鸣,耳聋。舌质淡,脉沉细。

2.治则

调补肝肾,益精柔筋。

(四)治法

1.处方

天柱、阿是穴(颈夹脊穴)、后溪、列缺。

(1)风寒痹阻者加:大椎、外关。

(2)瘀血阻滞者加:膈俞、合谷、太冲。

(3)肝肾亏损者加:肝俞、肾俞、太溪。

(4)上肢疼痛者加:曲池、外关。

(5)上肢及手指麻木者加:外关、少商、商阳、关冲、少泽。

(6)下肢瘫痪、肢体拘紧者加:阳陵泉、悬钟、三阴交、照海。

2.操作法

天柱、阿是穴、后溪、大椎、外关、合谷、太冲、曲池针刺捻转泻法。列缺针刺得气后先用捻转泻法,之后用捻转补法。膈俞刺络拔罐法,用梅花针叩刺出血,再拔火罐。根据麻木的手指选取井穴,然后用三棱针点刺出血。肝俞、肾俞、太溪等穴针刺补法。

3.方义

本病除跌打损伤引起者之外,基本上属于本虚标实的病证,本虚或因于劳伤气血,卫气不固;或由于肝肾亏损,筋骨失养。表实多因于风寒痹阻或瘀血阻滞。本病治疗处方即基于此标本兼顾,颈夹脊穴是一组穴位,多选取压痛的部位(C_5、C_6、C_7),属于局部取穴,具有疏通经络、通经止痛的功效,对颈椎病变有良好效果。天柱属于足太阳经,又位于颈部,是疏通头项部经络、祛风散寒的主要穴位,正如《百症赋》所说:"项强多恶风,束骨相连与天柱"。后溪是手太阳经的腧穴,"俞主体重节痛";后溪又通于督脉,可通阳祛邪,疏通项背经气,所以后溪是治疗颈项疼痛和项背疼痛的主穴;列缺是手太阴经络穴,通于手阳明经,针刺泻之,具有宣肺祛邪、疏通经络的作用,多用于头项疼痛的治疗,正如《四总穴歌》曰"头项寻列缺";列缺又通于任脉,任脉下入于肾,足少阴经筋"循脊内挟膂上至项,结于枕骨,与太阳之筋合",故补列缺可助金生水,濡养筋骨,缓解颈项部筋肉的僵硬、疼痛,为治本之法。列缺配后溪,一个调任脉益阴潜阳,濡养筋骨;一个调督脉,通阳祛邪,使任督脉经气畅达,阴阳调和,百病可治。

手指麻木者,病因虽多,但病机总归于气血不调,治疗宗通经接气法,取井穴点刺出血,可获得良好效果。井穴是阴阳经的交会穴,有调达阴阳的作用;阴经属于阴而主血,阳经属于阳而主气;故井穴有调理气血的作用;阴经井穴配五行属于木,应于肝,肝藏血,主疏泄;阳经井穴配五行属于金,应于肺,肺主气,主治节,故井穴可调节气机和气血的运行。井穴点刺出血能行气活血化瘀,是治疗肢体麻木的有效穴位。

阳陵泉是筋之会穴,悬钟是髓之会穴,三阴交是足三阴经交会穴,补之养血益精,濡养筋骨,治疗肢体的拘紧和僵硬。照海是阴跷脉的交会穴,主治肢体的运动,"阴跷为病,阳缓而阴急",善于治疗肢体的僵硬、拘挛。

(史军锋)

第五节　项韧带劳损与钙化

项韧带劳损与钙化是临床常见病,也是项背部疼痛的常见原因之一。项韧带属于棘上韧带的一部分,因其特别粗大、肥厚,故称其为项韧带。起于枕外粗隆,向下延续至第 7 颈椎棘突。项韧带的主要功能是维持颈椎的稳定和牵拉头部由屈变伸。

一、诊断要点

(1)有长期低头工作史,或颈项部外伤史。

(2)颈项部疼痛、酸胀,颈部屈伸时疼痛加重,抬头或颈后伸时疼痛减轻。

(3)检查:颈椎棘突尖压痛,有时在病变的局部可触及硬结或条索状物。X线片检查可见病变部位项韧带钙化影。

二、病因病机

长期的长时间低头工作,因头颈部屈曲而使项韧带拉紧,久而久之则项韧带自其附着点牵拉,部分韧带纤维撕裂,或从项韧带附着点掀起,产生损伤与劳损。损伤后局部出血,组织液渗出,之后发生机化和钙盐沉积,使劳损的项韧带钙化。

中医认为劳伤气血,颈项筋骨失于气血濡养则筋肉挛缩,气血运行受阻,导致络脉瘀血阻滞,久之则瘀血凝结成块;或卫外不固,复感风邪,加重了病情的发展。

三、辨证与治疗

(一)主症

颈项部疼痛、酸胀、僵硬,颈项活动时疼痛,可伴有响声,触摸有压痛。舌质黯,脉弦细。

（二）治则

养血柔筋，活络止痛。

（三）处方

天柱、阿是穴、风府、后溪、承浆、心俞。

（四）操作法

阿是穴针刺捻转泻法，天柱、风府、承浆、后溪龙虎交战手法，心俞针刺补法，天柱针刺后加用灸法。

（五）方义

本病隶属于督脉，故治疗以督脉经穴为主，风府是督脉与阳维脉的交会穴，既可疏通督脉，又可散风通络，主治颈项疼痛，正如《素问·骨空论》所说"颈项痛，刺风府"。承浆是任脉与手足阳明经的交会穴，又是任脉与督脉的连接穴，阳明经多气多血，任脉纳五脏之精血，故承浆可调任、督脉的气血，濡养督脉之经筋。承浆与风府配合，可加强颈项痛的治疗，《玉龙歌》"头项强痛难回顾，牙痛并作一般看，先向承浆明补泻，后针风府即时安。"即是这一组合的明证。后溪是八脉交会穴之一，通于督脉，又是治疗颈项痛的特效穴，是治疗本病的主穴，本穴与天柱相配，局部与远端结合，有利于舒筋通脉。补心俞可调血柔筋，疏解挛缩。

（史军锋）

第六节　胸壁挫伤

胸壁是由骨性胸廓与软组织两部分组成。软组织主要包括胸部的肌肉、肋间神经、血管和淋巴组织等。由于外界暴力挤压、碰击胸部导致胸壁软组织损伤。本病是临床上常见的损伤性疾病，多见于青壮年。

一、诊断要点

（1）患者多由外力致伤病史。

（2）受伤后胸胁部疼痛，疼痛范围相对明确，深呼吸或咳嗽时疼痛加重。

（3）检查：①胸廓部有局限性瘀血肿，有明显压痛点。②抬肩、活动肩胛、扭转躯体时疼痛加重。③X线检查：无异常改变，但可除外骨折、气胸、血胸等。

二、病因病机

胸部挫伤，多因外力直接作用于胸部，如撞击、挤压、拳击、碰撞、跌打损伤等，使胸部皮肤、筋肉受挫，脉络损伤，血溢脉外，瘀血停滞，经脉不通而痛。

三、辨证与治疗

（一）主症

受伤之后，胸胁部痛，深呼吸、咳嗽、举肩、躯体扭转则疼痛加重，局部有明显压痛。舌质紫黯，脉弦。

（二）治则

活血祛瘀，通经止痛。

（三）处方

阿是穴、华佗夹脊穴、内关、支沟、阳陵泉。

（四）操作法

阿是穴用平刺法，术后刺络拔罐出血。华佗夹脊穴应根据病变的部位，选择相应的夹脊穴1～3个，直刺泻法，使针感沿肋间隙传导，最好达到病变处。内关直刺捻转泻法，最好少用提插手法，以免损伤正中神经，引起手指麻木、拘紧等后遗症。支沟、阳陵泉直刺捻转泻法。

（五）方义

阿是穴刺络拔罐出血，祛除瘀血，疏通局部气血的瘀阻；华佗夹脊穴，对于胸胁部疼痛及肋间神经痛有很好效果；内关属于手心包厥阴经，其经脉、经筋布于胸胁部，心包主血脉，故内关可有理血通脉，活血祛瘀的作用；内关又是手厥阴经的络穴，外联手少阳三焦经，三焦"主持诸气"，故内关又有调气活血、理气止痛的功效，所以内关是治疗胸胁部疼痛的主穴；支沟、阳陵泉属于手、足少阳经，其经脉、经筋均分布于胸胁部，是治疗胁肋疼痛的重要组合。

（史军锋）

第七节　胸廓出口综合征

一、概述

胸廓出口综合征是指臂丛神经、锁骨下动静脉在胸廓出口区域内受压而引起的一组症候群。

胸廓出口亦称胸廓上口（相当于缺盆），其上界为锁骨，下界为第一肋骨，前方为锁骨韧带，后方为中斜角肌，其内侧为肋锁关节，外侧为中斜角肌。在此空隙中，前斜角肌将其分为前后两部分，在前斜角肌与锁骨下肌之间，有锁骨下静脉通过；在前斜角肌与中斜角肌之间，有臂丛神经、锁骨下动脉通过。在正常情况下，臂丛神经、锁骨下动静脉在此间隙中不会受到影响，但当颈肋过长、斜角肌痉挛、肥厚，以及锁骨骨折畸形愈合等因素，导致此锁肋三角间隙变窄，引起病证。由于造成三角间隙的原因不同，又常用病因命名，如有颈肋综合征、肋锁综合征、前斜角肌综合征、过度外展综合征、胸小肌综合征等。

二、诊断要点

（1）本病多发生于青年和中年，一般女性较多，单侧发病较双侧者多。常表现为臂丛神经和锁骨下动静脉受压或牵拉症状。

（2）臂丛神经受压症状，肩臂手的麻木、疼痛、乏力、酸胀，并有放射感。疼痛性质多为刺痛或灼痛。临床上以尺神经受压较多见。病久不愈，可见神经支配区肌肉萎缩、感觉减退和激励下降。

（3）血管受压的症状，动脉受压，患肢有间歇性无力和缺血性弥漫性疼痛、麻木，桡动脉搏动减弱，并伴有皮肤苍白、发凉、怕冷，患肢高举时更加明显。静脉受压时，患肢浅静脉怒张、水肿、手指发绀、僵硬。

（4）检查：①锁骨上窝饱满、压痛；有颈肋者，可触及骨性隆起；有斜角肌病变者，可触及前斜角肌僵硬、肥厚及压痛。②挺胸试验：患者直立，双手下垂，检查者双手分别触摸患者桡动脉。嘱患者挺胸，上肢伸直，并使肩胛骨尽量以向后下方，此时桡动脉搏动减弱或消失者为阳性。表示肋锁间隙狭窄，挤压臂丛神经及血管。③过度外展试验：将患者上肢过度外展并后伸，桡动脉明显减弱或消失为阳性，表示动脉被胸小肌挤压。④举臂外展运动试验：将患者双侧上肢外展并外旋，双手做连续快速伸屈手指运动，患肢迅速出现向心性疼痛、麻木、乏力，为阳性。健侧可持续1分钟以上。⑤头后仰试验（Adson法）：患者取坐位，检查者双手分别触摸患者桡动脉。嘱患者深吸气并憋住，头后仰并转向患侧，如桡动脉搏动减弱或消失者为阳性，表示斜角肌压迫臂丛神经及动脉。⑥X线片检查：颈椎正侧位片，有助于确诊是否有颈肋、第7颈椎横突过长、锁骨及第1肋骨畸形等。

三、病因病机

（一）外感风寒邪气

风寒邪气侵袭项背肩臂的肌肉、关节、经筋，使斜角肌、胸小肌、锁骨下肌等挛缩、紧张，导致锁肋三角间隙狭窄，经络痹阻，气血运行不畅，不通而痛。

（二）瘀血阻滞

跌扑损伤，瘀血阻滞，肩臂肿胀、疼痛；或疼痛久延不愈，气血长期运行不畅，经气闭塞而成瘀血，导致斜角肌等肌肉痉挛、肿胀、僵硬，使锁肋三角间隙狭窄，经气不通而发病。

（三）气血虚弱

年老体弱，气血不足；或劳作过度，气血亏损，使肩胛部肌肉、经筋乏力而松弛，肩部下垂，锁肋间隙变小，经气不通而痛。

（四）辨证与治疗

胸廓上口相当于缺盆的部位，有众多的经脉和经筋经过，如手太阴经及经筋，手阳明经、足阳明经及经筋，手少阴经及经筋，手太阳经、足太阳经筋，手少阳经、足少阳经及经筋等，故此处发生病变，会引起多条经脉的病证。在辨证与治疗时，既要治疗经络的病证，又要注意病因的治疗。

1.循经辨证论治

（1）主症：肩臂部桡侧疼痛、麻木，属于手阳明经与手太阴经；肩臂部尺侧疼痛、麻木，属于手太阳经与手少阴经；肩臂部内侧疼痛、麻木，属于手厥阴经。

（2）治则：通经止痛。

（3）处方：肩臂部桡侧疼痛、麻木：颈臂穴、扶突、肩髃、曲池、列缺、合谷、商阳、少商。①肩臂部尺侧疼痛、麻木：颈臂穴、扶突、肩贞、极泉、少海、支正、后溪、少泽、少冲。②肩臂部及上肢内侧疼痛、麻木：颈臂穴、扶突、曲泽、内关、大陵、中冲。

（4）操作法：颈臂穴属于经外穴，位于锁骨内1/3与外2/3的交点处向上1寸，当胸锁乳头肌锁骨头后缘。沿水平方向向后刺入0.5寸左右，当出现触电感向上肢传导时，行捻转平补平泻手法后随即出针。扶突直刺0.5寸，提插手法，当出现麻感时，行捻转平补平泻法后随即出针。刺极泉时，上臂抬起，用切指法进针，提插手法，当出现触电感时，行捻转泻法，随即出针。井穴均采用三棱针点刺出血法，其余诸穴直刺捻转泻法。

（5）方义：上述处方系根据"经络所通，主治所及"的原则，按照疼痛部位循经取穴的方法，可达疏通经络，调理气血的作用，经络气血通达，疼痛可止。其中疼痛而兼有寒冷、麻木者，可加用灸法，以温通经气，增强止痛效果。

2．风寒痹阻

（1）主症：肩臂疼痛麻木，或上下走穿；或疼痛拒按，筋脉拘紧，皮肤苍白发凉。舌苔薄白，脉弦紧。

（2）治则：祛风散寒，通经止痛。

（3）处方：扶突、颈臂（阿是穴）、肩髃、曲池、外关、合谷、后溪。

（4）操作法：扶突、颈臂的刺法同上。其余诸穴均直刺捻转泻法，并可在肩髃穴或大椎穴或阿是穴加用灸法。

（5）方义：本证是由于风寒邪气痹阻引起的病证，扶突属于手阳明经，有散风祛邪通经止痛的作用，是治疗臂丛神经痛的经验穴。颈臂穴或在锁骨上窝寻找阿是穴，均位于锁骨上窝，属于缺盆范畴。缺盆是诸多经脉、经筋通过的部位，尤其与上肢的手三阳经、手三阴经的关系更为密切，是治疗上肢病证的主要穴位，正如《甲乙经》云缺盆主"肩引项臂不举，缺盆肿痛。"肩髃、曲池、合谷，同属于手阳明经，多气多血，既能疏通经络调理气血，又有祛除外邪的作用，是治疗上肢病变的重要组合。外关属于手少阳经，并通于阳维脉，及可疏通经脉，又可祛邪外出，长于通经除邪。后溪是手太阳经五腧穴中的腧穴，"俞主体重节痛"，有散风除湿止痛的作用，是治疗筋骨疼痛的重要穴位。

3．瘀血阻滞

（1）主症：锁骨上窝肿胀疼痛，上肢刺痛或麻木，手指发绀、僵硬。舌质紫黯，脉沉涩。

（2）治则：活血化瘀，通络止痛。

（3）处方：颈臂（阿是穴）、膈俞、极泉、曲泽、少海、曲池、合谷。

（4）操作法：颈臂或阿是穴浅刺0.5寸左右，当出现触电感后，行捻转泻法，随即出针。针极泉时患者举肩，用切指法避开动脉进针，提插手法，当出现触电感时，行平补平泻法，随即持针。膈俞行刺络拔罐法，曲泽用三棱针点刺出血。其余诸穴直刺捻转泻法。

（5）方义：本证是由于瘀血阻滞所致，故取血之会穴膈俞和曲泽点刺放血，以活血化瘀，通络止痛。颈臂或阿是穴乃是病变的部位，泻之可消肿祛瘀。极泉、少海均属于手少阴心经，心主血脉，故二穴可行血通脉，主治上肢疼痛，正如《针灸大成》云极泉"主臂肘厥寒，四肢不收"，《医宗金鉴》少海主"漏肩与风吹肘臂疼痛"。曲池、合谷属于手阳明经，阳明经多气多血，二穴配合行气通脉、行气化瘀，是调理气血疏通经络的重要组合。

4．气血虚弱

（1）主症：颈项肩背酸痛，肌肉萎缩，手臂酸痛麻木，手臂乏力，举臂艰难，手指拘挛，甚或头晕心悸。舌淡苔薄，脉细弱。

（2）处方：扶突、颈臂（或阿是穴）、脾俞、少海、手三里、合谷、足三里、三阴交。

（3）操作法：扶突、颈臂（或阿是穴）的针刺法同前，得气后捻转平补平泻法。其余诸穴用捻转补法。

（4）方义：本证是由于气血虚弱，筋肉失养、乏力，肩胛骨、锁骨下垂，导致肋锁间隙狭窄，挤压臂丛神经及锁骨下动静脉，引发病证，治当补气益血。补益气血总应培补生化之源为主，穴用脾俞、手足三里、三阴交调补脾胃，以助气血生化之源。补合谷助肺气，益宗气，"宗气积于胸中，出于喉咙,以贯心脉,而行呼吸。"故可益气通脉。少海是手少阴心经五腧穴中的合穴,补之可补血养筋;配手三里用于手臂麻木的治疗,《百症赋》"且如两臂顽麻,少海就傍于三里。"

(史军锋)

第八节　胸椎小关节错缝

一、概述

胸椎小关节错缝是临床上常见的病证,常急性发作,表现为胸背部疼痛和功能障碍,也称为胸椎后关节滑膜嵌顿,俗称"岔气"。本病多发生于第2~7胸椎,青壮年多见。针灸治疗有良好效果。

胸椎小关节错缝包括胸椎关节突错缝和肋椎关节错缝。胸椎关节突关节有上位胸椎的下关节突与下位胸椎的上关节突构成,关节面近似额状位,有利于胸椎侧屈伸展运动。胸椎周围的软组织比较薄弱,当胸椎处在特定位置时,遇到强大的冲击力,则可发生胸椎小关节错移。如胸椎过度前屈位时或过度后伸位时,如突然遭受背部或胸部的外力打击,以及强大的旋转力,打喷嚏,跳跃,蹦极等可使关节面旋转错移。

肋椎关节包括肋小头关节和肋横突关节,分别由胸椎椎体侧面及横突上的肋凹与肋骨小头及肋结节上的关节面组成,并有韧带保护。肋骨可在这两个关节面上活动,帮助呼吸运动的完成。当肋骨上下旋转运动过于突然或急促连续时,可造成错缝,并伴有周围韧带损伤,如连续不断地笑、咳嗽、双手托举物品向高处放等。

二、诊断要点

(1)多有明显的外伤史,如笑、咳嗽、打喷嚏、跳跃、双手高举前伸突然用力等。

(2)受伤后立即出现或逐渐出现胸背部疼痛,疼痛位于棘突下或棘突旁,有时疼痛可放射到肋间。

(3)呼吸运动受限,深呼吸、咳嗽、打喷嚏、手臂高举等均可引起疼痛加剧。

(4)检查:胸椎棘突下或棘突旁可触及压痛点。如压痛点位于棘突下,常伴有棘突偏歪,多为椎间关节错缝;如压痛点为棘突旁,常无棘突偏歪,多为椎肋关节错缝,疼痛可向肋间隙或胸部放射。

(5)X线片检查:部分患者有患椎棘突偏歪改变。

三、病因病机

在椎体不稳定的情况下,突然受到外力的冲击,或连续不停地笑、咳嗽、打喷嚏、跳跃,或手臂高举又突然用力等,使关节面错位,滑膜嵌顿,韧带损伤,瘀血阻滞,发为疼痛。

四、辨证与治疗

(一)主症

受伤之后,胸背疼痛,可连及胁肋部,不能深呼吸,咳嗽、打喷嚏则疼痛加剧,胸椎棘突下或棘突旁压痛。舌苔薄白,脉弦。

(二)治则

活血化瘀,通经止痛。

(三)处方

阿是穴、后溪、手三里。

(四)操作法

先刺后溪、手三里,直刺捻转泻法,再捻针的同时,令患者做深呼吸运动,或咳嗽。阿是穴直刺捻转泻法,但应严格掌握针刺的深度和角度,起针后刺络拔火罐,保留10分钟。

(五)方义

阿是穴属于局部取穴,或针在棘突上,或针在棘突间,或针在夹脊穴的部位,依据压痛点而定。后溪属于手太阳经,对于脊柱病变有显著疗效;手三里属于手阳明经,功善治疗脊背部疼痛,手阳明经筋与手太阳经筋均附著于脊背,故可用于及背部病证的治疗。

(刘汉利)

第九节　胸椎小关节紊乱症

一、概述

胸椎小关节紊乱症是指胸椎后关节在劳损、退变或外伤等因素作用下,导致胸椎小关节发生急、慢性损伤或解剖移位,以及椎旁软组织发生无菌性炎症反应,刺激、牵拉或压迫其周围的肋间神经、交感神经,引起神经支配区域疼痛、不舒适或胸腹腔脏器功能紊乱等一系列症状,称之为胸椎小关节紊乱症。由于胸腹腔脏腑功能紊乱的症状一般不是与胸椎小关节损伤同时出现,往往较晚一段时间出现,因此医师与患者均难于将胸腹腔脏腑功能紊乱症状与胸椎小关节损伤联系起来,导致临床上常常误诊,遗忘了疾病的根源是胸椎病变。

二、诊断要点

(1)患者有背部外伤或长期姿势不良史,如长期低头、伏案工作等。

(2)胸背部酸胀疼痛或沉重乏力,时轻时重,一般活动后减轻,劳累或受寒后加重。

(3)胸胁部疼痛,疼痛的具体部位因胸椎损伤的部位而异,如:胸椎 $T_{2\sim5}$ 损伤,可表现为乳房以上胸胁部位的疼痛、心前区痛;胸椎 $T_{5\sim12}$ 的损伤,可表现为乳房以下区域疼痛、胸痛、胁肋痛、胃区痛、肝区痛、腹部痛等。

(4)自主神经紊乱症状。①汗液排泄障碍:表现为多汗或无汗(局部或半身、全身)。②胸腔脏器功能紊乱症:可见心烦胸闷、胸部压迫感、心律失常、血压异常、咳嗽哮喘等心血管和呼吸系统症状,多见于胸椎 $T_{1\sim4}$ 小关节损伤。③腹腔脏器紊乱症状:可见胃脘胀痛、食滞纳呆、嗳气吞酸、腹胀便秘或腹泻等消化功能紊乱症。

(5)检查。①触诊:胸椎棘突、棘突间、椎旁有叩痛、压痛、棘突偏歪或有后凸,或有凹陷。棘突上、棘突间及椎旁的韧带有条索样改变或结节。②X线检查:可见胸椎有损伤性改变或退行改变、韧带钙化、胸椎侧弯或后凸畸形。可除外结核、肿瘤、类风湿、骨折等。③理化检查:可除外脏腑肿瘤、结石及损伤程度。

三、病因病机

(一)外邪侵袭

人体在疲劳、虚弱的情况下,复感风寒湿邪,导致筋脉痹阻,血行不畅,经脉不通,不通则痛,以致筋肉痉挛,进而引起胸椎小关节功能活动障碍,日久可致筋膜变性、增厚、粘连,从而影响脊和自主神经神经的功能,产生脊背疼痛和脏腑功能紊乱的症状。

(二)跌打损伤

外力打击背部,损伤筋肉、脉络,血溢脉外,瘀血阻滞,筋肉肿胀,挛缩作痛,搏击脊神经和交感神经而发病。

(三)劳伤气血

由于劳力过度或长久伏案用脑过度,劳伤气血,气血亏损。气血虚弱,筋骨失养,筋肉挛缩,胸椎及其小关节失稳,触及交感神经,而发病;气血虚弱,心脾两虚,则胸痛胸闷,心悸烦乱,胃脘疼痛,腹胀便溏等症。

四、辨证与治疗

(一)外邪侵袭

1.主症

背部疼痛,伴有沉重感、紧感、冷感,遇寒加重,得热痛减,疼痛可连及胸胁部。舌苔薄白,脉浮紧。

2.治则

散风祛寒,温经通络。

3.处方

胸椎夹脊阿是穴、大椎、后溪、合谷、外关。

4.操作法

夹脊阿是穴有两种,一是压痛点,二是结节、条索;针刺的方法是采用 0.30 mm×40 mm 的毫针,刺入 20 mm 左右,得气后用捻转泻法;术后加用艾条灸法。针大椎时患者微低头,直刺捻转泻法,术后加用灸法。后溪、合谷、外关均直刺泻法。

5.方义

本证是由于感受风寒湿邪而引起,病变部位属于督脉、太阳经以及阳明经筋。针刺并温灸诸阳之会大椎,祛除邪气通经止痛。阿是穴处是邪气痹阻之处,针刺泻法祛邪,艾灸温通除邪。后溪、合谷属于手太阳经和手阳明经,其经筋分布背部,结聚于脊柱,又有良好的行气祛邪,通经止痛的功效。外关属于手少阳经,少阳经循行于胸胁部,是治疗胸胁痛的主要穴位之一;外关又通于阳维脉,阳维脉维系诸阳经而主表,故又有祛除邪气从表而解的功能。诸穴配合可达祛除邪气通经止痛的效果。

(二)瘀血阻滞

1.主症

背部疼痛,疼痛部位固定,呈刺痛性质,肩臂活动则疼痛加重,背部按之作痛。舌质紫黯,脉涩。

2.治则

活血化瘀,通经止痛。

3.处方

胸椎夹脊阿是穴、手三里、后溪、委中。疼痛连及胸胁部加:内关。

4.操作法

胸椎夹脊穴的刺法见上,术后刺络拔火罐,委中用三棱针点刺出血,手三里、后溪直刺捻转泻法。内关直刺,捻转泻法。

5.方义

本证是由于瘀血阻滞所致,故取阿是穴刺络拔火罐,取委中放血,祛瘀活血,消肿止痛。手三里、后溪分别属于手阳明经和太阳经,其经筋分布在背部并附着于脊柱,是治疗脊背疼痛的重要穴位。内关属于手厥阴心包经,其经脉、经筋分布在胸胁部,心主血脉,所以内关既可治疗胸胁部的疼痛,又有活血祛瘀的作用。疼痛剧烈时可内关透外关,可有较强的活血化瘀、行气化瘀、通经止痛的功效。

(三)劳伤气血,心脾两虚

1.主症

背部酸痛,劳累后加重,胸闷胸痛,心悸不宁,胃脘疼痛,时发时止,纳呆腹胀,便溏乏力。舌质胖淡,脉沉细。

2.治则

健脾宁心,补益气血。

3.处方

胸椎夹脊阿是穴、膻中、神门、中脘、足三里、三阴交。

4.操作法

胸椎阿是穴的刺法同前,术后加用灸法。膻中针尖向下平刺补法。其余诸穴均用直刺捻转补法。

5.方义

本证是由于气血亏损筋骨失养所致,阿是穴是病变症结的反应点,或为压痛点,或为结节、条索状物,针刺阿是穴可缓解经筋、肌肉的挛缩,消除结节和条索,使经脉通畅,有利于气血对筋骨的濡养。膻中位于胸部正中,是心包的募穴;神门是心经的原穴,二穴配合,可宁心安神,养血通脉。中脘、足三里、三阴交调补脾胃,既可治疗胃脘部和腹部的病证,又可补益气血,乃治本之法。

(刘汉利)

第十节 剑状突起痛

剑状突起痛主要是剑状突起部疼痛,并伴有胸部、胃脘部、胁肋部及肩背部疼痛。剑状突起即胸骨剑突,相当于中医的蔽心骨。本病包括在中医结胸、心下痛、胃脘痛等病证的范畴。

一、诊断要点

(1)剑突部有深在的持续地疼痛。

(2)胃饱满时、扩胸时、弯腰时,以及扭转身体时可引起疼痛发作。

(3)疼痛可连及胸部、胃脘部、胁肋部。

(4)检查:剑突部有明显压痛,并有向胸部、腹部、胁肋部,以及肩背部放射痛。

二、病因病机

本病发生在心的下部,应属于心胃病证,循行的经脉有任脉、足阳明胃经、足太阴脾经、足厥阴肝经、手太阳小肠经、手少阳三焦经等,其发生的病因病机与痰热互结、寒与痰浊凝滞、肝郁气滞有关。

(一)痰热互结

痰热内结,滞留心下,不通而痛。本正与伤寒论中的小陷胸汤证相似,《伤寒论·辨太阳病脉症并治》:"小结胸病,正在心下,按之则痛,脉浮滑者,小陷胸汤主之。"

(二)寒痰凝滞

寒与痰涎凝滞,结于胸膈,发为本病。本证与伤寒论中的寒实结胸证相似。痰涎结于膈上或膈下,胸与心下满闷作痛。

(三)肝郁气滞

肝气郁结,失于疏泄,胃气凝滞不通发为疼痛。

三、辨证与治疗

(一)痰热互结

1.主症

心下部疼痛,连及胸胁,按之则痛,心中烦乱,胃脘不适,有呕恶感。舌质红,苔黄腻,脉滑数。

2.治则

化痰清热,理气止痛。

3.主方

膻中、鸠尾、中脘、曲池、丰隆。

4.操作法

针膻中针尖向下平刺12~20 mm,捻转泻法。针鸠尾穴时两手臂高举置于头部,针尖向下斜刺12 mm左右,切勿直刺,捻转泻法。其余诸穴均直刺捻转泻法。

5.方义

膻中属于任脉,位于胸部正中,为气之会穴,可理气止痛,可理气化痰,是治疗胸痛、胃痛的主要穴位。鸠尾位于胸骨剑突的下缘,又是任脉的络穴,其脉络散于腹,主治心胸痛、胃脘痛;鸠尾又为膏之原,膏即膏脂,由五谷之津液化合而成,所以本穴有化合津液为膏脂的作用,津液不能化合称为膏脂,即变为痰,所以鸠尾又有清化痰浊的作用。中脘、丰隆调理脾胃、除痰浊化生之源。总之,膻中、鸠尾理局部之气机,化病位处的痰浊,中脘、丰隆除痰浊生成之源,曲池清除邪热,标本兼治,病证可愈。

(二)寒痰凝滞

1.主症

心与胸部疼痛,心下按之作痛,痛及胸背,四肢厥冷,胃脘冷痛,呕吐痰饮。舌苔白腻,脉滑而迟。

2.治则

温化痰浊,通经止痛。

3.处方

膻中、鸠尾、中脘、大椎、合谷、足三里。

4.操作法

膻中、鸠尾、中脘针刺手法同前,针刺后加灸。针大椎取坐位,患者微低头,针尖向下颌方向进针,捻转补法,有针感向胸部传导较好,并加用灸法。合谷直刺平补平泻法,足三里针刺补法。

5.方义

膻中、鸠尾、中脘的方解同前,加用灸法,可温阳通脉,可温阳化痰。足三里扶正祛邪,健脾化痰。合谷行气化痰,行气止痛。大椎属于督脉,又是诸阳之会,主治寒热,《素问·骨空论》"灸寒热之法,先灸项大椎",又是治疗结胸症的主穴,对本证的治疗有重要作用,《伤寒论》"太阳与少阳并病……时如结胸,心下痞鞕者,当刺大椎第一间"。

(三)肝郁气滞

1.主症

心下痛,胃脘痛,痛及胸胁,呈胀痛性质,心烦急躁,口苦咽干,局部触之作痛。舌质黯,脉弦。

2.治则

疏肝解郁,理气止痛。

3.处方

膻中、鸠尾、上脘、中脘、期门、内关、太冲。

4.操作法

膻中、鸠尾、中脘的针刺法同前;上脘直刺 7.5～10 mm(0.3～0.5 寸)左右,平补平泻手法;期门平刺,平补平泻手法;内关、太冲直刺平补平泻手法。

5.方解

膻中、鸠尾方解同前,中脘和胃降逆,主治心胃痛,配期门治疗痛及胸胁,《针灸甲乙经》"心下大坚,肓俞、期门及中脘主之";配上脘加强治疗心胃痛的效果,《玉龙歌》"九种心痛及脾痛,上脘穴内用神针,若还脾败中脘补,两针神效免灾侵……"。内关、太冲均属于厥阴经,上下配合,调气理气,是疏肝解郁、理气止痛的重要组合。

(刘汉利)

第十一节　肋胸骨痛

肋胸骨痛是指肋软骨与胸骨连接处发生的自发性疼痛。本病多由于外伤、病毒感染、受寒冷刺激等原因,引起胸大肌附着处的肌纤维组织炎。

一、诊断要点

(1)胸部自发性疼痛,可连及胁肋部。

(2)疼痛的性质为锐痛或切割样、撕裂样疼痛。

(3)疼痛好发于第2~5肋骨软骨与胸骨的接合处。

(4)检查:胸骨外侧缘有明显压痛;加压两侧胸壁时,病变处出现疼痛。

在临床上本病常与肋软骨炎相混淆,应注意鉴别。本病的压痛点在胸骨的外侧缘与肋软骨交界处。

二、病因病机

(一)瘀血阻滞

外伤筋骨,损及血脉,血溢脉外,阻滞脉络,经气不通,不通而痛。

(二)寒瘀凝滞

胸肩部及上肢过度活动,耗伤气血,卫外不固,风寒湿邪趁虚入侵,寒主凝而血瘀,经络气血痹阻,发为疼痛。

三、辨证与治疗

(一)瘀血阻滞

1.主症

胸部疼痛,痛如针刺,部位固定,胸骨外侧缘按之疼痛。舌质紫黯或有瘀点,脉弦或沉涩。

2.治则

活血化瘀,通络止痛。

3.处方

阿是穴、膻中、心俞、膈俞、内关、合谷、太冲。

4.操作法

阿是穴、心俞、膈俞刺络拔火罐,其余诸穴均直刺捻转泻法。

5.方义

本证是由于瘀血痹阻经脉所致,处方选穴与肋软骨炎相同,方解也无差异,详见肋软骨炎瘀血阻滞证。

(二)寒瘀凝滞

1.主症

胸部疼痛,痛则剧作,遇寒加重,得热痛减,触之作痛。舌质淡红,苔薄白,脉弦紧。

2.治则

温经祛邪,通经止痛。

3.处方

阿是穴、膻中、大椎、列缺、足三里、隐白。

4.操作法

刺阿是穴用 0.25 mm×25 mm 的毫针,沿着肋骨的上下缘向胸骨平刺,有酸痛感或胀痛感沿肋骨传导,捻转泻法,术后加用灸法。膻中针尖向下平刺,捻转补法。针大椎时患者坐位,微低头,针尖朝向胸骨柄,进针 25 mm(1 寸左右)左右,得气后捻转平补平泻法,术后加用灸法。列缺针尖向上斜刺,得气后行捻转补法。足三里直刺,捻转补法。隐白艾炷灸 7～9 壮。

5.方义

本证是由于寒瘀凝滞,经络痹阻所致,治疗时重用灸法,温经散寒,疏通经络。阿是穴是寒邪瘀血凝结的部位,属于局部取穴,针刺泻法并灸,针刺泻法可通经祛邪,艾灸可温经散寒,行血通脉。大椎属于督脉,又为诸阳之会,针灸并用,助阳祛邪,行气血通脉。气会膻中与列缺、足三里配合,培补宗气,贯通心脉,温阳除邪。隐白是治疗本病的经验穴,临床用之有明显效果。

(刘汉利)

第十二节　蒂策综合征

蒂策综合征是一种非特异性疾病,又称肋软骨炎、特发性痛性非化脓性肋软骨肿大。本病是胸背部病变的常见病、多发病,表现为肋软骨的痛性肿胀,尤其好发于第二肋骨。本病好发于女性,病程长短不一,常迁延数月或数年,治愈后容易复发。中医无此病名,应属于胸胁痛范畴。

一、诊断要点

(1)好发于女性,男性少见。

(2)胸痛急剧或缓慢发作,伴有胸部压迫感或勒紧感。

(3)疼痛呈持续性或间断性,当深呼吸或平卧时疼痛加重。有时疼痛可向肩及手部放射。

(4)检查:第二、三肋骨与软骨交界处肿胀、隆起,可触及结节状或条索状阳性反应物,质地柔软,按之有明显的局限性压痛。

X 线检查可除外胸腔和肋骨等器质性病变,对本病无诊断价值。

二、病因病机

西医对本病的病因尚不明确,一般认为与劳损、外伤或病毒感染有关;疲劳及气候的变化可能是发病的诱因。中医根据本病的病变部位固定、局部肿胀、劳累后发作等证候特点,认为本病与瘀血、痰湿及气血虚弱有关。本病应属于筋骨病,位于胸部,与此有关的经络及经筋主要有:足阳明经及经筋,其经筋从下肢"上腹而布,至缺盆而结";足太阴经及经筋,其经筋"循腹里结于肋,散于胸中";手少阴经及经筋,其经筋"挟乳里,结于胸中";手厥阴经及经筋,其经筋"入腋散胸中";足少阳经及经筋,其经筋"系于膺乳,结于缺盆";足厥阴经布胁肋等,这些经脉或经筋均于本病的发生有关。

(一)瘀血阻滞

胸部受跌打损伤或撞击,损伤经脉,血溢脉外;或上肢过度活动,胸大肌过度收缩,引起胸胁部韧带和肋软骨膜损伤,血溢脉外,经脉瘀阻,引起局部肿痛。

(二)痰瘀互结

肝气郁结,失于疏泄,气机郁滞,气滞则不能载血运性,血滞而为瘀;气滞则津液失于运行,凝聚为痰。痰瘀互结,脉络不通,发为肿痛。

(三)气虚血瘀

体质虚弱,复加长期胸壁劳作,耗伤气血,气虚则血行乏力,滞而成瘀血,经脉不通,发为肿痛。

三、辨证与治疗

(一)瘀血阻滞

1.主症

局部肿痛,痛有定处,痛如针刺,夜间加重,疼痛向肋部或脊背放射。舌质紫黯或有瘀点,舌苔薄白,脉弦或沉涩。

2.治则

活血化瘀,疏经通络。

3.处方

阿是穴、心俞、膈俞、合谷、郄门、太冲。

4.操作法

阿是穴、心俞、膈俞刺络拔火罐,其余诸穴直刺捻转泻法。

5.方义

本证是由于瘀血痹阻经脉所致,取阿是穴、心的背俞穴心俞、血之会穴膈俞,刺络拔火罐,祛瘀通络止痛。郄门是心包经的郄穴,心主血脉,功善治疗瘀血阻滞胸部经脉引起的疼痛症。合谷是手阳明经的原穴,原穴是元气流注的部位,与手太阴肺经相表里,阳明经多气多血,故合谷穴可行气祛邪,行气活血,行气通络,通经止痛。太冲是足厥阴肝经的原穴,肝主疏泄,肝藏血,故太冲功在理气调血,理气活血,理气通脉,理气止痛。合谷与太冲配合,名曰"四关",是疏通经络、调理气血、活血祛瘀、通经止痛的主要穴位组合。

(二)痰瘀互结

1.主症

病程较长,疼痛呈持续性隐痛,局部隆起,肿胀明显,胸部沉闷。舌苔白腻,脉弦滑。

2.治则

理气化痰,活血化瘀。

3.处方

阿是穴、膻中、内关、中脘、丰隆。

4.操作法

阿是穴采用刺络拔火罐法;膻中针尖向下平刺,捻转手法,平补平泻;其余诸穴均直刺,平补平泻手法。

5.方义

本证是由于痰瘀互结阻滞经络所致,阿是穴刺络拔火罐意在祛瘀通络。膻中是气之会穴,针刺平补平泻法,意在调气,调气可活血化瘀,调气可通经除痰;本穴又位于胸部中央,是治疗痰瘀滞留胸部的主穴。内关是手厥阴心包经的络穴,外络三焦经,心主血脉,三焦主气,故内关既可活血化瘀,又可理气化痰,善于治疗胸胁部病证。内关与膻中配合,局部与远端相结合,是治疗胸部、胁肋部及其内部脏腑疾病的主要组合。中脘与丰隆相配合,和胃祛痰,健脾化痰,是治疗痰浊病证的主要组合。

(三)气虚血瘀

1.主症

局部隐痛,疼痛与天气有关,遇冷易于发作,伴有胸背隐痛,心慌气短,体倦乏力。舌质黯红或淡红,脉沉弱。

2.治则

益气养血,通络祛瘀。

3.处方

阿是穴、膻中、太渊、足三里、隐白。

4.操作法

阿是穴采用刺络拔罐法,术后加用灸法。膻中、太渊、足三里针刺补法,隐白用艾炷灸7～9壮。注意针刺太渊时应避开动脉,直刺7～9 mm。

5.方义

本证是由于气虚行血乏力,血液瘀滞胸部,痹阻脉络所致。阿是穴的部位正是瘀血阻滞所在,宗《素问·针解》:"菀陈则除之者,出恶血也。"故在阿是穴处刺络出血,清除瘀血、死血,术后再加用灸法,血得热则行,可加强除瘀血通经络的作用。膻中是气之会穴,太渊是脉之会穴,又是手太阴经的原穴,二穴组合培补宗气,宗气积于胸中,以贯心脉,有益气通脉除瘀血的作用,并可消除胸部疼痛。足三里、隐白健脾补胃,培补气血生化之源,且隐白是治疗胸痛的经验效穴。

(李海玲)

第十三节　背肌筋膜炎

一、概述

项背肌筋膜炎是指项背部的肌肉、筋膜由于急慢性损伤或感受风寒湿邪等原因发生无菌性炎症,引起项、背、肩等处疼痛、麻木的疾病。本病又称纤维织炎、软组织劳损、肌肉风湿病等。

本病相当于中医学中的"背痛""肩背痛"的范畴,是针灸治疗的主要适应证之一。

二、诊断要点

(1)项背部疼痛、酸痛或伴有上肢或枕部、头顶部的放射痛,遇阴雨天、寒冷、潮湿等气候症状加重。

(2)背部有沉重感、紧束感,背如石压,或兼见头痛、头晕、视物模糊、胸闷、胸痛、心悸等。

(3)背部肌肉紧张、僵硬、压痛,并可触摸到结节或条索状阳性反应物,常见于肩胛骨内上角附分穴处(病位于肩胛提肌)、肩胛骨内侧缘附分、魄户、膏肓、神堂、等穴位处(病位于菱形肌)、肩井穴位处(病位于斜方肌上部)、肩中俞穴位处(病位于斜方肌中部)、膈关穴位处(病位于背阔肌)、脊旁夹脊穴(病位于竖脊肌)、棘突上(病位于棘上韧带)、两棘突间(病位于棘突间韧带)。

（4）颈背部有扭挫伤史，如慢性劳损史（如长期低头伏案、高枕睡眠等）。

（5）理化检查，排除风湿及类风湿脊柱炎。

三、病因病机

（一）风寒湿邪侵袭

本病位于肩背部，是诸阳经脉分布的区域，最易感受风寒湿邪。或汗出当风，或夜卧受寒，或久居寒湿之处，感受风寒湿邪，稽留于肌肤筋肉之间，致经络气血凝滞不通，发为经肩背痛。正如《灵枢·周痹》云："风寒湿气，客于外分肉之间，迫切而为沫，沫得寒则聚，聚则排分肉而分裂也，分裂则痛。"

（二）瘀血阻滞

因劳力、扭挫或跌打损伤，久痛入络，致瘀血阻滞，脉络不通，不通则痛。

（三）气机逆乱，气血失调

《素问·阴阳别论》："二阳一阴发病，主惊骇背痛，善噫善欠，名曰风厥。"久坐伏案或长久低头工作，劳伤气血，气血不足则筋肉失养，筋肉拘挛，发为疼痛。久坐伤肉损伤脾胃，阻碍气血化生之源。长久伏案，思虑过度，劳伤心脾，耗气伤血，致使气血虚弱，在外则筋肉失养，在内则脏腑功能失调，气机逆乱，肝胆趁机上逆，发为风厥。

（四）辨证与治疗

1.风寒湿邪痹阻

（1）主症：肩背疼痛，遇寒加重，得热痛减，按之作痛和筋结。舌淡红，苔薄白，脉浮紧。

（2）治则：疏风散寒，祛湿通络。

（3）处方：天池、大椎、风门、天宗、阿是穴、后溪、三间。

（4）操作法：针刺泻法，留针30分钟，间歇运针，同时艾灸大椎、风门、阿是穴，出针后再拔火罐。

（5）方义：本证是由于风寒湿邪侵袭经络，气血凝滞，阻塞不通所致。太阳、阳维主表，故取足少阳、阳维之会穴风池、足太阳经穴风门及诸阳之会穴大椎，针而灸之，疏风散寒，通经祛邪。复取手太阳经穴天宗，再配以局部阿是穴，针灸同用，并拔火罐，以温通局部经气。后溪、三间是手太阳经和手阳明经的"输"穴，功善祛风止痛，因为二穴配五行属于风，"俞主体重节痛"，且手阳明经筋"绕肩胛，夹脊"，手太阳经筋"上绕肩胛，循颈"，故二穴是可治疗项背疼痛。《标幽赋》"阳跷阳维并督脉，主肩背腰腿在表之病"；《席弘赋》"更有三间、肾俞妙，善除肩背浮风劳"，都表明后溪、三间是治疗肩背痛、项背痛的有效穴位。诸穴合用，可达疏风散寒，祛湿通络的功效。

2.瘀血阻滞

（1）主症：项背部或肩背部疼痛，痛如针刺，部位固定，痛连肩臂，甚或麻木不仁，活动受限，遇寒或劳累则加重。舌质黯有瘀点，苔薄白，脉弦细。

（2）治则：行气活血，通络止痛。

（3）处方：天柱、曲垣、秉风、阿是穴、膈俞、合谷、曲池。

（4）操作法：针刺泻法，间歇行针，留针30分钟。并于阿是穴、膈俞刺络拔罐出血，再加用艾条灸，每穴灸3分钟。

（5）方义：本证是由于外伤或久痛入络，瘀血阻滞所致，膈俞为血之会穴，阿是穴是瘀血凝聚的部位，刺血拔罐，可活血化瘀，加用灸法可增强活血化瘀的作用。曲池、合谷均属于手阳明经，阳明经多气多血,其经筋分布于肩胛部,曲池善于疏通经络气血,合谷善于行气活血化瘀,二穴同用可疏通肩胛部经络瘀血的痹阻。其余诸穴属于局部取穴,如此局部与远端相配合,可达活血化瘀,疏通经络气血的作用。

3.气血逆乱,肝阳上亢

(1)主症:肩背部酸痛、沉重,头痛头晕,视物模糊,胸闷胸痛,心悸不宁,脘腹胀痛。舌质胖大,脉弦细。

(2)治则:调补气血,平肝潜阳。

(3)处方:风池、心俞、阿是穴、中脘、手三里、足三里、三阴交、太冲。

(4)操作法:风池平补平泻法,阿是穴针刺泻法,并灸法,中脘平补平泻法,手足三里、三阴交针刺补法,太冲针刺泻法。

(5)方义:本证是由于升降失调,气血逆乱,肝阳上亢所致。针刺风池、太冲泻上亢的肝阳,治头痛头晕;心俞、手足三里、三阴交,补脾胃生心血,补益气血生化之源,荣心养目;中脘与足三里配合,既可调补脾胃,又可斡旋气机的升降,使气血调达,升降适度,诸症可解;阿是穴除局部经筋之痉挛,疏通局部经络的痹阻;手足阳明经筋均绕肩胛附属于脊背,故手足三里可补气血荣养肩背部的经筋,缓痉挛以止痛。如此,上下之配合,局部与远端相配合,气血调达,诸症可除。

(李海玲)

第十四节　棘上及棘间韧带损伤

棘上韧带和棘间韧带损伤是临床上常见病,通常归属于腰痛范畴,但在针灸治疗上有其特殊性,故单列一节以引起人们的注意和提高治疗效果。

棘上韧带是跨越各棘突点纵贯脊柱全长的索状纤维组织,自上而下,比较坚韧,但在腰部此韧带比较薄弱。棘间韧带处于相邻的棘突之间,其腹侧与黄韧带相连,其背侧与背长肌的筋膜和棘上韧带融合在一起,棘间韧带的纤维较短,较棘上韧带力弱。

一、诊断要点

(1)有明显的受伤史,受伤时患者常感觉到腰部有一突然响声,随即腰部似有折断样失去支撑感,并出现腰部疼痛。

(2)急性损伤者疼痛剧烈可为断裂样、针刺样或刀割样,慢性损伤者多表现为局部酸痛、不适,不耐久站久立,脊柱前屈时疼痛加重。

(3)检查:①身体屈曲时腰部疼痛。②棘突及棘突间有压痛,棘突上可触及韧带剥离感。棘间韧带损伤压痛点多位于第5腰椎和第1骶椎之间。

二、病因病机

多因脊椎突然猛烈前屈,使棘上韧带或棘间韧带过度牵拉而造成;或患者在负重时腰肌突然失力,骤然腰部前屈;或长期弯腰工作,使棘上及棘间韧带持续地处于紧张状态等原因,导致韧带撕裂、出血、肿胀,瘀血痹阻,经络气血不通,发为疼痛。

三、辨证与治疗

(一)急性损伤

1.主症

受伤之后,腰骶部剧烈疼痛,活动受限,弯腰时疼痛加重,棘突上、棘突间有明显压痛。舌质黯红,脉弦或涩。

2.治则

活血祛瘀,通络止痛。

3.处方

阿是穴、后溪、水沟、委中。

4.操作法

先刺后溪,用 0.30 mm×25 mm 的毫针,直刺进针,得气后用捻转泻法,在行针的同时令患者活动腰部。针水沟用上述毫针向鼻中隔斜刺,得气后施以捻转泻法。阿是穴用梅花针叩刺出血,再拔火罐,委中用三棱针点刺出血,出血由黯红变鲜红为止。

5.方义

本病位于督脉,是由于瘀血阻滞所致。后溪是手太阳经中的"腧穴","俞主体重节痛",功于通经止痛;后溪又通于督脉,善于治疗位于督脉的急性疼痛。水沟属于督脉,又是手、足阳明经的交会穴,阳明经多气多血,所以水沟有行气行血的作用,是治疗急性腰的经验效穴。阿是穴、委中刺络出血,活血祛瘀,通经止痛。

(二)慢性损伤

1.主症

有急性损伤史,但没有彻底治疗,或长期弯腰工作史,腰部或下腰部酸痛、不适,遇劳则加重,遇寒则发。舌质紫黯,脉沉涩。

2.治则

益气养血,活血祛瘀。

3.处方

肾俞、阿是穴、三阴交。

4.操作法

肾俞、三阴交针刺补法,阿是穴刺络拔火罐,术后加用灸法。

5.方义

《景岳全书》:"腰痛证,凡悠悠戚戚,屡发不已者,肾之虚也。"故取肾俞补肾气益精血,配三阴交培补肝脾肾,益气养血,濡养筋骨。阿是穴是瘀血闭阻的部位,刺络拔火罐,可祛除瘀血,加用艾灸法,促进血液运行,进一步消除瘀阻,加快病愈过程。

(李海玲)

第十五节 急性腰扭伤

一、概述

急性腰扭伤又称腰部伤筋,俗称"闪腰"。腰部急性扭伤包括肌肉、韧带、筋膜、小关节、椎间盘等组织急性损伤,是临床上的常见病和多发病。

腰部是脊柱负重较大、活动较灵活的部位是支持人体上半部的主要支点,能做前屈、后伸、侧屈和旋转等活动。腰椎的稳定性主要靠韧带、肌肉和关节突等组织的支持,棘上韧带跨过各棘突点,连贯脊柱全长;棘间韧带在两棘突之间,两韧带有防止脊柱过度前屈的作用;黄韧带是毗邻椎板相互连接的黄色弹性组织,在下腰段椎管内整个后壁,以及关节囊表层全为韧带所覆盖;前纵韧带位于椎体前方,上自枕骨向下延伸至骶骨,附于椎骨缘、椎间盘,此韧带宽大而坚韧,对支持脊柱起重要作用;后纵韧带位于椎体后缘,是椎管的前壁,它的两侧较薄,中央较厚,并与椎间盘紧密相连;另外,从第5腰椎横突向髂骨嵴有髂腰韧带连接,从横突向骶骨翼有腰骶韧带连接,有稳定骶关节的作用。

二、诊断要点

(一)有明确的腰部外伤史

腰部剧痛,活动不便,坐卧、翻身困难,甚至不能起床,强迫体位,咳嗽、深呼吸时疼痛加重。也有的患者外伤腰部后,腰部疼痛并不剧烈,还可继续工作,数小时后或1~2天后腰痛才逐渐加重。

(二)检查

1.压痛点

可触及明显的压痛点,并以此可判断出受损的肌肉、韧带。压痛点位于棘突上,并可触及韧带剥离感,多属于棘上韧带损伤;压痛点位于相邻的两棘突间,多见于棘间韧带损伤;压痛点位于第2~4腰椎横突,多见于腰大肌损伤;压痛点位于髂嵴,多见于腰方肌损伤;压痛点位于腰骶髂三角处,多见于竖脊肌损伤;压痛点为棘突旁,多见于腰椎小关节错位。

2.功能活动受限

可出现明显的功能活动障碍,可表现为单一方向,也可以出现几个方向,主要与受损的肌肉、韧带有关。

3.脊柱侧弯

疼痛可引起肌肉保护性痉挛,不对称的肌痉挛可导致脊柱生理曲度的改变,有的是前凸减小,有的是向左右侧弯,通常脊柱多向患侧倾斜。

三、病因病机

急性腰扭伤多发生在腰骶、骶髂关节和椎间关节等部位。腰骶关节是脊柱的枢纽,骶髂关节是躯干与下肢连接的桥梁,身体的重力,以及外来的冲击力多集中在这些部位,故容易受伤。当脊柱屈曲时,两旁的竖脊肌(尤其是骶髂肌)收缩,以抵抗体重和维持躯干的位置,如负重过大,易造成肌纤维撕裂;当脊柱完全屈曲时,主要靠棘上韧带、棘间韧带、后纵韧带、髂腰韧带等来维持躯干的位置,易造成韧带损伤。急性腰扭伤轻者可致竖脊肌和腰背筋膜不同程度的撕裂,较重的可致棘上韧带、棘间韧带撕裂;椎间小关节突过度牵拉或扭转可致骨关节错缝或滑膜嵌顿。急性腰扭伤治疗不当可转为慢性劳损,时常发作。

《灵枢·百病始生》说:"用力过度,则络脉伤。阳络伤则血外溢……阴络伤则血内溢。"跌打损伤、猛然搬动过重物体、或姿势不当骤然用力,损伤筋肉、脉络,血脉破损血溢脉外,瘀血凝滞,脉络阻塞,则产生瘀血肿痛、活动受限等症。

四、辨证与治疗

(一)主症

受伤之后随即感到腰部一侧或两侧剧烈疼痛,不能伸直,屈伸俯仰,转身起坐则疼痛加剧,整个腰部不能活动,呈强直状,严重者不能起床,深呼吸、咳嗽、打喷嚏时疼痛加剧。轻者受伤后尚能继续工作,数小时后或次日疼痛加重。舌质黯红,或有瘀斑,脉弦或涩。

(二)治则

活血祛瘀,通络止痛。

(三)处方

阿是穴、养老、委中。

(四)操作法

通常情况下应先针刺养老穴,一侧腰痛者针健侧,两侧疼痛者针双侧。针刺时患者掌心向胸,采用0.30 mm×40 mm的毫针,针尖向肘部斜刺,得气后用捻转泻法,并有针感向肘部传导。阿是穴用刺络拔火罐法,委中用三棱针点刺出血,出血由黯红变鲜红为止。

(五)方义

本病的病变部位主要位于足太阳经和督脉,本证是由于瘀血凝滞、脉络阻塞、经络气血不通所致,治当活血祛瘀疏通经脉。养老属于手太阳经,手太阳经通于足太阳经,并交会于督脉;养老又是手太阳经的郄穴,郄穴功善于急性疼痛症和血分疾病的治疗,故养老可用于急性腰扭伤,并且有非常好的效果。阿是穴刺络拔火罐,清除局部瘀血的阻滞,疏通经络气血的闭阻。委中属于足太阳经,又为血之郄穴,善于治疗血分疾病,点刺出血,可祛除太阳经的瘀血,通经止痛,正如《素问·刺腰痛》云"足太阳脉令人腰痛,引项脊尻背如重状,刺其郄中太阳正经出血……"。

(董　梅)

第十六节　腰背部肌筋膜炎

腰背部肌筋膜炎是一种常见的腰背部慢性疼痛性疾病,主要是由于感受风寒湿邪或损伤引起的腰背部肌筋膜及肌组织发生水肿、渗出及纤维性变,而出现的一系列临床症状。本病又称腰背筋膜纤维变性。

一、诊断要点

（1）多见于中老年人，可有感受风寒湿或劳损病史。

（2）腰部疼痛，多为隐痛、酸痛或胀痛。疼痛时轻时重，一般晨起痛重，日间减轻，傍晚复重，即轻活动后减轻，劳累后加重。

（3）腰痛多位于脊柱两侧的腰肌及髂嵴的上方。

（4）在弥漫的疼痛区有特定的痛点，按压时可产生剧烈的疼痛，并可向周围、臀部及大腿后部传导，但不过膝部。

（5）检查：①激痛点，仔细检查，可触及激痛点。②可触摸到阳性反应物，筋结或索状物。

二、病因病机

根据本病的疼痛部位，主要涉及足太阳经及其经筋，足少阳经及其经筋，足少阴经及其经筋。

（一）外受风寒湿邪

劳力汗出之后，衣着寒湿；或冒雨涉水；或久居寒冷湿地，风寒湿邪侵袭经脉，经络受阻，气血运行不畅，发为腰痛。

（二）瘀血阻滞

闪挫跌仆，损伤经脉；或劳力过度，伤及脉络；或长期姿势不当，气血阻滞等，导致瘀血停滞，经络闭阻，发为腰痛。

（三）肾精亏损

《素问·脉要精微论》"腰者，肾之府，转摇不能，肾将惫矣"，是说肾虚是造成腰痛的重要原因，素体禀赋不足，或年老精血亏衰；或房劳不节；或大病久病之后，导致肾脏精血亏损，经脉经筋失于濡养，发为腰痛。

三、辨证与治疗

（一）寒湿腰痛

1.主症

腰部冷痛重着，腰部僵硬，活动转侧不利，得热痛缓，遇阴雨天疼痛加重。舌苔白腻，脉迟缓。

2.治则

散寒祛湿，温经通络。

3.处方

肾俞、关元俞、阿是穴、阳陵泉、委中。

4.操作法

肾俞平补平泻法，术后加用灸法；关元俞平补平泻法；阿是穴处有结节或条索时，用齐刺法，针刺泻法，术后加用灸法；委中、阳陵泉针刺泻法。

5.方义

《诸病源候论·腰背痛诸候》认为腰痛多是在肾虚的基础上，复感外邪所得，故云："劳损于肾，动伤经络，又为风冷所侵，血气搏击，故腰痛也。"故取肾俞针刺并灸，扶正祛邪，温经散寒；阿是穴是寒湿邪气凝聚之处，针刺泻法可祛邪通经，艾灸可散寒化湿；本病位于足太阳经、足少阳经，故取足太阳经的关元俞、委中及足少阳经的阳陵泉，属于循经取穴的方法，正如《灵枢·始终》

说"病在腰者取之腘",此局部与远端相配合,祛邪通经,且阳陵泉为筋之会穴,腰部筋肉拘禁者用之尤为合适。

(二)瘀血腰痛

1.主症

腰痛如刺,痛有定处,昼轻夜重,轻则俯仰不便,重则剧痛不能转侧,痛处拒按。舌质紫黯或有瘀斑,脉涩。

2.治则

活血化瘀,通经和络。

3.处方

膈俞、大肠俞、阿是穴、委中、阳陵泉。

4.操作法

膈俞、阿是穴用刺络拔火罐法,委中是在腘窝部位寻找暴怒的静脉或显露明显的瘀点用三棱针点刺出血,出血量掌握在血的颜色由黯红变鲜红而止。大肠俞、阳陵泉捻转泻法。

5.方义

本证是由于瘀血痹阻经脉,以致气血运行不畅发生的腰痛。膈俞是血之会穴,委中是血之郄穴,二穴又同属于足太阳经,阿是穴是瘀血凝聚的部位,宗《素问·针解》"菀陈则除之者,出恶血也",用放血的方法,以祛除恶血;《素问·刺腰痛论》"解脉会令人腰痛如引带,常如折腰状,善恐。刺解脉在郄中结络如黍米,刺之血射,以黑见赤血而已",解脉即委中穴处的络脉,可见在委中穴处络脉放血是治疗瘀血性腰痛重要的有效的方法,同时也指出放血量应掌握在血色由黑变赤为止。大肠俞属于局部取穴,可疏通腰部经络气血。阳陵泉疏解少阳经气,并对腰部转侧不利有良好效果。

(三)肾虚腰痛

1.主症

腰痛酸软,隐隐作痛,膝软无力,反复发作,遇劳则甚,卧息则减。阳虚者伴有腰部发冷,手足不温,少腹拘紧,舌质淡,脉沉迟;阴虚者伴有五心烦热,咽干口燥,舌质红,脉细数。

2.治则

补肾益精,濡养筋骨。

3.处方

肾俞、关元俞、阿是穴、关元、飞扬、太溪。

4.操作法

阿是穴用齐刺法和灸法,其余诸穴用捻转补法,阳虚者在肾俞、关元俞、关元加用灸法。

5.方义

本证是肾精亏损,腰府失养,引起的腰痛,故补肾俞、关元以补肾益精,濡养肾府。本病位于足太阳经及其经筋,故补足少阴经穴原穴太溪和足太阳经络穴飞扬,原络配合,补肾益精,濡养经筋,再配以阿是穴,可加强解痉止痛的效应。关元俞内应关元穴,是人体元气输注的部位,与关元穴配合培补元气,主治肾虚腰痛,正如《针灸大成》所说:关元俞"主风劳腰痛。"

(董 梅)

第十七节　腰椎椎弓峡部裂并腰椎滑脱

腰椎椎弓上下关节突之间称为峡部。椎弓峡部裂是指椎弓峡部骨质连续性中断,第 5 腰椎受累最多。腰椎滑脱是指腰椎逐渐向前或后方滑动移位,椎弓峡部裂的存在,可在一定的条件下是导致腰椎滑脱。本病多见于 40 岁以上的男性,年龄越大发病率越高,发病部位以第 5 腰椎最多,第 4 腰椎次之,是引起腰腿痛的常见疾病。

一、诊断要点

(1)患者可能有腰部外伤或劳损史。

(2)慢性腰痛,站立或弯腰时疼痛加重,卧床休息后减轻;有时疼痛可放射到骶髂部甚至下肢。

(3)滑脱影响到马尾神经时可见下肢乏力,感觉异常,大小便障碍等。

(4)检查:①下腰段前突增加,腰骶交界处可出现凹陷或横纹,或腰部呈现保护性强直。②滑脱棘突有压痛,重压、叩击腰骶部可引起腰腿痛;部分患者可见直腿抬高试验和加强试验阳性。③X 线检查应包括腰椎的正侧位片、左右双斜位片、过伸过屈位片;斜位片能显示"狗颈"及峡部的缺损;CT 可帮助确定峡部裂的性质;MRI 可帮助判断椎间盘的情况。

二、病因病机

腰椎的骨质结构由两部分组成,即前面的椎体和后面的椎弓。椎弓包括椎弓根、椎板、上下关节突、棘突和横突。腰椎峡部位于上下关节突之间,有一条狭窄的皮质骨桥构成将椎板和下关节突与椎弓根和上关节突连接在一起。所以腰椎峡部是椎弓最薄弱的部分,腰部外伤后容易造成损伤;或由于积累性劳损,导致腰椎峡部静力性骨折。一旦双侧腰椎峡部发生骨折,由于剪切力的作用腰椎就可能产生移位。

(一)瘀血阻滞

中医认为本病由于跌仆闪挫,损伤腰部筋骨,瘀血阻滞,筋骨失养,长久不能愈合,酿成本病。

(二)寒湿阻滞

由于劳伤气血,卫外不固,风寒湿邪趁虚而入,痹阻腰部经脉,气血不通,筋骨长久失养,酿成本病。

(三)肾精亏损

由于先天不足,或由于房劳过度,肾气虚弱,精血亏损,筋骨失养,是引起本病的内在因素。

三、辨证与治疗

(一)瘀血阻滞

1.主症

有明显的外伤史,腰骶痛骤作,疼痛剧烈,呈刺痛性,痛有定处,日轻夜重,俯仰受限,步履艰难。舌质紫黯,脉弦。

2.治则

活血化瘀,通经止痛。

3.处方

腰阳关、阿是穴、肾俞、后溪、委中。

4.操作法

先针刺后溪穴,直刺捻转泻法,在行针的同时,令患者轻轻活动腰部,疼痛好转后再针刺其他穴位。阿是穴用刺络拔火罐法,委中用三棱针点刺出血,出血量有黯红变鲜红为止。腰阳关针刺捻转泻法,肾俞用龙虎交战手法。

5.方义

本病证是由于瘀血阻滞所致,病变位于督脉,连及足太阳经,故治疗以督脉和足太阳经为主。腰阳关属于督脉,针刺泻法,疏通阳气,行气活血。后溪是手太阳经的"腧穴",功于通经止痛,本穴又交会于督脉,是治疗急性督脉性腰痛的重要穴位。阿是穴位于病变部位,属于局部取穴,刺络拔罐出血,清除恶血,通经止痛。委中又称"穴郄",对于瘀血阻滞者有活血祛瘀,通络止痛的作用,正如《素问·刺腰痛论》:"解脉会令人腰痛如引带,常如折腰状,善恐。刺解脉在郄中结络如黍米,刺之血射,以黑见赤血而已。"解脉即是指位于腘窝委中部位的血脉,点刺放血对瘀血性腰痛有良好效果,出血由黑红变赤红为止。

(二)风寒湿邪阻滞

1.主症

腰骶部重着疼痛,时重时轻,喜温喜暖,得温痛减,肢体麻木。舌苔白腻,脉沉紧。

2.治则

祛风散寒,除湿通络。

3.处方

肾俞、十七椎穴、次髎、后溪、阴陵泉、委中、承山。

4.操作法

肾俞、次髎、十七椎针刺龙虎交战手法,先泻后补,即先拇指向后捻转6次,再拇指向前捻转9次,如此反复进行,针刺后并用灸法。后溪、阴陵泉也用龙虎交战法。委中、承山针刺捻转泻法。

5.方义

本证是风寒湿邪阻滞督脉及足太阳经所致,故治疗以督脉及太阳经穴为主;本病的内在原因是肾气虚弱,外邪趁之,所以扶正祛邪是治疗本病的大法。肾俞是肾的背俞穴,十七椎穴隶属督脉,针刺补泻兼施,扶正祛邪;针刺后加用灸法,既可温经助阳,又可祛寒除湿。次髎属于足太阳经,有利湿止痛的功效,是治疗寒湿性腰骶痛的主要穴位,正如《针灸甲乙经》所说:"腰痛怏怏不可以俛仰,腰以下至足不仁,入脊腰背寒,次髎主之。"如针刺后再加用灸法可助其温阳利湿的作用。阴陵泉属于足太阴脾经,补之可健脾益肾,泻之可渗湿利尿,善于治疗湿浊性腰痛,如《针灸甲乙经》云:"肾腰痛不可俯仰,阴陵泉主之。"后溪属于手太阳经的"腧穴",又交会于督脉,"俞主体重节痛",可用于湿浊性腰痛的治疗;后溪配五行属于木,"木主风",风可胜湿,所以后溪又有祛风止痛、祛湿止痛的功效。委中配承山疏通足太阳经脉,是治疗腰痛的重要组合。以上诸穴配合,可达祛除邪气通经止痛的作用。

（三）肾精亏损

1. 主症

腰骶部酸痛，喜按喜揉，下肢乏力，遇劳则甚，卧床休息后减轻。舌质淡，脉沉细。

2. 治则

补肾益精，濡养筋骨。

3. 处方

肾俞、命门、关元俞、关元、飞扬、太溪。

4. 操作法

飞扬针刺龙虎交战手法，其余诸穴均直刺捻转补法，并在肾俞、命门、关元俞、关元加用灸法。

5. 方义

本证是由于肾气虚弱精血亏损而引起，主症是腰腿痛，病位于督脉、足太阳、足少阴经。腰为肾之府，肾虚则腰府失养，故治取肾的背俞穴肾俞及命门补益肾气，濡养腰府及经脉而止痛；关元是人体元阴元阳关藏之处，关元俞内应关元，是人体元气输注之处，补之可益元气，益精血濡筋骨，善于治疗肾虚腰痛，如《针灸大成》曰关元俞"主风劳腰痛。"太溪配飞扬属于原络配穴，旨在补益肾气调理太阳、少阴经脉以止痛。在飞扬穴处又有小络脉分出，名曰飞扬脉，主治腰痛，《素问·刺腰痛论》："飞扬之脉，令人腰痛，痛上怫怫然，甚则悲以恐，刺飞阳之脉，……少阴之前与阴维之会。"故飞扬功在治疗肾虚和肝虚引起的腰痛。诸穴协同相助，补益肾气，养筋壮骨以止痛。

（董　梅）

第十八节　腰椎间盘突出症

腰椎间盘突出症又称腰椎间盘纤维环破裂髓核突出症。它是腰椎间盘退行性变之后，在外力的作用下，纤维环破裂髓核突出刺激或压迫神经根造成腰痛，并伴有坐骨神经放射性疼痛等症状为特征的一种病变。腰椎间盘突出症是临床常见的腰腿痛疾病之一，好发于 20～45 岁的青壮年，男性比女性多见，其好发部位多见于 $L_{4～5}$ 和 L_5S_1 之间。

根据本病的疼痛性质应属于中医痛痹范畴，根据本病的疼痛部位应归属于督脉、足太阳经及经筋和足少阳经及经筋的病变。

一、诊断要点

（1）有急、慢性腰部疼痛史。

（2）下腰部疼痛，疼痛沿着坐骨神经向下肢放射，当行走、站立、咳嗽、打喷嚏、用力大便、负重或劳累时疼痛加重，屈髋、屈膝卧床休息后疼痛缓解。

（3）坐骨神经痛常为单侧，也有双侧者，常交替出现，疼痛沿患肢大腿后面向下放射至小腿外侧、足跟部或足背外侧。

（4）检查：①腰部僵硬，脊柱侧弯，腰椎前凸减小或消失。②压痛点：腰椎间隙旁有深度压痛，并引起或加剧下肢放射痛（即腰椎间盘突出的部位）；环跳、委中、承山、昆仑等部位压痛。③皮肤感觉异常；小腿外侧及足背部感觉减退或麻木表明第5神经根受压；外踝后侧、足底外侧和小趾皮肤感觉减退或麻木，表明 S_1 神经根受压。④直腿抬高试验阳性、屈颈试验阳性、颈静脉压迫试验阳性、踇趾背屈力减弱（L_5 神经根受压）或踇趾跖屈试验性（S_1 神经根受压）、腱反射减弱或消失（膝腱反射减弱或消失表示 L_4 神经根受压，跟腱反射或消失表示骶神经根受压）。⑤X 线摄片检查：X 线平片可见脊柱侧弯或生理前屈消失，椎间隙前后等宽，或前宽后窄，或椎间隙左右不等宽等。⑥CT、MRI 检查：可见腰椎间盘突的部位、大小及与椎管的关系。

二、病因病机

椎间盘是一种富有弹性的软骨组织，位于两个椎体之间。每个椎间盘有髓核、纤维环和软骨板组成。

椎间盘的主要功能是承担与传达压力；吸收脊髓的震荡；维持脊柱的稳定性和弹性。其中髓核是椎间盘的功能基础，纤维环和软骨板均有保护髓核的作用，而软骨板的膜具有渗透作用，可与椎体进行水分交换，以维持随和正常的含水量，保持髓核的半液体状态。

腰椎间盘容易突出有其生理和解剖的原因，后纵韧带具有保护椎间盘的作用，但下达腰部时逐渐变窄，而腰段椎管比颈段胸段粗大，所以腰部椎间盘的纤维环缺乏有力的保护；椎间盘中的髓核位置偏后外侧，而且纤维环前厚后薄，后面缺乏有力的保护；脊柱腰段是承受压力最大的部位，又是活动量最大的部分，所以椎间盘受到牵拉、挤压的力量较大，而保护的力量较小，所以容易突出。

（一）椎间盘退化变性是产生本病的病理基础

随着年龄的增长，不断地遭受挤压、牵拉和扭转等外力作用，使椎间盘发生退化变性，髓核含水量逐渐减少而失去弹性，继而使椎间隙变窄、周围韧带松弛或产生纤维环裂隙，形成腰椎间盘突出症的内因。在外力的作用下，髓核可向裂隙出移动或自裂隙处向外突出，刺激或压迫邻近的软组织（脊神经）而引起症状。中医认为"五八肾气衰"，或由于劳伤过度，肝肾亏损，筋骨失养，不在隆盛，易被外力所伤，易受外邪侵袭而发病。

（二）外力是引起本病的主要原因

腰在负重的情况下突然旋转，或向前外方的弯腰用力，使腰椎前屈，腹部压力增大，合力后，推动髓核后移，靠近纤维环后缘。此时，如果向后的合力超过了脊柱后方韧带、肌肉的抵抗力，髓核可突破纤维环的薄弱处而凸出。此种情况多见于从事体力劳动的年轻人。中医认为扭挫闪伤筋脉，血溢脉外，瘀血闭阻，压迫阻滞经络气血的运行，不通而痛，发为本病。

（三）腰背肌劳损是引起本病的辅助条件

脊椎的后方主要有后纵韧带、棘上韧带和棘间韧带以及骶棘肌的保护，限制脊柱过度前屈，防止椎间盘后移。长期持续的弯腰工作，容易造成脊柱后侧肌肉韧带劳损和静力拉伤，使肌肉、韧带乏力，保护作用下降。再加上弯腰时髓核后移，长期挤压纤维环后壁而出现裂隙。在某种不大力的作用下，也可导致髓核从纤维环的裂隙处凸出。这种情况多见于 40 岁后的非体力劳动者，中医认为"五八肾气衰"，腰府失养，易受外力所伤，或劳累过度，耗伤气血，腠理空疏，易受外邪而发病。

（四）受寒是本病的主要诱因

寒冷刺激导致局部血液循环变慢，容易引起肌肉的不协调收缩，使椎间盘压力增大，为本病的发生提供了条件。中医认为感受风寒湿邪，痹阻经脉，气血不通而发病，如《素问·举痛论》曰：

"寒气入经而稽迟泣而不行，……客于脉中则气不通，故卒然而痛"。

三、辨证与治疗

(一)辨经络治疗

1.主症

疼痛沿足太阳经放射或足少阳经放射。

2.治则

疏通经络，行气止痛。

3.处方

(1)足太阳经证：L₂~₅夹脊穴、阿是穴、秩边、环跳、殷门、阳陵泉、委中、承山、昆仑。

(2)足少阳经证：L₂~₅夹脊穴、阿是穴、环跳、风市、阳陵泉、悬钟、丘墟。

操作法：针刺夹脊穴时，针尖略向脊柱斜刺，深度在 40 mm 左右，捻转手法，有针感向下肢传导效果较好。针秩边、环跳进针 60 mm 左右，行提插捻转手法，得气时，有针感沿足太阳经或足少阳经传导为佳。其余诸穴均直刺捻转平补平泻手法或泻法。

4.方义

本方是根据疼痛的部位辨经论治，循经取穴，旨在疏通经气，达到通则不痛的目的。夹脊穴邻近病变部位，阿是穴是病变的部位，二穴是治疗本病的主穴。秩边、环跳是治疗腰腿痛的主要穴位，《针灸甲乙经》"腰痛骶寒，俯仰急难……秩边主之"。环跳是足少阳、太阳二脉之会，更是治疗腰腿疼痛、麻木、瘫痪的主要穴位，正如《肘后歌》云："腰腿疼痛十年春，应针环跳便惺惺"。阳陵泉也是治疗本病不可缺少的穴位，因为本穴属足少阳经，为筋之会穴，主治腰腿痛，如《针灸甲乙经》说"髀痹引膝，股外廉痛，不仁，筋急，阳陵泉主之。"且阳陵泉处又有坐骨神经的重要分支腓总神经，本病在此处多有压痛，故阳陵泉是治疗本病的重要穴。其余诸穴均属于循经取穴，疏导经气，通经止痛。

(二)病因辨证治疗

1.瘀血阻滞

(1)主症：多有腰部外伤史，或腰腿痛经久不愈，疼痛如针刺、刀割，连及腰骶和下肢，难以俯仰，转侧不利，入夜疼痛加剧。舌质紫黯或有瘀点，脉涩。

(2)治则：活血化瘀，通络止痛。

(3)处方：腰椎阿是穴、环跳、阳陵泉、膈俞、委中。

(4)操作法：针阿是穴时，先在其正中刺 1 针，针尖略斜向脊柱，得气后行捻转泻法，然后在其上下各刺 1 针，针尖朝向第 1 针，得气后两针同时捻转，使针感向下肢传导。膈俞用刺络拔火罐法，委中用三棱针点刺出血，所出之血，由黯红变鲜红为止。环跳、阳陵泉直刺捻转泻法。阿是穴与阳陵泉连接电疗机，选择疏密波，强度以患者能忍受为度，持续 30 分钟。

(5)方义：阿是穴位于病变部位，属于局部取穴。膈俞是血之会穴，委中又称"穴郄"，对于瘀血阻滞者有活血祛瘀，通络止痛的作用，正如《素问·刺腰痛论》："解脉令人腰痛如引带，常如折腰状，善恐。刺解脉在郄中结络如黍米，刺之血射，以黑见赤血而已。"

2.寒湿痹阻

(1)主症：腰腿疼痛剧烈，屈伸不利，喜暖畏寒，遇阴雨寒冷天气疼痛加重，腰腿沉重、麻木、僵硬。舌苔白腻，脉沉迟。

（2）治则：温经散寒，祛湿通络。

（3）处方：腰部阿是穴、肾俞、环跳、次髎、阳陵泉、阴陵泉、跗阳。

（4）操作法：阿是穴的刺法同上，加用灸法或温针灸法。肾俞直刺平补平泻手法，加用灸法。其他诸穴均用捻转泻法。

（5）方义：本证是由于寒湿邪气痹阻经脉所致，治当温经散寒，阿是穴的部位是病变的部位，也是寒湿凝结的部位，故温针灸阿是穴除寒湿之凝结。灸肾俞温肾阳祛寒湿。次髎通经利湿，并治腰腿疼，《针灸甲乙经》曰"腰痛侠侠不可以俛仰，腰以下至足不仁，入脊腰背寒，次髎主之。"阴陵泉除湿利尿，疏通腰腿部经脉，足太阴经筋结于髀，著于脊，多用于治疗湿性腰腿痛的治疗，《针灸甲乙经》"肾腰痛不可俯仰，阴陵泉主之"。跗阳位于昆仑直上3寸，主治腰腿疼痛，《针灸甲乙经》跗阳主"腰痛不能久立，坐不能起，痹枢骨衍痛"，本病在跗阳穴处常有压痛、硬结或条索，针灸此穴对缓解腰腿痛有较好的效果。用此穴治疗腰腿痛在《黄帝内经》中即有记载，称之为"肉里脉"，《素问·刺腰痛论》"肉里之脉令人腰痛，不可以咳，咳则筋缩急。刺肉里之脉，为二痏，在太阳之外少阳绝骨之后。"

3.肝肾亏损

（1）主症：腰腿疼痛，酸重乏力，缠绵日久，时轻时重，劳累后加重，卧床休息后减轻。偏阳虚者手足不温，腰腿发凉，或有阳痿早泄，妇女有带下清稀，舌质淡，脉沉迟；偏阴虚者面色潮红，心烦失眠，下肢灼热，或有遗精，妇女可有带下色黄，舌红少苔，脉弦细。

（2）治则：补益肝肾，柔筋止痛。

（3）处方：腰部阿是穴、肾俞、肝俞、关元俞、环跳、阳陵泉、悬钟、飞扬、太溪。

（4）操作法：阿是穴针刺平补平泻法，并用灸法；肾俞、关元俞针刺补法并用灸法；环跳平补平泻法；其余诸穴均用捻转补法。偏阴虚者不用灸法。

（5）方义：腰为肾之府，肾精亏损，腰府失养而作痛；肝藏血而主筋，肝血不足，筋失血养而作痛。治取肾俞、肝俞、关元俞补益肝肾濡养筋骨而止痛。太溪配飞扬属于原络配穴，旨在补益肾精调理太阳、少阳经脉以止痛。在飞扬穴处又有小络脉分出，名曰飞扬脉，主治腰痛，《素问·刺腰痛论》"飞扬之脉，令人腰痛，痛上怫怫然，甚则悲以恐，刺飞阳之脉，……少阴之前与阴维之会。"所以说飞扬是治疗肾虚及肝虚引起腰痛的重要穴位。环跳是足少阳、太阳经的交会穴，位于下肢的枢纽，悬钟乃髓之会穴，阳陵泉乃筋之会穴，三穴同经配合，协同相助，补益精髓濡养筋骨以止痛。

（董　梅）

第十九节　腰椎骨质增生症

腰椎骨质增生症又称腰椎退行性脊椎炎，腰椎老年性脊椎炎和腰椎骨关节病等。其特征是关节软骨的退行性变，并在椎体边缘有骨赘形成，退行性变多发生在椎体，椎间盘和椎间关节。本症多见于中年以上的腰痛患者。本症属于中医腰痛范畴。

一,诊断要点

(1)患者多在 40 岁以上,男性多于女性。

(2)腰部酸痛,僵硬。

(3)久坐或晨起疼痛加重,稍微活动后疼痛减轻,但活动过多或劳累后疼痛加重;天气寒冷或潮湿时症状加重。

(4)检查:①腰椎生理前凸减小或消失,弯腰活动受限;腰部肌肉僵硬,有压痛;臀上神经和坐骨神经的径路可有轻度压痛。②X线检查是诊断本病的主要依据,可见脊柱正常生理弧度减小或消失;腰椎体边缘有唇状骨质增生,边缘角形成骨赘,严重者形成骨桥。

二,病因病机

本病多见于中老人,腰骨质增生是一种生理性保护性改变,可以增加脊椎的稳定性,代替软组织限制椎间盘的突出,一般情况下无临床症状。但当脊椎的退行性改变使各椎骨之间的稳定性平衡受到破坏,韧带,关节囊和神经纤维组织受到过度牵拉或挤压时,就会引起腰部疼痛。导致椎骨稳定性失衡的原因主要有以下几个方面。

(一)肝肾亏损

人体随着年龄的增长,尤其是 40 岁以后,机体各组织细胞的含水分和胶体物质逐渐减少,而含钙的物质逐渐增多,组织细胞的生理功能而随之衰退,老化,其中以软骨的退行性变最显著,使脊椎失去稳定性。随着年龄的增长,人体五八,肾气衰,七八肝气衰,或由于禀赋虚弱,或由于房劳过度,精血亏虚,筋骨失养而作痛。腰为肾之府,所以肝肾亏损多见于腰痛。

(二)寒湿痹阻

在肾虚的基础上,复感寒湿邪气,经脉痹阻发为腰痛,《诸病源候论·腰背痛诸候》云"劳损于肾,动伤经络,又为风冷所侵,血气搏击,故腰痛也",或在劳力汗出之后,衣着冷湿,寒湿邪气常趁虚入侵,或久居寒湿之地,或冒雨涉水,寒湿邪气内侵,气血运行不畅,发为腰痛。

(三)瘀血阻滞

随着年龄的增长,肾气逐渐虚弱,腰椎的稳定性减低,在腰部受到牵拉,摩擦,挤压的情况下,极易受到损伤,导致瘀血阻滞,经气不通,发为腰痛。

三,辨证与治疗

(一)肝肾亏损

1.主症

腰痛绵绵,反复发作,喜按喜揉,遇劳则痛甚,卧床休息则痛减,有时伴有耳鸣,阳痿,小便频数等症。舌质淡,脉沉弱。

2.治则

补益肝肾,濡养筋骨。

3.处方

肾俞,关元俞,腰阳关,阳陵泉,飞扬,太溪。

4.操作法

诸穴均采用捻转补法,肾俞,关元俞,腰阳关加用灸法。

5.方义

腰为肾之府,肾精亏损,腰府失养而作痛;肝藏血而主筋,肾虚则精血不足,筋失精血濡养而作痛。治取肾的背俞穴肾俞补肾气益精血,濡养筋骨而止痛;关元俞内应关元,是人体元气输注之处,补之可补元气,益精血濡筋骨,善于治疗肾虚腰痛,如《针灸大成》曰关元俞"主风劳腰痛"。太溪配飞扬属于原络配穴,旨在培补肾精调理太阳,少阳经脉以止痛。用飞扬治疗肾虚性腰痛由来已久,在飞扬穴处又有小络脉分出,名曰飞扬脉,主治腰痛,《素问·刺腰痛论》:"飞扬之脉,令人腰痛,痛上怫怫然,甚则悲以恐,刺飞阳之脉……少阴之前与阴维之会。"用飞扬配太溪治疗肝肾亏损性腰痛确有良好效果。阳陵泉乃筋之会穴,可缓筋急以止痛。诸穴协同相助,补益精血濡养筋骨以止痛。

(二)寒湿腰痛

1.主症

腰部冷痛,遇寒湿则疼痛加重,得温则痛减,可伴有下肢麻木,沉重感。舌质淡,苔白腻,脉迟缓。

2.治则

散寒利湿,兼补肾气。

3.处方

肾俞,大肠俞,腰阳关,委中,阴陵泉。

4.操作法

肾俞用龙虎交战手法,腰阳关平补平泻法,并用灸法,委中,阴陵泉针刺泻法。

5.方义

本证的病变部位在督脉,足太阳经及其经筋,遵照循经取穴的治疗原则,故治疗取穴以足太阳经穴肾俞,大肠俞,委中为主,通经止痛。肾俞益肾助阳,扶正祛邪;《灵枢·终始》说"病在腰者取之腘",所以委中是治疗腰痛的主穴;大肠俞位于腰部,善于治疗腰痛,正如《针灸大成》所说大肠俞"主脊强不得俯仰,腰痛"。腰阳关属于督脉,通阳祛寒,利湿止痛。阴陵泉除湿利小便,通经止痛,《针灸甲乙经》:"肾腰痛不可俯仰,阴陵泉主之。"诸穴相配,可达扶正祛邪,通经止痛的功效。

(三)瘀血阻滞

1.主症

腰部疼痛,痛有定处,转侧不利,行动不便。舌质黯,或有瘀斑。

2.治则

活血化瘀,通经止痛。

3.处方

肾俞,阿是穴,膈俞,委中,阳陵泉。

4.操作

肾俞用龙虎交战手法,阿是穴,膈俞用刺络拔火罐法,委中用三棱针点刺放血,阳陵泉针刺平补平泻法。

5.方义

肾俞用龙虎交战手法,补泻兼施,扶正祛瘀。阿是穴,膈俞,委中点刺出血,祛瘀生新,通络止痛。阳陵泉是筋之会穴,舒筋止痛,又患者转侧困难,病在少阳转输不利,故阳陵泉可解转输之筋结,腰痛可除。

（董　梅）

第二十节 腰椎管狭窄症

任何原因引起的椎管、神经根管、椎间孔的变形或狭窄,使神经根或马尾神经受压迫,引起的一系列临床表现者,统称为腰椎管狭窄症。本病是一个综合征,所以又称腰椎管综合征。神经受压迫可能是局限性的,也可能是节段性的或广泛性的;压迫物可能是骨性的,也可能是软组织。腰椎间盘突出引起的椎管狭窄,因有其独特性,不列入腰椎管狭窄症内,但腰椎管狭窄症可合并有椎间盘突出。

腰椎管狭窄症的主要症状是腰腿痛,所以属于中医腰腿痛的范畴。

一、诊断要点

本病发展缓慢,病程较长,病情为进行性加重。

(1)主症:腰痛、腿痛和间歇性跛行。

(2)腰腿痛的特征:腰痛位于下腰部和骶部,疼痛在站立或走路过久时发作,躺下或下蹲位或骑自行车时,疼痛多能缓解或自行消失。腰腿痛多在腰后伸、站立或行走而加重,卧床休息后减轻或缓解。

(3)间歇性跛行是本病的重要特征:在站立或行走时,出现腰痛腿痛、下肢麻木无力,若继续行走可有下肢发软或迈步不稳。当停止行走或蹲下休息后,疼痛则随之减轻或缓解,若再行走时症状又会重新出现。

(4)病情严重者,可引起尿急或排尿困难,下肢不全瘫痪,马鞍区麻木,下肢感觉减退。

(5)检查:主诉症状多,阳性体征少是本病的特点。①腰部后伸受限,脊柱可有侧弯、生理前凸减小。②X线检查:常在 $L_{4~5}$、L_5 和 S_1 之间见椎间隙狭窄、椎体骨质增生、椎体滑脱、腰骶角增大、小关节突肥大等改变,及椎间孔狭小等。

CT 及 MRI 扫描具有诊断价值。

二、病因病机

腰椎管狭窄症可分为先天性狭窄和继发性狭窄,导致椎管前后、左右内径缩小或断面形态异常。先天型椎管狭窄多由于椎管发育狭窄、软骨发育不良或骶椎裂等所致;后天性椎管狭窄主要是腰椎骨质增生、黄韧带及椎板肥厚、小关节肥大、陈旧性腰椎间盘突出、脊柱滑脱、腰椎骨折恢复不良和脊椎手术后等。先天性椎管狭窄症多见于青年患者,后天性椎管狭窄症多见于中年以上的患者。

中医认为本病发生的主要原因是:先天肾气不足,肾气衰退,以及劳伤肾气,耗伤气血为其发病的内在因素;反复遭受外伤、慢性劳损及风寒湿邪的侵袭为其外因。其主要病机是肾气不足,气血虚弱,以及风寒湿邪痹阻,瘀血阻滞,经络气血不通,筋骨失养,发为腰腿疼痛。

三、辨证与治疗

(一)肾气虚弱

1.主症

腰部酸痛,腿细无力,遇劳加重,卧床休息后减轻,形羸气短,面色无华。舌质淡,苔薄白,脉沉细。

2.治则

调补肾气,壮骨益筋。

3.处方

肾俞、腰阳关、$L_{4,5}$夹脊穴、关元俞、阳陵泉、飞扬、太溪、三阴交。

4.操作法

$L_{4,5}$夹脊穴用龙虎交战手法,其余诸穴均采用捻转补法,并于肾俞、关元俞、腰阳关加用灸法。

5.方义

本证是由于肾气虚弱而引起,主症是腰腿痛,病位于督脉、足太阳、足少阴经。腰为肾之府,肾虚则腰府失养,故治取肾的背俞穴补益肾气,濡养腰府及经脉而止痛;关元俞内应关元,是人体元气输注之处,补之可益元气,益精血濡筋骨,善于治疗肾虚腰痛,如《针灸大成》曰关元俞"主风劳腰痛"。太溪配飞扬属于原络配穴,旨在补益肾气调理太阳、少阴经脉以止痛。在飞扬穴处又有小络脉分出,名曰飞扬脉,主治腰痛,《素问·刺腰痛论》:"飞扬之脉,令人腰痛,痛上怫怫然,甚则悲以恐,刺飞阳之脉,……少阴之前与阴维之会。"故飞扬是治疗肾虚及肝虚引起的腰痛。三阴交补益气血,濡养筋骨。阳陵泉乃筋之会穴,可缓筋急以止痛。诸穴协同相助,补益肾气,养筋壮骨以止痛。

(二)寒湿痹阻

1.主症

腰腿疼痛重着,自觉拘紧,时轻时重,遇冷加重,得热症减。舌质淡,太白滑,脉沉紧。

2.治则

祛寒利湿,温通经络。

3.处方

肾俞、关元俞、$L_{4,5}$夹脊穴、腰阳关、委中、阴陵泉、三阴交。

4.操作法

肾俞、关元俞、腰阳关均采用龙虎交战手法,并加用灸法。腰部夹脊穴、委中、阴陵泉针刺泻法。三阴交平补平泻法。

5.方义

本证属于寒湿痹阻,但病之本是肾虚,治疗当用补泻兼施的方法。肾俞、关元俞,补肾气助元气;腰阳关温督脉,通脊骨;采用龙虎交战手法,补泻兼施,扶正祛邪,加用灸法可加强其温补肾气,散寒化湿的作用。腰夹脊穴是病变的症结处,针刺泻法祛除邪气之痹阻,可达痛经止痛的作用。委中通经祛邪,是治疗腰腿痛重要的有效的穴位。阴陵泉除湿利小便,通经止痛,是治疗湿邪痹阻性腰痛的有效穴位,正如《针灸甲乙经》所说:"肾腰痛不可俯仰,阴陵泉主之。"三阴交是足三阴经的交会穴,可健脾利湿,可补肝肾壮筋骨,与肾俞、关元俞配合,既可加强补肝肾的作用,又可利肾腰部的湿邪,加快腰腿痛的缓解。

(三)气虚血瘀

1.主症

腰痛绵绵,部位固定,不耐久坐、久立、久行,下肢麻木,面色少华,神疲乏力。舌质黯或有瘀斑,脉细涩。

2.治则

益气养血,活血化瘀。

3.处方

膈俞、肝俞、脾俞、肾俞、关元俞、腰阳关、腰夹脊穴、足三里、三阴交。

4.操作法

膈俞、腰夹脊穴针刺泻法,并刺络拔火罐法。其余诸穴用捻转补法,病在肾俞、关元俞、腰阳关加用灸法。

5.方义

本证是在肾虚的基础上,复加劳损经脉,瘀血阻滞及劳作日久耗伤气血,筋脉失养所致。选取血之会穴膈俞及病变之症结夹脊穴,刺络拔火罐,产除瘀血之阻滞,以利气血的通行及筋脉濡养。取肾俞、关元俞、肝俞补肝肾益筋骨。腰阳关温通督脉,通畅脊骨。脾俞、足三里、三阴交温补脾胃,益气血生化之源。诸穴相配,补后天益先天,除瘀血阻滞,可达益气养血,活血化瘀的功效。

(董　梅)

第二十一节　第三腰椎横突综合征

第三腰椎横突综合征是指因附着于第3腰椎横突的软组织损伤并发生一系列病理变化而导致的腰痛或腰臀痛,是腰腿痛常见的病证之一。

腰椎横突位于腰椎两侧,是腰背筋膜附着部,是腰大肌、腰方肌的起点,并附有腹内斜肌筋膜,横突间有横突间肌及横突韧带相连。第3腰椎位于腰部中心,是腰生理前凸的顶点,是躯干活动的枢纽,是腰椎侧屈、旋转的核心(第3、4椎间盘髓核)。第3腰椎横突在各腰椎横突中最长、最宽、末端最厚、附着软组织的范围最广,在维持腰部各种姿势及脊柱平衡时,当腰腹部肌肉强力收缩时,所承受的拉应力最大,因此,第3腰椎横突上附着的软组织容易发生牵拉损伤。

一、诊断要点

(1)有腰部过度用力拉伤或长期不良姿势工作时。

(2)腰背部或腰臀部弥漫性疼痛,以一侧为主,可向大腿后侧腘窝平面以上扩散,晨起时疼痛明显,或长久固定某一体位后直腰困难,稍加活动后疼痛缓解,剧烈活动后疼痛加重。

(3)检查:①第3腰椎横突尖处有明显压痛。②腰肌痉挛,第3腰椎处可触及纤维性软组织结节。按压时可有同侧下肢放射痛,但放射性疼痛范围不超过膝关节。③直腿抬高试验可为阳性,但加强试验为阴性。④X线检查:腰椎生理曲度变直,第3腰椎横突明显过长、过大、左右不对称,或向后倾斜。

二、病因病机

当腰部肌肉强力收缩或长期不良姿势工作时,易导致骶腰椎附着部的软组织发生过度紧张、牵拉、撕裂等急、慢性损伤,引起肌肉、筋膜、肌腱等组织渗出、出血等病理变化,继而在横突周围形成水肿、瘢痕粘连、筋膜增厚、肌腱挛缩等改变,使其周围神经、血管受到刺激,从而引起腰痛、臀部痛。

根据本病的疼痛部位应属于足太阳经、经筋病证。

(一)瘀血阻滞

闪挫扭伤,损伤腰部经脉,血溢脉外,阻滞经络,气血不通,发为疼痛。

(二)外邪侵袭

风寒湿邪侵袭腰部经络,气血痹阻,导致腰背部肌紧张或痉挛,引起两侧腰背肌肌力不平衡,久之必造成肌肉、筋膜损伤,引起疼痛的发作。

(三)肝肾亏损

肾精匮乏,腰府失养;肝血亏损,则筋肉失养,《素问·举痛论》:"脉涩则血虚,血虚则痛",《临证指南医案》"脉络空乏而痛"等,都指出了"不荣则痛"的理论,肝肾精血不足,筋脉失于温煦、濡养,而引起疼痛。

三、辨证与治疗

(一)瘀血阻滞

1.主症

腰痛如刺,痛处固定,疼痛拒按,腰肌僵硬,活动受限,动则痛甚。舌质黯红,脉弦。

2.治则

活血化瘀,通经止痛。

3.处方

气海俞、阿是穴、关元俞、秩边、委中。

4.操作法

气海俞、关元俞、秩边直刺捻转泻法;阿是穴先用齐刺法,留针 15 分钟,起针后刺络拔火罐法,留罐8～10分钟。委中用三棱针点刺出血,出血量如前面所述。

5.方义

本病证属于足太阳经及其经筋病变,根据:"经脉所过,主治所及"的原则,故取气海俞、关元俞、秩边、委中等足太阳经穴,局部、邻近和远端循经配穴,通经止痛,且气海俞、关元俞都位于骶棘肌,对缓解本肌的痉挛有良好作用。本病的病因病机是瘀血阻滞,经络不通,宗"菀陈则除之者,出恶血也"的治疗原则,故在阿是穴刺络拔罐,在委中点刺出血,《素问·刺腰痛论》:"解脉令人腰痛如引带,常如腰折状,善恐。刺解脉在郄中结络如黍米,刺之血射,以黑见赤血而已。"

(二)风寒湿邪阻滞

1.主症

腰部冷痛,转侧俯仰不利,遇寒冷痛增,遇热痛缓,腰肌板硬。舌质淡,太白滑。

2.治则

祛风散寒,除湿止痛。

3.处方

天柱、肾俞、阿是穴、次髎、委中、阴陵泉。

4.操作法

诸穴均用捻转泻法,肾俞加用灸法,阿是穴采用齐刺法并艾条灸5~8分钟。

5.方义

本证的病变部位在足太阳经及其经筋,遵照循经取穴的治疗原则,故治疗取穴以足太阳经穴为主,穴如:天柱、肾俞、次髎、委中等,通经止痛。天柱祛风散寒;肾俞益肾助阳,扶正祛邪;《灵枢·终始》说"病在腰者取之腘",所以委中是治疗腰痛的主穴;次髎通经利湿,主治"腰痛怏怏不可俛仰……腰背寒。"(《针灸甲乙经》),再配合阿是穴,疏通局部病邪的痹阻,可加强疏通经络的作用。阴陵泉除湿利小便,通经止痛,《针灸甲乙经》:"肾腰痛不可俯仰,阴陵泉主之。"

(三)肝肾亏损

1.主症

腰痛日久,酸软无力,遇劳则甚,卧则痛减,腰肌痿软,喜按喜揉。偏阳虚者,腰痛喜热喜暖,手足不温,舌质淡,脉沉迟;偏阴虚者,手足心热,面色潮红,舌质红,脉弦细。

2.治则

补益肝肾,濡养筋骨。

3.处方

肾俞、关元俞、阿是穴、飞扬、太溪。

4.操作法

阿是穴用齐刺法,针刺后加用灸法;肾俞、关元俞直刺捻转补法,并用灸法;飞扬、太溪直刺捻转补法。

5.方义

本证是肾精亏损,腰府失养,引起的腰痛,故补肾俞、关元以补肾益精,濡养肾府。本病位于足太阳经及其经筋,故补足少阴经穴原穴太溪和足太阳经络穴飞扬,原络配合,补肾益精,濡养经筋,再配以阿是穴,可加强解痉止痛的效应。关元俞内应关元穴,是人体元气输注的部位,与关元穴配合培补元气,主治肾虚腰痛,正如《针灸大成》所说:关元俞"主风劳腰痛。"

(董　梅)

第二十二节　骶髂关节扭伤

骶髂关节扭伤使骶髂关节周围韧带被牵拉而引起的损伤,临床较多见,常造成腰痛,甚至坐骨神经痛,多见于中年以上患者。本病属于中医腰腿痛范畴。

一、诊断要点

(1)有急慢性腰腿痛史或外伤史,或慢性下腰部劳损史。

（2）骶髂关节疼痛，疼痛可放射到臀部、股外侧，甚至放射到小腿外侧。

（3）患侧下肢不敢负重，或不能支持体重，走路跛行，并用手扶撑患侧骶髂部，上下阶梯时需健侧下肢先行。

（4）站立时弯腰疼痛加剧，坐位时弯腰不甚疼痛，平卧时腰骶部有不适感，翻身困难。

（5）检查：①腰椎向健侧侧弯，髂后上、下棘之间有明显压痛。②旋腰试验：患者坐位，两手扶在项部，检查者站在患者背后，双手扶其两肩做左右旋转，使患者的腰部左右旋转，若患者骶髂部有明显疼痛者为阳性。③骨盆分离试验：患者仰卧位，检查着双手按在左右髂前上棘，并向后用力挤压，若患者骶髂关节疼痛加剧者为阳性。④屈髋屈膝试验：患者仰卧位，健侧下肢伸直，将患侧下肢髋、膝关节屈曲，使骶髂关节韧带紧张，患侧疼痛加剧者为阳性。⑤"4"字试验阳性、床边试验阳性。⑥X线检查：急性骶髂关节扭伤X线常无特殊改变；慢性扭伤或劳损，可有骨性关节炎改变，关节边缘骨质密度增加。

二、病因病机

骶髂关节是一个极稳定的关节。骶结节韧带、骶棘韧带和骶髂前韧带，能稳定骶椎，限制骶椎向骨盆内移动，因而骶髂关节只有极小量的有限活动。但当弯腰拿取重物时，下肢腘绳肌紧张，牵拉坐骨向下向前，髂骨被旋向后，易引起骶髂关节损伤。女性在妊娠期间，由于内分泌的改变，骶髂关节附近的肌腱和韧带变得松弛，体重和腰椎前凸增加，容易导致骶髂关节的慢性损伤。解剖结构的变异，如第5腰椎横突骶化，特别在单侧横突骶化的情况下，常因用力不平衡而使一侧骶髂关节发生急性损伤或慢性劳损。

（一）瘀血阻滞

《灵枢·百病始生》说："用力过度，则络脉伤。阳络伤则血外溢……阴络伤则血内溢。"跌打损伤、猛然搬动过重物体、或姿势不当骤然用力，损伤筋肉、脉络，血脉破损血溢脉外，瘀血凝滞，脉络阻塞，则产生瘀血性痛、活动受限等症。

（二）气血虚弱

劳力过度或长久弯腰工作，耗伤气血，筋骨失于气血的温煦、濡养，即因虚而不荣，因不荣而不通，因不通而生痛。

（三）肝肾亏虚

先天不足，或房劳过度，或久行伤筋，久坐伤骨，导致精血亏损，筋骨失养发为腰骶部疼痛。

三、辨证与治疗

（一）瘀血阻滞

1.主症

扭伤之后，腰骶部骤然疼痛，疼痛激烈，呈刺痛或胀痛性质，痛有定处，日轻夜重，俯仰受限，转侧步履困难。舌紫黯，脉弦细。

2.治则

活血化瘀，通经止痛。

3.处方

十七椎、关元俞、次髎、阿是穴、委中、殷门、阳陵泉。

4.操作法

阿是穴、委中、殷门寻找血脉明显处用三棱针点刺出血,病在出血后加拔火罐。其余诸穴均直刺捻转泻法。

5.方义

本证属于瘀血阻滞引起的腰骶部疼痛,位于足太阳经,治疗当活血化瘀,以太阳经穴为主。《素问·针解》:"菀陈则除之者,出恶血也。"所以取瘀血结聚处阿是穴、血之郄穴委中和衡络殷门点刺出其恶血,通络止痛。殷门位于腘横纹上8寸,主治腰骶部疼痛,《针灸大成》殷门"主腰脊不可俯仰举重,恶血泄注,外股肿。"殷门穴位于股后浮郄穴之上,衡络处,《素问·刺腰痛论》:"衡络之脉,令人腰痛,不可以俯仰,仰即恐仆,得之举重伤腰,衡络绝,恶血归之,刺之在郄阳筋之间,上郄属寸,衡居为二痏出血。"所以衡络应属于股后殷门附近横行的脉络,点刺出血可治疗扭伤性腰骶部疼痛。十七椎穴、关元俞位于腰骶连接处,可疏通此关节的瘀血阻滞。阳陵泉属于足少阳经,其经筋"结于尻",可治疗腰骶部的疼痛,尤其善于治疗腰骶部左右转侧困难的证候。

(二)气血虚弱

1.主症

腰骶部酸痛,连及臀部和下肢,痛而隐隐,遇劳则甚,体倦乏力,面色无华。舌质淡,脉沉细。

2.治则

补益气血,养筋通脉。

3.处方

膈俞、肝俞、脾俞、肾俞、关元俞、次髎、秩边、三阴交。

4.操作法

膈俞、肝俞、脾俞、肾俞均浅刺补法,关元俞、次髎、秩边均采用龙虎交战手法,三阴交直刺捻转补法。

5.方义

膈俞为血之会,肝俞补肝益肝,二穴配合,调理营血濡养筋骨。脾俞、肾俞、三阴交调后天补先天,益气血生化之源,温煦筋骨。关元俞、次髎、秩边补泻兼施,补法可调气血濡筋养骨,泻法可通经止痛。以上诸穴相配,可达补益气血,濡养筋骨,通脉止痛的功效。

(三)肝肾亏虚

1.主症

腰骶部酸软疼痛,腰背乏力,遇劳则甚,卧则减轻,喜按喜揉。舌质淡,脉沉细。

2.治则

补益肝肾,濡养筋骨。

3.处方

肾俞、肝俞、关元俞、关元、次髎、阳陵泉、悬钟、太溪。

4.操作法

次髎直刺采用平补平泻手法,其余诸穴均用捻转补法,并在肾俞、关元俞、次髎加用灸法,每穴艾灸3～5分钟。

5.方义

肾俞是肾的背俞穴,肝俞是肝的背俞穴,太溪是足少阴肾经的原穴,旨在补肝肾益精血。关元是任脉与足三阴经的交会穴,有补益元气的作用,关元俞是元气输注的部位,二穴前后配合,补元气益精血,善于治疗虚性腰痛,《针灸大成》关元俞:"主风劳腰痛"。阳陵泉乃筋之会穴,悬钟乃髓之会穴,补之可柔筋养骨而止痛。

(董　梅)

第二十三节　骶臀部筋膜炎

骶臀部筋膜炎,又称骶臀部纤维质炎、肌肉风湿病、肌筋膜综合征等。本病主要是由于外伤、劳累、潮湿、寒冷等多种原因导致骶臀部肌肉、筋膜、肌腱和韧带等软组织的慢性疼痛性疾病,是骶臀部的一种常见病,多见于中老年人,属于中医痹证、腰腿痛范畴。

一、诊断要点

(1)骶臀部有广泛的疼痛。

(2)疼痛可涉及腰部和大腿部,为酸痛性质,常伴有沉重、寒凉感。

(3)疼痛在轻微活动后或得温热后减轻,剧烈运动、劳累、寒冷、久站、久坐可诱发或加重疼痛。

(4)检查。①压痛:有明显的压痛,压痛点多位于骶髂关节附近。②结节:可触及到结节,多为椭圆形,质地柔软,可移动,有压痛感。③X线检查:多为阴性。

二、病因病机

(一)寒湿邪侵袭

本病位于骶臀部部,是足太阳经、督脉分布的区域,属于中医的痹证,感受风寒湿邪,稽留于肌肤筋肉之间,致经络气血凝滞不通,发为经骶臀疼部痛。日久邪气与气血凝结形成结节,《诸病源候论·结筋候》:"体虚者,风冷之气中之,冷气停积,故结聚,为之结筋也。"

(二)气血虚弱

劳役过度,耗伤气血,经筋失于气血的濡养,筋急而痛,《医学正传·卷一》"若动之筋痛,是无血滋筋故痛",或如筋急日久,气血不通,气虚无力通脉,也可导致气虚血瘀。

(三)肝肾亏损

人到中年之后,肾气渐衰;或房事不节,肾气早衰;或劳役过度,久站伤骨,久行伤筋,耗伤气,劳伤筋骨,导致骶臀部疼痛。

三、辨证与治疗

(一)寒湿邪闭阻

1.主症

骶臀部疼痛僵硬,按压可触及结节,疼痛连及腰部及大腿,遇阴雨天或寒冷则疼痛加重,得温热则疼痛减轻。舌质淡,苔薄白,脉弦紧。

2.治则

祛风散寒,利湿止痛。

3.处方

肾俞、腰阳关、次髎、阿是穴、秩边、阳陵泉、委中。

4.操作法

肾俞、腰阳关、阳陵泉针刺龙虎交战手法,秩边用0.30 mm×75 mm毫针直刺,并有触电感沿经传导,其余诸穴直刺捻转泻法,并在肾俞、次髎、阿是穴施以灸法。

5.方义

本证是由于寒湿邪闭阻足太阳经引起的痹证,根据"经脉所过,主治所及"的原则,当以足太阳经穴为主,祛除邪气通经止痛。肾俞、次髎、秩边、委中均属于足太阳经,且次髎既可通经止痛,又可除湿利尿;秩边功善腰骶痛,又可除湿利尿;委中是治疗腰骶痛的主要穴位,即《灵枢·始终》所云"病在腰者取之腘",且委中配五行属于土,所以委中既可祛邪通经止痛,又可健脾利湿;肾俞扶正祛邪,卫气出于下焦,所以肾俞既可祛除邪气通经止痛,又可助卫气以固表。阿是穴是邪气凝聚的部位,针刺泻法和灸法,通其凝散其结。本病属于经筋病证,足少阳经筋"结于尻",故取筋之会穴阳陵泉散筋结,解筋痛。

(二)气血虚弱

1.主症

腰骶部酸软疼痛,不耐久劳,疲劳后疼痛加重,疲乏无力,在骶臀部按压可触及结节。舌质淡,舌的边缘可有瘀点,脉沉细。

2.治则

益气养血,通脉祛瘀。

3.处方

膈俞、肝俞、脾俞、肾俞、关元俞、阿是穴、足三里、三阴交。

4.操作法

膈俞穴针刺泻法,阿是穴针刺泻法,并兼艾条灸5~8分钟,或温针灸3壮。其余诸穴均针刺补法,并在肾俞、关元俞加用艾条灸5分钟。

5.方义

本证属于气血虚弱,兼有气虚血瘀,治疗以补气养血为主,兼以活血通瘀。故本证治取肝俞、脾俞、肾俞、关元俞、足三里、三阴交温补先天与后天,以益气血生化之源。膈俞乃血之会穴,泻之可活血化瘀。阿是穴是经筋挛缩之处,是血液滞瘀之所,针刺泻法并温灸,可解经筋的挛缩,通经脉的瘀血阻滞,经脉气血通达,经筋得到气血的濡养,疼痛可解。

(三)肝肾亏虚

1.主症

骶臀部疼痛日久不愈,疼痛绵绵,腰膝酸软,遇劳则甚,休息后好转,小便频数,带下清稀。舌质淡,脉沉细。

2.治则

调补肝肾,益筋壮骨。

3.处方

肾俞、关元俞、阿是穴、白环俞、飞扬、太溪。

4.操作法

阿是穴用齐刺法,其余诸穴用捻转补法,并在肾俞、关元俞、阿是穴加用灸法。

5.方义

本证是肾精亏损,筋骨失养,引起的骶臀部疼痛,补肾俞、关元俞以补肾益精,濡养筋骨。本病位于足太阳经及其经筋,故补足少阴经穴原穴太溪和足太阳经络穴飞扬,原络配合,补肾益精,濡养经筋,再配以阿是穴,可加强解痉止痛的效应。关元俞内应关元穴,是人体元气输注的部位,与白环俞配合培补元气,主治肾虚腰背痛,正如《针灸大成》所说白环俞主"腰脊冷痛,不得久卧,劳损虚风,腰背不便,筋挛痹缩……"。

(董 梅)

第二十四节 尾 骨 痛

尾骨痛是指尾骨部、骶骨下部及其邻近肌肉或其他软组织的疼痛,其疼痛特点是长时间的坐位,或从坐为起立时,或挤压尾骨尖端时疼痛加重,是临床常见病,多发于女性。

一、诊断要点

(1)可有尾骶部外伤史。

(2)尾部疼痛,多为局限性,有时可连及腰部、骶部、臀部及下肢。

(3)尾部疼痛,可在坐硬板凳、咳嗽、排大便尤其是大便秘结时疼痛加重,卧床休息后减轻或消失。

(4)检查。①尾骶联合处压痛。②肛门指检:患者取左侧卧位,尽量将髋、膝关节屈曲。检查者戴手套后,用右手食指轻轻伸入肛管内,抵住尾骨,拇指置于尾骨外后方,拇示指将尾骨捏住,前后移动尾骨,检查尾骨的活动度及其感觉,仅有尾骨微动而无疼痛,表明无病变;若尾骨活动时疼痛,表明有尾骨痛。③X线检查无异常发现。

二、病因病机

在尾骨上附着有重要的肌肉和韧带,如臀大肌、肛门括约肌、肛提肌、尾骨肌、骶尾韧带等,尾骨遭受到跌打损伤之后,局部组织出血、水肿形成纤维组织和瘢痕,牵拉或压迫尾骨及其末梢神经,以及局部血液循环障碍,产生疼痛。中医认为是由于外伤经脉,瘀血阻滞经脉,不通则痛,正如清·吴谦《医宗金鉴·正骨心法要旨》说:"尾骶骨,即尻骨也。……若蹲垫壅肿,必连腰胯。"

长期坐位,压迫尾骨周围组织,导致慢性尾骨部劳损,引起尾骨部疼痛,正如《素问·宣明五气》说"久坐伤肉",久坐则气机不畅,导致气滞血瘀,气血运行受阻,经脉不通,筋肉失养引起疼痛。

总之,本病主要是由于瘀血阻滞经脉,经气不通,引起尾骶部疼痛。

三、辨证与治疗

(一)主症

尾骶部疼痛,疼痛可连及臀部,坐位时疼痛明显,不敢坐硬板凳,按之作痛,甚或咳嗽、大便疼痛加剧。舌质黯,脉涩。

(二)治则

活血化瘀,通经止痛。

(三)处方

百会、次髎、腰俞、会阳、承山。

(四)操作法

先针百会,沿经向后平刺,捻转平补平泻手法,使针感沿经项背部传导。次髎先用刺络拔火罐法,后用毫针直刺30~40 mm,使用龙虎交战手法,并使针感向尾部传导,术后加用艾灸法。腰俞向尾部平刺,捻转平补平泻法,并加用艾灸法。合阳向尾骨斜刺,平补平泻手法。承山直刺,龙虎交战手法。

(五)方义

本病属于瘀血阻滞尾骨及其周围的经脉所致,位于督脉和足太阳经,故取腰俞、百会通督脉的经气,疏通尾骨部的瘀滞以止痛;百会是督脉与足太阳经的交会穴,《灵枢·终始》"病在下者高取之",可疏导尾骨部位气血的瘀滞以止痛。次髎刺络拔火罐可祛除尾骨的瘀血,即"菀陈则除之者,出恶血也"(《素问·针解》)。足太阳经别入于肛,承山、会阳、次髎均属于足太阳经,并且会阳又为督脉气所发,故三穴组合,局部与远端相配合,可有效地疏通尾骨部瘀血的阻滞,且承山是治疗肛门及其周围病变的经验效穴。

(董 梅)

第二十五节 肩部扭挫伤

肩部因受到外力打击、碰撞、或过度牵拉、扭捩而引起肩关节周围软组织的损伤,出现以肩部疼痛和活动障碍为主要症状称为肩部扭挫伤。

本病可发生于任何年龄,部位多在肩部上方或外侧方,并以闭合伤为其特点。本病属中医"肩部筋伤"范畴,针灸治疗用良好的效果。

一、诊断要点

(1)有明显外伤史:多因碰撞、跌倒、牵拉过度或投掷物体过度用力所致。

(2)肩部上方或外侧方疼痛,并逐渐加重,肩关节活动受限。挫伤者,皮下常出现青紫、瘀肿。扭伤者,当时可无症状,休息之后开始出现症状,并逐渐加重,有压痛。

(3)压痛:肱骨小结节处有明显的压痛,急性期可触及囊性肿物,慢性期可触及结节状阳性反应物。

(4)X线摄片:排除肩关节各构成骨的骨折、关节脱位及肌腱断裂。

二、病因病机

(1)肩部受到外力的撞击、跌伤,或肩关节过度牵拉,扭捩等原因,引起肩部肌肉或关节囊的损伤或撕裂,使局部脉络损伤,瘀血闭阻,经络气血不通,发生肿胀疼痛及功能障碍。

(2)瘀血长期滞留,一则耗伤气血;二则阻滞经络气血的畅通,使局部筋肉失养,筋肉缺乏气血的濡养则挛急,挛急则痛,此"不荣则痛"是也。

三、辨证治疗

(一)瘀血阻滞

1.主症

多见于外伤初期,局部肿胀,疼痛拒按,功能受限,或见局部皮肤瘀青。舌苔薄白,脉弦或细涩。

2.治则

散瘀消肿,通络止痛。

3.处方

肩髃、肩髎、臑会、阿是穴、曲池、合谷、外关、商阳、关冲、少泽。

4.操作法

先取阿是穴刺络拔罐,再用三棱针点刺商阳、关冲、少泽出血。其余穴位均用捻转结合提插泻法。

5.方义

本证是由于瘀血阻滞经络气血不通所引起,阿是穴是病证的反应点,也是瘀血积聚的部位,根据"菀陈则除之"的治疗原则,所以对阿是穴刺络拔罐法,祛瘀血通经络以止痛。本病的病位在肩部的外侧,属于手三阳经的范畴,取三条经络的井穴点刺出血,可祛除三条经脉中的瘀血,消肿止痛;三条经的井穴均属于金,"金"应于肺,肺主气,点刺出血,又可清热消肿通经止痛。肩髃、肩髎、臑会属于局部取穴范畴,曲池、合谷、外关属于远端取穴。局部取穴与远端取穴相结合,可以获得更好的疏通经络的作用。

(二)筋肉失养

1.主症

肩部疼痛久病不愈,以酸痛为主,并有沉重感,劳累后或遇风寒则疼痛加重,得温则疼痛减轻。舌质淡苔薄白,脉沉细。

2.治则

补益气血,濡养筋肉。

3.处方

肩井、巨骨、天宗、肩髃、肩髎、臑俞、臂臑、臑会、曲池、少海、合谷、阳池、腕骨、足三里、三阴交。

4.操作法

诸穴均采用浅刺法,针刺后在肩髃、肩髎、臑俞加用艾条灸法,每穴温灸 3 分钟,留针 30 分钟。

5.方义

见肩峰下滑囊炎劳伤筋脉证。

(三)巨刺法

1.主穴

阳陵泉、上巨虚。

2.操作法

先在阳陵泉或上巨虚处寻找压痛点，一般常见于健侧，也可见于患侧。确定压痛点后，用 0.30 mm×75 mm 的毫针直刺 50 mm 左右，得气后，拇指向后提插捻转，使针感直达足趾。在运针的同时，令患者活动患肢，约 3 分钟疼痛可缓解。留针 30 分钟。

3.适应证

肩关节外伤后疼痛急性发作。

（李海玲）

第二十六节　肩关节周围炎

肩关节周围炎，简称肩周炎，是肩关节周围肌肉、肌腱、滑液囊及关节囊的慢性非特异性炎症。中医认为本病多因肩部裸露感受风邪所致，故又称"漏肩风"；因发病年龄以 50 岁左右者较多，故又称"五十肩"；因本病肩关节内、外粘连，关节僵硬、疼痛和功能活动受限为其临床特征，故又称作"肩凝症"。

肩关节的活动主要依靠肩关节周围肌肉、肌腱和韧带维持其稳定性。青年人的正常肌腱十分坚强有力，但由于肌腱本身的血液供应较差，随着年龄的增长，常有退行性改变，在此基础上加之肩部受到轻微的外伤，积累性劳损，遇风寒邪气侵袭等因素的作用后，未能及时治疗或功能锻炼，肩部活动减少，导致肩关节粘连形成本病。

颈椎病也是引起肩关节周围炎的原因之一。颈椎椎间孔的改变，压迫脊神经，造成肩部软组织神经营养障碍，形成肩痛、活动受限而成本病。

此外，心、肺、胆管疾病发生的肩部牵涉痛，因原发病长期不愈，使肩部肌肉持续性痉挛，肩关节活动受限而继发为肩关节周围炎。

中医认为本病的发生是老年体虚，气血虚损，筋失濡养，风寒湿外邪侵袭肩部，经脉拘急所致。气血虚损，血不荣筋为内因，风寒湿邪侵袭为外因。

一、诊断要点

（一）发病年龄

多在 50 岁左右，女性多于男性，常伴有风寒湿邪侵袭史或外伤史。起病缓慢，病程长是其特点。

（二）疼痛

疼痛是早期的主要症状，可为钝痛、刺痛、刀割样痛。遇寒受凉或夜间疼痛加重，甚至疼醒。疼痛也可放射到颈部、肩胛部、肘部和手。严重者不敢翻身，患肢在抬举、摸背、穿衣、梳头等活动时困难。

（三）肩关节周围广泛压痛

在肩关节周围可触及多处压痛点，以肩髃（肱骨小结节）、肩髎（肱骨大结节）、肩内陵（喙突）、肩贞（盂下结节）、臂臑（三角肌粗隆）等处最明显，且常可触及到结节或条索状阳性反应物。

(四)肩关节功能活动广泛受限

其中以外展、内收搭肩、高举及后伸最明显。

(五)肩部僵硬

僵硬是后期的主要症状,常伴有关节周围肌肉萎缩,肩关节周围软组织广泛粘连,功能严重障碍,出现典型的"扛肩"现象。

(六)X 线和化验检查

一般无异常发现。

二、病因病机

肩关节是经脉和经筋经过会聚的部位,布有手三阳经及其经筋、足少阳经、阳跷脉、阳维脉以及手三阴经,所以肩关节是上肢经络气血运行的关键部位,又是上肢运动的枢纽。人至五十肾精亏损,肾气衰弱,推动和调控脏腑的功能减弱,在脏腑中,心主血,肝藏血,脾统血,脾与胃为气血生化之源,肺主气,朝百脉输送气血,脏腑虚弱则气血亏损,难以抗御外邪,易感受外邪为患。正如《灵枢·经脉》云:"大肠手阳明之脉,所生病者……肩前臑痛";"小肠手太阳之脉,是动病……肩似拔";肺手太阴之脉"气虚则肩背痛寒,少气不足以息";又《灵枢·经筋》"足太阳之筋,其病……肩不举";"手太阳之筋,其病绕肩胛引颈后痛";"手阳明之筋,其病……肩不举"。总之,肾气虚弱,气血亏损,卫外乏力,肩部经脉易感受外邪导致经络气血闭阻,引起疼痛。另外,肩关节是上肢运动的枢纽,易发生运动性损伤,导致肩关节疼痛。

(一)风寒湿邪侵袭经脉

风为阳邪,向上向外,具有较强的穿透力,易于开发腠理,寒、湿邪气可乘机内犯肩部经脉;寒主凝滞,风邪又借寒邪凝滞附着于肩部肌肉关节;湿邪黏着胶固,又借助寒邪之凝固,停滞肩部,导致经络气血闭阻不通,不通则痛,发为肩痛。

(二)瘀血阻滞经脉

跌打损伤,或肩关节活动过度扭伤筋脉,或久痛入络,瘀血停滞,使经络气血闭阻发为肩痛。

(三)筋肉失养

年老气血虚弱,或肩痛久治不愈,经络气血闭阻日久,经筋失养,肌肉挛缩,肩关节活动艰难。

三、辨证与治疗

(一)病因辨证与治疗

1.风寒湿邪侵袭经脉

(1)主症:肩部疼痛,日轻夜重,局部畏寒,得热痛减,遇寒疼痛加重,肩关节活动明显受限,活动时疼痛加重。舌苔薄白,脉弦紧。

(2)治则:疏散邪气,温经止痛。

(3)处方:天柱、大椎、肩髃、肩前、臑俞、曲池、外关、合谷、后溪。

(4)操作法:以上诸穴均采用泻法。针天柱用 1 寸针,针尖刺向脊柱,使针感向患侧的肩部传导。针大椎时针尖稍微偏向患侧,同时用拇指按压健肩,使针感向患侧的肩部传导。针肩髃透向肩髎,针肩前透向臑俞,针臑俞透向肩前。针曲池用 1.5 寸长的针,直刺 1 寸左右,行龙虎交战手法。余穴用 1 寸针直刺泻法。留针 20~30 分钟。起针后,在肩髃、肩前、臑俞穴处拔火罐,起火罐后,艾灸大椎、肩髃、肩前。

(5)方义：本证是由于风寒湿邪侵袭肩部经脉，导致肩部经脉气血痹阻，经气不通所致，手三阳经及其经筋，以及阳维脉、阳跷脉分布在肩部，故治疗以三阳经穴为主。肩髃、臑俞、肩前属于局部取穴，统称"肩三针"，针刺泻法并加艾灸，可祛风散寒、化湿通络，对肩关节疼痛有较好的效果。《甲乙经》云肩髃乃"手阳明、阳跷脉之会"，臑俞乃"手太阳、阳维、跷脉之会"，主治"指臂痛""肩痛不可举臂"。阳维脉维系、调控诸阳经脉，年逾五十卫气虚弱，外邪乘虚而入发为肩臂痛。阳跷脉，跷者捷也，司人体之动静与运动，跷脉病则运动障碍。故肩髃、臑会既可祛外邪以疏通经络，又可疏通经络促进运动。临床研究证明电针肩髃穴治疗肩周炎的疗效明显优于药物。外关是阳维的交会穴，与臑俞配合，可增强其卫外和祛邪的作用。曲池是手阳明经的合穴，"合穴"气血汇聚之地，阳明多气多血，其性走而不守，长于通经活络；合谷是阳明经的原穴，与手太阴经相表里，主升主散，功善行气止痛、通经逐邪，是治疗上肢疼痛的主穴。后溪是手太阳经的腧穴，配五行属木，主风主肝，功在散风化湿，缓筋止痉，经云"俞主体重节痛"是也。以上诸穴配合，局部与远端相结合，治疗症状与病因相结合，如此，邪气得以祛除，经络疏通，气血调和，疼痛可止。

2.瘀血阻滞经脉

(1)主症：肩部肿痛，疼痛拒按，夜间加重，肩关节活动受限，外展、内收、高举、后伸困难，舌质黯或有瘀斑，脉弦或细涩。

(2)治则：活血化瘀，通经止痛。

(3)处方：膈俞、肩髃、肩髎、阿是穴、曲池、条山穴。

(4)操作法：先在膈俞、阿是穴刺络拔罐，然后直刺肩髃、肩髎、曲池，针刺泻法，并可在肩髃、肩髎相互透刺，或者用合谷刺法。条山穴，即条口穴和承山穴。针刺时用3寸毫针从条口直刺透向承山，捻转泻法，留针30分钟，留针期间每5分钟捻转1次。起针时，先起上肢诸穴位的毫针，然后再捻转条山针，且在捻转针的同时，令患者不停地活动肩关节，直至活动的最大范围为止。

(5)方义：本证是由于跌打损伤、用力不当扭伤筋肉，或疼痛日久不愈，瘀血停滞经脉，治遵《灵枢·经脉》"菀陈则除之"的法则，故先于膈俞、阿是穴刺络拔罐，祛瘀通络。膈俞为血之会穴，主治血分疾病，善于活血化瘀，患瘀血证时穴位处常有压痛、条索或结节。研究证明，膈俞能改善微循环障碍，缓解血管痉挛，促进血液循环，促进血流加速，改善组织的缺血缺氧状态，因而对瘀血证起到活血化瘀的作用。肩髃、肩髎属于局部取穴。曲池是手阳明经的合穴，其性走而不守，具有较强的疏经通络作用，与肩髃、肩髎配合是治疗上肢病痛的主穴。条口透承山是治疗肩周病的经验穴位。条口属于阳明经，阳明经多气多血，针之功于通行气血，调理经脉；承山属于足太阳经，太阳经多血少气，性能主开，功善通经祛邪，所以条口透承山既可疏通经络活血止痛，又可祛邪通经止痛；临床研究证明电针条口穴治疗肩周炎有明显的止痛作用，近、远期疗效均有明显效果。

3.筋肉失养

(1)主症：肩痛日久不愈，疼痛减轻，活动艰难，举臂不及头，后旋不及于背，肩部肌肉萎缩，局部畏寒喜暖。舌淡红，脉沉细。

(2)治则：补益气血，养筋通脉。

(3)处方：大杼、巨髎、肩井、肩髃、肩髎、肩贞、天宗、肺俞、心俞、肩内陵、臂臑、曲池、曲泽、外关、合谷、足三里。

(4)治疗方法：以上诸穴均采用浅刺补法，结合龙虎交战手法，留针不少于30分钟，并在肩髃、肩髎、肩内陵、肩贞等穴施以灸法。

（5）方义：本证属于虚证，宗《灵枢·经脉》"虚则补之""寒则留之""陷下则灸之"和《灵枢·官能》"针所不为，灸之所宜"的治疗原则，采用浅刺补法，并结合龙虎交战手法，补中有泻，补益气血濡养筋骨，兼疏通经脉疏解粘连。

（二）经络辨证与治疗

1.太阴经病证

（1）主症：肩痛位于肩的内侧胸的外侧，正当肩胸交界处，在奇穴肩内陵处有压痛，当上肢后伸时疼痛加重，并连及上臂部手太阴经。

（2）治则：疏通太阴经脉。

（3）处方：尺泽、阴陵泉。

（4）治疗方法：先取健侧阴陵泉，用3寸毫针向阳陵泉透刺，捻转泻法，在行针的同时，令患者活动肩关节。疼痛缓解后，留针20分钟，每隔5分钟，行针1次。若疼痛缓解不明显，可再针健侧尺泽穴。

2.阳明经病证

（1）主症：肩痛位于肩峰正中，在肩髃穴处有压痛，当上肢高举时疼痛加重，疼痛并沿阳明经走串。

（2）治则：疏通阳明经脉。

（3）处方：足三里、曲池。

（4）治疗方法：先取健侧的足三里，用3寸针直刺2～2.5寸，使针感沿经传导，在行针的同时，令患者活动肩关节，留针20分钟，在留针期间，每隔5分钟行针1次。若疼痛缓解不明显，再直刺健侧曲池穴，行针的同时活动肩关节。

3.少阳经证

（1）主症：肩痛位于肩峰偏后，在肩髎穴处有压痛，当上肢外展时疼痛加重，并连及上臂部。

（2）治则：疏通少阳经脉。

（3）处方：阳陵泉、天井。

（4）治疗方法：取健侧阳陵泉，用3寸针向阴陵泉透刺，使针感沿经传导，并嘱患者活动肩关节。留针20分钟，在留针期间每隔5分钟行针1次。若肩痛好转不明显，再针刺天井穴。

4.太阳经证

（1）主症：肩痛位于肩关节的后部，在臑俞、天宗穴处有压痛，患肢搭对侧肩关节时，疼痛加重，或上肢旋前时疼痛明显。

（2）治则：疏通太阳经脉。

（3）处方：条口、后溪。

（4）治疗方法：先取健侧条口穴，用3寸针直刺透向承山穴，在承山穴处有明显针感，并令患者活动患侧将关节。留针20分钟，留针期间，每5分钟行针1次。若肩痛缓解不明显，再针刺后溪穴。

（三）特殊方法（同经相应取穴法）

1.主穴

依据压痛点决定针刺的经络和穴位，属于同经相应取穴法，如肩峰正中痛，位于肩髃穴处，治取对侧下肢的髀关穴；肩痛位于肩关节的肩髎穴，治取对侧的环跳穴；肩痛位于肩关节的后部的臑俞处，治取对侧下肢的秩边穴；肩痛位于肩关节的前面的肩前穴处，治取对侧下肢腹股沟区域足太阴经的相应穴位。

2.治疗方法

用 1.5 寸毫针直刺 1 寸左右,得气后用龙虎交战手法,在行针的同时令患者活动肩关节,留针 30 分钟,在留针期间每隔 5 分钟行针 1 次。

(李海玲)

第二十七节　肱二头肌长头腱鞘炎

肱二头肌长头腱鞘炎是由于肌腱在腱鞘内长期遭受摩擦劳损而发生退变、粘连,使肌腱滑动功能发生障碍的病变。本病好发于 40 岁以上的患者。主要临床特征是肱骨结节间沟部疼痛,肩关节活动受限。若不及时治疗,可发展成肩关节周围炎。本病属中医"筋痹""筋伤"的范围。

肱二头肌长头肌腱行走于大小结节间沟中,沟嵴上有横韧带将肌腱限制在沟内,由于日常生活及工作的需要,肱二头肌反复的活动,肌腱在肱骨结节间沟内容易遭受磨损而发生退变;若结节间沟骨质增生,沟底失去光滑平整,更易形成慢性损伤;又因肱二头肌长头有一部分在肩关节囊内,肩关节的慢性炎症,也可引起腱鞘充血、水肿、增厚,导致粘连和肌腱退变。

一、诊断要点

(一)肩关节疼痛

疼痛部位以肩关节前外侧为主,并可向上臂及颈部放射。疼痛性质呈酸痛或钝痛,肩部活动时疼痛加重。

(二)压痛

有明显的局限性压痛,位于肱二头肌肌腱长头部位(肱骨结节间沟内),并可摸到肿胀、僵硬的肱二头长头肌腱,按压或拨动疼痛明显加剧。

(三)功能活动受限

肩关节和上肢外展并后伸时疼痛加剧,运动明显受限。肱二头长头肌紧张试验阳性。

二、病因病机

中医学认为本病的发生有三个方面。

(一)跌打损伤

遭遇外伤,瘀血闭阻,迁延失治,加重损伤,使肌腱及腱鞘水肿、肥厚、纤维变性,甚至肌腱与腱鞘粘连形成筋痹。

(二)风寒湿邪

肩部长期劳损,耗伤气血,卫外乏力,复感风寒湿邪,如睡卧露肩,肩部常受风寒,经络气血闭阻发为本病。

(三)气血亏损

肩关节长期劳损,耗伤气血,筋肉失养发为本病。

三、辨证与治疗

(一)气血瘀滞证

(1)主症:本证多有外伤史,常见于急性期,肩部疼痛较局限,夜间疼重,压痛明显。脉弦、舌黯或有瘀斑。

(2)治则:活血祛瘀,通络止痛。

(3)处方:肩髃、阿是穴、臂臑、臑会、曲池、合谷。

(4)操作法:先在肩部寻找瘀血点,或大或小,或静脉怒长点,点刺出血,并拔火罐。刺阿是穴用关刺法,即在阿是穴的正中和上下各刺1针,正中点用龙虎交战法,上下点先用拇指向后捻转9次,再左右提拉6次,如此反复6次。余穴均用捻转泻法。

(5)方义:本证是由于瘀血闭阻经脉引起的筋痹证,"此必有横络盛加于大经,令之不通,视而泻之,此所谓解结也"(《灵枢·刺节真邪论》),故遵照《灵枢·九针十二原》:"菀陈则除之"的治疗原则,在肩部寻找瘀血点放血,除瘀通经止痛。关刺法是五脏刺法之一,主要用于筋痹的治疗,《灵枢·官针》说:"关刺者,直刺左右尽筋上,以取筋痹⋯⋯"。肩髃、臂臑、曲池、合谷属于循经取穴法,因为病变位于手阳明经及手阳明经筋结聚处,数穴同用可加强疏通经络气血舒筋解痉的作用。

(二)风寒湿证

(1)主症:肩部沉重冷痛,顽麻,或肿胀,畏寒肢冷,遇寒痛增,得温痛缓。舌质淡、苔薄白,脉弦滑。

(2)治则:温经散寒,散风除湿,通经止痛。

(3)处方:天柱、肩髃、阿是穴、臂臑、曲池、合谷。

(4)操作法:天柱直刺捻转泻法,阿是穴关刺法,肩髃直刺龙虎交战手法,其他穴位直刺捻转泻法。阿是穴和肩髃穴术后行温针灸法,每穴灸3壮。

(5)方义:天柱属于足太阳经,有散风祛寒通经止痛的作用。阿是穴和肩髃是邪气闭阻的部位,灸之温经祛寒,温针灸之,使灸热直达病变部位,可加强温通止痛的作用。关刺法是专门治疗筋痹的方法。

(三)气血亏虚证

(1)主症:本证多见于病变的后期,血不荣筋,肩部酸痛,劳累后疼痛加重,或兼有头晕心悸,疲乏无力。舌质淡,苔白,脉沉细无力。

(2)治则:益气温经、养血柔筋。

(3)处方:心俞、肝俞、肩髃、阿是穴、肩髎、臂臑、臑会、曲池、阳池、合谷、足三里、三阴交。

(4)操作法:阿是穴浅刺关刺法,其他穴位均用浅刺补法,并在阿是穴、肩髃、肩髎行艾条温灸法。

(5)方义:本方的宗旨是补益气血,柔筋止痛,方中取心俞、肝俞、足三里、三阴交补益气血柔筋解痉,其他穴位浅刺补法,意在疏通经络气血,使筋肉得以濡养疼痛可止。

四、巨刺法

(一)主穴

患者健侧足三里。

(二)操作法

取患者健侧的足三里,用 0.30 mm×75 mm 的毫针直刺,捻转泻法,缓慢进针,同时令患者活动患肢。持续捻针 5 分钟,留针 15 分钟,每隔 5 分钟行针 1 次。

(三)适应证

病变初期,疼痛剧烈,活动明显受限者。

(李海玲)

第二十八节　肱二头短头肌腱炎

肱二头短头肌腱炎是指肱二头短头附着点无菌性炎症及继发的肌纤维化和粘连,导致肩关节疼痛和活动障碍。肱二头肌短头起自肩胛骨喙突,与长头肌移行为肌腹。肱二头肌的主要功能是屈曲肘关节,并使上臂前伸及内收内旋。肱二头短头肌缺乏腱鞘、韧带的保护,较肱二头长头肌更容易受伤,在上臂后伸外展时更容易拉伤,为临床常见病,针灸治疗有很好的效果。

一、诊断要点

(一)肩部疼痛

疼痛位于肩前喙突处,疼痛严重时可连及肱骨中部(喙肱肌下附着点)。

(二)压痛点

位于喙突处,急性期压痛明显、拒按,并有肿胀感;慢性期,可触及结节状阳性反应物。

(三)功能活动受限

当上肢高举后伸外展外旋时疼痛加重(如投掷状),或上肢后伸内收内旋时疼痛加重(如背手状)。

二、病因病机

本病多由于外伤引起,有急性和慢性的不同。

(一)急性损伤

上肢高举后伸肘关节屈曲时,过度的外展外旋;或肘关节屈曲位时,过度的内收内旋,导致肱二头肌键损伤,瘀血阻滞经脉,引起局部充血、水肿,造成疼痛。

(二)慢性损伤

急性损伤未及时治疗,瘀血滞留,经络气血流通不畅,抗御低下,复感风寒邪气,瘀血与邪气互结,则疼痛日久不愈。

三、辨证与治疗

(一)病因病机辨证治疗法

1.瘀血阻滞

(1)主症:肩内侧疼痛急性发作,连及肱骨内侧,肩关节活动受限,喙突有明显的压痛,并有肿胀感,有肩部拉伤史。舌苔薄白,脉弦。

(2)治则：活血化瘀，通经止痛。

(3)处方：阿是穴、肩前、尺泽、天府、曲池、合谷。

(4)操作法：阿是穴先施以刺络拔罐法，起罐后再施以关刺法，行龙虎交战泻法，即在阿是穴的中心和其左右各刺1针，针刺得气后，拇指向后捻转6次，至捻转不动为止，然后拇指向前捻转，至捻转不动为止，再向上下提插5～9次，反复进行。余穴针刺捻转泻法。也可采用电针法，取阿是穴与尺泽穴，连接电针治疗仪的导线，采用疏密波，刺激量的大小以局部出现肌纤维颤动或患者能忍受为宜。每次通电治疗20～30分钟，每周2～3次。

(5)方义：本证的病因病机是瘀血阻滞经脉，故先用刺络拔火罐发祛瘀通络，因病变的部位在筋，故用关刺法以治病变在筋，因本病属于瘀血闭阻的实证，故采用改进的龙虎交战泻法，通络止痛。本病的部位属于手太阴肺经分布区域，根据"经脉所过，主治所及"的原理故选取手太阴经穴尺泽、天府为主穴，疏通经络气血以止痛。手阳明经与手太阴经相表里，阳明经气血隆盛，用较强的疏通经络气血的作用，故配以曲池、合谷加强尺泽、天府通经止痛的效果。

2.寒瘀互结

(1)主症：肩内侧疼痛，局部恶寒，得热痛减，喙突处压痛，有结节和条索感。舌苔薄白，舌质黯红，脉弦紧。

(2)治则：温经散寒，活血通络。

(3)处方：阿是穴、肩前、肩髃、天府、尺泽、合谷。

(4)操作法：先在阿是穴拔火罐，然后施以关刺法，行改进龙虎交战补法，具体方法同上，再施以灸法。余穴均施以捻转平补平泻法。

(5)方义：本病是瘀血与寒邪胶滞凝聚于喙突，故局部疼痛并伴有结节，拔火罐法功在祛寒活血散瘀，施以灸法可加强散寒之力和活血祛瘀的功效。关刺法是专门治疗筋痹的方法。其余穴位主要是疏通手阳明经和手太阴经的气血。诸穴相配，可疏通肩部经络祛瘀止痛的功效。

(二)巨刺法

1.主穴

健侧的阴陵泉。

2.操作法

选取0.30 mm×75 mm的毫针，用透针法向阳陵泉方向直刺，缓慢的捻转进针，得气后，令患者活动患肢，一边捻针一边活动患肢，直至疼痛缓解。留针30分钟，留针期间，每5分钟捻针1次，并活动患肢。

3.适应证

病变初期，疼痛剧烈者，并有明显的活动障碍。

(三)温针灸法

1.主穴

阿是穴。

2.操作法

选取0.30 mm×40 mm毫针，在阿是穴的中心直刺30 mm左右，捻转得气后，取常规艾条，剪成10 cm长，在其中心穿洞，然后插入整个针柄，从其下端点燃，缓慢灸之，使热力直达病所。当患者感到灼热时，在穴位处垫小纸片，以防烧伤。每次灸1～3壮。

3.适应证

病变初期及寒瘀互结证。

（李海玲）

第二十九节 冈上肌肌腱炎

　　冈上肌肌腱炎又名冈上肌综合征、外展综合征。是指劳损和轻微外伤后逐渐引起的肌腱退行性改变。主要表现为肩部疼痛及功能活动受限。

　　冈上肌肌腱是腱袖的一部分，对肩关节的稳定和运动起重要作用。冈上肌起于肩胛骨冈上窝经肩关节囊上方，止于肱骨大结节。其作用为固定肱骨于肩胛盂中，并与三角肌协同使肩及上肢外展。

　　肩关节外展运动是肩关节运动的主要形式之一，冈上肌在肩关节肌群中，是肩部力量集中的交叉点，比较容易劳损，尤其在肩部外展时，冈上肌肌腱必须穿过肩峰下面和肱骨头上面的狭小间隙，容易遭受挤压磨损，形成损伤性、无菌性炎症。之后很容易使冈上肌钙化而形成钙化性肌腱炎。退变的肌纤维常因外伤或肌肉突然收缩，而发生完全或不完全性断裂。

　　本病属中医"肩痹""肩痛"病的范畴，针灸治疗以良好效果。

一、诊断要点

　　(1)本病好发于中青年，常有外伤史或长期单一姿势工作、劳伤史，受凉可诱发本病。

　　(2)肩部疼痛：疼痛部位一般位于肩外侧，肱骨大结节处。疼痛严重时可放射到冈上窝及三角肌附着点(肱骨三角肌粗隆)，相当于臂臑穴。

　　(3)压痛点：肱骨大结节处有明显的压痛(相当于肩髎穴处)，急性期压痛剧烈，局部有肿胀感。慢性期压痛并不剧烈，但触及阳性反应物结节或条索。

　　(4)功能活动受限：以患侧上肢以肩为轴做主动外展运动时，在外展60°～120°时出现明显的疼痛为特征(称为疼痛弧)，小于或超过这个范围则疼痛消失。

　　肩外展60°～120°时出现明显的疼痛，这是因为在这个角度时，紧张且肿胀的冈上肌腱被挤压在肩峰和肱骨大结节之间狭小的间隙，不能顺利通过导致疼痛和功能障碍。

二、病因病机

　　(1)外力牵拉损伤，使肩部充血肿胀，瘀血阻滞，经络气血不通，不通则痛。

　　(2)劳伤筋脉，长期做单一的上肢外展活动，冈上肌腱反复地通过肩峰与肱骨大结节狭窄的间隙，长期的摩擦与挤压，耗伤气血，劳伤筋脉，筋肉失于气血的荣养，不荣则筋肉挛急而痛。

　　(3)筋脉劳损复感风寒邪气，劳伤筋脉，局部抗御能力低下，极易感受风寒邪气，风寒邪侵袭肩颈部筋肉，寒主收引，肌肉挛急而痛。

三、辨证治疗

(一)病因辨证与治疗

1.气血瘀滞证

(1)主症:肩部肿胀疼痛,夜间为甚,痛处固定不移,拒按,肩部活动受限,疼痛连及上臂。舌质黯或有瘀斑,舌苔薄白,脉弦。

(2)治则:活血化瘀,通络止痛。

(3)处方:巨骨、肩髎、肩髃、阿是穴、曲池、合谷、外关。

(4)操作法:先在阿是穴处用毫针或梅花针刺络并拔火罐,然后施以关刺法,用改进的龙虎交战泻法。刺巨骨向肩关节斜刺 3 针,均刺在肌腱部位,然后轻按重提 6 次。其他穴位均用捻转泻法。

(5)方义:本证是瘀血阻滞所致,故先用刺络拔火罐法,祛瘀血通经络。本证病变在筋,故采用专治筋病的关刺法。本病的病变部位隶属手少阳经和手阳明经,根据"经脉所过,主治所及"的原理,故主选手阳明、少阳经穴治之。

2.劳伤筋脉

(1)主症:肩痛日久不愈,反复发作,疼痛隐作,遇劳加重,上肢外展时痛作,肩髎穴处压痛,并有条索感。舌质淡,脉弦细。

(2)治则:补益气血,养筋止痛。

(3)处方:肩髃、肩髎、巨骨、阿是穴、曲池、阳池、合谷、足三里。

(4)操作法:针刺阿是穴用关刺法,用改进龙虎交战补法,术后加灸。针巨骨穴用齐刺法,由巨骨向肩关节方向斜刺 3 针。肩髎、肩髃、曲池、臂臑平补平泻法。合谷、阳池、足三里捻转补法。

(5)方义:本证是由于耗伤气血筋肉失养所引起,故足三里补脾胃以益气血生化之源。取手阳明经原穴合谷及手少阳经原穴阳池,补益二经的元气,濡养筋肉。其余诸穴采用补法,功在疏通经络,缓解筋肉挛急,使气血通达病变部位,濡养筋脉以止痛,可达病变痊愈的作用。

3.风寒痹阻

(1)主症:肩部疼痛,连及肩胛部及上臂部,遇寒加重,得热痛减,上肢外展受限,肩髎部位处有明显的压痛。舌苔薄白,脉弦紧。

(2)治则:温经散寒,通经止痛。

(3)处方:天柱、巨骨、肩髎、肩髃、阿是穴、曲池、合谷。

(4)操作法:针巨骨穴用齐刺法,由巨骨穴向肩关节斜刺 3 针。针阿是穴采用关刺法,用改进的龙虎交战泻法,术后加用灸发。其他穴位均用针刺泻法。

(5)方义:本证是感受风寒所致,故取天柱散风祛寒;灸肩髃、肩髎温经祛寒,通经止痛;其他穴位功在协助上述穴位散风祛邪,通经止痛。

(二)巨刺法

1.主穴

取健侧的阳陵泉。

2.操作法

患者取坐位,用 0.30 mm×75 mm 的毫针,常规消毒后,向阴陵泉方向直刺,得气后,一边捻转针柄一边令患者活动患肢,直至疼痛减轻或消失。留针 30 分钟,留针期间每 10 分钟捻针

1次,同时令患者活动患肢。

3.适应证

冈上肌肌腱炎急性期,肩关节活动有明显障碍者。

(三)阻力刺法

1.主穴

病变处阿是穴。

2.操作法

患者取坐位,令患者外展上肢,当肩部出现疼痛时,寻找疼痛点,然后用0.30 mm×25 mm的毫针,对准疼痛点直刺0.2~0.5寸,行雀啄术手法。疼痛缓解后继续外展和抬高上肢,出现疼痛时再行雀啄术手法。反复操作直至疼痛消失。冈上肌肌腱炎属于慢性者,手法操作结束后,在疼痛点加用艾条灸3~5分钟。

3.适应证

肩关节外展时有明显的痛点。

(李海玲)

第三十节 肩峰下滑囊炎

肩峰下滑囊炎是指由于外伤或长期受到挤压、摩擦的反复刺激,使滑囊壁发生充血、水肿、渗出、增生、肥厚、粘连的无菌性炎症,导致肩关节疼痛和功能障碍。

肩峰下滑囊与三角肌下滑囊,在幼年时隔开,到成年人后互通为一体,称肩峰下滑囊。肩峰下滑囊为人体最大解剖滑液囊,位于肩峰与冈上肌、肱骨头之间,具有滑利肩关节,减少磨损,不易劳损的作用。它能在肩峰外展时,使肱骨大结节在肩峰下运动灵活,因此对肩关节的活动十分有利,故又称为肩峰下关节。

肩峰下滑囊炎不是一个孤立的疾病,多继发于肩关节周围的软组织损伤和退行性变,尤以滑液囊底部的冈上肌腱损伤、炎症、钙盐沉积为最常见。

肩峰下滑液囊组织夹于肩峰与肱骨头之间,长期反复摩擦可致损伤,滑膜发生充血、水肿和滑液分泌增多,形成滑液囊积液。久之,滑膜增生、囊壁增厚,滑液分泌减少,组织粘连,从而影响肩关节外展、上举及旋转活动。

本病相当于中医"肩痹""肩痛"病的范畴,是针灸的主要适应证。

一、诊断要点

肩部疼痛、运动受限和局部压痛是肩峰下滑囊炎的主要症状。

(1)有急性外伤史或慢性劳伤史。

(2)肩部疼痛:疼痛以肩部外侧面最显著,开始较轻,后逐渐加重,夜间明显,常在睡中痛醒。疼痛位于肩的深部,也可向肩胛部、颈部及手部放射。

(3)压痛点:多位于肩峰下,或肱骨大结节处,以肩峰下压痛最明显,疼痛点常随肱骨的旋转而移位。当滑囊肿胀积液时,亦可在三角肌范围内出现压痛。

(4)肩关节活动受限:早期轻微受限,但可逐步加重。以肩关节外展、外旋、上举时受限为特点。为减轻疼痛,患者常使肩处于内收和内旋位。

二、病因病机

(一)感受外邪
风寒湿侵犯肩背部手阳明、少阳、太阳经络,气血闭阻,经气不通,不通则痛,发为痹证。

(二)瘀血闭阻
跌打损伤,瘀血痹阻经脉,发为肩痹。

(三)劳伤筋脉
肩关节长期频繁超负荷、超范围的活动,劳伤气血,筋脉失养而挛缩,即所谓"不荣而痛"。

三、辨证治疗

本病的病位波及手三阳经脉及经筋,所以治疗应以手三阳经穴为主。

(一)风寒湿阻证
1.主症

肩部串痛,畏风恶寒,肩部沉重感,肩关节活动不利,遇风寒则疼痛剧增,得暖痛缓。脉弦滑或弦紧,舌苔薄白或腻。

2.治则

祛风散寒,通经宣痹。

3.处方

风池、肩井、巨骨、肩髎、臂臑、曲池、外关。

(1)疼痛连及颈项者加:天柱、后溪。

(2)疼痛连及肩胛部者加:天宗、后溪。

4.操作法

针风池向对侧眼球水平刺入1.0寸左右,捻转泻法。刺肩井向后斜刺,直达肩胛冈,捻转泻法,但本穴不可直刺,其深部正当肺尖的部位。刺巨骨向肩髎斜刺,捻转泻法。其余穴位均捻转泻法。肩井及肩髎针刺后拔罐并加用灸法。

5.方义

肩峰下滑囊位于肩峰与冈上肌之间,肩井穴至肩胛骨之间布有斜方肌及冈上肌,肩髎的深部是肩峰下滑囊,所以二穴是治疗本病的主穴,在穴位处拔罐及灸法,可协助巨骨、肩髎祛风散寒通经止痛的作用。风池、外关是祛散风邪的重要穴位。曲池、臂臑属于手阳明经,阳明经多气多血,有极强的调理气血和疏通经络的作用,是治疗经络疼痛的重要穴位。

(二)瘀血闭阻
1.主症

有外伤史,肩部肿胀,疼痛拒按,或按之较硬,肩关节僵硬,活动受限。脉弦或细涩,舌质紫黯,或有瘀斑。

2.治则

活血化瘀,通经止痛。

3.处方

肩井、巨骨、肩髎、阿是穴、臂臑、曲池、合谷。

4.操作法

阿是穴用刺络拔火罐法,肩井、巨骨刺法同风寒痹阻证,其余穴位用捻转泻法。

5.方义

本症是由于瘀血痹阻经脉所致,经曰"菀陈则除之",故取阿是穴刺络出血,以祛除瘀血,刺络后加拔罐法,可加大出血量,瘀血除尽经络才可通畅止痛。肩井、巨骨、肩髎、臂臑属于局部取穴,四个穴位均位于或邻近肩峰下滑囊,具有疏通局部经络气血的作用。曲池、合谷属于手阳明经,多气多血,其经脉又通过滑囊的部位,可行气活血,祛瘀血止疼痛。

(三)劳伤筋脉

1.主症

肩部酸痛日久不解,肌肉萎缩,劳累后疼痛加重,肩关节活动不利,伴有头晕目眩,气短懒言,四肢乏力。脉细弱,或沉细无力,舌质淡,苔薄白。

2.治则

补气养血,舒筋通络。

3.处方

肩井、巨骨、肩髃、肩髎、曲池、少海、阳池、合谷、足三里。

4.操作法

肩井、肩髃、肩髎平补平泻法,巨骨采用齐刺针法,斜针刺向肩关节,曲池、少海、合谷、阳池、足三里针刺捻转补法。

5.方义

本证的病机是气血亏损筋脉失养,治疗应当补益气血,气血来源于脾胃,故治疗的重点是健脾益胃以益气血生化之源。取曲池、合谷、阳池、少海、足三里健脾益胃。足三里属于足阳明经,是健脾益胃的重要穴位;曲池是手阳明经"五腧穴"中的合穴,配五行属土,隶属于脾胃,针补曲池、足三里可增强脾胃生化气血的功能。合谷是手阳明经的原穴,阳池是手少阳经的原穴,原穴是脏腑元气经过和留滞的部位,元气通过三焦的作用输送到全身,保持脏腑经络的正常生理功能,所以合谷与阳池可促使元气、营卫之气输送到肩部,营养耗伤的筋脉。且合谷、阳池也有治疗肩痛的良好作用,正如《医宗金鉴》所说合谷"主治……风痹,筋骨疼痛。"《针灸甲乙经》:"肩痛不能自举,汗不出,颈痛,阳池主之。"等记载都说明合谷、阳池可以用于肩痛的治疗。少海是手少阴心经的"合穴",合穴配五行属于肾水,肾藏精血,心主血,故针补少海有补益精血的作用。曲池、合谷、阳池、足三里均隶属于阳经,少海隶属于阴经,阴阳相配,气血双补,才可达到益气养血的作用。且少海也可用于肩痛的治疗,《医宗金鉴》少海主"漏肩与风吹肘臂疼痛"。实验研究表明:针刺人的足三里、合谷和少海,以尿17-羟皮质类固醇和17-酮类固醇的排出量为指标,证明对肾上腺皮质功能有良好的作用。肾上腺皮质分泌肾上腺皮质激素,其中包括可的松(皮质素)和氢化可的松(皮质醇),具有抗炎、抗过敏、抗毒素的作用,对肩关节疼痛、肩关节肿胀、肩部肌腱损伤修复等有良好的作用。

（李海玲）

第三十一节 肘部扭挫伤

外力作用于肘关节并引起关节囊、关节周围韧带及筋膜等组织损伤,出现局部肿胀、疼痛及功能障碍的病证,称为肘部扭挫伤,中医称为"肘部伤筋"。

直接暴力的打击可造成肘关节挫伤,也可见于间接暴力的损伤,如跌仆、由高坠下、失足滑倒、手掌着地、肘关节处于过度扭转,即可导致肘关节扭伤。此外,在日常生活和工作中做前臂过度扭转动作,以及做投掷运动时姿势不正确,均可造成肘关节扭伤。

临床上以关节囊、侧副韧带和肌腱损伤较多见。受伤后可引起局部充血、水肿,严重者关节内出血、渗出,影响肘关节的功能。一般以桡侧副韧带损伤最为常见,尺侧次之。

一、诊断要点

(一)外伤病史
肘部疼痛、乏力,活动时疼痛明显加重。

(二)肘关节呈半屈曲位
伤侧肿胀明显,皮下瘀斑,甚至有波动感。

(三)活动受限
肘关节可以活动,但活动时常引起剧痛而影响活动。受伤部位可触及到明显的压痛点。

(四)X线摄片
可排除肘部骨折及肘关节脱位。

二、病因病机

(1)筋主束骨而利关节,若外力过大,使筋肉的活动超出正常范围,即可造成筋肉撕裂,血溢脉外。离经之血阻滞经络,经气不通,不通则痛;筋伤、筋裂则致关节不利。

(2)直接暴力作用于肘部造成肘关节软组织损伤,如跌仆滑倒,手掌撑地,传导暴力使肘关节过度外展、伸直或扭转,均可造成筋肉撕裂,瘀血闭阻。

(3)骨折或关节脱位纠正后,肘关节挫伤、瘀血阻络则成为突出的病证。

总之,肘关节扭挫伤的主要病机是血溢脉外,离经之血瘀阻经络,气血不通,发为疼痛、肿胀、关节活动不利等症。

三、辨证与治疗

肘关节扭挫伤的主症:肘部疼痛,弥漫性肿胀,可见瘀斑,局部压痛,肘关节活动受限。舌质紫暗,或有瘀斑,脉弦或弦紧。

肘关节扭挫伤的病机主要是由血瘀阻滞所致,故治疗的总原则是散瘀消肿,活血止痛。但由于挫伤的部位不同,损伤的经络不同,治疗选用的穴位也不尽相同。

(一)经络辨证治疗

1.桡侧副韧带损伤

(1)主症:肘关节疼痛、肿胀、活动障碍,肘部外侧有明显的压痛点,侧扳检查阳性。

(2)治则:取手阳明、少阳经穴为主,针刺泻法,活血祛瘀。

(3)处方:曲池、天井、手三里、阿是穴、尺泽、合谷、商阳、关冲。

(4)操作法:先用三棱针点刺尺泽出血,出血量以血色由黯红变鲜红为度。再于商阳、关冲点刺出血,每穴出血 3～5 滴。其余诸穴均采用针刺泻法。也可在天井与手三里或曲池与合谷采用电针,选用疏密波。留针 20～30 分钟。每天或隔天治疗 1 次。

(5)方义:本病的病变部位主要在肘关节的桡侧,桡侧分布有手阳明和少阳经,根据"经脉所过,主治所及"的原则,故取二经穴位为主进行治疗。点刺尺泽出血,宗"菀陈则除之",以排除局部的瘀血。点刺商阳、关冲出血,清除经络中的瘀血。其余穴位为疏通气血,通经止痛。

2.尺侧副韧带损伤

(1)主症:肘关节疼痛、肿胀、活动障碍,肘部尺侧面有明显的压痛点,侧扳检查阳性。

(2)治则:取手太阳、少阴经穴为主,针刺泻法,活血祛瘀疏通经络。

(3)处方:少海、曲泽、小海、天井、阴郄、后溪、少冲、少泽。

(4)操作法:先用三棱针点刺曲泽出血,出血量以血色由黯红变鲜红为度。同时在少泽、少冲点刺出血,每穴出血 3～5 滴。其余穴位均用针刺泻法。也可在少海、天井之间加用电针,采用疏密波。

(5)方义:本症的病变部位在肘关节的尺侧,尺侧分布有手少阴、太阳经,故取二经穴位为主进行治疗。点刺曲泽出血,以铲除局部的恶血,少冲、少泽点刺出血,意在排出经络中的瘀血,通经止痛。少海、小海、天井属于局部取穴法。阴郄是手少阴经的郄穴,气血深聚之处,善于治疗急性疼痛。后溪是手太阳经的"腧穴",是治疗太阳经络疼痛症的重要穴位。

3.肱二头肌腱损伤

(1)主症:肘关节疼痛、肿胀、功能障碍,肱二头肌腱及其附着处有明显的压痛点。

(2)治则:取手太阴、厥阴经穴位为主,针刺泻法,活血祛瘀,通经止痛。

(3)处方:曲池、尺泽、曲泽、阿是穴、孔最、郄门、内关、少商、中冲。

(4)操作法:先取尺泽或曲泽用三棱针点刺出血,出血的血色从黯红变鲜红为止。刺少商、中冲出血,每穴 3～5 滴。其余诸穴均用泻法。也可在曲泽、孔最之间加用电针,采用疏密波。

(5)方义:孔最是手太阴经郄穴,郄门是手厥阴经郄穴。郄穴是气血深聚的部位,有良好的调气调血的作用,功善通经止痛。点刺尺泽、曲泽出血,可排除局部的瘀血,点刺少商、中冲出血,可消除经脉外的瘀血,瘀血消散,经络通畅,疼痛可止。曲池、阿是穴、内关针刺泻法,助其他穴位通经止痛。

(二)其他方法

1.巨刺法

(1)主穴:外侧副韧带损伤取健侧阳陵泉或足三里;内侧副韧带损伤取健侧阴陵泉;肱二头肌腱损伤取健侧膝关。

(2)操作法:用 3 寸的毫针,从阳陵泉透向阴陵泉,或足三里透向合阳;刺阴陵泉透向阳陵泉;刺膝关透向阳陵泉。用捻转手法,在捻转的同时令患者活动患肢,一边捻转针柄一边活动患肢。留针 30 分钟,每 10 分钟捻针 1 次,并活动患肢。

2.同经相应法

(1)主穴:桡侧副韧带损伤:商阳、关冲(患侧),足三里、阳陵泉(健侧)。

(2)尺侧副韧带损伤:少泽、少冲(患侧),内委中、阴谷(健侧)。

(3)肱二头肌腱损伤:少商、中冲(患侧),阴陵泉、曲泉(健侧)。

(4)操作法:先在患侧的井穴用三棱针点刺出血,每穴出血5～7滴,然后取健侧的经穴行浅刺雀啄术法,同时令患者活动患肢。留针30分钟,每隔10分钟行针1次。

(李海玲)

第三十二节　肘部骨化性肌炎

临床上骨组织以外如肌腱、韧带腱膜及骨骼肌发生的骨化称异位骨化,把继发于创伤或并发于手术的异位骨化,叫创伤性骨性肌炎,或局限性骨化肌炎。严重的异位骨化可限制关节活动,甚至造成关节强直,使关节丧失活动功能。

关节或关节附近骨折、脱位,固定不良,或反复粗暴的整复手法,或过早地进行被动的强力活动,或手术创伤,导致局部出血、渗出及炎性细胞浸润,在各类活性细胞和骨生长因子的共同参与下,通过软骨内化骨或骨膜内化骨的诱导,血肿逐渐转变为骨组织,影响肌肉收缩功能,导致关节僵硬、畸形。

本病属于中医跌打损伤或痹证范畴,外伤导致瘀血停滞,血气凝结,瘀血蕴结肌肉组织,日久成为包块硬结,痹阻经脉,筋骨失养发为本病。

本病多见于肘关节及青少年。

一、诊断要点

(1)有明显的外伤或手术史。

(2)肘关节肿胀疼痛,关节僵硬、挛缩、畸形和功能障碍。

(3)检查。①X线片:软组织内有不规则的骨化影,最初呈云雾状环形钙化或棉絮样模糊阴影,以后病灶逐渐呈典型的三带分布,即中心为出血区,中间带为萎缩肌纤维区,外层为骨化层,与邻近组织有一透亮分界线。②CT 检查:病灶主要特点是呈纤维状、斑块状和团块状钙化,离心分布,边缘为高密度钙化组织,中心为低密度区。③MRI 检查:可见病灶呈环形低信号带。④核素扫描:在病后1周检查可发现病变软组织凝聚明显增高。本检查具有早期诊断价值。

二、病因病机

本病是进展性疾病,开始于外伤,病成于瘀血,加重于瘀血成块,终于包块硬结,导致关节功能障碍和肌肉萎缩。

(1)外伤脉络,血溢脉外,瘀血阻滞,气血不通,不通则痛。

(2)瘀血阻滞经脉,气血瘀阻,郁而化热,消灼阴血,瘀血凝聚成块,闭阻经脉,关节肌肉肿痛,活动受限。

(3)瘀血肿块日久不散,与筋骨融合凝结,质地僵硬,经气不通,筋骨、肌肉失于气血濡养,筋骨失养而挛缩,则关节活动艰难;肌肉失于濡养则萎缩,进一步使病情加重。

三、辨证治疗

(一)外伤瘀血停滞(早期)

1.主症

受伤后大约1个月,局部软组织肿胀疼痛,疼痛拒按,弥漫性肿胀,局部有瘀斑,肘关节活动受限。脉弦数,舌质黯,苔薄黄。

2.治则

活血化瘀,消肿止痛。

3.处方

曲池、曲泽、阿是穴、郄门、四渎、外关、合谷、井穴。

4.操作法

曲池、郄门、四渎、外关、合谷针刺捻转泻法。曲泽用三棱针点刺出血,出血量较多,出血颜色由黯红转为鲜红为止。阿是穴选择较粗的毫针在病变部位散刺属针,5～7 mm(0.2～0.3寸)深,术后拔火罐,并使其出血。针井穴用三棱针点刺,每穴出血3～5滴。

5.方义

本证是由于外伤经脉,血溢脉外,弥散络脉之中,阻碍经脉气血的通行,而见局部肿痛。《素问·应象大论》曰:"血实者决之。"《素问·针解》又说:"菀陈则除之者,出恶血也。"即对于瘀血阻滞的实证,治当除恶血以祛瘀通络,故取瘀血集中的阿是穴,刺血拔罐,出瘀血散瘀结;曲泽是心包经穴,心主血脉,刺之出血可祛瘀通脉;井穴是指手三阳经和手三阴经的井穴,临床可根据瘀血的部位选择适当的井穴点刺出血,可祛除弥散于络脉中的瘀血。郄门是心包经的郄穴,功在止血、活血、止痛,有消除肿痛和疏通经络的作用。曲池、合谷属于阳明经,多气多血,可活血通经消肿止痛。四渎、外关属于三焦经,三焦主气,刺之可行气消肿止痛。

(二)瘀血凝聚成块(中期)

1.主症

瘀血形成肿块,并逐渐增大,局部皮温升高、发热、压痛,肌肉僵硬,关节疼痛不明显,关节功能活动障碍。舌红,脉数。

2.治则

化瘀通络,消散肿块。

3.处方

大椎、曲池、尺泽、曲泽、阿是穴、郄门、四渎、少海、内关、合谷。

4.操作法

曲泽、尺泽用三棱针点刺出血,用手压迫穴位的上方,待经脉充分暴露并消毒后,用三棱针刺之,使血缓缓流出,直至血色由黯变红为止。阿是穴用扬刺法,即在阿是穴的中心刺1针,在周边斜刺4针,针尖到达阿是穴的中心。其他穴位均直刺泻法。

5.方义

本证的病机是由于瘀血郁久化热,故取大椎、曲池通经清热,取曲泽、尺泽放血,既可祛除恶血,又可清热。合谷、四渎行气通经,散瘀通络。郄门、内关、少海分别属于心包经和心经,心主血脉,对三穴针刺泻法,有行瘀通脉的作用。另外,曲池、尺泽、曲泽、少海均属于五腧穴中的合穴,

185

是经络气血汇合之处,经气隆盛,有较强的疏通经络气血的作用,有利于瘀血的消散。

(三)瘀血与筋骨凝结(后期)

1.主症

关节强直,肌肉僵硬、萎缩。舌质淡红,脉弦细。

2.治则

益气养血,濡养筋骨。

3.处方

大杼、心俞、膈俞、曲池、手三里、尺泽、曲泽、少海、泽前、阿是穴、神门、大陵、太渊、足三里、阳陵泉。

4.操作法

大杼、心俞、膈俞补法,用25 mm(1寸)长的毫针斜刺8~12 mm (0.3~0.5寸)。曲池、手三里、尺泽、尺前、曲泽、少海直刺平补平泻。神门、大陵、太渊、足三里、阳陵泉直刺补法。阿是穴用扬刺法。

5.方义

本证的特点是瘀血日久耗伤气血,筋骨失养,取心的背俞穴心俞、心的原穴神门、心包的原穴大陵、血的会穴膈俞补血柔筋。取肺的原穴太渊、胃经的合穴足三里益气养筋。曲池、手三里、尺泽、曲泽、少海、尺前平补平泻疏通经气濡养筋骨和疏散郁结。阿是穴扬刺法祛瘀软坚散结。尺前位于尺泽前2寸,在尺泽与太渊的连线上,是在一位经络敏感人身上发现的,早期用于呼吸和心脑血管病变的治疗,有良好的疏通气血、活血通脉的作用,有利于软坚散结。

（李海玲）

第三十三节　肱骨外上髁炎

因急性或慢性损伤造成肱骨外上髁周围组织的无菌性炎症,称为肱骨外上髁炎,由于该病好发于网球运动员,故又称网球肘。其临床主要特征是肱骨外上髁处,有疼痛和压痛。本病以30~50岁青壮年居多,男女比例为3:1,以右侧多见。本病属中医"筋痹""伤筋"范畴。

本病可因用力不当诱发或急性扭伤或拉伤引起,但多数起病缓慢,多见于慢性劳损。

当跌倒等诱因使前臂旋前位时,腕关节瞬间背伸,前臂桡侧腕伸肌突然剧烈收缩,导致肱骨外上髁处的伸肌总腱附着点强力牵拉而撕裂,骨膜下出血、血肿,局部炎症、渗出、粘连,日久形成筋结,对肌腱造成长期反复的刺激,而引发本病。

慢性者多见于长期从事某些反复屈伸腕关节,伸指、前臂旋转活动工作的中年人。肌肉长期劳累且经常处于紧张状态,使伸腕伸指肌腱起点受到反复牵拉刺激,引起肱骨外上髁处骨膜、滑膜和肌腱的无菌性慢性炎症。

一、诊断要点

(1)有明显的外伤史,或有长期频繁地屈伸肘腕关节史。肱骨外上髁敏感压痛,肘关节不肿,屈伸范围不受限。

(2)肘部外侧疼痛,严重时疼痛可波及前臂和肘关节后部。

(3)压痛点在肱骨外上髁腕伸肌起点处可触及明显的压痛点或阳性反应物;也可在肱桡关节间隙触及压痛点。

(4)功能活动受限,屈肘前臂旋前及用力背伸腕关节时疼痛加重,不敢做拧毛巾、扫地、端壶倒水等动作。

(5)网球肘试验(密耳试验 Mili)阳性;抗阻力试验(柯宗 Cozen 试验)阳性。

二、病因病机

(一)瘀血阻滞

肱骨外上髁是前臂腕伸肌的起点,手腕伸展肌特别是桡侧腕短伸肌,在进行手腕伸直及向桡侧用力时,张力十分大,容易出现肌肉筋骨连接处的部分纤维过度拉伸,形成撕裂,造成局部出血,瘀血阻滞,经络不通,不通则痛。

(二)劳伤气血

肱骨外上髁是前臂腕伸肌的起点,由于某些职业肘腕关节频繁活动,如木工、钳工、泥瓦工、家庭主妇尤其是网球运动员,长期频繁地屈伸腕肘关节,使腕伸肌的起点反复牵拉、磨损,耗伤气血,肌肉失于温煦,筋骨失于濡养,筋肉挛缩而成筋结,经脉不通而痛。或筋肉失于温煦,卫外不固,风寒湿邪趁虚入侵,闭阻经络气血发为肘痛。

三、辨证与治疗

(一)瘀血闭阻

1.主症

肘外侧疼痛急性发作,肘关节活动明显受限,肱骨外上髁有显著压痛,有外伤史或近期肘关节频繁活动。脉弦,舌苔薄白,舌质黯。

2.治则

活血祛瘀,通经活络。

3.处方

肘髎、曲池、阿是穴、手三里、合谷、商阳、关冲。

4.操作法

阿是穴用刺络拔罐法,即用梅花针在局部叩刺出血,或用较粗的毫针点刺出血,然后拔火罐。商阳、关冲点刺出血。针曲池、肘髎、手三里时针尖均朝向痛点处,捻转泻法。合谷针刺捻转泻法。

5.方义

本症是由于瘀血阻滞经脉而引起,遵"菀陈则除之"的治疗原则及《灵枢·经脉》所说:"故诸刺络脉者,必刺其结上甚血者,虽无结,急取之以泻其邪,而出血,留之发为痹也。"这就是说有瘀血者,应急泻恶血,不然就会发为痹证。所以先于局部刺出瘀血,再刺阳明经和少阳经井穴商阳、关冲出血,可铲除经脉中残余的瘀血。肘髎、曲池、手三里属于局部取穴;合谷是阳明经的原穴,阳明经多气多血,合谷与局部取穴相结合,以加强疏通经络调经止痛的作用。

(二)劳伤气血,筋骨失养

1.主症

肘部酸痛,时重时轻,提物乏力,肘部功能受限,肘关节外侧有明显的压痛和筋结。舌质淡,苔薄白,脉沉细。

2.治则

补益气血,疏筋解结。

3.处方

阿是穴、曲池、肘髎、天井、手三里、外关、足三里、三阴交。

4.操作法

为了舒筋解结主要采用龙虎交战法、扬刺法。针刺阿是穴时,先在阿是穴处触及结节,然后选用直径 0.30 mm×25 mm 长的毫针直刺进入结节的中心,当针尖部有紧涩感时,施以龙虎交战手法。之后在结节的周围用扬刺法刺 4 针,即用毫针斜刺针入结节,当感到针尖部沉紧时,拇指向前捻转 9 次,再提插 6 次,每针反复 5～9 次,术后再用艾条灸 2～3 分钟。曲池、手三里同样是以龙虎交战手法。其他穴位均采用补法。

5.方义

本病的病变位于肘关节的外部,手阳明经"循臂上廉,入肘外廉",手阳明经筋"结于肘外";手少阳经"出臂两骨之间,上贯肘",手少阳经筋"上循臂,结于肘",所以本病的病位应属于手阳明、少阳经。根据"经脉所过,主治所及"的选取穴位原则,故取手阳明、少阳经穴位为主进行治疗。针刺治疗操作时采用龙虎交战手法,这是因为本证属于虚实夹杂的痛证,这种针刺法属于补泻兼施的手法,而且还有较好的止痛作用。天井、肘髎、曲池、手三里、外关调补局部气血濡养筋骨。足三里、三阴交调补脾胃,以益气血生化之源。

(三)风寒阻络证

1.主症

肘部疼痛,常波及前臂,功能受限,疼痛遇寒加重,得温痛缓。肱骨外上髁有明显的压痛。舌苔薄白或白滑,脉弦紧或浮紧。

2.治则

祛风散寒,温经通络。

3.处方

天柱、天宗、肘髎、曲池、阿是穴、外关、合谷、足三里。

4.操作法

阿是穴用扬刺法,术后加用隔姜灸法,艾灸 5～7 壮。天柱向脊柱直刺 1 寸左右,使针感向患肢传导,术后加用艾条灸 3 分钟。曲池直刺 1 寸左右,得气后用龙虎交战手法,使肘部有明显的针感。足三里针刺补法,最好使针感沿经向上传导。其余穴位均用针刺泻法。

5.方义

本证是由于劳伤气血,卫外不固,风寒湿邪气趁虚入侵经脉,经络气血阻滞所致,故取天柱、肩髃、外关、合谷散风祛寒通经止痛。阿是穴是邪气与筋肉互结之处,用扬刺法和隔姜灸,祛除邪气与筋肉之筋结。补足三里扶正祛邪。

(李海玲)

第三十四节　肱骨内上髁炎

肱骨内上髁炎又称高尔夫球肘，与肱骨外上髁炎相对应，位于尺侧。本病不及网球肘那样常见。是一种前臂屈肌起到反复牵拉积累性损伤，主要表现为内上髁处疼痛和压痛。

本病多为慢性损伤引起，患者以从事前臂旋外、屈腕运动为主者，如纺织工、泥瓦工、揉面工等，由于前臂屈肘时反复、紧张地收缩，肱骨内上髁处的屈肌总腱反复受牵拉而发生疲劳性损伤。急性扭伤、挫伤亦可引发本病。

本病属中医学的"伤筋""筋痹"范畴。以感受风寒湿邪、或气血虚损不足有关。

一、诊断要点

(1)急性发作者有急性肘关节内侧牵拉伤史，疼痛较重，并向前臂尺侧放射。

(2)慢性者肘关节内侧疼痛，呈酸痛性质，当前臂旋前并主动屈腕时疼痛加重，可沿尺侧腕屈肌向下放射，屈腕无力，提重物、拧衣服等活动困难。

(3)压痛点，位于肱骨内上髁屈腕肌起点，慢性者可触及条索状阳性反应物。

(4)前臂屈肌群抗阻力试验阳性。

二、病因病机

(一)瘀血阻滞

常见于跌打损伤，由于在跌打损伤时，腕关节处于背伸位，前臂处于外展旋前姿势时，可引起肱骨内上髁肌肉起点的撕裂，出血、血肿，导致瘀血阻滞，不通则痛。

(二)劳伤气血

肱骨内上髁是前臂屈肌腱的起点，由于长期劳累，腕屈肌起点处受到反复牵拉，产生积累性劳损，耗伤气血，筋肉失养而挛急，久而久之而成筋结，经脉闭阻而疼痛。

(三)风寒闭阻

由于劳伤气血，筋肉失养，卫外不固，风寒邪气乘虚入侵经脉，气血闭阻，发为肘痹。

三、辨证治疗

(一)瘀血阻滞

1.主症

肘关节内侧疼痛，并向前臂尺侧和上臂部放射，肱骨内上髁有明显的压痛，前臂屈肌紧张试验阳性，有外伤史。舌苔薄白，脉弦。

2.治则

活血化瘀，通经止痛。

3 处方

少海、曲泽、小海、阿是穴、郄门、少泽、少冲。

4.操作法

取曲泽处暴露的血脉用三棱针点刺出血,出血量以出血颜色由黯红变鲜红为度。少泽、少冲用三棱针点刺出血,每穴出血 3～5 滴。阿是穴刺络拔罐法,即先用梅花针叩刺出血,或用较粗的毫针点刺出血,然后拔罐。少海、郄门、小海针刺捻转泻法,针少海时针尖斜刺至阿是穴。

5.方义

本病的病变位置在手少阴经和手太阳经,遵照"经脉所过,主治所及"的原则,故取二经穴位为主进行治疗。本证是由于外伤导致瘀血阻滞经脉,故曲泽、阿是穴点刺出血,以排除局部瘀血的闭阻,取少冲、少泽点刺出血进一步祛除经脉中的瘀血,因为手少阴经根于少冲,手太阳经根于少泽,有较强的调节经络气血的作用。郄门是手厥阴经的郄穴,功善治疗血分性疼痛。

(二)劳伤气血,筋脉失荣

1.主症

肘部酸痛,时重时轻,提物乏力,按之酸楚,可触及阳性结节喜按喜揉。舌质淡,苔薄白,脉沉细。

2.治宜

益气补血,养血荣筋。

3.处方

少海、小海、阿是穴、支正、神门、腕骨、百劳、心俞。

4.操作法

阿是穴的刺法见肱骨外上髁炎劳伤气血筋骨失养证。针少海时针尖斜向肱骨内上髁,针小海直刺并有麻感向周围和手指部扩散,行龙虎交战手法。针百劳时针尖斜向椎间孔,进针 1 寸左右,并使针感传向患肢。其余诸穴均用捻转补法。

5.方义

本病位于肱骨内上髁,属于手太阳、少阴经,因为手太阳经"循臂骨下廉,出肘内侧两筋之间",手太阳经筋"结于肘内锐骨之后";手少阴经"行手太阴、心主之后,下肘中",手少阴经筋"结于肘内廉"。根据"经脉所过,主治所及"的治疗原则,故选取手少阴经、手太阳经经穴为主。本证虚中夹实,故在病变部位行龙虎交战手法补泻兼施,祛邪通络,并且有很好的止痛效果。补心俞养血柔筋,补手少阴经原穴神门、太阳经原穴腕骨益元气养筋骨。支正是手太阳经的络穴,与神门原络配合,加强手少阴经与手太阳经的调理和疏通作用。百劳通调督脉,扶正祛邪。诸穴配合共达补益气血、荣养筋骨、疏解筋结的作用。

(三)风寒阻络

1.主症

肘部酸痛麻木,屈伸不利,遇寒加重,得温痛缓,舌苔薄白或白滑,脉弦紧或浮紧。

2.治则

祛风散寒,温经通络。

3.处方

大椎、少海、小海、阿是穴、后溪、灵道。

4.操作法

针大椎直刺 0.8 寸左右,使针感向患肢传导。阿是穴的针刺方法同肱骨外上髁炎,针刺后加用灸法。少海刺向肱骨内上髁,得气后行龙虎交战手法。小海直刺,并有麻感扩散。后溪、灵道直刺,行龙虎交战法。

5.方义

本症是由于劳伤气血,卫外不固,风寒邪气趁虚入侵经脉,气血闭阻所致,故取大椎祛邪通经;取后溪散风祛寒通经止痛,因为后溪是手太阳经的"腧穴",配五行属于木,功在散风祛邪,通经止痛。灵道穴处有尺侧腕屈肌,旋前方肌和尺神经通过,又是手少阴经的"经"穴,配五行属于金,功在散风祛寒,通经止痛,正如《肘后歌》说:"骨寒髓冷火来烧,灵道妙穴分明记。"以上诸穴再配以少海、小海局部穴位,可达祛风散寒温经通络的作用。

(四)同经相应取穴法

1.取穴

病变侧少泽、少冲,健侧相应穴(半腱肌肌腱外侧,平阴谷穴,腘横纹上)。

2.操作法

首先在患侧的少泽、少冲用三棱针或较粗的毫针点刺出血,出血5~7滴。然后在健侧的相应穴用0.30 mm×25 mm的毫针刺入0.5~10 mm(0.2~0.5寸),行雀啄术,与此同时令患者活动患肢。通常3分钟后,疼痛会迅速缓解。留针30分钟,留针期间,每隔5分钟行针1次。

(李海玲)

第三十五节　尺骨鹰嘴滑囊炎

尺骨鹰嘴滑囊炎是指肱三头肌腱附着于鹰嘴突处的两个滑液囊,因外伤、劳损而引起充血、水肿、渗出、囊内积液为特征肘。

本病位于肘后,是手太阳经、少阳经循行和分布的范围,手太阳经"循臂骨下廉,出肘内侧两筋之间,上循臑后廉",手太阳经筋"上循臂内廉,结于肘内锐骨之后,弹之营销手指之上";手少阳经"上贯肘,循臑外上肩",手少阳经筋"上循臂,结于肘,上绕臑外廉"。所以本病的病位在手少阳经与手太阳经。

本病属中医的"肘部伤筋""筋痹"的范畴。

一、诊断要点

(1)肘后外伤史或劳损史。

(2)肘关节后方可触及囊样肿物,边界清楚,质软,有移动感、波动感,直径多在2~4 cm,并有轻度压痛。

(3)穿刺可抽出无色透明的黏液或血性液体。

二、病因病机

尺骨鹰嘴为肱三头肌附着处,其周围有两个滑囊,一个位于肱三头肌腱与肘后韧带及鹰嘴之间,一个位于肱三头肌腱鹰嘴附着部与皮肤之间,起润滑及防止摩擦作用。当受到各种急慢性损伤均可引起充血、水肿和渗出,囊内积液是主要特点。

(一)外伤血脉,瘀血阻滞

尺骨鹰嘴滑囊的急性损伤,多为肘尖部受撞击而发生经脉损伤,血溢脉外,滑膜囊出现充血、肿胀、疼痛、渗出液增多,滑囊内多为血性液体。

(二)劳伤气血,痰瘀闭阻

多因肘部长期摩擦或碰撞,耗伤气血,瘀血停滞;或因急性创伤未彻底痊愈,瘀血滞留,而引起两个滑液囊渗液等变化,瘀血与痰浊互结,导致肿胀、疼痛。

三、辨证治疗

(一)气滞血瘀证

1.主症

肘部外伤,血溢脉外,导致肘关节外后方及尺骨鹰嘴上方出现囊性肿物,质软,边界清楚,有波动感,肘关节被动活动疼痛。脉弦数,舌质偏红,舌苔薄白。

2.治则

活血化瘀,通经止痛。

3.处方

阿是穴、天井、小海、三阳络、后溪、少泽、关冲。

4.操作法

阿是穴用刺络拔罐法,少泽、关冲用三棱针或较粗的毫针点刺出血,天井、小海、三阳络及后溪用捻转补泻法。

5.方义

肘部外伤,血溢脉外,形成囊肿,遵照《素问·阴阳应象大论》"血实宜决之"的治疗原则,故取阿是穴刺络拔罐,取手太阳、少阳经的井穴点刺出血,清除瘀血消除囊肿。选天井、小海属于局部取穴,除瘀消肿。三阳络为手三阳经络脉交会沟通之处,可通达手三阳经,活血消肿。配后溪助以上诸穴通经消肿。

(二)痰瘀互结

1.主症

病程较久,肘关节外后方及尺骨鹰嘴上方有肿胀,质稍硬,无波动,肘关节屈伸运动障碍及疼痛。脉弦细,舌质淡,苔薄白。

2.治则

益气活血,化痰通络。

3.处方

臑会、天井、阿是穴、支沟、后溪、中渚、足三里。

4.操作法

针阿是穴用扬刺法,起针时用拇指按压肿大的囊肿,使痰及瘀血疏散,之后加用艾条灸法。足三里针刺补法,其他穴位用针刺平补平泻法。

5.方义

阿是穴属于局部取穴,采用扬刺法、灸法和局部按压法,可加快局部瘀血、痰浊的消散。肘后囊肿是痰瘀互结滞留肘后所致,臑俞、天井具有行气活血、祛痰化浊的功效,善治瘿瘤瘰疬,《医宗金鉴》天井"主治瘰疬、隐疹。"《外台秘要》臑会"主项瘿、气瘤,臂痛。"瘰疬、瘿瘤皆因于痰浊气滞,所以天井、臑会是治疗肘后滑囊肿的重要穴位。支沟行气化痰，后溪、中渚散风化浊、通经化浊，足三里调理后天，补益气血，清化痰浊。诸穴配合，可达益气活血，化痰通络的作用。

（李海玲）

第三十六节 前臂缺血性肌痉挛

前臂缺血性肌挛缩主要是由于血液供给不足，引起前臂肌群缺血性变性、坏死，机化后形成瘢痕组织，逐渐形成特有的"爪形手"畸形，又称 Volkmanns 缺血性肌挛缩。它是创伤后发生的严重合并症之一。

引起本病的主要病机是前臂骨筋膜室压力增高导致前臂供血不足。前臂骨筋膜室是由骨、骨间膜、肌腱膜和深筋膜形成的一个相对封闭的骨筋膜间区，室内有肌肉、前臂动静脉和前臂神经。造成前臂骨筋膜室压力增高的原因有很多，但大多数由外伤引起。主要是肘部骨折或关节脱位后，固定不当，包扎过紧，或肘部外伤后出血流入骨筋膜室内形成血肿，或肘部软组织损伤后大量液体渗出形成水肿等原因，造成骨筋膜室容量减少，压力增高，导致前臂肌肉、神经的血供障碍。因掌侧骨筋膜室内屈肌数量较多，肌肉血供要求高，又有尺、桡动静脉通过，因此骨筋膜室内压力增高明显，所以掌侧缺血性肌挛缩较常见，故缺血后发生病变的部位主要在前臂屈肌群，特别是指深屈肌和拇长屈肌。

本病属于中医中"伤筋""筋挛""筋强"的范畴，主要认为外伤经脉，瘀血阻滞，经络不通，不通则发为肿痛；日久气血不足，筋脉肌肉失于濡养，则筋脉挛缩，屈伸不利。由于本病的病变部位主要在前臂屈肌群，所以本病以手三阴经为主。

一、诊断要点

（1）有外伤史或肘部、前臂受压史；早期可伴有全身症状。

（2）早期出现前臂持续性疼痛伴进行性加重，被动伸直时疼痛加剧。手指发凉、麻木、苍白、无力。手指呈屈曲状，桡动脉搏动明显减弱或消失。

（3）晚期伤肢可出现典型的 Volkmanns 畸形，即爪形手，即腕背伸时手指屈曲，腕下垂时手指伸直。桡动脉搏动消失。

（4）筋膜间室内压测定，压力明显增高。

二、病因病机

（1）肘部损伤或骨折后，使用绷带、石膏、夹板固定，包扎过紧，或肿胀的肘关节过度屈曲，造成骨筋膜室容量减少，压力升高，造成离经之血，瘀积不散，阻滞脉络，气血不通，则为肿为痛，肤色青紫。

（2）因损伤日久，一则耗损气血，二则瘀血不除，妨碍气血的生成，气血亏损，筋肉失于荣养则拘挛。

三、辨证治疗

（一）瘀阻脉络

1.主症

手部显著肿胀，疼痛剧烈，被动活动时疼痛加重，压痛明显，肢端麻木，发凉苍白，屈伸无力。脉微，舌紫。

2.治则

活血化瘀，疏通经络。

3.处方

大椎、曲池、尺泽、曲泽、内关、十二井穴、合谷、阿是穴。

4.操作法

取患侧尺泽、曲泽、十二井穴用三棱针点刺放血，其余穴位取双侧，针刺泻法。在前臂肘部寻找肿胀的阿是穴，刺络拔罐。

5.方义

本症是由于损伤脉络，血溢脉外，而成瘀血，闭阻经脉发为肿胀疼痛，取尺泽、曲泽及十二井穴出血，祛除瘀血通经止痛。阿是穴是瘀血停滞的枢纽，刺络拔罐，以加强除瘀血通经络的作用。另外，本病的病变部位主要在前臂的掌侧，所以针灸治疗要以阴经穴位为主。内关是心包经络穴通于三焦经，心主血脉，三焦主气，可调理气血行气通脉，有通经止痛的作用。合谷、曲池同属多气多血的阳明经，有较强的通经止痛、通经消肿的作用。

（二）筋肉失养

1.主症

筋脉拘挛，前臂及手部肌肉僵硬，腕关节屈曲，指间关节屈曲挛缩，麻木不仁，活动不利，功能障碍，手呈典型的"爪形手"畸形。脉搏难以触及，舌淡少苔。

2.治则

补气补血，舒筋通络。

3.处方

尺泽、曲泽、少海、曲池、手三里、八邪、阿是穴、内关、大陵、太渊、神门、足三里、阳陵泉。

4.操作法

太渊、大陵、神门、足三里、阳陵泉取双侧，针刺补法。阿是穴针刺泻法。其余穴位均用浅刺补法。

5.方义

清·沈金鳌《杂病源流犀烛》曰："跌扑闪挫，卒然身受，由外及内，气血俱伤病也。"故对久伤不愈者，治应益气补血。太渊是手太阴经的原穴，又是八会穴中的脉之会穴，正当桡动脉搏动处，神门是心经的原穴，大陵是心包经的原穴，心主血，肺主气，三穴同用可益气养血，益气通脉。曲泽是心包经合穴，少海是心经的合穴，合穴是本经气血会合的部位。心主血和"心主身之血脉"，是说心气能推动和调控气血的运行，使脉道通利，输送气血。合穴气血旺盛，能加强对脉道的疏通和气血的输送，经脉通畅气血得以运行，筋肉得到气血的濡养则挛缩可解，故是治疗本病的主穴。阿是穴处是瘀血停滞的部位，针刺泻之可产除恶血，以利经脉的通畅。阳陵泉是筋之会穴，有舒筋解痉的作用。足三里补益脾胃以益气血生化之源。诸穴相配舒筋通脉、补益气血、濡养筋肉，可达疏解挛缩的作用。

（王　涛）

第三十七节　旋前圆肌综合征

旋前圆肌综合征是指正中神经和骨间掌侧前神经在前臂近侧受压后，产生的该神经所支配的肌肉运动功能障碍为主的综合征。

旋前圆肌位于前臂的肘下浅层，在起始部有两个头，一个是浅层的肱骨头，起于肱骨内上髁；一个是深层的尺头，起于尺骨冠突内侧，汇合后止于桡骨中部外侧面。正中神经在经过肘窝时，首先通过肱二头肌腱膜的深面，接着经旋前圆肌的肱骨头（浅头）和尺骨头（深头）之间，再穿过指浅屈肌腱弓，最后在指浅屈肌和指深屈肌之间下行。研究证明，正中神经在即将穿过旋前圆肌两头之间至指浅屈肌至指浅屈肌起始处深面这一段，前面有旋前圆肌纤维桥，指浅屈肌联合腱弓或纤维弓，后面有旋前圆肌尺骨头前面增厚的筋膜，外侧有旋前圆肌肱骨头和尺骨头汇合处的筋膜。正中神经实际上是在一个腱性"隧道"内通过。在生理情况下，当肘关节屈曲时，此"隧道"有利于正中神经的适当移动。然而，任何一种能够使"隧道"变窄的因素都易导致正中神经受压。

本病多见于慢性损伤，慢性损伤是指工作中长期用力屈肘及前臂经常用力旋前的操作，使得前臂屈肌及旋前圆肌造成慢性损伤。屈肌损伤，可使筋膜腔压力增高，刺激正中神经诱发本病；旋前圆肌粘连变性，亦会刺激或压迫正中神经而发生本病。也可见于急性损伤，急性损伤多为前臂的前侧面直接受到外力的损伤，如跌倒时，手掌撑地而前臂处于旋前位。

一、诊断要点

（1）前臂肌肉酸痛、麻木、不适、沉重和易疲劳感。

（2）前臂反复做旋前或旋后运动并握拳时疼痛加重，如长期锤击、擦碟子、用勺子舀食物等。拇、示指远侧指间关节屈曲力量减弱。

（3）压痛点：旋前圆肌近侧两侧头之间有明显的压痛（在前臂肘窝下 2～4 指处），并有条索感。

（4）Tinel 征阳性（即叩击正中神经的分布而在其远端出现麻刺感，又称蚁走感征）。

（5）肌电图检查：示神经传导阻滞，伴有相关肌纤维震颤。

二、病因病机

（一）劳伤筋肉，气血瘀滞

长期操劳，前臂及旋前圆肌反复屈伸旋转，产生积累性劳损，耗伤气血，筋肉失养而挛急，久而久之而成筋结，气血瘀滞，经脉闭阻，发为疼痛、麻木、乏力等症。

（二）跌打损伤，瘀血阻滞

外力损伤经脉，血溢经外，导致前臂瘀血阻滞，发为本病。根据旋前圆肌综合征的症状和病变部位应归属于手厥阴经，《灵枢·经脉》："心主手厥阴心包之脉……行太阴少阴之间，入肘中，下臂行两筋之间,入掌中,循中指出其端。其支者,循小指次指出其端。"有云:"是动则病……臂肘挛急。"所以说旋前圆肌综合征的病变部位主要在手厥阴经。

三、辨证治疗

(一)筋骨失养,气血瘀滞

1.主症

前臂酸痛、麻木,伴有疲劳感或沉重感,前臂反复作旋前或旋后运动并握拳时症状加重,桡侧3个半手指感觉异常。舌质淡,脉沉细。

2.治则

调血养筋,疏通经络。

3.处方

曲泽、尺泽、阿是穴、内关、列缺、三阴交。

4.操作法

在前臂肘窝下 2~4 手指处寻找压痛点确定阿是穴,然后对阿是穴用扬刺法,行捻转泻法。曲泽、尺泽、内关直刺平补平泻法,使针感达到手指。列缺用 0.25 mm×25 mm 的(1 寸)毫针沿经向上斜刺,使针感上达肘部。三阴交直刺补法。

5.方义

旋前圆肌综合征是指正中神经和骨间掌侧前神经在前臂近侧受压后,产生的该神经支配的肌肉运动功能障碍为主的综合征。卡压神经的点就是阿是穴,也是瘀血阻滞的筋结点,按之疼痛并有条索感,在此点行扬刺法,可消散瘀血,疏通经络,解除筋结,是治疗本病的主穴。曲泽、内关属于心包经,心主血和血脉,尺泽、列缺属于肺经,肺主气,四穴相配可调理气血濡养筋肉,缓解挛缩,正如《肘后歌》云"尺泽能舒筋骨疼痛";且尺泽、曲泽位于旋前圆肌处,刺之又可缓解肌肉的痉挛而止痛。三阴交补益后天,以益气血生化之源。

(二)跌打损伤,瘀血阻滞

1.主症

因跌打损伤,前臂疼痛急性发作,肿胀,旋前圆肌近侧部有明显的压痛,手掌麻木刺痛。舌质黯红,脉弦。

2.治则

活血祛瘀,通络止痛。

3.处方

尺泽、曲泽、阿是穴、孔最、郄门、少商、商阳、中冲。

4.操作法

在尺泽、曲泽处寻找暴怒的静脉,用三棱针点刺出血,出血量掌握在出血的颜色由黯红转为鲜红为止。少商、商阳、中冲用三棱针或较粗的毫针点刺出血,每穴出血 3~5 滴。阿是穴、孔最、郄门用 0.30 mm×40 mm(1.5 寸)的毫针直刺泻法。

5.方义

本症是由于外伤经脉瘀血阻滞手厥阴、太阴经脉所致,所以治取曲泽、尺泽、少商、中冲及商阳点刺出血,祛瘀血通经络以消肿止痛。据报道,在尺泽等穴刺络放血治疗关节痛有明显效果,1 次痊愈率达 52%,每次出血 2~5 mL。另外,尺泽、曲泽位于旋前圆肌的起始部,孔最位于旋前圆肌的终止部,三个穴位对于缓解旋前圆肌的痉挛、肿痛有重要作用。孔最是手太阴经的郄穴,郄门是手厥阴经的郄穴,郄穴功于活血止痛,尤其对于瘀血阻滞经脉的急性疼痛有很好的效果。

（王　涛）

第三十八节　旋后肌综合征

旋后肌综合征又称桡管综合征,是桡神经深支在旋后肌腱弓附近被挤压,使前臂伸肌的功能障碍,以肘痛为主症的一种综合征。

旋后肌起于肱骨外上髁和尺骨上端后方桡侧,分为深浅两层,肌束向外下,止于桡骨中部外侧面。其功能是使前臂旋后。桡神经至肱骨外上髁分为深支和浅支,深支穿桡管、旋后肌腱弓,进入旋后肌两层之间,从旋后肌下缘穿出,改名为骨间后神经。其中桡管、旋后肌腱弓、旋后肌下缘为狭窄部位,易引起桡神经深支卡压,出现前臂伸肌功能障碍为主要表现的综合征。主要支配前臂伸肌群的运动。

旋后肌是前臂的旋转肌,前臂旋后力大于旋前,因此,生活工作中,手工业工人、操盘手、某些运动员等,过度使用伸肌,导致旋后肌慢性损伤,充血、肿胀、粘连,使神经通过的间隙狭窄,桡神经受压而发生功能障碍。

一、诊断要点

(1)本症主要表现为掌指关节不能完全伸直,拇指外展无力,伸腕时偏向桡侧等运动障碍,没有感觉障碍。

(2)肘部外侧及前臂近端伸肌群疼痛和放射痛,前臂旋转活动可使疼痛加重,休息时疼痛加重,夜间常痛醒。

(3)检查:①拇指外展、伸直障碍,指掌关节不能主动伸直。②伸指试验阳性,检查时令肘腕指关节伸直,抗阻力伸直掌指关节,若肘部疼痛加剧为阳性(桡侧腕短伸肌起点内侧缘疼痛)。③疼痛点及压痛点,在肱骨外上髁远端 5~10 cm 处长可触及压痛点及痛性结节,前臂旋后时明显。④旋后肌加重试验:患者患侧肘关节屈曲 90°,检查者一手拇指用力压在桡骨小头颈部的前内侧(相当于骨间背神经如旋后肌腱弓处),另一手把持患肘的上臂,使患者快速最大限度地旋转前臂 15~20 次。如自觉伸指力更弱,且伸直角度比试验前减少为阳性。

二、病因病机

本病的主要症状是肘外侧疼痛、拇指外展及掌指关节伸直障碍,所以本病的病变部位主要在手阳明经、太阴经、三焦经。本病的主要症状在劳累后加重、休息后缓解,夜间加重,其病机主要为劳伤气血、瘀血阻滞及寒邪闭阻。

(一)气血瘀滞

肘部骨折、脱位损伤经脉,血溢脉外形成血肿,阻滞脉道;或局部有囊性肿物(如腱鞘囊肿、脂肪瘤、纤维瘤等)压迫脉道,气血不通,筋肉失养,引起前臂乏力、疼痛等。

（二）劳伤气血

手工业工人、键盘操作者及某些运动员前臂长期用力旋前旋后，耗损气血，劳伤筋肉，气血不足于荣养筋肉而挛急，形成筋结，压迫经脉，气血不通，发为前臂无力和疼痛。

（三）风寒阻滞

前臂长期过度旋转，耗伤气血，卫外不固，风寒湿邪侵袭经脉，气血闭阻引起前臂疼痛和乏力。

三、辨证与治疗

（一）气血瘀滞

1.主症

急性损伤后，肘外侧及前臂近端伸肌群处疼痛，局部肿胀，活动后疼痛加重，脉弦滑或弦细，舌苔薄白。

2.治则

活血除瘀，消肿止痛。

3.处方

曲池、阿是穴、手三里、温溜、外关、合谷、商阳、列缺。

4.操作法

阿是穴用刺络拔火罐法，商阳用三棱针点刺出血。曲池用 0.30 mm×40 mm（1.5 寸）长的毫针向肱骨外上髁下方斜刺 25 mm（1.0 寸）左右，捻转泻法。手三里直刺 12～20 mm（0.5～0.8 寸），捻转泻法。温溜、列缺用 0.25 mm×25 mm（1.0 寸）的毫针，沿经向上斜刺 12 mm（0.5 寸）左右，捻转泻法。外关、合谷直刺捻转泻法。

5.方义

本病的病变部位主要在手阳明经，所以治疗时以阳明经穴为主，本证的病机是瘀血阻滞的实证，《灵枢·九针十二原》曰："满则泄之，菀陈则除之，邪胜则虚之。"所以用针刺泻法以祛邪通经止痛，刺阿是穴、少商出血以活血祛瘀通络止痛。曲池、手三里属于局部取穴，功在消散瘀血。温溜是手阳明经的郄穴，是气血深聚的部位，可加强瘀血的消散，功善止痛。

（二）筋脉失养

1.主症

肘部外侧疼痛，并可触及阳性结节，前臂旋转后疼痛加重，掌指关节不能伸直，拇指外展、伸直无力，舌质淡，脉沉细。

2.治则

益气养血，濡养筋肉。

3.处方

曲池、阿是穴、手三里、下廉、列缺、外关、合谷、足三里。

4.操作法

曲池用 0.30 mm×40 mm（1.5 寸）的毫针，向肱骨外上髁斜刺 20 mm（1.0 寸）左右，手三里、阿是穴均采用龙虎交战手法。刺下廉、列缺、外关平补平泻法。合谷、足三里针刺补法。

5.方义

本证的病机是气血不足筋脉失养形成筋结，故取病变部位的穴位补泻兼施补益气血解除筋结。下廉、列缺、外关疏通手阳明、太阴、少阳经脉,调理气血濡养筋脉。针补合谷、足三里益气生血,加强对筋脉的濡养。诸穴配合共达舒筋解结,益气养血濡养筋脉的作用。

(三)风寒阻滞

1.主症

肘部外侧疼痛,并可触及阳性结节,疼痛并向肩、腕部放散,前臂旋转后疼痛加重,喜热恶寒,遇冷疼痛加重,掌指关节不能伸直,拇指不能外展。舌质淡,脉细紧。

2.治则

温散风寒,益气养血。

3.处方

天柱、曲池、手三里、阿是穴、列缺、合谷、外关、足三里。

4.操作法

天柱直刺泻法,并使针感沿经传导,术后加用灸法。其他穴位的针刺法同筋脉失养证,不同的是在手三里、阿是穴施以艾条灸,每穴艾灸3分钟。

5.方义

本证是由于劳伤气血,卫外不固,风寒邪气乘虚入侵经脉,气血闭阻所致,治疗时分为两个方面,一是祛风散寒,取天柱、列缺、外关,散风祛邪通络,在病变的部位即风寒邪气与气血互结的部位取阿是穴、手三里施以龙虎交战手法,并重用灸法,温散风寒,通经止痛;二是取合谷、足三里,针刺补法,益气养血,濡养筋脉,缓解肌肉的挛急以止痛。

(王　涛)

第三十九节　腕部扭挫伤

腕部的结构复杂,活动范围大,可做屈、伸、内收、外展和环转运动,且活动频繁,常因各种运动不慎或用力不当,而造成腕部的扭挫伤,从而手腕部疼痛、肿胀和功能障碍等。

一、诊断要点

(1)腕关节扭挫伤:主要表现为疼痛、肿胀和功能活动障碍。

(2)受伤轻者腕部仅有酸痛乏力和功能活动受限。

(3)检查:由于受外力不同,损伤的肌腱不同,经筋不同,在临床上表现不同,压痛点不同,针灸治疗也不同。①压痛点位于阳溪穴处:屈伸拇指时疼痛加重,属于拇长展肌、拇短伸肌损伤。②压痛点位于太渊穴处:主动偏桡侧屈腕时或被动偏尺侧伸腕时疼痛加剧,属于桡侧腕屈肌损伤。③压痛点位于神门穴处:主动偏尺侧掌屈或部被动偏桡侧背伸时疼痛加剧,属于尺侧腕屈肌损伤。④压痛点位于阳谷穴处:主动向尺侧屈腕被动向桡侧屈腕时疼痛加重,属于尺侧副韧带损伤。⑤压痛点位于阳池穴处:主动背屈或被动掌屈时疼痛加重,属于指总伸肌腱损伤。⑥压痛点位于大陵穴处:主动掌屈或被动背屈时疼痛加重属于腕屈指肌腱损伤。

二、病因病机

(一)瘀血壅滞

引起腕部扭挫伤多因外伤引起,跌仆闪挫、持重不当、过度扭曲等直接暴力或间接暴力作用于腕部,是关节周围的肌肉、肌腱、韧带过度牵拉,引起腕关节周围的筋肉、脉络受损,瘀血痹阻,气血壅滞,发为肿胀疼痛。

(二)邪瘀互结

由于伤后日久不愈,风寒湿邪乘虚而入,瘀血与邪气互结,闭阻经脉,气血不通,则筋肉僵硬酸痛乏力。

三、辨证与治疗

(一)病因辨证与治疗

1.瘀血壅滞

(1)主症:多见于损伤早期,腕部肿胀疼痛,拒按,皮肤灼热,功能障碍,舌质红,脉弦数。

(2)辨证:瘀血阻滞,经脉不通。

(3)治则:活血祛瘀,疏通经络。

(4)处方:曲池、阳溪、阳池、阳谷、阿是穴、井穴。

(5)操作法:曲池、阳溪、阳池、阳谷、阿是穴针刺泻法,快速捻转提插法,每隔5分钟捻针1次。阿是穴最好在术后出血,井穴用三棱针或较粗的毫针点刺出血。

(6)方义:本证属于瘀血壅滞经气不通证,宗内经"菀陈则除之者,出恶血也"和"血实宜决之"的治疗宗旨,针刺用放血和泻法,阿是穴是瘀血汇聚之处,针刺泻法并出其恶血,以祛瘀通络;取井穴出血,以祛除经络中散在的瘀血;曲池是手阳明经的合穴,阳明经多气多血,而曲池为之最盛,功善疏通经络、行气活血、消肿止痛;阳溪、阳池、阳谷属于局部配穴。本组配穴局部与远端相结合、祛除瘀血与通经活络相结合,既可祛瘀通络,又可消肿止痛,可获良好效果。

2.邪气与瘀血互结

(1)主症:伤后日久不愈,手腕僵硬,沉重冷痛,反复肿胀,屈伸不利,时重时轻。舌质胖淡,脉沉弦。

(2)治则:祛邪除瘀,温通经脉。

(3)处方:曲池、外关、合谷、腕骨、阿是穴。

(4)操作法:曲池、外关、合谷、腕骨针刺龙虎交战手法,阿是穴针刺泻法并用艾条灸5分钟,或艾炷灸7壮。

(5)方义:本证是病久不愈,瘀血未除,正气不足,外邪乘虚而入,属于虚实夹杂证,故采用龙虎交战手法,补泻兼施,扶正祛邪。曲池是手阳明经的合穴,多气多血,功在调补气血,通经祛邪;外关属于手少阳经,又通于阳维脉,阳维脉主表,功在祛邪通经;合谷是手阳明经的原穴,腕骨是手太阳经的原穴,可调理经络中的元气补益经气祛除邪气;阿是穴是瘀血与邪气互结的部位,针刺泻法以通经脉除瘀血、祛邪气,灸法可温经活血,散风祛寒利湿。

(二)经络辨证治疗

根据病变部位、功能状态和经络的循行分布,确定病变的经络,然后选取穴位进行治疗。

(1)疼痛位于阳溪穴处,屈伸拇指时疼痛加重。

治则：活血祛瘀，通经止痛，治取手阳明经为主。

处方：曲池、阳溪、合谷、商阳、少商。

操作法：曲池、合谷针刺泻法；商阳、少商用三棱针或较粗的毫针点刺出血；阳溪直刺施以雀啄术法，陈旧性损伤者加用灸法。

（2）疼痛位于太渊穴处，主动偏桡侧屈腕时疼痛明显。

治则：活血祛瘀，通经止痛，治取手太阴经穴为主。

处方：尺泽、孔最、太渊、少商。

操作法：尺泽、孔最针刺泻法；少商用三棱针或较粗的毫针点刺出血；刺太渊时避开动脉，浅刺并施以雀啄术法。

（3）疼痛位于神门穴处，主动偏尺侧掌屈时疼痛明显。

治则：活血祛瘀，通经止痛，治取手少阴经穴为主。

处方：少海、阴郄、神门、少冲。

操作法：少海、阴郄针刺泻法；少冲用三棱针或较粗的毫针点刺出血；神门直刺并施以雀啄术法，陈旧性损伤可加用灸法。

（4）疼痛位于大陵穴处，主动掌屈时疼痛明显。

治则：活血祛瘀，通经止痛，治取手厥阴经穴为主。

处方：曲泽、郄门、大陵、中冲。

操作法：曲泽、郄门直刺泻法；中冲用三棱针或较粗的毫针点刺出血；大陵直刺浅刺并是以雀啄术法。

（5）疼痛位于阳谷穴处，腕关节主动尺屈时疼痛明显。

治则：活血祛瘀，通经止痛，治取手太阳经穴为主。

处方：小海、阳谷、腕骨、少泽。

操作法：小海、腕骨针刺泻法；少泽用三棱针或较粗的毫针点刺出血；阳谷直刺并施以雀啄术法，陈旧性损伤者加用灸法。

（6）疼痛位于阳池穴处，腕关节主动背伸时疼痛明显。

治则：活血祛瘀，通经止痛，治取手少阳经穴为主。

处方：天井、外关、阳池、关冲。

操作法：天井、外关直刺泻法；关冲用三棱针或较粗的毫针点刺出血；阳池直刺并施以雀啄术，陈旧性损伤者加以灸法。

（三）特别治疗法

1.左右相应点治疗法

（1）取穴法：即左侧疼痛取右侧相应经络和相对应的穴位进行治疗，右侧疼痛取左侧相应的经络和相对应的穴位，如左侧阳溪穴处疼痛，取右侧手阳明经的阳溪穴进行治疗。

（2）操作法：选用 0.30 mm×25 mm（1 寸）的毫针向心平刺入皮下 12 mm（约 0.5 寸）左右，施以雀啄术，同时令患者活动患肢，留针 30 分钟，留针期间每 5 分钟行针 1 次，并同时活动患肢。

2.上下相应点治疗法

（1）取穴法：选取与扭伤部位同侧的肢体，疼痛在腕手部取足踝部相应的经络上相对应的穴位，若疼痛的面积较大先找出对应的部位，然后再找出相应点。

（2）操作法：找出相应点后，选用 0.30 mm×25 mm（1 寸）的毫针呈向心方向平刺入穴位约

12 mm(0.5 寸),施以捻转手法约 30 秒钟。在捻针的同时令患者活动患肢。留针 30 分钟,每5～10 分钟行针1次。若患处疼痛面积较大,可先在上肢疼痛所属经络的井穴上点刺出血,疼痛面积可缩小,再找相应点。

3.同经相应取穴治疗法

(1)取穴法:是上下左右相应取穴法,即左侧手腕部疼痛,在右侧足踝部的相应经络上寻找对应的穴位,如左侧阳溪穴与右侧解溪穴、左侧阳谷穴与右侧昆仑穴、左阳池穴与右丘墟穴、左太渊穴与右商丘穴、左神门穴与右太溪穴、左大陵穴与右中封穴等相对应。

(2)操作法:先在上肢痛点所属经络的井穴用三棱针或较粗的毫针点刺出血,然后再针刺相应的穴位。用 0.30 mm×25 mm(1 寸)的毫针刺入皮下 12 mm(0.5 寸)左右,施以雀啄术 30 秒钟,在行针的同时,令患者活动患肢,留针 30 分钟,每 5～10 分钟行针 1 次。

（王　涛）

第四十节　腕部腱鞘囊肿

腱鞘囊肿是发生于关节囊或腱鞘附近的囊肿,囊肿腔壁的外层由纤维组织构成,内层为白色光滑的内皮膜覆盖,囊内充满胶状黏液。囊腔可与关节囊或腱鞘相通,也有成封闭状态者。囊中大部分起源于腱鞘,一部分起源于关节囊。多由于劳累或外伤引起腱鞘内的滑液增多后发生囊性疝,以及结缔组织的黏液性变所致。本病多发于关节部位,关节是经筋结聚的部位,又多见于腕关节,故古称"腕筋结"。

一、诊断要点

(1)囊肿多发于腕背侧,逐渐发生,成长缓慢。

(2)囊肿表面光滑,呈圆形或椭圆形,触诊时有饱满感或波动感,基地固定,不与皮肤相连。

(3)囊肿局部有酸胀感或酸痛感,或无力感。

二、病因病机

本病好发于腕背部,女性患者多见。发病原因多由于劳累或外伤经脉,瘀血停滞于筋肉,体液蕴结于筋肉,长久不能疏散而成肿块。

三、辨证与治疗

（一）主症
多见于腕背部,常位于手阳明经与手少阳经之间,圆形包块,直径 1～1.5 cm,触之有波动。

（二）治则
活血通络,消肿解结。

（三）处方
外关、合谷、阿是穴。

（四）操作法

外关、合谷直刺泻法。阿是穴用扬刺法，起针后施以艾条灸5分钟，或隔姜灸7～9壮，或用三棱针点刺后拔火罐，拔出囊内的胶状物。

（五）方义

外关、合谷疏通经络调理气血，帮助囊肿内瘀血和体液的消除。阿是穴是囊肿的部位，采用扬刺法可消散囊肿；灸法或隔姜灸法，有温通和温散的作用，加强消散囊肿的功能；用三棱针点刺后并挤出囊中的胶状物，或拔火罐拔出囊中胶状物，是直接产出浊邪的方法。

（王　涛）

第四十一节　腕管综合征

腕管综合征是手部功能失常性疾病，为常见病。多因腕管内压力增高使正中神经受到压迫，从而引起以该神经支配区手指麻木乏力为主的感觉，运动和自主神经功能紊乱的综合征。本病多见于中老年妇女。

腕管系指腕掌侧横韧带与腕骨所构成的骨性纤维管道，它的背面由腕骨构成，掌面由坚韧的腕横韧带构成。腕管内除有正中神经通过外，还有四根指浅屈肌腱、四根指伸屈肌腱及1根拇长肌腱通过。管内组织排列紧密，无伸缩余地。在正常情况下，因腕管内有一定容积，屈指肌腱的滑动不会影响到正中神经。但当腕管内容物体积增大，腕管容积相对缩小时，就会挤压腕管内的肌腱和正中神经出现症状。

一、诊断要点

(1)桡侧三个半手指麻木、疼痛等感觉异常，手指运动无力。

(2)夜间、晨起或用手工作时症状加重，甩手及活动后好转。

(3)握力减弱，拇指外展及对掌无力，大鱼际萎缩。

(4)屈腕试验阳性：使腕关节屈曲90°，持续1分钟，麻痛感加剧。

(5)叩诊试验(Tinel征)阳性：用手指叩击腕掌部，麻痛感向手指部放射。

(6)电生理检查：正中神经的感觉神经的传导速度改变。

二、病因病机

（一）瘀血阻滞

腕部扭伤、劳损、骨折、脱位导致腕横韧带增厚，腕管内肌腱肿胀、充血、血瘀，使管腔容积缩小，气血通行不畅，经筋失于濡养而发病。

（二）寒湿痹阻

过劳导致正气不足，卫外不固，风寒湿邪乘虚而入，气血凝滞，经筋失养而发病。

（三）脾肾阳虚

妊娠期脾肾阳虚，脾阳虚不能运化水湿，肾阳虚则上不能温煦脾阳，下不能温化膀胱，水道不利，水湿停留，溢于肌肤四末则为肢肿。腕管内水液滞留，气血通行不畅，经筋失于濡养而发病。

三、辨证与治疗

腕管综合征的病变部位主要位于手厥阴经筋,并波及手太阴、手阳明经筋,"手心主之筋,起于中指。与太阴之筋并行","手太阴之筋,起于大指之上,循指上行,结于鱼际之后","手阳明之筋,起于大指次指之端,结于腕,上循臂"。故本病的治疗应以手厥阴经穴为主。

(一)瘀血阻滞

1.主症

腕部及手指肿胀、麻木、刺痛、压痛,得热痛麻加剧。舌质红,舌苔薄黄,脉弦数。

2.治则

疏通经脉,祛瘀通络。

(二)寒湿痹阻

1.主症

腕部及手指麻木、疼痛,遇冷麻痛加重,手指发冷、发绀,手指乏力。舌质淡,苔薄白,脉沉迟。

2.治则

疏通经脉,温散寒湿。

(三)脾肾阳虚

1.主症

其是妊娠后期常见的并发症,妊娠 24 周之后,面目及四肢浮肿,腰部酸痛,手指麻木、疼痛,活动无力,舌质胖淡,苔白腻,脉沉缓无力。

2.治则

调理气血,温补脾肾。

(四)治疗

1.处方

大陵、内关、劳宫、鱼际、阳溪。

(1)瘀血阻滞者加:少商、商阳、中冲。

(2)寒湿痹阻者加:大陵隔姜灸。

(3)脾肾阳虚者加:太渊、手三里、足三里、复溜。

2.操作法

内关、劳宫、鱼际、阳溪用 1 寸长毫针直刺,得气后行龙虎交战手法。大陵用齐刺法,先在穴位的中心直刺 1 针,捻转得气后,再在其左右各斜刺 1 针,针尖均达到病变的中心部位,得气后分别捻转,使针感上下传导和扩散。大陵隔姜灸每次 7~9 壮。少商、商阳、中冲用三棱针或较粗的毫针,点刺出血。太渊、手三里、足三里、复溜针刺补法。

3.方义

引起本病的主要病机是手厥阴经经气不通,或由于瘀血阻滞,或由于寒湿侵淫,或由于水饮滞留,所以治疗应以疏通手厥阴经经气为主,故取内关、劳宫、大陵等为主穴。大陵是本经的原穴,又位于本病的癥结部位,也是治疗本病的关键部位,针刺采用齐刺法,《灵枢·官针》:"齐刺者,直入一,傍入二,以治寒气小深者。或曰三刺,三刺者治痹气小深者也。"由此可知齐刺法主要用于治疗部位较深的局限性痹证。所以在大陵穴用齐刺法是治疗本病的重要方法。因本病伴有拇食指麻木、大鱼际萎缩,故取鱼际、阳溪疏通手阳明、太阴经经气。少商、大陵、商阳是手太阴经、厥阴经、阳明经的井穴、根穴，又是阴阳经交会的部位，有较强的疏通经气的作用，点刺出血可起到活血祛瘀通经止痛的作用。因于寒湿者，加大陵穴隔姜灸，温经散寒，祛湿通络。因于水饮滞留者，补手太阴肺经原穴太渊，补土生金，通调水道以行水；补手、足三里，补益脾胃运化水湿；补足少阴经"经穴"复溜，即补肺益肾，化气行水。诸穴相配，可达疏通经气，祛邪通络的作用。

（王　涛）

第七章 骨伤科病证的推拿治疗

第一节 落 枕

落枕又名"失枕",是以晨起时出现颈部酸胀、疼痛、活动不利为主症的颈部软组织损伤疾病。本病多见于青壮年,男多于女,冬春季发病率较高。轻者4~5天可自愈,重者疼痛剧烈,并向头部及上肢部放射,迁延数周不愈。

一、病因病理

本病多由睡眠时枕头过高、过低或过硬,以及躺卧姿势不良等因素,使头枕部长时间处于偏歪姿势,导致颈部一侧肌群受到过度伸展牵拉,在过度紧张状态下而发生静力性损伤,临床上以一侧胸锁乳突肌、斜方肌及肩胛提肌痉挛多见。

中医认为,本病多因素体亏虚,气血不足,循行不畅,筋肉舒缩活动失调,或夜寐肩部外露,颈肩受风寒侵袭,致使气血凝滞,肌筋不舒,经络痹阻,僵凝疼痛而发病。《伤科汇纂·旋台骨》有"因挫闪及失枕而项强痛者"的记载,因此,颈部突然扭转闪挫损伤,或肩扛重物致局部筋肌扭伤、痉挛也是导致本病的原因之一。

二、诊断

(一)症状

(1)晨起后即感一侧颈部疼痛,颈项僵滞,头常歪向患侧,不能自由旋转,转头视物时往往连同身体转动。

(2)疼痛可向肩部、项背部放射。

(3)颈部活动受限,常受限于某个方位上,主动、被动活动均受牵掣,动则症状加重。

(二)体征

(1)颈部肌肉疼痛痉挛,触之呈条索状。

(2)压痛。在胸锁乳突肌处有肌张力增高感和压痛者,为胸锁乳突肌痉挛;在锁骨外1/3处(肩井穴)或肩胛骨内侧缘有肌紧张感和压痛者,为斜方肌痉挛;在上三个颈椎棘突旁和同侧肩胛骨内上角处有肌紧张感和压痛者,为肩胛提肌痉挛。

(3)活动障碍。轻者向某一方位转动障碍,严重时各方位活动均受限制。

(三)辅助检查

X线片检查:一般颈椎骨质无明显变化。少数患者可有椎体前缘增生,颈椎生理弧度改变、序列不整、侧弯等。

三、治疗

(一)治疗原则

舒筋活血,温经通络,解痉止痛。

(二)手法

一指禅推法、㨰法、按法、揉法、拿法、拔伸法、擦法等。

(三)取穴与部位

风池、风府、肩井、天宗、肩外俞等穴及受累部位。

(四)操作

1.舒筋活血

患者取坐位,术者立于其身后,用一指禅推法、按揉法沿督脉颈段、两侧颈夹脊穴上下往返操作3~5遍。自两侧肩胛带、颈根部、颈夹脊线用㨰法操作,时间3~5分钟。

2.疏通经络

用拇指或中指点按风池、风府、天宗、肩井、肩外俞等穴,每穴按压半分钟;用拿法提拿颈椎两侧软组织,以患侧为重点部位,并弹拨紧张的肌肉,使之逐渐放松。

3.解痉止痛

根据压痛点及肌痉挛部位,分别在痉挛肌肉的起止点及肌腹部用按揉法、抹法、弹拨法操作,时间2~3分钟。

4.拔伸摇颈

嘱患者自然放松颈项部肌肉,术者左手持续托起下颌,右手扶持后枕部,维持在颈略前屈、下颌内收姿势,双手同时用力向上牵拉拔伸片刻,再缓慢左右摇颈10~15次,以活动颈椎小关节。

5.整复错缝

对颈椎后关节有侧偏、压痛者,在颈部微前屈的状态下,以一手拇指按于压痛点处,另一手托住其下颌部,做向患侧的旋转扳法,以整复后关节错缝。手法要稳而快,切忌暴力蛮劲,以防发生意外。在患部沿肌纤维方向做擦法、摩肩、拍打、叩击肩背部数次,结束治疗。

四、注意事项

(1)推拿治疗本病过程中,手法宜轻柔,切忌施用强刺激手法,防止发生意外。

(2)对症状持续1周以上不缓解,短期内有两次以上发作者,必须做X线检查,以明确诊断。

(3)注意颈项部的保暖,科学用枕,参照颈椎间盘突出症。

五、功能锻炼

(1)患者应有意识放松颈部肌肉,疼痛缓解后,应积极进行颈部功能锻炼,可做颈部前屈后仰、左右侧弯、左右旋转等活动,各做3~5次,每天1~2次。

(2)坚持做颈部保健操,参照颈椎病。

六、疗效评定

(一)治愈

颈项部疼痛、酸胀消失,压痛点消失,颈部功能活动恢复正常。

(二)好转

颈项部疼痛减轻,颈部活动改善。

(三)未愈

症状无改善。

(高尚忠)

第二节 寰枢关节半脱位

寰枢关节半脱位又称为寰枢关节失稳,是指寰椎向前、向后脱位,或寰齿两侧间隙不对称,导致上段颈神经、脊髓受压以致患者出现颈肩上肢疼痛,甚至四肢瘫痪、呼吸肌麻痹,严重时危及生命。

寰枢关节为一复合关节,由4个小关节组成,其中部及外侧各有两个关节,中部的齿状突和寰椎前弓中部组成前关节,齿状突和横韧带组成后关节,即齿状突关节。在寰椎外侧由两侧块的下关节面和枢椎上关节面组成关节突关节。寰枢关节的关节囊大而松弛,关节面较平坦,活动幅度较大,且寰枢椎之间无椎间盘组织,因此受到外力或在炎症刺激下容易发生寰枢关节半脱位。

一、病因病理

寰枢关节半脱位是临床常见病证,其发病原因主要有炎症、创伤和先天畸形。

(一)寰枢关节周围炎症

咽部与上呼吸道的感染、类风湿等可以使寰枢关节周围滑膜产生充血水肿和渗出,引起韧带松弛而脱位;炎症又可使韧带形成皱襞而影响旋转后的复位,形成旋转交锁,造成关节半脱位。

(二)创伤

创伤可以直接造成横韧带、翼状韧带两者或两者之一发生撕裂或引起滑囊、韧带的充血水肿,造成寰枢关节旋转不稳并脱位。寰椎骨折、枢椎齿状突骨折可直接造成寰枢椎脱位。青少年可由于跳水时头部触及游泳池底,颈部过度屈曲,寰椎横韧带受到枢椎齿状突向后的作用力引起寰枢关节前脱位。而成年人多由于头颈部受到屈曲性外伤而引起不同程度的寰椎前脱位;也可表现为向侧方及旋转等方向移位,与外伤作用力方向有关。

(三)寰枢椎的先天变异和(或)横、翼状韧带的缺陷

发育对称的寰枢两上关节面,受力均衡,关节比较稳定,当寰枢两上关节面不对称(即倾斜度不等大、关节面不等长)时,关节面则受力不均衡,倾斜度大的一侧剪力大,对侧小,使关节处于不稳定状态,易发生寰枢关节半脱位。

中医关于该病的论述,多记载于"筋痹""错缝"等病证中。中医认为患者素体气虚,筋肌松弛,节窍失固,或有颈部扭、闪、挫伤致脊窍错移,迁延不愈。脊之筋肌损伤,气血瘀聚不散则为肿为痛。筋肌拘挛,脊错嵌顿则活动受掣。

二、诊断

(一)症状

(1)有明显外伤史或局部炎症反应。其症状轻重与寰椎在枢椎上方向前、旋转及侧方等半脱位的程度有关。

(2)颈项部、头部、肩背部疼痛明显,活动时疼痛加剧,疼痛可向肩臂放射。

(3)颈项肌痉挛、颈僵,头部旋转受限或呈强迫性体位为主要症状。

(4)当累及椎-基底动脉时,可出现头晕、头痛、恶心、呕吐、耳鸣、视物模糊等椎-基底动脉供血不足症状。

(5)当累及延髓时,则主要影响延髓外侧及前内侧,出现四肢运动麻痹、发音障碍及吞咽困难等。

(二)体征

(1)枢椎棘突向侧后偏突,有明显压痛,被动活动则痛剧。

(2)如为单侧脱位,头偏向脱位侧,下颌转向对侧,患者多用手托持颌部。

(3)累及神经支配区域皮肤有痛觉过敏或迟钝。

(4)累及脊髓时则出现脊髓受压症状,上肢肌力减弱,握力减退,严重时腱反射亢进,霍夫曼征阳性。下肢肌张力增高,步态不稳,跟、膝腱反射亢进,巴宾斯基征阳性。

(5)位置及振动觉多减退。

(三)辅助检查

(1)X线片检查:颈椎张口正位,齿状突中线与寰椎中心线不重叠,齿状突与寰椎两侧块之间的间隙不对称或一侧关节间隙消失,齿状突偏向一侧。

(2)CT检查:寰枢椎连续横断面扫描可显示寰枢椎旋转程度。矢状位和冠状位图像可显示关节突关节的序列,但大多数不能显示齿状突与寰椎分离。

(3)肌电图和神经诱发电位检查:可评价神经功能受损害程度。

三、治疗

(一)治则

舒筋活血,松解紧张甚至痉挛的颈枕肌群;整复失稳的寰枢关节,纠正发生寰枢关节异常位移的因素,扩大椎管的有效容积,改善椎管内外的高应力状态,减少或消除椎动脉或脊髓的机械性压迫和刺激。采用松解类手法与整复手法并重,以颈项部操作为主的原则。

(二)手法

一指禅推法、滚法、拔伸法、推法、拿法、按揉法和整复手法等。

(三)取穴与部位

颈项部、枕后部及患处等;风池、颈夹脊、天柱、翳风、阿是穴等。

(四)操作

(1)患者坐位,术者用轻柔的滚法、按揉法、拿法、一指禅推法等手法在颈椎两侧的夹脊穴部位及肩部治疗,以放松紧张、痉挛的肌肉。

(2)整复手法。患者仰卧位,头置于治疗床外,便于手法操作。助手两手扳住患者两肩,术者一手托住后枕部,一手托住下颌部,使头处于仰伸位进行牵拉,助手配合做对抗性拔伸。在牵拉拔伸状态下,做头部缓慢轻柔的前后活动和试探性旋转活动。如出现弹响,颈椎活动即改善,疼痛减轻,表示手法整复成功。

(3)复位后,患者取仰卧位,采用枕颌带于头过伸牵引,牵引重量控制在 2～3 kg,持续牵引,日牵引时间不少于 6 小时。3～4 周撤除牵引,用颈托固定。

四、注意事项

(1)严格掌握推拿治疗适应证,有重度锥体束体征者不宜手法复位。

(2)注意平时预防,纠正平时的不良习惯姿势,平时戴颈围固定保护。

(3)少数伴炎症患者,可有发热,体温可达 38℃～40℃,注意观察,采取必要的降温措施。

(4)注意用枕的合理性和科学性;注意颈项、肩部的保暖。

五、功能锻炼

寰枢关节半脱位功能锻炼宜在病情基本稳定后进行,根据生物力学原理,强化颈部肌肉的功能锻炼,增强颈部的肌肉力量,对提高颈椎稳定性,延缓或防止肌萎缩,是很有必要的。锻炼方法为:

(1)立位或坐位,用全力收缩两肩。重复 5～10 次。

(2)立位或坐位,两手扶前额,给予一定的阻力,用全力使颈部向前屈,坚持 6 秒钟。重复3～5次。

(3)立位或坐位,一手扶头侧部,给予一定的阻力,用全力使颈部向同侧侧倾,坚持 3～6 秒钟。左、右交替,重复 3～5 次。

(4)立位或坐位,两手扶后枕部,给予一定的阻力,用全力使头部往后倾,坚持 3～6 秒钟。重复 3～5 次。

(高尚忠)

第三节　颈　椎　病

颈椎病是发生在颈段脊柱的慢性退行性疾病,是由于颈椎骨质增生、椎间盘退行性改变及颈部损伤等原因引起脊柱内、外平衡失调,刺激或压迫颈神经根、椎动脉、脊髓或交感神经而引起的一组综合征,又称颈椎综合征。多见于中老年人群,男性多于女性,近年来有明显低龄化趋势。本病临床表现为头、颈、肩臂麻木疼痛,肢体酸软无力,病变累及椎动脉、交感神经、脊髓时则可出现头晕、心慌、大小便失禁、瘫痪等症状。

一、病因病理

颈椎间盘退变是本病的内因,各种急慢性颈部损伤是导致本病的外因。

(一)内因

在一般情况下颈椎椎间盘从 30 岁以后开始退变,退变从软骨板开始并逐渐骨化,通透性随之降低,髓核中的水分逐渐减少,最终形成纤维化,缩小变硬成为一个纤维软骨性实体,进而导致椎间盘厚度变薄,椎间隙变窄。由于椎间隙变窄,使前、后纵韧带松弛,椎体失稳及继发性炎症,后关节囊松弛,关节腔变窄,关节面长时间磨损而导致增生。椎体后关节、钩椎关节等部位的骨质增生,以及椎间孔变窄或椎管前后径变窄是造成脊髓、颈神经根、椎动脉及交感神经受压的主要病理基础。

(二)外因

由于跌仆闪挫或长期从事低头伏案工作,平时姿势不良、枕头和睡姿不当,均可使颈椎间盘、后关节、钩椎关节、椎体周围各韧带及其附近软组织不同程度的损伤,从而破坏了颈椎的稳定性,促使颈椎发生代偿性骨质增生。若增生物刺激或压迫邻近的神经、血管和软组织则引起各种相应的临床症状和体征。

此外,颈项部受寒,肌肉痉挛致使局部组织缺血缺氧,也可引起临床症状。

中医学关于颈椎病的论述多记载于"痹证""痿证""头痛""眩晕""项强""项筋急"和"项肩痛"等病证中。中医认为颈椎病与人的年龄及气血盛衰、筋骨强弱有关。年过四十肾气始衰,年过五十肝气始衰,年过六十筋肌懈惰,骨骸稀疏。年老体弱,肝肾、气血亏虚,筋肌骸节失却滋养;或被风寒湿邪所侵,气血凝滞痹阻;或反复积劳损伤,瘀聚凝结于脊窍,发为本病。

二、诊断

(一)颈型颈椎病

颈型颈椎病由于颈椎过度运动、外伤或长期不良姿势,而造成椎旁软组织劳损、颈椎活动节段轻度错缝,颈椎的稳定性下降,从而导致椎间盘代偿性退变。这种退变尚处于退变的早期阶段,表现为椎间盘纤维环结构的部分破坏、椎间盘组织的轻度膨出及椎骨骨质的轻度增生,这些膨出及增生的结构尚未构成对神经、血管组织的实质性压迫,但可刺激分布于其间的椎窦神经感觉纤维。后者则向中枢发出传入冲动,经脊髓节段反射及近节段反射的途径,导致颈项部和肩胛骨间区肌肉处于持续紧张的状态,出现该区域的刺激症状。

1.症状

(1)表现为患者颈部前屈、旋转幅度明显减小,颈夹肌、半棘肌、斜方肌等出现肌紧张性疼痛。

(2)颈部有僵硬感,易于疲劳。

(3)肩胛肩区有酸痛感和沉重感,劳累后症状加重,休息后症状减轻,经常出现"落枕"样现象。

2.体征

同"落枕"。

3.辅助检查

同"落枕"。

(二)神经根型颈椎病

神经根型颈椎病由于颈椎钩椎关节、关节突骨质增生、颈椎椎骨之间结构异常及软组织损伤、肿胀等原因,造成对神经根的机械压迫和化学刺激而引起典型的神经根症状。

1.症状

(1)颈项部或肩背呈阵发性或持续性的隐痛或剧痛;受刺激或压迫的颈脊神经其循行路经有烧灼样或刀割样疼痛,伴针刺样或过电样麻感;当颈部活动、腹压增高时,上述症状会加重。

(2)颈部活动有不同程度受限或发硬、发僵,或颈呈痛性斜颈畸形。

(3)一侧或两侧上肢有放射性痛、麻,伴有发沉、肢冷、无力、握力减弱或持物坠落。

2.体征

(1)颈椎生理前凸减少或消失,甚至反弓,脊柱侧凸。上肢及手指感觉减退,严重时可有肌肉萎缩。

(2)颈部有局限性条索状或结节状反应物,在病变颈椎节段间隙、棘突、棘突旁及其神经分布区可出现压痛。手指放射性痛、麻常与病变节段相吻合。

(3)患侧肌力减弱,病久可出现肌肉萎缩。

(4)臂丛神经牵拉试验、压头试验、椎间孔挤压试验,均可出现阳性。

(5)腱反射可减弱或消失。

3.辅助检查

(1)X线片检查:可显示颈椎生理前凸变直或消失,脊柱、棘突侧弯,椎间隙变窄,椎体前、后缘骨质增生,钩椎关节变锐及椎间孔狭窄等改变。

(2)CT检查:可清楚地显示颈椎椎管和神经根管狭窄、椎间盘突出及脊神经受压情况。

(3)MRI检查:可以从颈椎的矢状面、横断面及冠状面对椎管内结构的改变进行观察,对脊髓、椎间盘组织显示清晰。

(三)脊髓型颈椎病

脊髓型颈椎病是由于突出的颈椎间盘组织、增生的椎体后缘骨赘、向后滑脱的椎体、增厚的黄韧带和椎管内肿胀的软组织等,对脊髓造成压迫;或由于血管因素的参与,导致脊髓缺血、变性等改变,引起颈部以下身体感觉、运动和大小便功能等异常。本病与颈椎间盘突出症有相似之处。

1.症状

(1)表现为上肢症状往往不明显,有时仅表现为沉重无力;下肢症状明显,可出现双下肢僵硬无力、酸胀、烧灼感、麻木感和运动障碍,呈进行性加重的趋势。

(2)步态笨拙,走路不稳或有踩棉花感。手部肌肉无力、发抖、活动不灵活、持物不稳、容易坠落。

(3)甚至四肢瘫痪,排尿、排便障碍,卧床不起。

(4)患者常有头痛、头昏、半边脸发热、面部出汗异常等。

2.体征

(1)颈部活动受限不明显,病变相应节段压痛存在。

(2)上肢动作欠灵活,肌力减弱。

(3)下肢肌张力增高。低头1分钟后症状加重。

(4)肱二、三头肌肌腱及膝腱反射减弱;跟腱反射亢进。

(5)髌阵挛和踝阵挛。

(6)腹壁反射和提睾反射减弱。

(7)霍夫曼征、巴宾斯基征均可出现阳性。

3.辅助检查

(1)X线片检查:可见病变椎间隙狭窄、椎体骨质增生、节段不稳定等退行性改变。有时可见椎管狭窄、椎间孔缩小。

(2)脊髓造影:脊髓造影可发现硬膜囊前后压迫情况,如压迫严重可呈现不完全一性或完全性梗阻。

（3）CT 检查：可确切地了解颈椎椎管的大小、椎间盘突出程度、有无椎体后骨刺等情况。

（4）MRI 检查：可明确有无颈椎间盘变性、突出或脱出及其对脊髓的压迫程度，了解脊髓有无萎缩变性等。

（四）椎动脉型颈椎病

椎动脉型颈椎病是由于椎间盘退变及上位颈椎错位，横突孔骨性非连续管道扭转而引起椎动脉扭曲，或因椎体后外缘、钩椎关节的骨质增生而导致椎动脉受压，造成一侧或双侧的椎动脉供血不足，或因椎动脉交感神经丛受刺激而导致基底动脉痉挛等。近年来对椎动脉形态学的研究表明，该病存在椎动脉人横突孔位置变异（图 7-1）、先天性纤细、痉挛（图 7-2）、钩椎关节增生压迫（图 7-3）、横突孔内纤维束带牵拉扭曲（图 7-4）及骨质增生压迫椎动脉等病理改变。

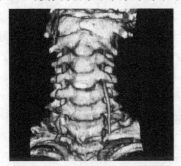

图 7-1　入横突孔位置变异

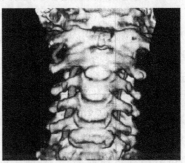

图 7-2　先天性纤细痉挛

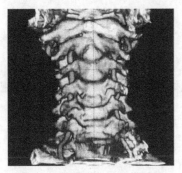

图 7-3　骨质增生压迫椎动脉

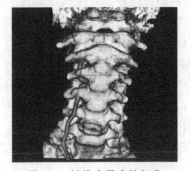

图 7-4　纤维束带牵拉扭曲

因此，可以认为，椎动脉形态学改变使椎动脉血流动力学异常，椎动脉供血不足，小脑缺血、缺氧是导致眩晕的主要原因。

《灵枢》有"髓海不足，则脑转耳鸣""上气不足，脑为之不满，耳为之苦鸣，头为之苦倾，目为之眩"及"上虚则眩"等记载。

1.症状

（1）持续性眩晕、恶心、耳鸣、重听、记忆力减退、后枕部麻木、偏头痛等。

（2）可伴有视物模糊、视力减退、精神萎靡、失眠、嗜睡等。

（3）头部过伸或旋转时，可出现位置性眩晕、恶心、呕吐等急性发作症状。

（4）可出现猝然摔倒、持物坠落，但摔倒时神志多清醒。

（5）部分患者可同时伴有颈肩臂痛等神经根型颈椎病的表现，以及交感神经刺激症状。

2.体征

(1)病变节段横突部压痛。

(2)当出现颈性眩晕等椎动脉供血不足的症状时,可发作性猝倒。

(3)旋颈试验阳性。

3.辅助检查

(1)X线片检查:颈椎正位及斜位片,可见颈椎生理弧度减小或消失,可出现侧凸畸形。可见钩椎关节侧方或后关节部骨质增生、椎间孔变小等。

(2)椎动脉造影:可见椎动脉因钩椎关节骨赘压迫而扭曲或狭窄,可作为确切诊断。

(3)TCD检查:为目前临床常用的检查项目,可发现椎动脉血流速减慢或增快,可供临床参考。

(4)3D-CTA检查:可清晰观察椎动脉及椎-基底动脉全貌,分析椎动脉与椎体、椎间孔及周围软组织的关系,可明确诊断。

(五)交感神经型颈椎病

1.症状

(1)有慢性头痛史,以眼眶周围、眉棱骨等部位明显,疼痛常呈持续性。

(2)可出现头晕、眼花、耳鸣、恶心或呕吐。

(3)可有心动过速或减慢、心前区闷痛、心悸、气促等症状。

2.体征

(1)两侧颈椎横突前压痛点明显。

(2)部分患者出现霍纳征。

(3)有"类冠心病样综合征"征象。

3.辅助检查

(1)X线片检查:颈椎生理弧度有不同程度的改变,椎体和钩椎关节骨质增生,横突肥厚等。

(2)心电图检查:无异常或有轻度异常。

(六)混合型颈椎病

兼具上述两种类型或两种以上类型的诊断要点。

三、鉴别诊断

临床上根据患者的病史、症状和体征,并通过相应检查可明确诊断,并注意同下列疾病相鉴别。

(一)神经根型颈椎病

(1)风湿性或慢性劳损性颈肩痛有颈肩、上肢以外多发部位的疼痛史,无放射性疼痛,无反射改变,麻木区不按脊神经根节段分布,该病与天气变化有明显关系,服用抗风湿类药症状可好转。

(2)落枕颈项强痛,活动功能受限,无手指发麻症状,起病突然,以往无颈肩症状。

(3)前斜角肌综合征颈项部疼痛,患肢有放射痛和麻木触电感,以手指胀、麻、凉、皮肤发白或发绀为特征。手下垂时症状加重,上举后症状可缓解。前斜角肌痉挛发硬,艾迪森试验阳性。

(二)脊髓型颈椎病

1.颈脊髓肿瘤

脊髓压迫症状呈进行性加重,先有一侧颈、肩、臂手指疼痛或麻木,逐渐发展到对侧下肢,然后累及对侧上肢。X线平片显示椎间孔增大,椎体或椎弓破坏。CT、MRI、脊髓造影可确诊。

2.脊髓粘连性蛛网膜炎

可有感觉神经和运动神经受累症状,亦可有脊髓的传导损害症状。腰椎穿刺时,脑脊液呈不全或完全梗阻现象。脊髓造影时,造影剂通过蛛网膜下腔困难,并分散为点滴延续的条索状。

3.脊髓空洞症

好发于20～30岁的青年人,以痛温觉与触觉分离为特征,尤以温度觉的减退或消失较为明显。脊髓造影通畅,MRI检查可见颈膨大,有空洞形成。

此外,还需与颈椎骨折脱位、颈椎结核相鉴别。

(三)椎动脉型颈椎病

1.梅尼埃病

平素有类似发作症状,常因劳累、睡眠不足、情绪波动而发作。其症状表现为头痛、眩晕、呕吐、恶心、耳鸣、耳聋、眼球震颤等。

2.位置性低血压

发作于患者突然改变体位时,尤其从卧位、蹲位改为立位时,突然头晕,而颈部活动无任何异常表现。

3.内听动脉栓塞

突发耳鸣、耳聋及眩晕,症状严重且持续不减。

(四)交感神经型颈椎病

1.心绞痛

有冠心病史,发作时心前区剧烈疼痛,伴胸闷心悸、出冷汗,心电图有异常表现。含服硝酸甘油片能缓解。

2.自主神经紊乱症

多见于青壮年,表现为头痛、头晕、睡眠障碍、自制能力差等。X线片显示颈椎无明显异常改变,神经根、脊髓无受累征象。服用调节自主神经类药物有效。对此类患者需长期观察,以防误诊。

四、治疗

(一)治疗原则

消除肌痉挛,纠正椎骨错缝,恢复颈椎内外力平衡。颈型以纠正颈椎紊乱,缓解肌紧张为主;神经根型以活血化瘀,疏经通络为主;脊髓型以疏经理气,温通督脉为主;椎动脉型以行气活血,益髓止晕为主;交感神经型以益气活血,平衡阴阳为主。

(二)手法

㨰法、一指禅推法、按法、拿法、拔伸法、扳法、旋转法、按揉法、擦法等。

(三)取穴与部位

1.五线

(1)督脉线自风府穴至大椎穴连线。

(2)颈夹脊线自天柱穴至颈根穴(大椎穴旁开1寸)连线,左右各一线。

(3)颈旁线自风池穴至颈臂穴(缺盆穴内1寸)连线,左右各一线。

2.五区

(1)肩胛区:冈上肌区域,左右各一区。

(2)肩胛背区:冈下肌区域,左右各一区。

(3)肩胛间区:两肩胛骨内侧缘区域。

3.十三穴

风府穴、风池穴(双)、颈根穴(双)、颈臂穴(双)、肩井穴(双)、肩外俞穴(双)、天宗穴(双)。

(四)操作

1.基本操作

(1)督脉线:用一指禅推法、按揉法、擦法,累计2~3分钟。

(2)颈夹脊线:用一指禅推法、按揉法、拿法、擦法,累计3~5分钟。

(3)颈旁线用一指禅推法、按揉法、擦法、抹法,累计2~3分钟。

(4)肩胛区由肩峰端向颈根部施擦法、拿法、擦法,累计3~5分钟。

(5)肩胛背区用滚法、按揉法,累计1~2分钟。

(6)肩胛间区用一指禅推法、按揉法、拨揉法,累计2~3分钟。

2.辨证推拿

(1)颈型颈椎病:①有椎间关节紊乱者,用颈椎定位扳法、旋转扳法等,纠正颈椎生理弧度、侧弯和关节紊乱。②根据症状累及部位,选择相应的五区、十三穴,用一指禅推法、按揉法、拨揉法,累计3~5分钟。③有偏头痛者,同侧风池穴按揉,手法作用力向上,时间2~3分钟。④有眩晕者,用一指禅推风池穴(双),用拇指的尺侧偏峰沿寰枕关节向风府方向推,左手推右侧,右手推左侧。每穴2~3分钟。

(2)神经根型颈椎病:①有椎间关节紊乱者,用颈椎定位扳法、旋转扳法等,纠正颈椎生理弧度、侧弯和关节紊乱。②相应神经根节段治疗。放射至拇指根麻木者,取同侧 $C_5 \sim C_6$ 椎间隙,用一指禅推法、按揉法治疗,累计时间3~5分钟;放射至拇、示、中指及环指桡侧半指麻木者,取同侧 $C_{6 \sim 7}$ 椎间隙,用一指禅推法、按揉法治疗,累计3~5分钟;放射至小指及环指尺侧半指者,取同侧 $C_7 \sim T_1$ 椎间隙,用一指禅推法、按揉法治疗,累计时间3~5分钟。③根据症状累及部位,选择相应的五区、十三穴,用一指禅推法、按揉法、拨揉法,累计3~5分钟。

(3)脊髓型颈椎病:①根据症状所累及部位,选用相应的五区、十三穴,用一指禅推法、按揉法、拨揉法,累计3~5分钟。②根据所累及的肢体,选用相应穴位操作,以缓解肢体相应症状。时间3~5分钟。

(4)椎动脉型颈椎病:①一指禅推风池穴(双),用拇指的尺侧偏峰沿寰枕关节向风府方向推,左手推右侧,右手推左侧。每穴3~5分钟。②取颈臂穴(双),用一指禅推法、按揉法,每穴1~2分钟。③有椎间关节紊乱者,用颈椎定位扳法、旋转扳法等,纠正颈椎生理弧度、侧弯和关节紊乱。④用鱼际揉前额,拇指按揉印堂、睛明穴、太阳穴,分抹鱼腰穴;用沿足少阳胆经头颞部循线行扫散法治疗。时间约5分钟。

(5)交感神经型颈椎病:①有椎间关节紊乱者,用颈椎定位扳法、旋转扳法等,纠正颈椎生理弧度、侧弯和关节紊乱。②颞部、前额部、眼眶等部位,用抹法、一指禅推法、按揉法、扫散法等治疗,累计时间3~5分钟。③视物模糊、眼涩、头晕者,一指禅推风池穴(双),用拇指的尺侧偏峰沿寰枕关节向风府方向推,左手推右侧,右手推左侧。每穴3~5分钟。④头痛、偏头痛、头胀、枕部痛者,取同侧风池穴按揉,手法作用力向上,时间约3分钟。⑤耳鸣、耳塞者,取风池穴(同侧),用一指禅推法、按揉法向外上方向操作,累计时间 2～3 分钟。⑥心前区疼痛,心动过速或过缓者,取颈臂穴(双),用一指禅推法、按揉法操作,累计时间3～5 分钟。

(6)混合型颈椎病:按证型症状的轻重缓急,综合对症处理。

五、注意事项

(1)对颈椎病的推拿治疗,尤其在做被动运动时,动作应缓慢,切忌暴力、蛮力和动作过大,以免发生意外。

(2)低头位工作不宜太久,避免不正常的工作体位。

(3)避免头顶、手持重物。

(4)睡眠时枕头要适宜。对颈椎生理弧度变直、消失的,枕头宜垫在颈项部;弧度过大的,宜垫在头后部;侧卧时枕头宜与肩膀等高,使颈椎保持水平位。

(5)治疗后可选用合适的颈围固定颈部,并要注意保暖。

(6)本病可以配合颈椎牵引治疗。重量3～5 kg,每次 20～30 分钟。

(7)对脊髓型颈椎病,禁用斜扳法。推拿治疗效果不佳,或有进行性加重趋势,应考虑综合治疗。

六、功能锻炼

(一)颈肌对抗锻炼

(1)双手交握,置于额前(枕后),颈部向前(后)用力与之对抗,每次持续 10～20 秒,每组 8～10 次,每天 1～3 组。

(2)将手掌置于头同侧,颈部用力与之对抗,每次持续 10～20 秒,每组 8～10 次,每天 1～3 组。

(3)左右侧分别进行。

(二)颈部关节活动度锻炼

头向前缓慢、用力屈至极限,停顿 3 秒钟后缓慢、用力抬起,向后伸至极限,停顿 3 秒钟后缓慢回到中立位,每组 8～10 次,每天2～3 组;头向左缓慢、用力屈至极限,停顿 3 秒钟后缓慢、用力向右屈至极限,停顿 3 秒钟后缓慢回到中立位,每组 8～10 次,每天2～3 组。

(三)颈保健操

1.捏九下

用手掌心放在颈后部,示、中、环及小指与掌根相对用力,提捏颈部肌肉。左手捏九下,右手捏九下。

2.摩九下

用手掌放在颈后部,用手指、手掌连同掌根,沿颈项做横向的来回往返摩擦。左手摩九下,右手摩九下。至颈项发热舒适。

3.扳九下

用示、中、环及小指放在颈后部,做头缓缓向后仰,同时手指向前扳拉。左手扳九下,右手扳九下。使颈后部有被牵拉感。

七、疗效评定

(一)治愈

原有各型症状消失,肌力正常,颈、肢体功能恢复正常,能参加正常劳动和工作。

(二)好转

原有各型症状减轻,颈、肩背疼痛减轻,颈、肢体功能改善。

(三)未愈

症状无改善。

(高尚忠)

第四节 颈椎间盘突出症

颈椎间盘突出症是指颈椎间盘退行性改变,使纤维环部分或完全破裂,或因外力作用于颈部,使椎间盘纤维环急性破裂,髓核向外膨出或突出,压迫神经根或刺激脊髓,而出现颈神经支配相应区域的症状和体征的病证。流行病学显示,近年来,由于人们生活方式改变,工作节奏加快,伏案低头工作时间延长,使得颈椎间盘突出症的发病率明显上升,成为颈椎发病的主要病证之一。因此,有必要对该病进行专门论述。

一、病因病理

颈椎间盘突出症多由脊柱急性损伤、慢性积累性劳损,颈椎生理弧度改变或侧弯等因素,在颈椎间盘退变的基础上发生,其病理与腰椎间盘突出基本一致。由于颈部长期负重,椎间盘长时间持续地受挤压,髓核脱水造成椎间盘的变性。纤维环发生变性后,其纤维首先肿胀变粗,继而发生玻璃样变性,弹性降低,纤维环部分、不完全或完全破裂。由于变性纤维环的弹性减退,承受盘内张力的能力下降,当受到头颅的重力作用,椎间盘受力不均匀,或椎周肌肉的牵拉,或突然遭受外力作用时,造成椎间盘纤维环向外膨出,严重时,髓核也可经纤维环裂隙向外突出或脱出,压迫神经根或脊髓,出现相应支配区域的疼痛、麻木症状。由于下段颈椎受力大,活动频繁,因此$C_6 \sim C_7$椎间盘和C_6椎间盘最易发病。老年人肝肾亏损,筋失约束;或风寒侵袭,筋脉拘挛,失去了内在的平衡,均可诱发颈椎间盘突出。

影像学上的椎间盘突出症并不一定都会出现症状,只有当突出物压迫或刺激神经根时才会出现症状。临床症状的轻重,则与颈椎间盘突出位置和神经受压的程度有关。根据椎间盘突出的程度,可分为膨出、突出、脱出三种类型。

(一)膨出型

椎间盘髓核变性,向后方或侧后方沿纤维环部分破裂的薄弱部膨出,纤维环已超出椎体后缘,但髓核则未超出,硬脊膜囊未受压。

(二)突出型

椎间隙前宽后窄,椎间盘纤维环和髓核向后方或侧后方沿纤维环不完全破裂部突出,超过椎体后缘,但纤维环包膜尚完整,硬脊膜囊受压。

(三)脱出型

椎间隙明显变窄,纤维环包膜完全破裂,髓核向后方或侧后方沿完全破裂的纤维环向椎管内脱出,或呈葫芦状悬挂于椎管内,脊髓明显受压。

常见突出位置有以下3种:①外侧型突出。突出部位在后纵韧带的外侧,钩椎关节内侧。该处有颈神经根通过,突出的椎间盘压迫或刺激脊神经根而产生症状。②旁中央型突出。突出部位偏于一侧,介于脊神经和脊髓之间。突出的椎间盘可以压迫或刺激脊神经根和脊髓而产生单侧脊髓和神经根受压症状。③中央型突出。突出部位在椎管中央,脊髓的正前方。突出的椎间盘压迫脊髓腹面的两侧而产生脊髓双侧压迫症状。

椎间盘突出症临床症状往往表现为3种情况:一是疼痛明显,而无麻木;二是麻木明显,而无疼痛;三是疼痛与麻木并存。一般认为,疼痛是由于突出或膨出的椎间盘炎症、水肿明显,刺激硬脊膜或神经根所致;麻木是由于突出或脱出的椎间盘压迫脊神经所致;疼痛与麻木并存则有真性压迫和假性压迫之分,假性压迫由于突出物炎症水肿相当明显,既刺激又压迫神经,当炎症、水肿消退后,麻木也随之消失;真性压迫的,当炎症、水肿消退后,压迫依然存在,麻木也难以消失。

本病属中医"节伤"范畴。颈为脊之上枢,督脉之要道,藏髓之骨节,上通髓海,下连腰脊,融汇诸脉。颈脊闪挫、劳损,致使脊窍错移,气血瘀滞,筋肌挛急而痛。窍骸受损,突出于窍,碍于脊髓,诸脉络受阻,经气不通,则筋肌失荣,痿弛麻木,发为本病。

二、诊断

(一)症状

(1)多见于30岁以上青壮年。

(2)男性发病多于女性。

(3)本病多发生于 $C_6 \sim C_7$ 椎间盘和 $C_5 \sim C_6$ 椎间盘。

(4)有外伤者,起病较急;无明显外伤者,起病缓慢。

(5)患者常有颈部疼痛,上肢有放射性疼痛和麻木,卧床休息症状可有缓解,活动后症状加重。由于椎间盘突出部位和压迫组织的不同,临床表现也不一致。

(二)体征

1.外侧型突出

(1)主要症状为颈项部及受累神经根的上肢支配区域疼痛与麻木。咳嗽、打喷嚏时疼痛加重。

(2)疼痛仅放射到一侧肩部和上肢,很少发生于两侧上肢。

(3)颈僵硬,颈后肌痉挛,活动受限,当颈部后伸,再将下颌转向健侧时可加重上肢放射性疼痛,做颈前屈或中立位牵引时疼痛可缓解。

(4)由于颈椎间盘突出的间隙不同,检查时可发现不同受累神经节段支配区域的运动、感觉及反射的改变。

(5)颈椎拔伸试验阳性。部分病变节段成角严重的患者可反应为上肢放射性神经痛加重,称反阳性。

(6)椎间孔挤压试验阳性。

(7)病程日久者,可出现相关肌肉肌力减退和肌肉萎缩等。

颈椎不同间隙椎间盘突出神经根受压的症状与体征见表7-1。

表 7-1　颈椎间盘突出神经根受压的临床定位

颈椎间隙	C₄～C₅	C₅～C₆	C₆～C₇	C₇～T₁
受压神经	C$_5$ 神经	C$_6$ 神经	C$_7$ 神经	C$_8$ 神经
疼痛区域	颈根、肩部和上臂	肩、肩胛内缘	肩胛内侧中部和胸大肌区	肩胛内缘下部、上臂和前臂内侧至手内侧
感觉异常	肩外侧	前臂桡侧、拇指	手背示指和中指	前臂内侧至环指、小指
肌肉萎缩和肌力减退	三角肌，或肱二头肌	肱二头肌	肱三头肌	大小鱼际肌,手握力减退
腱反射减退	肱二头肌腱	肱二头肌腱	肱三头肌腱	腱反射正常

2.旁中央型突出

患者除有椎间盘外侧型突出的症状、体征外,还有一侧脊髓受压的症状和体征,可出现同侧下肢软弱无力,肌肉张力增加。严重时可出现腱反射亢进,巴宾斯基征、霍夫曼征阳性。

3.中央型突出

中央型突出主要表现为脊髓受压,最常见的症状为皮质脊髓束受累,由于病变程度不一,可出现下肢无力,平衡明显障碍,肌张力增高,腱反射亢进;踝阵挛、髌阵挛及病理反射。重症者可出现两下肢不完全性或完全性瘫痪,大小便功能障碍,胸乳头以下感觉障碍。

(三)辅助检查

1.X 线片检查

正位片显示颈椎侧弯畸形,侧位片上可显示颈椎生理弧度改变、椎间隙变窄及增生性改变。斜位片上可显示椎间孔的大小及关节突情况。颈椎 X 线片不能显示是否有椎间盘突出,但可排除颈椎结核、肿瘤、先天性畸形。

2.CT 及 MRI 检查

CT 检查可显示颈椎椎管的大小及突出物与受累神经根的关系。MRI 检查可显示突出的椎间盘对脊髓压迫的程度,了解脊髓有无萎缩变性等。

3.肌电图和神经诱发电位检查

可确定受累神经根及损害程度,客观评价受损程度和评定治疗效果。

三、治疗

(一)治疗原则

舒筋通络,活血祛瘀,解痉止痛,扩大椎间隙,减轻或解除神经根和脊髓受压症状。

(二)手法

㨰法、按法、揉法、拿法、拔伸法、旋转复位法等。

(三)取穴与部位

风池、风府、肩井、秉风、天宗、曲池、手三里、小海、合谷等穴及颈根、颈臂等经验穴,突出节段相应椎旁、颈肩背及患侧上肢部。

(四)操作

1.舒筋通络

患者取坐位,术者立于其身后,用一指禅推法、按揉法沿督脉颈段、两侧颈夹脊穴上下往返操作 3～5 遍。自两侧肩胛带、颈根部、颈夹脊线用㨰法操作,时间约 5 分钟。

2.解痉止痛

在上述操作的同时,在风池、风府、肩井、秉风、天宗穴及颈根、颈臂穴做一指禅推法或按揉法操作,时间约 5 分钟。

3.活血祛瘀

根据神经根受累的相应节段定位,在椎间盘突出间隙同侧,用一指禅推法、按揉法重点治疗,并对上肢相应穴位用按法、揉法操作,时间约 5 分钟。

4.扩大椎间隙

采用颈椎拔伸法操作,可配合颈椎摇法。时间 2～3 分钟。

5.颈椎整复

采用颈椎旋转复位法,减轻或解除神经根和脊髓受压症状。患者取坐位,术者立于其身后,以一手屈曲之肘部托住患者下颌,手指托住枕部,另一手拇指顶推偏凸之颈椎棘突;令患者逐渐屈颈,至拇指感觉偏凸棘突有动感时,即维持该屈颈姿势;然后术者将患者头部向上牵拉片刻,以消除颈肌反射性收缩,在逐渐将颈部向棘突偏凸侧旋转至弹性限制位,在拇指用力顶推患椎棘突下做一瞬间有控制的扳动,使颈椎复位。旋转幅度控制在 3°～5°。此法只用于患侧。对患者因心理紧张或老年人,可采用在仰卧位牵引拔伸状态下进行旋转整复。

6.理筋放松

重复舒筋通络手法操作,并拿肩擦颈项,搓、抖上肢,结束治疗。

四、注意事项

(1)科学用枕,对颈椎生理弧度变直、消失的,枕头宜垫在颈部;弧度过大的,宜垫在枕后部;侧卧时枕头宜与肩膀等高,使颈椎保持水平位。

(2)避免长时间连续低头位工作或看书,提倡做工间颈椎活动。

(3)注意颈部保暖,适当休息,避免劳累。

(4)乘机动车应戴颈托保护,以防紧急制动时引起颈椎挥鞭性损伤,甚至高位截瘫。

五、功能锻炼

(1)采用"与项争力"的功法以提高颈伸肌肌力和颈椎平衡代偿能力。

(2)坚持做颈保健操,同颈椎病。

(高尚忠)

第五节　前斜角肌综合征

前斜角肌综合征是指因外伤、劳损、先天颈肋、高位肋骨等因素刺激前斜角肌,或前斜角肌痉挛、肥大、变性等,引起臂丛神经和锁骨下动脉的血管神经束受压,而产生的一系列神经血管压迫症状的病证。本病好发于 20～30 岁女性,右侧较多见。

一、病因病理

颈部后伸、侧屈位时,头部突然向对侧旋转,或长期从事旋颈位低头工作,使对侧前斜角肌受到牵拉扭转而损伤,出现前斜角肌肿胀、痉挛而产生对其后侧神经根的压迫症状。神经根受压又进一步加剧前斜角肌痉挛,形成恶性循环。

先天性结构畸形,如肩部下垂、高位胸骨、第 7 颈椎横突肥大、高位第 1 肋骨、臂丛位置偏后等,使第 1 肋骨长期刺激臂丛,使手臂丛支配的前斜角肌发生痉挛,压迫臂丛神经而发病。若前斜角肌痉挛、变性、肥厚,则易造成锁骨上部臂丛及锁骨下动脉受压。如颈肋或第 7 颈椎横突肥大,或前、中斜角肌肌腹变异合并时,当前斜角肌稍痉挛,即可压迫其间通过的臂丛神经和锁骨下动脉而导致出现神经血管症状。本病运动障碍出现较迟,可表现为肌无力和肌萎缩,偶见手部呈雷诺征象。

中医将本病归属"劳损"范畴。多由过度劳损,或风寒外袭,寒邪客于经络,致使经脉不通,气血运行不畅,发为肿痛。

二、诊断

(一)症状

(1)一般缓慢发生,均以疼痛起病,程度不一。

(2)局部症状。患侧锁骨上窝稍显胀满,前斜角肌局部疼痛。

(3)神经症状。患肢有放射性疼痛和麻木触电感,以肩、上臂内侧、前臂和手部的尺侧及小指、环指明显,表现为麻木、蚁行、刺痒感等。少数患者偶有交感神经症状,如瞳孔扩大、面部出汗、患肢皮温下降,甚至出现霍纳综合征。

(4)血管症状。早期由于血管痉挛致使动脉供血不足而造成患肢皮温降低,肤色苍白;后期因静脉回流受阻,出现手指肿胀、发凉、肤色发绀,甚至手指发生溃疡难愈。

(5)肌肉症状。神经长期受压,患肢小鱼际肌肉萎缩,握力减弱,持物困难,手部发胀及有笨拙感。

(二)体征

(1)颈前可摸到紧张、粗大而坚韧的前斜角肌肌腹,局部有明显压痛,并向患侧上肢放射性痛麻。

(2)局部及患肢的疼痛症状在患肢上举时可减轻或消失,自然向下或用力牵拉患肢时则加重

(3)艾迪森试验、超外展试验阳性,提示血管受压。

(4)举臂运动试验、臂丛神经牵拉试验阳性,提示神经受压。

(三)辅助检查

X 线片检查:颈、胸段的 X 线正侧位摄片检查,可见颈肋或第 7 颈椎横突过长或高位胸肋征象。

三、治疗

(一)治疗原则

舒筋活血,通络止痛。

（二）手法

滚法、按法、揉法、拿法、擦法等。

（三）取穴与部位

缺盆、肩井、翳风、风池、颈臂、曲池、内关、合谷、颈肩及上肢部。

（四）操作

1.活血通络

患者取坐位。术者站于患侧，先用滚法在患侧自肩部向颈侧沿斜角肌体表投影区往返施术，同时配合肩关节活动，时间 3～5 分钟。

2.理筋通络

继上势，术者以一指禅推法沿患侧颈、肩、缺盆穴及上肢进行操作，斜角肌部位、颈臂穴重点治疗，时间 5～7 分钟。

3.舒筋通络

继上势，术者以拇指弹拨斜角肌起止点及压痛点，拇指揉胸锁乳突肌及锁骨窝硬结处为重点，拇指自内向外沿锁骨下反复揉压，时间 3～5 分钟。

4.通络止痛

沿患侧斜角肌用拇指平推法，然后施擦法，以透热为度。时间1～2分钟；然后摇肩关节，揉、拿上肢 5～10 遍，抖上肢结束治疗。

四、注意事项

（1）注意不宜睡过高枕头，患部注意保暖。

（2）避免患侧肩负重物或手提重物，以免加重症状。

（3）嘱患者配合扩胸锻炼，每天 1～2 次，可缓解症状。

（王　涛）

第六节　胸椎小关节错缝

胸椎小关节错缝是指胸椎小关节的解剖位置改变，以致胸部脊柱机能失常所引起的一系列临床表现，属于脊柱小关节机能紊乱的范畴。本节主要讨论胸椎小关节滑膜嵌顿和因部分韧带、关节囊紧张引起反射性肌肉痉挛，致使关节面交锁在不正常或扭转的位置上而引起的一系列病变。多发生在胸椎第 3～7 节段，女性发生率多于男性。以青壮年较常见，老人则很少发生。

一、病因病理

脊柱关节为三点承重负荷关节，即椎体及椎体两侧的上、下关节突组成的小关节，构成三点承重，小关节为关节囊关节。具有稳定脊柱，引导脊椎运动方向的功能。胸椎间关节面呈额状位，故胸部脊柱只能做侧屈运动而不能伸屈，一般不易发生小关节序列紊乱。但是，当突然的外力牵拉、扭转，使小关节不能承受所分担的拉应力和压应力时，则可引起胸椎小关节急性错缝病变。

因姿势不良或突然改变体位引起胸背部肌肉损伤或胸椎小关节错位,使关节滑膜嵌顿其间,从而破坏了脊柱力学平衡和运动的协调性,引起活动障碍和疼痛。同时,损伤及炎性反应可刺激感觉神经末梢而加剧疼痛,并反射性地引起肌肉痉挛,也可引起关节解剖位置的改变,发生交锁。日久可导致小关节粘连而影响其功能。典型胸椎小关节错缝在发病时可闻及胸椎后关节突然错缝时的"咯嗒"声响,错缝局部疼痛明显。

本病属中医"骨错缝"范畴。常因姿势不当,或不慎闪挫,以致骨缝错开,局部气血瘀滞,经脉受阻,发为肿痛。

二、诊断

(一)症状

(1)一般有牵拉、过度扭转外伤史。

(2)局部疼痛剧烈,甚则牵掣肩背作痛,俯仰转侧困难,常固定于某一体位,不能随意转动,疼痛随脊柱运动增强而加重,且感胸闷不舒、呼吸不畅、入夜翻身困难,重者可有心烦不安、食欲减退。

(3)部分患者可出现脊柱水平面有关脏腑反射性疼痛,如胆囊、胃区等疼痛。

(二)体征

1.棘突偏歪

脊柱病变节段可触及偏歪的棘突。表现为一侧偏突,而对侧空虚感。

2.压痛

脊柱病变节段小关节处有明显压痛,多数为一侧,少数为两侧。

3.肌痉挛

根据病变节段的不同,菱形肌、斜方肌可呈条索状痉挛,亦有明显压痛。

4.功能障碍

多数无明显障碍,少数可因疼痛导致前屈或转侧时活动幅度减小,牵拉疼痛。

(三)辅助检查

胸椎小关节错缝属解剖位置上的细微变化,故而 X 线摄片常不易显示。严重者可见脊柱侧弯、棘突偏歪等改变。

三、治疗

(一)治疗原则

舒筋通络,理筋整复。

(二)手法

滚法、按法、揉法、弹拨法、擦法、拔伸牵引、扳法等。

(三)取穴与部位

局部压痛点、胸段华佗夹脊穴及膀胱经等部位。

(四)操作

(1)患者取俯卧位,术者立于其一侧,以滚法、按法、揉法在胸背部交替操作,时间 5～8 分钟。

(2)继上势,沿脊柱两侧竖脊肌用按揉法、弹拨法操作,以松解肌痉挛,时间 3～5 分钟。暴露背部皮肤,涂上介质,沿两侧膀胱经行侧擦法,以透热为度。

（3）俯卧扳压法。患者俯卧，术者站立在患侧，一手向上拨动一侧肩部，另一手掌抵压患处棘突，两手同时相对用力扳压。操作时可闻及弹响。

（4）患者取坐位，术者立于其身后，采用胸椎对抗复位扳法，或采用抱颈提升法操作（参见胸胁屏伤操作），以整复关节错缝。

四、注意事项

（1）整复关节错缝手法宜轻、快、稳、准，勿以关节有无声响为标准。当一种复位法未能整复时可改用其他复位法。

（2）治疗期间应卧硬板床。

（3）适当休息，避免劳累，慎防风寒侵袭。

（王　涛）

第七节　肩峰下滑囊炎

肩峰下滑囊炎是指其滑囊的急、慢性损伤所致的炎症性病变。临床上以肩峰下肿胀、疼痛和关节活动功能受限为主要症状的一种病证。本病又称三角肌下滑囊炎。

一、病因病理

肩峰下滑囊位于三角肌深面，肩峰、喙肩韧带与肩袖和肱骨大结节之间，将肱骨大结节与三角肌、肩峰突隔开，冈上肌肌腱在肩峰下滑囊的底部。正常情况下，滑囊分泌滑液，起润滑作用，能减少肱骨大结节与肩峰及三角肌之间的磨损。肩峰下滑囊炎可分为原发性病变和继发性病变两种，以继发性病变为多见。原发性病变是因肩部遭受明显的直接撞击伤或肩部外展时受间接暴力损伤，使三角肌下滑囊受损，造成急性的肩峰下滑囊炎。继发性病变常因滑囊在肩峰下长期摩擦引起炎性渗出，滑囊周围邻近组织的损伤、劳损或退变，促使肩峰下滑囊产生水肿、增厚、囊内张力增高，或发生滑囊壁内互相粘连，从而限制了上臂外展和旋转肩关节的正常活动。同时由于炎症和张力的因素反射性地刺激神经末梢产生疼痛。冈上肌肌腱发生急、慢性损伤时，滑囊也同时受累，从而继发肩峰下滑囊的非特异性炎症。

肩峰下滑囊与三角肌下滑囊的囊腔是相通的，因而在病理情况下也是相互影响的。在手下垂时，三角肌下滑囊肿胀明显；当手上举时，则肩峰下滑囊肿胀明显。

本病属中医伤科"筋伤"范畴。肩髃部为手少阳经筋所循，手阳明、手太阴经筋所结。凡磕碰扭挫、慢性劳损，所循经筋受累，筋肌挛急，气滞血瘀，渗液积聚，故肿胀疼痛。久滞不散则筋肌失荣，拘僵牵掣。

二、诊断

（一）症状

（1）常有急、慢性损伤和劳损史，多继发于冈上肌肌腱炎。

（2）肩外侧深部疼痛，并向三角肌止点方向放散。疼痛一般为昼轻夜重，可因疼痛而夜寐不安。

（3）急性期可因滑囊充血水肿，三角肌多呈圆形肿胀。后期可出现不同程度的肌肉萎缩。

（4）初期肩关节活动受限较轻，日久与肌腱粘连而使活动明显受限，尤以外展、外旋受限更甚。

（二）体征

1.压痛

肩关节外侧肩峰下和肱骨大结节处有明显的局限性压痛；手下垂时则三角肌止点处饱满，有广泛性深压痛。

2.功能障碍

肩关节外展、外旋功能障碍。急性期多因疼痛引起，慢性期多因粘连而限制功能活动。

3.肌肉萎缩

病程日久可出现冈上肌萎缩，甚至三角肌也可出现失用性萎缩。

（三）辅助检查

X线摄片检查一般无异常，但可排除骨性病变。晚期可见冈上肌腱内有钙盐沉着。

三、治疗

（一）治疗原则

急性期以活血化瘀，活血止痛为主；慢性期以舒筋通络，滑利关节为主。

（二）手法

㨰法、一指禅推法、按法、揉法、拿法、弹拨法、摇法、搓法、抖法、擦法及运动关节类手法。

（三）取穴与部位

肩井、肩髃、肩髎、臂臑等穴，肩峰下方及三角肌止点处。

（四）操作

（1）患者取坐位。术者站于患侧，以一手托起患肢手臂，另一手用㨰法施术于患肩外侧，重点在肩峰下及三角肌部位。同时配合拿法，使之放松。时间约5分钟。

（2）继上势，用按揉法或一指禅推法在肩井、肩髃、肩髎、臂臑等穴施术，并在三角肌止点处重点按揉，时间5～8分钟。

（3）继上势，术者用拇指弹拨肩外侧变性、增厚的组织，约3分钟。

（4）继上势，在患肩三角肌部位用冬青膏或按摩霜等做擦法，以透热为度。

（5）医者先用双手掌放置患肩前后做对掌挤压、按、揉操作，时间2～3分钟。然后用托肘摇肩法或大幅度摇肩法摇肩关节，搓肩部，牵抖上肢结束治疗。

四、注意事项

（1）急性期手法宜轻柔，可配合局部热敷，以促进炎症、水肿吸收；慢性期手法宜深透，应加强肩关节各方向的被动运动，防止关节粘连。

（2）急性期应以制动休息为主；慢性期应坚持肩关节主动功能锻炼。

五、功能锻炼

可参照"肩关节周围炎"的功能锻炼方法。

六、疗效评定

(一)治愈

肩部无疼痛及压痛,肿块消失,功能恢复正常。

(二)好转

肩部疼痛减轻,肿块缩小或基本消失,功能改善。

(三)未愈

症状无改善。

(王　涛)

第八节　冈上肌肌腱炎

冈上肌肌腱炎又称冈上肌肌腱综合征、外展综合征。指肩峰部由于外伤、劳损或感受风寒湿邪,产生无菌性炎症,从而引起肩峰下疼痛及外展活动受限。好发于中年以上的体力劳动者、家庭妇女和运动员。

一、病因病理

冈上肌肌腱炎的发病与损伤、劳损及局部软组织的退行性病变有关。冈上肌是组成肩袖的一部分,起于肩胛骨冈上窝,止于肱骨大结节的上部,被视为肩关节外展的起动肌。由于冈上肌肌腱从喙肩韧带及肩峰下滑囊下面的狭小间隙通过,与肩关节囊紧密相连,虽然增加了关节囊的稳定性,但影响了本身的活动。冈上肌与三角肌协同动作使上肢外展,在上肢外展 60°～120°时,肩峰与肱骨大结节之间的间隙最小,冈上肌在其间易受肩峰与大结节的挤压磨损,继发创伤性炎症,充血、水肿、渗出增加,引起疼痛、活动功能受限。日久,可致肌腱肿胀、纤维化、粘连。肿胀的肌腱纤维一方面加重了肌腱的挤压、摩擦损伤,另一方面促进了钙盐沉积,以致继发冈上肌肌腱钙化。

本病可急性发作或慢性发作,后者患者因无明显的功能活动影响,很少诊治。

本病属于中医伤科"筋伤"范畴。手阳明经筋循肩络节,凡肩部用力不当,或扭捩伤及筋络,血瘀经络,筋肌挛急而为筋拘;或积劳成伤,气血瘀滞,久之不散;或为风寒湿邪所侵,肌僵痉挛,筋肌失荣,发为筋结。

二、诊断

(一)症状

1.发病

起病缓慢,有急、慢性损伤史或劳损史。

2.疼痛

肩部外侧疼痛,并扩散到三角肌附近。有时疼痛可向上放射到颈部,向下放射到肘部及前臂,甚至手指。

3.活动受限

患者害怕做外展活动,常外展到某一角度时突然疼痛而不敢再活动,为本病的主要特点。

(二)体征

(1)压痛。常位于冈上肌肌腱的止点,即肱骨大结节之顶部和肩峰下滑囊区、三角肌的止端。同时可触及该肌腱增粗、变硬等。

(2)功能障碍。患肩在外展 30°以内启动困难,在外展 60°～120°范围内疼痛加剧,活动受限,超过此活动范围则活动不受限。

(3)肌肉萎缩。病情较久者,患肩三角肌、冈上肌萎缩。

(4)疼痛弧试验阳性。

(三)辅助检查

X 线片检查,可排除骨性病变。少数患者可显示冈上肌肌腱钙化。

三、治疗

(一)治疗原则

舒筋通络,活血止痛。

(二)手法

滚法、一指禅推法、按法、揉法、拿法、弹拨法、摇法、搓法、抖法、擦法等。

(三)取穴与部位

肩井、肩髃、肩贞、秉风、天宗、曲池等穴,肩关节周围、三角肌等。

(四)操作

(1)患者取坐位。术者站于患侧,以一手托起患肢手臂,另一手用滚法施术于肩外部及肩后部、三角肌处,同时配合患肢做外展、内收和旋转活动。然后用拿法施术于同样部位,时间约5 分钟。

(2)术者站于患侧,按揉肩井、肩髃、肩贞、秉风、天宗、曲池等穴,手法宜深沉缓和。时间每穴约1 分钟。

(3)继上势,术者用拇指拨揉痛点及病变处,手法宜深沉缓和,时间约 3 分钟。

(4)继上势,医者先用双手掌放置患肩前后做对掌挤压、按揉,然后在肩关节外侧施掌擦法治疗,以透热为度。时间 3～5 分钟。

(5)摇肩关节,可选用托肘摇肩法或大幅度摇肩法操作。最后搓肩关节及上臂,牵抖上肢,结束治疗。时间 2～3 分钟。

四、注意事项

(1)急性损伤,手法宜轻柔缓和,适当限制肩部活动。

(2)慢性损伤,手法宜深沉内透,同时配合肩部适当功能锻炼。

(3)无论急、慢性损伤,在运用弹拨法时,刺激要柔和,不宜过分剧烈,以免加重损伤。

(4)注意局部保暖,可配合局部湿热敷。

五、功能锻炼

可参照"肩关节周围炎"的功能锻炼方法。

六、疗效评定

(一)治愈
肩部疼痛及压痛消失,肩关节活动功能恢复。

(二)好转
肩部疼痛减轻,功能改善。

(三)未愈
症状无改善。

(王 涛)

第九节 肱二头肌长头腱鞘炎

肱二头肌长头腱鞘炎为肩关节急、慢性损伤,退变及感受风寒湿邪等,导致局部发生创伤性炎症、渗出、粘连、增厚等病理改变,引起肩前疼痛和外展、后伸功能障碍的一种病证。本病是肩关节常见疾病之一。

一、病因病理

肱二头肌长头肌腱起于肩胛骨盂上结节,越过肱骨头穿行于肱骨横韧带和肱二头肌腱鞘,藏于结节间沟的纤维管内,在肩部用力外展、外旋时,该肌腱在腱鞘内滑动的幅度最大。人到中年以后因退行性改变,使结节间沟底部粗糙或结节间沟底部骨质增生,沟床变浅,以及其他软组织因素造成肩部不稳等,均可增加肌腱的摩擦。长期从事肩部外展、外旋用力过度,加剧了肌腱与腱鞘的摩擦,造成腱鞘滑膜层慢性创伤性炎症。其病理表现为腱鞘充血、水肿,鞘壁肥厚,肌腱肿胀、粗糙、失去光泽,腱鞘内容积变小,处于超"饱和"状态,影响了肌腱在鞘内的活动,阻碍了肩关节的活动功能,甚至纤维粘连形成。

本病属于中医"筋伤""筋粘证"范畴。肩前部为手太阴经筋、络筋所聚,凡扭捩撞挫,伤及肩髃,或慢性积劳,致使血瘀凝聚,气滞不通而为肿痛;或风寒湿邪客于肩髃之筋,寒主收引,湿性重着,气血痹阻,筋失濡养,筋挛拘急,发为本病。

二、诊断

(一)症状
(1)发病缓慢,有急慢性损伤和劳损史。

(2)初起表现为肩部疼痛,可伴有轻度肿胀,以后逐渐加重,直至出现肩前或整个肩部疼痛。受凉或劳累后症状加重,休息或局部热敷后减轻,有时肩部有乏力感,提物无力。

(3)肩部活动受限,尤其以上臂外展、向后背伸及用力屈肘时明显,可向三角肌部放射,影响前臂屈肌。

(二)体征

1.压痛

肱骨结节间沟处有锐性压痛,少数患者可触及条索状物。

2.功能障碍

关节活动明显受限,尤其上臂外展再向后背伸时受限明显。肱二头肌收缩时,常能触及轻微的摩擦感。

3.特殊检查

肩关节内旋试验阳性,抗阻力试验阳性。

(三)辅助检查

X线摄片检查一般无病理体征,可排除骨性病变。病程较久者可有骨质疏松,肌腱、韧带不同程度的钙化征象。

三、治疗

(一)治疗原则

急性损伤者应以活血化瘀,消肿止痛为主;慢性劳损者应以理筋通络,松解粘连为主。

(二)手法

擦法、一指禅推法、按法、揉法、拿法、弹拨法、摇法、搓法、抖法等。

(三)取穴与部位

肩内陵、肩髃、肩髎、肩贞、曲池、手三里等穴。

(四)操作

(1)患者取坐位。术者站于患侧,以一手托起患肢手臂,另一手用擦法施术于肩前与肩外部。然后用拿法、一指禅推法施术于同样部位,重点在肱二头肌长头肌腱与三角肌前部,使之放松。时间约 5 分钟。

(2)继上势,术者用拇指按揉肩内陵、肩髃、肩髎、肩贞、曲池、手三里等穴,每穴约 1 分钟。

(3)继上势,术者用拇指弹拨结节间沟内的肱二头肌长头肌腱,手法宜深沉缓和,时间约 3 分钟。

(4)接上势,医者先用双手掌放置患肩前后做对掌挤压、按、揉操作。然后用托肘摇肩法或大幅度摇肩法摇肩关节,搓肩部,牵抖上肢结束治疗。时间 3～5 分钟。

四、注意事项

(1)疼痛剧烈者,手法宜轻柔缓和,适当限制肩部活动,尤其不宜做外展、外旋活动。

(2)慢性损伤,手法宜深沉内透,同时配合肩部适当功能锻炼。

(3)注意局部保暖,可配合局部湿热敷。

五、功能锻炼

可参照"肩关节周围炎"的功能锻炼方法。

六、疗效评定

(一)治愈

肩部疼痛及压痛点消失,肩关节功能恢复。

(二)好转

肩部疼痛减轻,功能改善。

(三)未愈

症状无改善。

（王　涛）

第十节　肱骨外上髁炎

肱骨外上髁炎是指因急、慢性损伤而致的肱骨外上髁周围软组织的无菌性炎症。临床上以肘关节外侧疼痛,旋前功能受限为主要特征。本病为劳损性疾病,好发于右侧,并与职业工种有密切关系。常见于从事反复前臂旋前、用力伸腕作业者,如网球运动员、木工、钳工、泥瓦工等。因本病最早发现于网球运动员,故又名"网球肘"。

一、病因病理

肱骨外上髁为肱桡肌及前臂桡侧腕伸肌肌腱的附着处。在前臂旋前位做腕关节主动背位的突然猛力动作,使前臂桡侧腕伸肌强烈收缩,最易造成急性损伤。其病理表现为以下几方面。

(1)桡侧腕伸肌肌腱附着处骨膜撕裂、出血、渗出、水肿,引起局部组织发生粘连、机化,或肌腱附着点钙化、骨化等病理改变。

(2)引起前臂腕伸肌群痉挛、挤压或刺激神经导致疼痛。

(3)肘关节囊的滑膜可能嵌入肱桡关节间隙,加剧疼痛。

(4)可能引起桡侧副韧带损伤,从而继发环状韧带损伤,而使疼痛范围扩大,甚至引起尺桡近侧关节疼痛。

(5)由于反复牵拉损伤,使肌腱附着点形成一小的滑液囊,渗出液积聚在囊内,致使囊内压力增高,反射性刺激局部组织和神经末梢,形成固定压痛。

本病属中医伤科"筋节损伤"范畴。肘节外廉为手阳明经筋所络结,其结络之处急、慢性劳伤,累及阳明经筋;或风寒湿邪客犯筋络,致使气血瘀滞,积聚凝结,筋络粘连,壅阻作痛,筋肌拘挛,则屈伸旋转失利。

二、诊断

(一)症状

(1)有急、慢性损伤史。

(2)肘关节桡侧疼痛,牵涉前臂桡侧酸胀痛。轻者症状时隐时现;重者反复发作,持续性疼痛。

(3)前臂旋转,腕背伸、提拉、端、推等活动时疼痛加剧,影响日常生活,如拧衣、扫地、端水壶、倒水等。

(二)体征

(1)肿胀:肱骨外上髁局部肿胀,少数患者可触及一可活动的小滑液囊。

（2）压痛：肱骨外上髁压痛，为桡侧腕短伸肌起点损伤；肱骨外上髁上方压痛，为桡侧腕长伸肌损伤；肱桡关节处压痛，为肱桡关节滑囊损伤；桡骨小头附近压痛，可能为环状韧带或合并桡侧副韧带损伤。可伴有前臂桡侧伸腕肌群痉挛、广泛压痛。

（3）前臂旋前用力时，肱骨外上髁处疼痛明显。

（4）前臂伸肌紧张试验阳性，网球肘试验阳性。

（三）辅助检查

X线摄片检查一般无异常，可排除骨性病变。有时可见钙化阴影或肱骨外上髁处粗糙。

三、治疗

（一）治疗原则

舒筋活血，通络止痛。

（二）手法

㨰法、一指禅推法、按法、揉法、拿法、弹拨法、擦法等。

（三）取穴与部位

曲池、曲泽、手三里等穴，肱骨外上髁、前臂桡侧肌群。

（四）操作

（1）患者取坐位或仰卧位，将前臂旋前屈肘放于软枕上。术者站于患侧，用轻柔的㨰法从患肘部桡侧至前臂外侧往返治疗，可配合按揉法操作。时间3～5分钟。

（2）继上势，在肱骨外上髁部位用一指禅推法和弹拨法交替重点治疗，用拇指按揉曲池、手三里、曲泽、合谷等穴位，手法宜缓和，同时配合沿前臂伸腕肌往返提拿。时间3～5分钟。

（3）继上势，术者一手拇指按压肱骨外上髁处，其余四指握住肘关节内侧部，另一手握住其腕部做对抗牵引拔伸肘关节片刻，然后于肘关节完全屈曲位，前臂旋前至最大幅度时，快速向后伸直肘关节形成顿拉，连续操作3次。目的使滑液囊撕破，以利滑液溢出而吸收。

（4）继上势，在肱骨外上髁部用掌根或鱼际按揉，沿前臂伸腕肌群做按揉弹拨法治疗。时间约3分钟。施术后患者有桡侧三指麻木感及疼痛减轻的现象。

（5）最后，用拇指自肱骨外上髁向前臂桡侧腕伸肌推揉8～10次。以肱骨外上髁为中心行擦法，以透热为度。

四、注意事项

（1）疼痛剧烈者，手法宜轻柔缓和，以免产生新的损伤。

（2）治疗期间应避免做腕部用力背伸动作。

（3）注意保暖，可配合局部湿热敷。

（4）保守治疗无效时，可局部封闭治疗或小针刀治疗。

五、功能锻炼

患者屈患肘，用健侧手拇指按压肱骨外上髁痛点处，做患肢前臂向前向后的旋转活动，使旋转的支点落在肘外侧部。每天2次，每次1～2分钟。

六、疗效评定

(一)治愈

疼痛消失,持物无疼痛,肘部活动自如。

(二)好转

疼痛减轻,肘部功能改善。

(三)未愈

症状无改善。

（王　涛）

第十一节　桡骨茎突狭窄性腱鞘炎

桡骨茎突狭窄性腱鞘炎是指因腕及拇指经常用力过度或劳损,而致拇长展肌腱与拇短伸肌腱的腱鞘发生非特异性炎症,出现桡骨茎突处肿胀、疼痛为特点的病证。狭窄性腱鞘炎在指、趾、腕、踝等部位均可发生,但以桡骨茎突部最为多见,是中青年的好发病,多发生于经常用腕部劳作的人,如瓦工、木工、家庭妇女等,女性多于男性。本病又称拇短伸肌和拇长展肌狭窄性腱鞘炎。

一、病因病理

桡骨茎突腱鞘的内侧为桡骨茎突,外侧和背侧由晚背侧横韧带包裹,形成一狭窄的骨纤维管道,且腱沟浅窄而粗糙不平。腕部经常活动或短期内活动过度,腱鞘因摩擦而慢性劳损或慢性寒冷刺激是导致本病的主要原因。在日常生活和工作中,若经常用拇指捏持操作,或作拇指内收和腕关节过度尺偏动作的劳作,使拇长展肌腱和拇短伸肌腱在狭窄的腱鞘内不断地摩擦,日久可引起肌腱、腱鞘的损伤性炎症,如遇寒则症状加重。其主要病理变化表现为肌腱与腱鞘发生炎症、水肿,腱鞘内外层逐渐增厚,使原本狭窄的腱鞘管道变得更加狭窄。腱鞘炎症初期水肿明显,继而因受挤压而变细,两端增粗形成葫芦状,以致肌腱从腱鞘内通过变得困难,影响拇指的功能活动,可产生交锁现象。

由于肌腱的肿胀、受压,腱鞘内张力增加,在腱鞘部位产生肿胀、疼痛,甚至肌腱与腱鞘之间粘连,活动障碍更为明显。

本病属中医伤科"筋伤"范畴。腕桡之节为手阳明经筋所结,拇指过度展伸牵拉劳损,渗液积聚,留而不去,以致气血疲滞,筋肌僵粘,拘凝挛掣,发为本病。

二、诊断

(一)症状

(1)起病缓慢,一般无明显外伤史。早期仅感局部酸痛,腕部无力。

(2)腕背桡骨茎突及拇指掌指关节部疼痛,初起较轻,逐渐加重,可放散到肘部及拇指,严重时局部有酸胀感或烧灼感,遇寒冷刺激或拇指活动时疼痛加剧。

(3)拇指活动无力,伸拇指或外展拇指活动受限,常活动到某一位置时突然不能活动。日久可引起鱼际萎缩。

(二)体征

1.肿胀

桡骨茎突处轻度肿胀,可触及豆粒大小的硬结,质似软骨状。

2.压痛

桡骨茎突部明显压痛,腕部尺偏动作时疼痛加重。

3.摩擦感

拇指外展、背伸时,可触及桡骨茎突处有摩擦感或摩擦音,功能障碍常固定在拇指活动到某一位置时,待肌腱有摩擦跳动后则又能活动。

4.特殊检查

握拳尺偏试验阳性。

(三)辅助检查

X线摄片检查一般无异常。

三、治疗

(一)治疗原则

舒筋活血,松解粘连,消肿止痛。

(二)手法

滚法、一指禅推法、按法、揉法、拔伸法、弹拨法、擦法等。

(三)取穴与部位

手三里、偏历、阳溪、列缺、合谷,桡骨茎突部及前臂桡侧。

(四)操作

(1)患者坐位或仰卧位。患腕下垫软枕,小鱼际置于枕上,术者先于前臂桡侧伸肌群桡侧施滚法往返操作4~5遍;再点按手三里、偏历、阳溪、列缺、合谷等穴,以达到舒筋活血之目的。时间5~8分钟。

(2)沿前臂拇长展肌与拇短伸肌到第一掌骨背侧,用轻快柔和的弹拨法,上下往返治疗4~5次,然后术者用拇指重点揉按桡骨茎突部及其上下方。时间3~5分钟。

(3)术者以一手握住患腕,另一手握其拇指做拔伸法,同时配合做拇指的外展、内收活动,缓缓摇动腕关节并做掌屈、背伸活动。时间2~3分钟。

(4)推按阳溪穴(相当于桡骨茎突局部)。以右手为例,术者左手拇指置于桡骨茎突部,右手示指及中指夹持患者拇指,拇指及示指等握住患者其他四指向下牵引,同时向尺侧屈曲,然后,术者用左手拇指捏紧桡骨茎突部,用力向掌侧推压挤按,同时右手用力将患者腕部屈曲,以后再伸展,反复3~4次。

(5)以桡骨茎突为中心做擦法,擦时可配合介质,以透热为度。并可配合热敷及外敷膏药。

四、注意事项

(1)治疗期间应避免或减少拇指外展、内收活动;手法应柔和,避免刺激量过大。

(2)注意局部保暖,避免风寒刺激;后期患者应主动功能锻炼。 **(王 涛)**

第十二节　腕管综合征

腕管综合征是指由于腕管内压力增高,腕管狭窄,压迫从腕管内通过的正中神经及屈腕肌腱,导致功能障碍的一种病证。临床上以手指麻木、无力、刺痛、感觉异常、腕管部压痛为主要特征。本病又称"腕管卡压综合征""止中神经卡压征"。好发于中年人,女性多于男性。

一、病因病理

腕管是由背侧的8块腕骨组成的凹面与掌侧的腕横韧带构成的一个骨纤维管道,管内有正中神经、屈指浅肌腱(4根)、屈指深肌腱(4根)和拇长肌腱通过。正常情况下,管内有一定的容积供肌腱滑动。当局部遭受损伤,如骨折脱位、畸形愈合、骨质增生、韧带增厚等因素;或腕管内腱鞘囊肿、脂肪瘤压迫、指屈浅、深肌腱非特异性慢性炎症的影响,可导致腕管相对变窄,或腕管内容物体积增大,肌腱肿胀,正中神经即被卡压而发生神经压迫症状。

中医学认为本病由于急性损伤或慢性劳损,使血瘀经络,以及寒湿淫筋,风邪袭肌,致气血流通受阻而引起。

二、诊断

(一)症状

(1)起病缓慢,少数患者有急、慢性损伤史。

(2)初期主要为正中神经卡压症状,患手桡侧三个半手指(拇、示、中、环指桡侧半指)有感觉异常、麻木、刺痛。昼轻夜重,当手部温度增高时更显著。劳累后加重,甩动手指,症状可缓解。偶可向上放射到臂、肩部。患肢可发冷、发绀、活动不利。

(3)后期患者出现鱼际肌(拇展短肌、拇对掌肌)萎缩、麻痹及肌力减弱,拇指外展、对掌无力,握力减弱。拇、示、中指及环指桡侧的一半感觉减退。肌萎缩程度常与病程长短有密切关系,一般病程在4个月以后可逐步出现。

(二)体征

(1)感觉障碍。多数患者痛觉减退,少数患者痛觉过敏,温觉、轻触觉不受影响,痛觉改变以拇、示、中三指末节掌面为多。

(2)肌力减退。鱼际肌变薄,拇指肌力减弱,外展、对掌无力,活动功能受限。

(3)叩击腕管时,正中神经支配的手指有触电样放射性麻木、刺痛。

(4)屈腕试验阳性。

(三)辅助检查

1.X线片检查

一般无异常,可排除骨性病变。

2.肌电图检查

鱼际肌可出现神经变性。

三、治疗

（一）治疗原则

舒筋通络，活血化瘀。

（二）手法

一指禅推法、㨰法、按法、揉法、拿法、摇法、擦法等。

（三）取穴与部位

曲泽、内关、大陵、鱼际、劳宫等穴，腕管部、前臂手厥阴心包经循行线。

（四）操作

（1）患者正坐，将手掌心朝上放于软枕上，术者面对患者而坐，用㨰法沿前臂屈肌群至腕部往返治疗，并配合轻快的拿法使前臂肌肉放松。时间2～3分钟。

（2）继上势，术者用一指禅推法、拿揉法在前臂沿手厥阴心包经往返治疗。重点在腕管及鱼际处，手法先轻后重。时间2～3分钟。用拇指点按曲泽、内关、大陵、鱼际、劳宫等穴，每穴1分钟。

（3）摇腕法。患者正坐，前臂放于旋前位，手背朝上。术者双手握患者掌部，右手在桡侧，手在尺侧，而拇指平放于腕关节的背侧，以拇指指端按入腕关节背侧间隙内。在拔伸情况下摇晃腕关节，然后，将手腕在拇指按压下背伸至最大限度，随即屈曲，并左右各旋转其手腕2～3次。

（4）患肢屈肘45°，术者一手握患手以固定腕部，另一手拇指从腕管向前臂屈肌方向做推揉法8～10次。可使腕管内渗出液推至前臂肌群以利吸收，从而缓解管内压力。

（5）继上势，从腕管至前臂用掌擦法操作，以透热为度。最后，摇腕关节及各指关节，并捻各指关节结束治疗。时间2～3分钟。

四、注意事项

（1）治疗期间，腕部避免用力，必要时可应用护腕保护，或制动休息。

（2）注意保暖，可配合局部湿热敷。

五、功能锻炼

可进行各手指的灵活精细动作锻炼。

（王　涛）

第十三节　腕关节扭伤

腕关节扭伤又称损伤性腕关节炎、腕关节软组织损伤等，指因外力作用或慢性劳损，造成腕关节周围韧带、肌肉、肌腱、关节囊等软组织受到过度牵拉损伤，临床以腕关节周围肿胀、疼痛、功能障碍为主要特征。可发生于任何年龄。

一、病因病理

腕部结构复杂，软组织众多，活动又频繁，因此极易发生扭伤。慢性劳损多见于腕关节频繁劳作,或长期从事某一单调的动作,使韧带、肌腱过度紧张和牵拉所致;急性损伤常见于生产劳动、体育运动过程中,或不慎跌仆,手掌猛力撑地,腕关节突然过度背伸、掌屈或扭转,使腕关节超越了正常活动范围;或因持物而突然旋转及伸屈腕关节;或因暴力直接打击,致使韧带、肌腱、关节囊受损。轻者出血、关节周围的韧带撕裂,或部分纤维断裂;重者肌腱错位、韧带完全断裂。当暴力过大时可合并发生撕脱骨折和脱位。由于损伤的作用机制不同,所造成损伤的部位也各不相同。常见损伤的部位有腕掌侧韧带、腕背侧韧带、腕桡侧副韧带和腕尺侧副韧带,其相应部位疼痛明显。

中医认为本病由"筋脉受损,气血凝滞"所致,属中医"骨错缝""筋出槽"范畴。腕节为多气少血之节,为手三阴、手三阳经筋起循之处,各种急、慢性损伤,伤筋伤节,筋脉受损,气血凝滞,为肿为痛,有伤筋、伤节、伤窍之分。《诸病源候论》说腕关节扭伤"皆是卒然致损,故气血隔绝,不能周荣……按摩导引,令其血气复也。"

二、诊断

(一)症状

(1)有腕部急、慢性损伤史。

(2)急性损伤腕部疼痛,不敢活动,活动时疼痛加剧;慢性劳损者腕关节疼痛不甚,较大幅度活动时,可有痛感。腕部常有乏力、不灵活之感。

(3)肿胀程度。急性损伤明显,皮下有瘀肿,瘀肿范围大小与损伤程度有关,早期呈青紫色,后期呈紫黄相兼,慢性损伤则不明显。

(二)体征

1.压痛

损伤一侧的韧带有明显压痛,因损伤部位不同其压痛也不相同。

(1)腕背侧韧带与伸指肌腱损伤。压痛点常在桡背侧韧带部。

(2)腕掌侧韧带与屈指肌腱损伤。压痛点常在桡掌侧韧带部。

(3)腕桡侧副韧带损伤。压痛点常在桡骨茎突部。

(4)腕尺侧副韧带损伤。压痛点常在尺骨小头部。

2.功能障碍

常与损伤侧相反方向的活动障碍明显。

(1)腕背侧韧带与伸指肌腱损伤。腕关节掌屈时疼痛,活动受限。

(2)腕掌侧韧带与屈指肌腱损伤。腕关节背屈时疼痛,活动受限。

(3)腕桡侧副韧带损伤。腕关节向尺侧屈时疼痛,活动受限。

(4)尺侧副韧带损伤。腕关节向桡侧屈时疼痛,活动受限。

(5)伴有肌腱复合损伤。各方向活动均有疼痛,且活动明显受限。

3.辅助检查

X线摄片检查一般无异常,可排除腕骨骨折和脱位。

三、治疗

(一)治疗原则

舒筋通络,活血止痛。

（二）手法

一指禅推法、按法、揉法、拿法、弹拨法、摇法、拔伸法、擦法等。

（三）取穴与部位

内关、外关、神门、阳谷、阳溪、阳池、大陵、太渊、腕骨等穴及腕关节部。

（四）操作

患者取坐位。因损伤部位和时间不同，在手法的具体运用上也有所不同。

（1）在伤处附近选用相应经络上的穴位，如尺侧掌面，可选手少阴心经的神门穴；桡侧背面，可选手阳明大肠经的合谷、阳溪等穴；桡侧掌面，可选手太阴肺经的列缺、太渊等穴。其他部位同上法选取相应穴位，用点按法使之得气，每穴约 1 分钟。

（2）在伤处周围用按揉法或一指禅推法操作，同时配合拿法，并沿肌肉组织做垂直方向的轻柔弹拨时间 3～5 分钟。

（3）一手握其前臂下端，一手握其手的掌骨部，做腕关节的拔伸摇动，并做腕关节的旋转、背伸、掌屈、侧偏等动作，以恢复其正常的活动功能。

（4）在腕关节损伤侧用擦法治疗，以透热为度。搓揉腕关节，局部可加用湿热敷。

四、注意事项

（1）推拿应在排除骨折、脱位、肌腱完全断裂后才能进行。

（2）急性损伤局部肿胀、皮下出血严重者，应及时给予冷敷或加压包扎，防止出血过多。推拿应在损伤后 24～48 小时进行。

（3）急性期手法宜轻柔缓和，以免加重损伤；慢性期手法宜深沉。

（4）治疗期间注意局部保暖，可佩戴护腕保护。

（5）合并脱位、撕脱性骨折时，应按脱位、骨折处理，固定 6～8 周后。解除固定后再考虑推拿治疗。

五、功能锻炼

嘱患者在疼痛减轻后进行功能锻炼。可用抓空增力势，即五指屈伸运动，先将五指伸展张开，然后用力屈曲握拳。

六、疗效评定

（一）治愈

腕部肿痛消失，无压痛，腕关节活动自如。

（二）好转

腕部肿痛减轻，活动时仍有不适。

（三）未愈

症状无改善。

（王　涛）

第十四节 掌指、指间关节扭挫伤

手指是日常生活中活动最频繁的器官,所以受伤的机会也多,尤以指间关节及掌指关节的侧副韧带及关节囊等软组织纤维的损伤最为常见。严重时可有一侧或两侧侧副韧带断裂。临床表现为关节周围肿胀、疼痛明显,且不易消失,多见于年轻人。近年来随着电脑应用的普及,"鼠标指"的发生率明显上升,尤以右手的示、中指发病居多。

一、病因病理

在正常情况下,掌指关节与指间关节两侧都有副韧带加强稳定,限制指关节的侧向活动。当掌指关节屈曲时,侧副韧带紧张;指间关节的侧副韧带在手指伸直时紧张,屈曲时松弛。

拇指的掌指关节和其他四指的近侧指间关节囊比较松弛,当关节遭受来自侧方或指端方向的暴力冲击,或指间关节受外力作用过度背伸扭转,使关节的侧向运动瞬间加大,而引起一侧副韧带的牵拉损伤或撕裂,甚至断裂。这种损伤往往伴有该关节的暂时性半脱位。有的在韧带附着处有撕脱骨折的小骨片,骨片常包含一部分关节软骨。由于侧副韧带和指间关节囊紧密地连在一起,当侧副韧带断裂时,必然有关节囊的撕裂伤,影响到关节的稳定性。临床上双侧副韧带损伤较少见。

本病属中医伤科"节伤"范畴。指节扭挫,筋腱撕揿,轻者伤及筋节,气血瘀滞于节窍,节肿如梭,拘挛疼痛;重者伤及节窍,节隙错脱,瘀肿痛剧,筋节畸挛,屈伸不能。

二、诊断

(一)症状
(1)有明显的暴力受伤史,或慢性劳损史。
(2)关节周围肿胀,疼痛明显,常伴有皮下出血。
(3)关节功能活动受限,少数患者伴有畸形,手指偏向一侧,并向该侧活动程度增加。

(二)体征
1.压痛
损伤关节周围有明显压痛,做被动侧向活动时疼痛加重。
2.肿胀
损伤关节呈梭形肿胀,瘀血初起为青紫色,逐渐转为紫黄相兼。
3.功能障碍
关节屈伸功能受限。侧副韧带断裂时,关节畸形突向伤侧,侧向活动幅度增大。

(三)辅助检查
X线摄片检查可明确是否有关节脱位和撕脱性骨折。

三、治疗

（一）治疗原则

有撕脱性骨折及脱位者，应及时复位固定；单纯性扭挫伤者，宜活血祛瘀，消肿止痛。

（二）手法

按法、揉法、捻法、摇法、拔伸法、擦法等。

（三）取穴与部位

以损伤关节部位为主。

（四）操作

（1）患者取坐位。术者一手捏住伤指，另一手拇、示指在其损伤关节的周围用捻法，配合按揉法在局部交替治疗。手法宜轻柔缓和，时间5～8分钟。

（2）继上势，术者一手用拇、示两指捏住伤指关节近侧，指骨两侧；另一手捏住伤指远端，做关节拔伸法，并轻轻摇动损伤关节6～7次；然后，在拔伸的同时做捻法、按揉法、抹法操作，反复伸屈关节数次，以理顺损伤筋膜，整复损伤关节。时间3～5分钟。

（3）在损伤关节周围用擦法，以透热为度。

（4）伴有侧副韧带断裂或关节脱位者，应先复位固定3周，待解除固定后才能进行推拿治疗。

四、注意事项

（1）损伤有出血者，应在伤后24～48小时后才能推拿。

（2）推拿应在排除骨折、脱位的情况下进行。

（3）治疗期间患指应减少活动量，制动休息。

（4）损伤伴撕脱性骨折者，按骨折处理，固定6～8周。待解除固定后再考虑推拿。

五、疗效评定

（一）治愈

腕桡侧肿痛及压痛消失，功能恢复，握拳尺偏试验阴性。

（二）好转

腕部肿痛减轻，活动时轻微疼痛，握拳尺偏试验（±）。

（三）未愈

症状无改善。

（王　涛）

第十五节　急性腰扭伤

急性腰扭伤是指劳动或运动时腰部肌肉、筋膜、韧带、椎间小关节、腰骶关节的急性损伤，多为突然承受超负荷牵拉或扭转等间接外力所致。俗称"闪腰""岔气"。急性腰扭伤是临床中常见病、多发病。多见于青壮年和体力劳动者，平素缺少体力劳动锻炼的人，或偶尔运动时，用力不当亦易发生损伤。男性多于女性。急性腰扭伤若处理不当,或治疗不及时,可造成慢性劳损。

一、病因病理

造成急性腰扭伤的因素常与劳动强度、动作失误、疲劳,甚至气候、季节有关。大部分患者能清楚讲述受伤时的体态,指出疼痛部位。下列因素易造成腰部损伤:腰部用力姿势不当,如在膝部伸直弯腰提取重物时,重心距离躯干中轴较远,因杠杆作用,增加了肌肉的承受力,容易引起腰部肌肉的急性扭伤。行走失足,行走不平坦的道路或下楼梯时不慎滑倒,腰部前屈,下肢处于伸直位时,亦易造成腰肌筋膜的扭伤或撕裂。动作失调,两人搬抬重物,动作失于协调,身体失去平衡,重心突然偏移,或失去控制,致使腰部在肌肉无准备情况下,骤然强力收缩,引起急性腰扭伤。对客观估计不足,思想准备不够,如倒水、弯腰、猛起,甚至打喷嚏等无防备的情况下,也可发生"闪腰岔气"等。

腰部肌肉、筋膜、韧带和关节的急性损伤可单独发生,亦常合并损伤,但不同组织的损伤其临床表现又不完全相同。急性腰扭伤临床常见于急性腰肌筋膜损伤、急性腰部韧带损伤和急性腰椎小关节紊乱等。

本病属中医"筋节伤""节错证"范畴,腰脊为督脉和足太阳经脉所过,经筋所循,络结汇聚,脏腑之维系,运动之枢纽。凡跌仆、闪挫、扭旋撞击,伤及腰脊,筋络受损,或筋节劳损,气滞血淤,筋拘节错,致使疼痛剧烈,行动牵掣。

二、诊断

(一)急性腰肌筋膜损伤

急性腰肌筋膜损伤是一种较常见的腰部外伤,多因弯腰提取重物用力过猛,或弯腰转身突然闪扭,致使腰部肌肉强烈的收缩,而引起腰部肌肉和筋膜受到过度牵拉、扭捩损伤,严重者甚至撕裂。本病属于中医伤科跌仆闪挫病证。其损伤因受力大小不同,组织损伤程度亦不一样,筋膜损伤,累及血脉,造成局部瘀血凝滞,气机不通,产生瘀血肿胀、疼痛、活动受限等表现。临床以骶棘肌骶骨起点部骨膜撕裂,或筋膜等组织附着点撕裂多见。

1.症状

有明显损伤史,患者常感到腰部有一响声或有组织"撕裂"感;疼痛。伤后即感腰部一侧或两侧疼痛,疼痛多位于腰骶部,可影响到一侧或两侧臀部及大腿后部;轻伤者,损伤当时尚能坚持继续劳动,数小时后或次日症状加重,重伤者,损伤当时即不能站立,腰部用力、咳嗽、喷嚏时疼痛加剧;活动受限。患者不能直腰、俯仰、转身,动则疼痛加剧。患者为减轻腰部疼痛,常用两手扶住并固定腰部。

2.体征

肌痉挛,肌肉、筋膜和韧带撕裂可引起疼痛,引起肌肉的保护性痉挛,腰椎生理前凸减小;不对称性的肌痉挛引起脊柱生理性侧弯等改变;压痛,损伤部位有明显的局限性压痛点,常见于腰骶关节、第3腰椎横突尖和髂嵴后部,可伴有臀部及大腿后部牵涉痛;功能障碍,患者诸方向的活动功能均明显受限;直腿抬高、骨盆旋转试验可呈阳性。

3.辅助检查

X线检查一般无明显异常。可排除骨折、骨质增生、椎间盘退变等。

(二)急性腰部韧带损伤

1.症状

有明显外伤史;伤后腰骶部有撕裂感、剧痛,弯腰时疼痛加重疼痛可放散到臀部或大腿外侧。

2.体征

(1)肿胀:局部可见有肿胀,出血明显者有瘀肿。

(2)肌肉痉挛:以损伤韧带两侧的骶棘肌最为明显。

(3)压痛:伤处压痛明显,棘上韧带损伤压痛浅表,常跨越两个棘突及以上;棘突间损伤压痛较深,常局限于两个棘突之间;髂腰韧带损伤压痛点常位于该韧带的起点处深压痛;单个棘突上浅压痛常为棘突骨膜炎。有棘上、棘间韧带断裂者,触诊可见棘突间的距离加宽。

(4)活动受限:尤以腰部前屈、后伸运动时最为明显。

(5)普鲁卡因局封后疼痛减轻或消失,也可作为损伤的诊断性治疗方法之一。

3.辅助检查

严重损伤者应做 X 线摄片检查,以排除骨折的可能性。

(三)急性腰椎后关节滑膜嵌顿

1.症状

有急性腰部扭闪外伤史,或慢性劳损急性发作;腰部剧痛,精神紧张,不能直立或行走,惧怕任何活动;腰部不敢活动,稍一活动疼痛加剧。

2.体征

(1)体位:呈僵直屈曲的被动体位,腰部正常生理弧度改变,站、坐和过伸活动时疼痛加剧。

(2)肌痉挛:两侧骶棘肌明显痉挛,重者可引起两侧臀部肌肉痉挛。

(3)压痛:滑膜嵌顿的后关节和相应椎间隙有明显压痛,一般无放射痛。棘突无明显偏歪。

(4)功能障碍:腰部紧张、僵硬,各方向活动均受限,尤以后伸活动障碍最为明显。

3.辅助检查

X 线检查可见脊柱侧弯和后凸,两侧后关节不对称,椎间隙左右宽窄不等。可排除骨折及其他骨质病变。

三、治疗

(一)治疗原则

舒筋活血,散瘀止痛,理筋整复。

(二)手法

一指禅推法、㨰法、按法、揉法、弹拨法、擦法、抖腰法、腰部斜扳法。

(三)取穴与部位

阿是穴、肾俞、大肠俞、命门、三焦俞、秩边、委中等穴位,腰骶部及督脉腰段。

(四)操作

1.急性腰肌筋膜损伤

(1)患者取俯卧位。用一指禅推法和㨰法在腰脊柱两侧往返操作 3～4 遍,以放松腰部肌肉。然后在伤侧顺竖脊肌纤维方向用㨰法操作,配合腰部后伸被动活动,幅度由小到大,手法压力由轻到重。时间5～8 分钟。

(2)继上势,用一指禅推法、按揉法在压痛点周围治疗,逐渐移至疼痛处做重点治疗。时间为

5分钟左右。

（3）继上势，按揉肾俞、大肠俞、命门、秩边、环跳、委中、阿是穴等穴位，以酸胀为度，在压痛点部位做弹拨法治疗，弹拨时手法宜柔和深沉。时间为5分钟左右。

（4）继上势，在损伤侧沿竖脊肌纤维方向用直擦法，以透热为度。患者侧卧位，患侧在上做腰部斜扳法。

2.急性腰部韧带损伤

主要是指棘上韧带、棘间韧带和髂腰韧带在外力作用下，导致的撕裂损伤，使韧带弹性和柔韧性降低或松弛。是引起腰背痛的常见原因之一。以腰骶部最为多见。

正常情况下，腰部韧带皆由骶棘肌的保护而免受损伤。当腰椎前屈90°旋转腰部时，棘上韧带和棘间韧带所承受的牵拉力最大，此时突然过度受力，如搬运重物，或用力不当等，超越了韧带的负荷能力，则出现棘上韧带、棘间韧带或髂腰韧带的损伤。此外，腰脊柱的直接撞击也可引起韧带损伤。轻者韧带撕裂，重者韧带部分断裂或完全断裂。可因局部出血、肿胀、炎性物质渗出，刺激末梢神经而产生疼痛。临床上以 $L_5 \sim S_1$ 间韧带损伤最为多见，其次为髂腰韧带、$L_4 \sim L_5$ 间韧带损伤。

（1）患者取俯卧位：用按揉法和擦法在腰脊柱两侧往返操作3～4遍，然后在伤侧顺竖脊肌纤维方向用㨰法操作，以放松腰部肌肉。时间3～5分钟。

（2）继上势，用一指禅推法、按揉法在韧带损伤节段脊柱正中线上下往返治疗，结合指摩、指揉法操作。时间5～8分钟。

（3）继上势，点按压痛点，可配合弹拨法操作，对棘上韧带剥离者，用理筋手法予以理筋整复。时间3～5分钟。

（4）继上势，在损伤节段的督脉腰段用直擦法，以透热为度。对髂腰韧带损伤者，加用侧卧位，做患侧在上的腰部斜扳法。

3.急性腰椎后关节滑膜嵌顿

急性腰椎后关节滑膜嵌顿亦称腰椎后关节紊乱症或腰椎间小关节综合征。是指腰部在运动过程中，由于动作失误或过猛，后关节滑膜被嵌顿于腰椎后关节之间所引起的腰部剧烈疼痛。本病为急性腰扭伤中症状最重的一种类型。以 L_4、L_5 后关节最为多见，其次为 L_5、S_1 和 L_3、L_4 后关节。其发病年龄以青壮年为多见，男性多于女性。

腰椎后关节为上位椎骨的下关节突及下位椎骨的上关节突所构成。每个关节突是互成直角的两个面，一是冠状位，一是矢状位，所以侧弯和前后屈伸运动的范围较大。腰骶关节，则为小关节面介于冠状和矢状之间的斜位，由直立面渐变为近似水平面，上下关节囊较宽松，其屈伸和旋转等活动范围增大。当腰椎前屈时，其后关节后缘间隙张开，使关节内产生负压，滑膜被吸入关节间隙，此时如突然起立或旋转，滑膜来不及退出而被嵌顿在关节间隙，形成腰椎后关节滑膜嵌顿。由于滑膜含有丰富的感觉神经末梢，受嵌压后即刻引起剧痛，并引起反射性肌痉挛，使症状加重。

（1）患者取俯卧位：用按揉法和擦法在患者腰骶部治疗。时间5～8分钟。

（2）继上势，根据滑膜嵌顿相应节段，在压痛明显处用按揉法操作，手法先轻柔后逐渐深沉加重，以患者能忍受为限。时间3～5分钟。

（3）继上势，术者双手握住其踝部，腰部左右推晃10～20次，幅度由小至大，然后抖腰法操作3～5次，以松动后关节，有利于嵌顿的滑膜自行解脱。

（4）解除嵌顿：在上述治疗的基础上，可选用以下方法操作。①斜扳法：患者侧卧位，伸下腿屈上腿，对滑膜嵌顿位于上腰段的，按压臀部用力宜大；对滑膜嵌顿位于下腰段的，推扳肩部用力宜大；对滑膜嵌顿位于中腰段的，按压臀部和推扳肩部两手用力应相等。左右各扳 1 次，不要强求"咯嗒"声响。②背法：具体操作见背法。

（5）沿督脉腰段用直擦法，以透热为度。

四、注意事项

（1）患者注意睡硬板床，避免腰部过度活动，以利于损伤的恢复。

（2）注意腰部保暖，必要时可用腰围加以保护。

（3）缓解期应加强腰背肌功能锻炼，有助于巩固疗效

五、功能锻炼

（一）屈膝收腹

双膝关节屈曲，收腹，双手交叉置于胸前，后背部用力压床，坚持 10 秒钟，重复 6～8 次。

（二）屈伸髋膝

双髋、双膝关节屈曲，双手抱膝，抬头，往上方前倾，坚持 5 秒钟，重复 6～8 次。

（三）俯卧撑

双手撑地，一侧膝关节贴于胸前，另一侧下肢绷直，脚尖着地，腰部慢慢下沉，坚持 5 秒钟。左右交替，重复 6～8 次。

（四）抱膝蹲立

患者立姿，双脚与肩同宽，上体前屈，慢慢下蹲，两手抱膝，坚持 5 秒钟。动作重复 6～8 次。

六、疗效评定

（一）治愈

腰部疼痛消失，脊柱活动正常。

（二）好转

腰部疼痛减轻，脊柱活动基本正常。

（三）未愈

症状无改善。

（高尚忠）

第十六节　慢性腰肌劳损

慢性腰肌劳损指腰部肌肉、筋膜、韧带等组织的慢性疲劳性损伤，又称慢性腰部劳损、腰背肌筋膜炎等。本病好发于体力劳动者和长期静坐缺乏运动的文职人员。

一、病因病理

引起慢性腰肌劳损的主要原因是长期从事腰部负重、弯腰工作，或长期维持某一姿势操作

等,引起腰背肌肉筋膜劳损。或腰部肌肉急性扭伤之后,没有得到及时有效的治疗,或治疗不彻底,或反复损伤,迁延而成为慢性腰痛。或腰椎有先天性畸形和解剖结构缺陷,如腰椎骶化、先天性隐性裂、腰椎滑移等,引起腰脊柱平衡失调,腰肌功能下降,造成腰部肌肉筋膜的劳损。其病理表现为肌筋膜渗出性炎症、水肿、粘连、纤维变性等改变,刺激脊神经后支而产生持续性腰痛。

中医认为,平素体虚,肾气亏虚,劳累过度,或外感风、寒、湿邪,凝滞肌肉筋脉,以致气血不和,肌肉筋膜拘挛,经络阻滞而致慢性腰痛。

二、诊断

(一)症状

(1)有长期腰背部酸痛或胀痛史,时轻时重,反复发作。

(2)天气变化,劳累后腰痛加重,经休息后,或适当活动,改变体位后可减轻。

(3)腰部怕冷喜暖,常喜欢用双手捶腰或做叉腰后伸动作,以减轻疼痛。

(4)少数患者有臀部及大腿后外侧酸胀痛,一般不过膝。

(二)体征

(1)脊柱外观正常,腰部活动一般无明显影响。急性发作时可有腰部活动受限、脊柱侧弯等改变。

(2)腰背肌轻度紧张,压痛广泛,常在一侧或两侧骶棘肌、髂嵴后部、骶骨背面及横突处有压痛。

(3)神经系统检查多无异常。直腿抬高试验多接近正常。

(三)辅助检查

X线检查一般无明显异常。部分患者可见脊柱生理弧度改变、腰椎滑移、骨质增生等;有先天畸形或解剖结构缺陷者,可见第5腰椎骶化、第1骶椎腰化、隐性脊柱裂等。

三、治疗

(一)治疗原则

舒筋通络,活血止痛。

(二)手法

滚法、推法、按法、揉法、点法、弹拨法、擦法等。

(三)取穴与部位

肾俞、命门、大肠俞、关元俞、秩边、环跳、委中、阿是穴,腰背部和腰骶部。

(四)操作

(1)患者取俯卧位,术者用滚法或双手掌推、按、揉腰脊柱两侧的竖脊肌。时间约5分钟。

(2)继上势,用拇指点按或按揉、弹拨竖脊肌数遍。再用拇指端重点推、按、拨揉压痛点。时间约5分钟。

(3)继上势,用双手指端或指腹按、揉、振肾俞、命门、大肠俞、关元俞、秩边、环跳、委中等穴,每穴各半分钟。

(4)继上势,沿督脉腰段及两侧膀胱经用直擦法,横擦腰骶部,以透热为度。

四、注意事项

(1)保持良好的姿势,注意纠正习惯性不良姿势,维持腰椎正常的生理弧度。

（2）注意腰部保暖，防止风寒湿邪侵袭。

（3）注意劳逸结合，对平素体虚，肾气亏虚者配合补益肝肾的中药治疗。

五、功能锻炼

（一）腰部前屈后伸运动

两足分开与肩同宽站立，两手叉腰，做腰部前屈、后伸各 8 次。

（二）腰部回旋运动

姿势同前。做腰部顺时针、逆时针方向旋转各 8 次。

（三）"拱桥式"运动

仰卧床上，双腿屈曲，以双足、双肘和后头部为支点（五点支撑）用力将臀部抬高，呈"拱桥状"8 次。

（四）"飞燕式"运动

俯卧床上，双臂放于身体两侧，双腿伸直，然后将头、上肢和下肢用力向上抬起，呈"飞燕式"8 次。

六、疗效评定

（一）治愈

腰痛症状消失，腰部活动自如。

（二）好转

腰痛减轻，腰部活动功能基本恢复。

（三）未愈

症状未改善。

（高尚忠）

第十七节　腰椎退行性脊柱炎

腰椎退行性脊柱炎是指以腰脊柱椎体边缘唇样增生和小关节的肥大性改变为主要病理变化的一种椎骨关节炎，故又称"增生性脊柱炎""肥大性脊柱炎""脊椎骨关节炎""老年性脊柱炎"等。本病起病缓慢，病程较长，症状迁延，多见于中老年人，男性多于女性。体态肥胖、体力劳动者及运动员等发病则偏早。其临床特征主要表现为慢性腰腿疼痛。

一、病因病理

本病分为原发性和继发性两种。原发性为老年生理性退变，人到中年，随着年龄的增长人体各组织器官逐渐衰退，骨质开始出现退行性改变。这种改变主要表现在机体各部组织细胞所含水分和胶质减少，而游离钙质增加，其生理功能也随之衰退，腰椎椎体边缘形成不同程度的骨赘，椎间盘发生变性，椎间隙变窄，椎间孔缩小，椎周组织反应性变化刺激或压迫周围神经，而引起腰腿疼痛。继发性常由于各种损伤、慢性炎症、新陈代谢障碍，或内分泌紊乱等因素，影响到骨关节软骨板的血液循环和营养供给,从而导致软骨的炎性改变和软骨下骨反应性骨质增生,而引起腰腿痛。

本病主要的病理机制为关节软骨的变性、椎间盘的退行性改变。人体在中壮年以后,椎体周围关节的软骨弹性降低,其边缘、关节囊、韧带等附着处,逐渐形成保护性的骨质增生。椎间盘退变表现为髓核内的纤维组织增多,髓核逐渐变性,椎间盘萎缩,椎间隙变窄,椎间孔变小,又加速了髓核和纤维环的变性。椎间盘退变使脊柱失去椎间盘的缓冲,椎体前、后缘应力增加,所受压力明显增大,椎体两端不断受到振荡、冲击和磨损,引起骨质增生。椎体受压和磨损的时间越长,骨质增生形成的机会越多。此外,在椎间盘变性的同时,也会发生老年性的骨质疏松现象,削弱了椎体对压力的承重负荷能力。

本病属中医"骨痹""骨痿证"范畴。中医认为本病与年龄及气血盛衰、筋骨强弱有关。人过中年,内因肝肾亏虚,骨失充盈,筋失滋养;外因风寒湿邪客于脊隙筋节,或因积劳成伤,气血凝带,节窍黏结,筋肌拘挛,脊僵筋弛而作痛,每遇劳累即发,病程缠绵。

二、诊断

(一)症状

(1)发病缓慢,45岁以后逐渐出现腰痛,缠绵持续,60岁以后腰痛反而逐渐减轻。

(2)一般腰痛并不剧烈,仅感腰部酸痛不适,活动不太灵活,或有束缚感。晨起或久坐起立时腰痛明显,而稍事活动后疼痛减轻,过度疲劳、阴雨天气或受风寒后症状又会加重。

(3)腰痛有时可牵涉至臀部及大腿外侧部。

(二)体征

(1)腰椎弧度改变,生理前凸减小或消失,明显者可见圆背。

(2)两侧腰肌紧张、局限性压痛,有时腰椎棘突有叩击痛。臀上皮神经和股外侧皮神经分布区按之酸痛。

(3)急性发作时腰部压痛明显,肌肉痉挛,脊柱运动受限。

(4)直腿抬高试验、后伸试验可呈阳性。

(三)辅助检查

X线片检查可显示腰椎体边缘骨质增生、唇样改变或骨桥形成。椎间隙变窄或不规则,关节突模糊不清,可伴有老年性骨萎缩。

三、治疗

(一)治疗原则

行气活血,舒筋通络。

(二)手法

㨰法、按法、揉法、点法、弹拨法、扳法、摇法、擦法等。

(三)取穴和部位

命门、阳关、气海俞、大肠俞、关元俞、夹脊、委中等穴及腰骶部。

(四)操作

(1)患者取俯卧位。术者用㨰法、按揉法在腰部病变处、腰椎两侧膀胱经及腰骶部往返操作,可同时配合下肢后抬腿活动,手法宜深沉。时间5～8分钟。

（2）继上势,用拇指按命门、阳关、气海俞、大肠俞、关元俞等穴,叠指按揉或掌根按脊椎两旁夹脊穴。时间5~8分钟。

（3）有下肢牵涉痛者,继上势,在臀部沿股后肌群至小腿后侧,大腿外侧至小腿外侧用擦法、按揉法、捏法、拿法操作,并按揉、点压委中、承山、阳陵泉等穴位。时间5~8分钟。

（4）继上势,在腰部边用擦法,边做腰部后伸扳法操作,然后改为侧卧位,做腰部斜扳法,左右各1次,以调整脊柱后关节。

（5）患者俯卧位,沿督脉腰段及脊柱两侧夹脊穴用掌擦法,腰骶部用横擦法治疗,以透热为度。然后患者仰卧位,做屈髋屈膝抖腰法,结束治疗。

四、注意事项

（1）对骨质增生明显或有骨桥形成者,老年骨质疏松者,伴有椎体滑移者,不宜用扳法。

（2）有腰椎生理弧度变直或消失者,可采用仰卧位腰部垫枕;对腰椎生理弧度增大者,可采用仰卧位臀部垫枕,以矫正或改善其生理弧度。

（3）注意腰部保暖,慎防受风寒湿邪侵袭。注意适当的功能锻炼。

（高尚忠）

第十八节　第三腰椎横突综合征

第三腰椎横突综合征是以第三腰椎横突部明显压痛为特征的慢性腰痛,又称为第三腰椎横突周围炎或第三腰椎横突滑囊炎。本病是腰肌筋膜劳损的一种类型,多数为一侧发病,部分患者可有两侧发病。本病以青壮年体力劳动者多见。

一、病因病理

由于第三腰椎为腰脊椎的中心,活动度大,其横突较长,抗应力大。为腰大肌、腰方肌起点,并附有腹横肌、背阔肌的深部筋膜。当腰、腹部肌肉强力收缩时,该处所承受的牵拉应力最大。因此,第三腰椎横突上附着的肌肉容易发生牵拉损伤,引起局部组织的炎性出血、肿胀、渗出等病理变化。横突顶端骨膜下假性滑囊形成,渗出液吸收困难,使穿行其间的血管、腰脊神经后支的外侧支受到刺激或压迫,产生腰痛和臀部痛,反应性地引起骶棘肌痉挛。日久横突周围瘢痕粘连,筋膜增厚,神经纤维可发生变性,使症状持续。

本病属中医伤科"腰痛"范畴。常因闪挫扭腰,筋肌损伤,气血瘀滞,筋粘拘僵,时时作痛;或因慢性劳损,或被风寒湿邪所困,致气血痹阻,筋肌失荣,久而黏结挛僵,活动掣痛,发为本病。

二、诊断

（一）症状

（1）腰部常有疲劳、不适感、疼痛等表现,疼痛常以一侧为甚,呈弥漫性。

（2）腰痛多呈持续性,劳累、天气变化、晨起或弯腰时加重,稍事活动疼痛减轻。

（3）少数患者可出现间歇性酸胀乏力、疼痛,可牵涉臀部、股后部及股内侧等部位。

(二)体征

(1)压痛:一侧或两侧的第 3 腰椎横突顶端有局限性压痛,可触及纤维性结节状或囊性样肿胀。

(2)肌痉挛:病变侧腰部肌肉紧张或肌张力减弱。

(3)活动功能:活动功能基本正常。急性发作时,腰部活动功能可明显受限。

(4)直腿抬高试验可为阳性。

(三)辅助检查

X 线检查可发现第 3 腰椎横突明显过长,远端边缘部有钙化阴影,或左右横突不对称、畸形等。

三、治疗

(一)治疗原则

活血散瘀,舒筋通络。

(二)手法

㨰法、摩法、推法、揉法、按法、点法、弹拨法、擦法。

(三)取穴与部位

阿是穴、环跳、承扶、殷门、委中、承山,腰背部。

(四)操作

(1)患者取俯卧位,术者用㨰法在脊柱两侧的竖脊肌、骶骨背面或臀部操作,并配合用手掌根或肘尖,在病变侧第三横突上下反复地推、揉、按、点等手法操作。时间约 5 分钟。

(2)继上势,术者以拇指反复按、揉环跳、承扶、殷门、委中、承山等穴,并配合腰部后伸被动活动。时间 3～5 分钟。

(3)继上势,术者用一手拇指在第 3 腰椎横突处对结节样或条索状硬块进行弹拨、按揉,操作要围绕横突的顶端、上侧面、下侧面和腹侧面进行操作,用力要由轻到重,以缓解疼痛。时间 5～8 分钟。

(4)医师用掌根沿患侧骶棘肌自上而下的推、摩、按、揉操作;最后在病变侧沿竖脊肌纤维方向做上下往返的擦法,以透热为度。时间 2～3 分钟。

四、注意事项

(1)治疗期间应睡硬板床,可佩戴腰围加以保护。

(2)纠正不良姿势,避免或减少腰部的前屈、后伸和旋转活动。

(3)注意腰部保暖,避免过度疲劳。

五、功能锻炼

同"急性腰扭伤"。

六、疗效评定

(一)治愈

腰痛消失,功能恢复。

(二)好转

腰痛减轻,活动功能基本恢复,劳累后仍觉疼痛不适。

(三)未愈

腰痛未明显减轻,活动受限。

（马彦美）

第十九节　梨状肌综合征

梨状肌综合征是指由于间接外力,如闪扭、下蹲、跨越等,使梨状肌受到牵拉损伤,引起局部充血、水肿、肌痉挛,进而刺激或压迫坐骨神经,产生局部疼痛、活动受限和下肢放射性痛、麻等一系列症状的综合征。本病又称梨状肌损伤、梨状肌孔狭窄综合征。

一、病因病理

(一)损伤

本病多由于髋臀部闪、扭、下蹲、跨越等间接外力所致,尤其在下肢外展、外旋位突然用力;或外展、外旋蹲位突然起立;或在负重情况下,髋关节突然内收、内旋,使梨状肌受到过度牵拉而损伤。其病理表现为梨状肌撕裂、出血、渗出,肌肉呈保护性痉挛。日久,出现局部粘连,若损伤经久不愈,刺激坐骨神经出现下肢放射性疼痛、麻木。

(二)变异

梨状肌与坐骨神经关系密切。正常情况下,坐骨神经经梨状肌下孔穿过骨盆到臀部,约占62%;而梨状肌变异或坐骨神经高位分支的,约占38%。这种变异表现为一是坐骨神经高位分支为腓总神经和胫神经,腓总神经从梨状肌肌腹中穿出,而胫神经从梨状肌下孔穿出的,约占35%;二是坐骨神经从梨状肌肌腹中穿出,或从梨状肌上孔穿出,约占3%。

由于上述变异,当臀部受风寒湿邪侵袭,可导致梨状肌痉挛、增粗,局部充血、水肿,引起无菌性炎症,使局部张力增高,刺激或压迫穿越其肌腹的坐骨神经和血管而出现一系列临床症状。

本病属中医伤科足少阳经筋病。骶尻部为足少阳经筋所络,凡闪扭、蹲起、跨越等损伤,或受风寒湿邪侵袭,以致气血瘀滞,经气不通,循足少阳经筋而筋络挛急疼痛;若累及足太阳经筋则出现循足太阳经筋的腿痛。

二、诊断

(一)症状

(1)有髋部闪扭或蹲位负重起立损伤史,或臀部受凉史。

(2)患侧臀部深层疼痛,呈牵拉样、刀割样或蹦跳样疼痛,且有紧缩感,可沿坐骨神经分布区域出现下肢放射痛。偶有小腿外侧麻木,会阴部下坠不适。

(3)患侧下肢不能伸直,自觉下肢短缩,步履跛行,或呈鸭步移行。髋关节外展、外旋活动受限。

(4)咳嗽、解便、喷嚏时疼痛加剧。

(二)体征

(1)压痛。沿梨状肌体表投影区深层有明显压痛,有时沿坐骨神经分布区域出现放射性痛、麻。

(2)肌痉挛。在梨状肌体表投影处可触及条索样或弥漫性的肌束隆起,日久可出现臀部肌肉松弛、无力,重者可出现萎缩。

(3)患侧下肢直腿抬高在60°以前疼痛明显,超过60°时疼痛却反而减轻。

(4)梨状肌紧张试验阳性。

(三)辅助检查

X线摄片检查可排除髋关节骨性病变。

三、治疗

(一)治疗原则

舒筋活血,通络止痛。

(二)手法

㨰法、按揉法、弹拨法、点按法、推法、擦法及运动关节类手法等。

(三)取穴与部位

环跳、承扶、秩边、风市、阳陵泉、委中、承山及梨状肌体表投影区及下肢前外侧等。

(四)操作

(1)患者俯卧位。术者站于患侧,先用柔和而深沉的㨰法沿梨状肌体表投影反复施术3~5分钟;然后用掌按揉法于患处操作2~3分钟;再在患侧大腿后侧、小腿前外侧施㨰法和拿揉法2~3分钟,使臀部及大腿后外侧肌肉充分放松。

(2)继上势,术者用拇指弹拨法于梨状肌肌腹呈垂直方向弹拨治疗,并点按环跳、承扶、阳陵泉、委中、承山等穴。以酸胀为度,达通络止痛之目的。时间5~8分钟。

(3)继上势,术者施掌推法或深按压法,顺肌纤维方向反复推压5~8次,力达深层;再以肘尖深按梨状肌1~2分钟,以达理筋整复之目的。

(4)术者一手扶按髋臀部,一手托扶患侧下肢,做患髋后伸、外展及外旋等被动运动,反复数次,以滑利关节,松解粘连,最后在其梨状肌体表投影区沿肌纤维方向施擦法,以透热为度。时间2~3分钟。

四、注意事项

(1)梨状肌位置较深,治疗时不可因位置深而施用暴力,以免造成新的损伤。

(2)急性损伤期手法宜轻柔,恢复期手法可稍重,并配合弹拨法,一般能获得较好效果。

(3)注意局部保暖,避免风寒刺激。

五、功能锻炼

急性损伤期应卧床休息1~2周,以利损伤组织的修复。

六、疗效评定

(一)治愈

臀腿痛消失,梨状肌无压痛,功能恢复正常。

(二)好转

臀腿痛缓解,梨状肌压痛减轻,但长时间行走仍痛。

(三)未愈

症状、体征无改善。

（马彦美）

第二十节　臀上皮神经炎

臀上皮神经炎亦称臀上皮神经损伤,是指臀上皮神经在腰臀部的腰背筋膜和臀筋膜交汇处受到挤压、牵拉引起无菌性炎症,刺激臀上皮神经所致的以臀部及腿部疼痛为主的一组综合征。本病是临床常见的"臀腿痛"发病原因之一。

一、病因病理

臀上皮神经由 $L_1 \sim L_3$ 脊神经后支的外侧支组合而成,经骶棘肌外缘穿出腰背筋膜,穿出后的各支行于腰背筋膜的表面,向外下方形成臀上皮神经血管束,越过髂嵴进入臀上部分叶状结缔组织中,至臀大肌肌腹缘处,支配相应部位的臀筋膜和皮肤组织的感觉。

由于腰背筋膜与臀筋膜的纤维方向不一致,臀上皮神经分布其中,当弯腰动作过猛或过久,突然地腰骶部扭转、屈伸牵拉损伤,局部受到直接暴力的撞击可引起筋膜撕裂损伤。其病理表现为局部充血、水肿、炎症渗出增多,刺激臀上皮神经而出现分布区域疼痛。损伤不愈或反复损伤则出现局部组织粘连、变性、机化、肥厚或瘢痕牵缩,压迫周围血管、神经,使疼痛缠绵。

本病属中医伤科"筋伤""筋出槽"范畴。

二、诊断

(一)症状

(1)多数患者有腰骶部闪挫或扭伤史,部分患者外伤史不明显或仅臀部受凉后慢性发病。

(2)一侧腰臀部疼痛,呈刺痛、酸痛或撕裂样疼痛,急性发作者疼痛剧烈,且有患侧大腿后部牵拉样痛,但多不过膝。

(3)行走不便,弯腰受限,坐或起立困难;尤以改变体位时,疼痛加剧。严重者下坐或起立需他人搀扶,或自己扶持物体方能行动。

(二)体征

(1)患侧臀上部及下腰区皮肤及肌肉呈板状,臀上皮神经分布区域有广泛的触痛。

(2)在髂嵴最高点内侧 2~3 cm 处下方的皮下可触及隆起的、可滑动的"条索状"筋结物,触压时感酸、麻、胀、刺痛难忍。

(3)对侧下肢直腿抬高可受限,但无神经根受刺激征。

三、治疗

(一)治疗原则

舒筋通络,活血止痛。

(二)手法

㨰法、一指禅推法、按法、揉法、点法、弹拨法、擦法等。

(三)取穴与部位

阿是穴、肾俞、白环俞、秩边、环跳、风市、委中及腰臀部等。

(四)操作

(1)患者俯卧位,术者立于患侧,用㨰、按、揉手法在患侧腰臀部及大腿后外侧往返施术,用力宜深沉和缓,时间3~5分钟。以放松局部及相关的筋肌组织,促进炎症、水肿吸收,以达到舒筋活血的目的。

(2)继上势,在上述穴位用一指禅推法、指揉法治疗,重点在阿是穴、白环俞、秩边等穴。时间3~5分钟。

(3)在髂嵴最高点内侧2~3 cm处下方条索状肌筋处施以弹拨法,手法由轻渐重,以患者能忍受为限,可与按揉法交替操作,时间2~3分钟。以松解粘连,消散挛缩筋结,以解痉止痛。

(4)沿神经、血管束行走方向施擦法,以透热为度。以促进局部血循环,达到祛瘀散结、止痛之目的。

四、注意事项

(1)因臀上皮神经位置浅表,故弹拨手法宜轻柔,避免强刺激。

(2)治疗期间以卧床休息为主,减少腰臀部活动,以减少渗出,有利于炎症水肿吸收。

(3)缓解期应进行腰部前屈、后伸及左右侧屈、旋转活动锻炼,可减少复发。

(4)注意局部保暖,避免过度劳累。

(马彦美)

第二十一节 股内收肌损伤

股内收肌损伤是指大腿过度用力或牵拉使内收肌遭受急性损伤,使大腿内侧疼痛,内收、外展活动时疼痛加剧,导致功能障碍的一种临床上较为常见的损伤。过去多见于骑马致伤,故又称之"骑士捩伤"。武术、跳高、跨栏、体操等运动最易造成此类损伤。

一、病因病理

股内收肌群为大腿内侧肌肉,包括大收肌、长收肌、短收肌和耻骨肌等,其作用为使大腿内收。当大腿过度内收,或大腿在外展时负重起立,内收肌强力收缩,超过了肌纤维的负荷能力,导致内收肌群的损伤;骑马、武术、跳高、跨栏、体操等运动,可由于内收肌遭受强力的牵拉而损伤。损伤常发生在肌腹或肌腹与肌腱交界处。其病理表现为肌纤维部分或大部分撕裂,或肌腱附着处损伤等,如股内收肌群的起、止点损伤,可造成创伤性骨膜炎;肌腹损伤,可造成肿胀、瘀血、肌肉痉挛与粘连。治疗失宜,或日久,可引起血肿机化,甚至成为骨化性肌炎,限制大腿外展和前屈的功能活动。炎性渗出刺激闭孔神经时,则引起反射性肌痉挛,疼痛加剧。

本病属中医伤科"筋肌伤"范畴。股内侧为足太阴经筋所过,过度收缩或强力牵拉,致髋节筋伤,气血瘀滞,拘挛掣痛而发为本病。

二、诊断

(一)症状
(1)有大腿过度用力收缩或强力牵拉损伤史。

(2)大腿内侧疼痛,尤以耻骨部位疼痛为甚,患部感觉僵硬,脚尖不敢着地,走路跛行,站立或下蹲时更痛。

(3)髋关节功能活动受限,不敢做大腿内收、外展活动,患肢常呈半屈曲位的保护性姿势。

(二)体征
(1)肿胀。大腿内侧肿胀,部分患者有皮下出血。

(2)压痛。内收肌广泛压痛,耻骨部内收肌起点处或肌腹部压痛明显,肌紧张,有时可在大腿内侧触摸到肌肉呈条束状痉挛。

(3)功能障碍。髋关节内收功能受限,被动外展时疼痛加剧。

(4)内收肌阻抗试验阳性。患者仰卧,屈膝屈髋,双足心相对平放在床上,术者双手放于膝内侧,压双膝外展,嘱患者内收髋部,疼痛加剧者为阳性。

(5)屈膝屈髋试验、"4"字试验呈阳性。

(三)辅助检查
X线摄片检查一般无明显异常。当有骨化性肌炎时,可显示其转化阴影。

三、治疗

(一)治疗原则
活血祛瘀,解痉止痛。

(二)手法
推法、滚法、按法、揉法、拿法、擦法等,并配合被动运动。

(三)取穴与部位
阴陵泉、阴廉、箕门、血海、委中等穴及患侧大腿内侧为主。

(四)操作
(1)患者仰卧位,患肢呈屈膝略外旋位。术者在大腿内侧用滚法、按揉法上下往返治疗。以拇指在内收肌附着处重点按揉,手法宜轻柔缓和。时间5~8分钟。

(2)继上势,以拇指按揉阴陵泉、阴廉、箕门、血海诸穴,每穴1分钟。再沿内收肌用轻柔的拿法与弹拨法交替操作2~3分钟。

(3)继上势,患肢呈屈膝屈髋分腿位,足踝置于健侧膝上部。术者在其大腿内侧肌群用滚法治疗,边滚动边按压患肢膝部,一按一松,使之逐渐完成"4"字动作。

(4)患者俯卧位,术者在大腿后侧用滚法,并配合下肢后伸及外展内收的被动运动,继之拿委中穴,并用按揉法于臀部及坐骨结节处治疗。

(5)患者仰卧位,患侧下肢外展位,沿内收肌肌纤维方向施擦法,以透热为度。

四、注意事项

(1)急性损伤有皮下出血者,视出血量多少,在伤后 24～48 小时后才能推拿。

(2)治疗期间应避免大腿过度外展和内收活动。

(3)推拿治疗期间可根据病情需要,配合蜡疗、超声波疗法或中药外敷法治疗。

五、功能锻炼

适当进行功能锻炼,可做侧压腿及髋部外展练习。

六、疗效评定

(一)治愈

肿痛消失,局部无压痛,无硬结,髋关节外展、内收无疼痛,股内收肌抗阻试验阴性。

(二)好转

症状基本消失,髋外展、劳累或剧烈活动后仍有疼痛、乏力,股内收肌抗阻试验(±)。

(三)未愈

症状无改善。

（马彦美）

第二十二节　原发性增生性膝关节炎

原发性增生性膝关节炎是由于膝关节的退行性改变和慢性积累性关节磨损,引起膝部关节软骨变性,关节软骨面反应性增生,骨刺形成,导致膝关节疼痛,活动受限伴关节活动弹响及摩擦音的一种病证。本病又名退行性膝关节炎、肥大性膝关节炎、老年性膝关节炎。是中老年人最常见的疾病之一,且以肥胖女性多见。

一、病因病理

本病的病因尚未完全明了,一般认为主要与膝关节积累性机械损伤和退行性改变有关。

(一)损伤

膝关节因超负荷等因素反复持久刺激而引起关节软骨面和相邻软组织的慢性积累性损伤,同时使膝关节内容物的耐受应力降低。当长时间行走或跑跳时在关节应力集中的部位受到过度磨损,导致膝关节腔逐渐变窄,关节腔内容物相互摩擦,产生炎性变使腔内压增高。异常的腔内压刺激局部血管、神经,使之反射性地调节减弱,应力下降,形成作用于关节的应力和对抗应力的组织性能失调。

(二)退变

由于老年人软骨基质中的黏多糖减少,纤维成分增加,使软骨的弹性减低而遭受力学伤害产生退行性改变。

增生好发于胫骨平台髁间突,其次为髌骨边缘。髁间突增生可能与膝关节长期超负荷支撑、过度运动、交叉韧带的起止部反复机械牵拉有关。一方面关节软骨积累性损伤导致关节软骨的胶原纤维变性,而使关节软骨变薄或消失,关节活动时产生疼痛与受限;另一方面韧带与髁间突结合部反复损伤与修复并存,钙盐沉积,纤维化,形成骨质增生。髌骨边缘增生则可能与股四头肌、髌韧带,以及膝关节胫侧、腓侧支持带牵拉损伤有关。由于增生使关节间隙逐渐变窄,增生物直接刺激关节面产生疼痛,若刺激关节腔内容物和滑膜,产生无菌性炎症渗出,腔内压增高,导致关节肿胀。后期因关节囊纤维化、增厚,滑膜肥厚肿胀,出现关节粘连,活动受限,关节周围肌肉萎缩。当软骨面龟裂剥脱,进入关节腔内形成"关节鼠",则是引起关节交锁征的主要原因。

本病属中医"骨痹"范畴。膝关节乃胫股之枢纽,机关之室,诸筋之会,多气多血之节。年老体弱,肝肾亏虚,气血失荣,肝亏则筋弛,肾虚则骨疏,动之不慎伤节,或复感风寒湿邪,凝聚节窍,发为痹证,滞留不去,为肿为痛。骨质稀疏,骨赘形成,筋挛成拘,屈而不伸,伸而不屈。

二、诊断

(一)症状

(1)起病缓慢,有膝关节慢性劳损史。

(2)初起时仅感膝部乏力,逐渐出现行走时疼痛,后为持续性;劳累和夜间疼痛较重。

(3)上下楼梯时疼痛明显,跑跳跪蹲均受到不同程度的限制。

(4)行走时跛行,少数患者有膝关节轻度肿胀,活动受限。

(二)体征

(1)关节内疼痛,关节间隙有深压痛,关节伸屈功能受限。

(2)行走或下楼梯时,关节内有一步一刺痛的感觉,尤以下楼梯时刺痛明显。

(3)关节活动时可闻及摩擦或弹响音,炎症渗出明显者两侧膝眼饱隆肿胀。

(4)后期可见股四头肌轻度萎缩。

(三)辅助检查

1.X线片检查

正位片显示关节间隙变窄,关节边缘硬化,胫骨平台髁间突明显增生变尖。侧位片可见股骨内侧髁和外侧髁粗糙,胫股关节面模糊,髌股关节面变窄,髌骨边缘骨质增生及髌韧带钙化。

2.实验室检查

血、尿常规检查,血沉检查,抗"0"及类风湿因子检查未见异常;关节液为非炎性。

三、治疗

(一)治疗原则

舒筋通络,活血止痛,滑利关节。

(二)手法

㨰法、点按法、拿捏法、弹拨法、摇法、擦法、搓揉法及运动关节类手法。

(三)取穴与部位

鹤顶、内外膝眼、梁丘、血海、阴陵泉、阳陵泉、委中、承山等穴及患膝髌周部位。

(四)操作

(1)患者仰卧位,患膝腘窝部垫枕使膝关节呈微屈(约屈膝30°)。术者立于其患侧,沿股四头肌至髌骨两侧施擦法,重点在髌骨两侧部,然后在小腿前外侧施擦法操作。时间约5分钟。

(2)继上势,术者以拇指按揉髌骨周围及关节间隙,重点在髌韧带两侧,配合做髌韧带弹拨法。时间3～5分钟。

(3)继上势,按揉鹤顶、内外膝眼、梁丘、血海等穴,每穴约1分钟。

(4)继上势,在膝前部用掌根按揉大腿股四头肌及膝髌周围,并配合做髌骨拿捏手法。时间2～3分钟。

(5)患者改俯卧位,术者在其腘窝部、大腿及小腿后侧用擦法操作,重点在腘窝部,并与膝关节屈伸活动配合进行。时间3～5分钟。

(6)患者改仰卧位,术者在其膝关节周围用擦法治疗,以透热为度。然后摇膝关节左右各5～8次。双掌抱膝搓揉1～2分钟。局部可加用湿热敷。

四、注意事项

(1)膝关节肿痛严重者应卧床休息,避免超负荷活动与劳动,以减轻膝关节负担。

(2)注意患膝保暖,可佩戴护膝予以保护。

(3)适当进行膝关节功能锻炼,防止股四头肌萎缩和关节粘连。

五、功能锻炼

患者应主动进行膝关节功能锻炼,如膝关节伸屈活动,每天1次,每次20～30遍,以改善膝关节的活动范围及加强股四头肌力量。

(马彦美)

第二十三节　膝关节创伤性滑膜炎

膝关节创伤性滑膜炎主要是指膝关节遭受扭挫等外伤或劳损,导致关节囊滑膜层损伤,发生充血、渗出,关节腔内大量积液积血,临床以关节肿胀、疼痛、活动困难为主要特征的一种疾病。本病又称急性损伤性膝关节滑膜炎,可发生于任何年龄。

一、病因病理

膝关节的关节囊分纤维层和滑膜层,滑膜层包裹胫、股、髌关节。正常情况下,滑膜层分泌少量滑液,有利于关节活动和保持软骨面的润滑。当膝关节由于跌仆损伤、扭伤、挫伤、遭受撞击等急性损伤,或过度跑、跳、起蹲等活动及慢性劳损、关节内游离体等因素,使滑膜与关节面过度摩擦,挤压损伤滑膜,导致创伤性滑膜炎的发生。其病理表现为滑膜充血、水肿、渗出液增多并大量积液,囊内压力增高,影响组织的新陈代谢,形成恶性循环。若滑液积聚日久得不到及时吸收,则刺激关节滑膜,使滑膜增厚,纤维素沉积或机化,引起关节粘连,软骨萎缩,从而影响膝关节正常活动。久之可导致股四头肌萎缩,使关节不稳。

本病属中医伤科"节伤""节粘证"范畴。膝为诸筋之会,多气多血之枢,机关之室。凡磕仆闪挫,伤及节窍;或过劳虚寒,窍隙受累,气血疲滞,瘀阻于窍则节肿,筋络受损则痛,拘挛则屈而不能伸,伸而不能屈,久之则节粘不能用。

二、诊断

(一)症状

(1)膝关节有明显的外伤史或慢性劳损史。

(2)膝关节呈弥漫性肿胀、疼痛或胀痛,活动后症状加重。

(3)膝软乏力、屈伸受限、下蹲困难。

(4)急性损伤者,常在伤后5～6小时出现髌上囊处饱满膨隆。

(二)体征

(1)膝关节肿大,屈膝时两侧膝眼饱胀。

(2)局部皮温增高,关节间隙广泛压痛。

(3)膝关节屈伸受限,尤以膝关节过伸、过屈时明显。抗阻力伸膝时疼痛加重。

(4)浮髌试验阳性。

(三)辅助检查

1.膝关节穿刺

可抽出淡黄色或淡红色液体。

2.膝关节X线片检查

一般无明显异常,但可排除关节内骨折及骨性病变。

三、治疗

(一)治疗原则

活血化瘀,消肿止痛。

(二)手法

摇法、按法、揉法、㨰法、拿法、摩法及擦法等。

(三)取穴与部位

伏兔、梁丘、血海、双膝眼、鹤顶、委中、阳陵泉、阴陵泉等穴及患侧膝关节周围。

(四)操作

(1)患者仰卧位、伸膝位。术者立于患侧,以㨰法或掌按揉法在膝关节周围治疗,先治疗肿胀周围,然后治疗肿胀部位,并配合揉拿股四头肌。手法先轻,后适当加重,以患者能忍受为度。时间5～8分钟。

(2)继上势,术者用拇指依次点按伏兔、梁丘、血海、双膝眼、鹤顶、委中、阳陵泉、阴陵泉等穴,每穴0.5～1分钟。

(3)继上势,术者以手掌按于患膝部施摩法,以关节内透热为宜。

(4)继上势,术者将患肢屈髋屈膝呈90°,以一手扶膝部,另一手握踝上,左右各摇晃膝关节6～7次,然后做膝关节被动屈伸运动6～7次。动作要求轻柔缓和,以免再次损伤滑膜组织。

(5)继上势,在髌骨周围及膝关节两侧用擦法,以透热为度。再用两手掌搓揉膝关节两侧。局部可加用湿热敷。

四、注意事项

(1)急性期膝关节不宜过度活动。可内服活血化瘀的中药,外敷消瘀止痛膏。

（2）对严重积液者,可用关节穿刺法将积液或积血抽出,并注入1%盐酸普鲁卡因3～5 mL及泼尼松12.5～25 mg,再用加压包扎处理。此法可重复2～3次。

（3）患膝注意保暖,避免受风寒湿邪侵袭。

（4）慢性期应加强股四头肌功能锻炼,防止肌萎缩。

五、功能锻炼

急性期过后,做股四头肌等长收缩练习,每次5～6分钟,并逐渐增加练习次数,以防肌肉萎缩。慢性期做膝关节屈伸活动,防止或解除关节粘连。

六、疗效评定

（一）治愈
疼痛肿胀消失,关节活动正常。浮髌试验阴性,无复发者。

（二）好转
膝关节肿痛减轻,关节活动功能改善。

（三）未愈
症状无改善,并见肌肉萎缩或关节强硬。

（马彦美）

第二十四节　膝关节侧副韧带损伤

膝关节侧副韧带损伤是指由于膝关节遭受暴力打击、过度内翻或外翻引起膝内侧或外侧副韧带损伤,临床以膝关节内侧或外侧疼痛、肿胀、关节活动受限,小腿外展或内收时疼痛加重为主要特征的一种病证。膝关节侧副韧带损伤可分为内侧副韧带损伤和外侧副韧带损伤,临床以内侧副韧带损伤多见。可发生于任何年龄,以运动损伤居多。

一、病因病理

（一）内侧副韧带损伤
膝关节生理上呈轻度外翻。当膝关节微屈（130°～150°）时,膝关节的稳定性相对较差,此时,如果遇外力作用使小腿骤然外翻、外旋,牵拉内侧副韧带造成损伤;或足部固定不动,大腿突然强力内收、内旋;或膝关节伸直位时,膝或腿部外侧受到暴力打击或重物挤压,促使膝关节过度外翻,即可造成内侧副韧带损伤。若损伤作用机制进一步加大,则造成韧带部分撕裂或完全断裂,严重时可合并半月板或交叉韧带的损伤。

（二）外侧副韧带损伤
由于膝关节呈生理性外翻,又有髂胫束共同限制膝关节内翻和胫骨旋转的功能,所以外侧副韧带的损伤较少见。但在小腿突然内翻、内旋;或大腿过度强力外翻、外旋;或来自膝外侧的暴力作用或小腿内翻位倒地挫伤,使膝关节过度内翻,导致膝外侧副韧带牵拉损伤。损伤多见于腓骨小头抵止部撕裂。严重者可伴有外侧关节囊、腘肌腱撕裂,腓总神经损伤或受压,可合并有腓骨小头撕脱骨折。

韧带损伤后引起局部出血、肿胀、疼痛，日久血肿机化、局部组织粘连，进一步导致膝关节活动受限。

本病属中医伤科"筋伤"范畴。中医认为膝为诸筋之会，内为足三阴经筋所结之处，外为足少阳经筋、足阳明经筋所络，急、慢性劳伤，损伤筋脉，气血瘀滞，致筋肌拘挛，牵掣筋络，屈伸不利，伤处为肿为痛。

二、诊断

(一)症状

(1)有明显的膝关节外翻或内翻损伤史。

(2)伤后膝内侧或外侧当即疼痛、肿胀，部分患者有皮下瘀血。

(3)膝关节屈伸活动受限，跛行或不能行走。

(二)体征

1.肿胀

伤处肿胀，多数为血肿。血肿初起为紫色，后逐渐转为紫黄相兼。

2.压痛

膝关节内侧或外侧伤处有明显压痛。内侧副韧带损伤压痛点局限于内侧副韧带的起止部；外侧副韧带损伤时，压痛点常位于股骨外侧髁，或腓骨小头处。

3.放散

痛内侧副韧带损伤，疼痛常放散到大腿内侧、小腿内侧肌群，伴有肌肉紧张或有痉挛；外侧副韧带损伤，疼痛可向髂胫束、股二头肌和小腿外侧放散，伴有肌肉紧张或有痉挛。

4.侧向运动试验

膝内侧或外侧疼痛加剧，提示该侧副韧带损伤。

5.韧带断裂

侧副韧带完全断裂时，可触及该断裂处有凹陷感，做侧向运动试验时，内侧或外侧关节间隙有被"拉开"或"合拢"的感觉。

6.合并损伤

合并半月板损伤时麦氏征阳性；合并交叉韧带损伤时抽屉试验阳性；合并腓总神经损伤时，小腿外侧足背部有麻木感，甚者可有足下垂。

(三)辅助检查

X线片检查：内侧副韧带完全断裂时，做膝关节外翻位应力下摄片，可见内侧关节间隙增宽；外侧副韧带完全断裂者做膝关节内翻位应力下摄片，可见外侧关节间隙增宽；合并有撕脱骨折时，在撕脱部位可见条状或小片状游离骨片。

三、治疗

(一)治疗原则

活血祛瘀，消肿止痛，理筋通络。

(二)手法

滚法、按法、揉法、屈伸法、弹拨法、搓法、擦法等。

（三）取穴与部位

1.内侧副韧带损伤

血海、曲泉、阴陵泉、内膝眼等穴及膝关节内侧部。

2.外侧副韧带损伤

膝阳关、阳陵泉、犊鼻、梁丘等穴及膝关节外侧部。

（四）操作

1.内侧副韧带损伤

（1）患者仰卧位，患肢外旋伸膝。术者在其膝关节内侧用㨰法治疗，先在损伤部位周围操作，后转到损伤部位操作。然后沿股骨内侧髁至胫骨内侧髁施按揉法，上下往返治疗。手法宜轻柔，切忌粗暴。时间5～8分钟。

（2）继上势，术者用拇指按揉血海、曲泉、阴陵泉、内膝眼等穴，每穴约1分钟。

（3）继上势，术者做与韧带纤维垂直方向施轻柔快速的弹拨理筋手法，掌根揉损伤处，配合做膝关节的拔伸和被动屈伸运动，手法宜轻柔，以患者能忍受为限。时间3～5分钟。

（4）继上势，术者在膝关节内侧做与韧带纤维平行方向的擦法，以透热为度。搓、揉膝部，轻轻摇动膝关节数次结束治疗。时间2～3分钟。

2.外侧副韧带损伤

（1）患者取健侧卧位，患肢微屈。术者在其大腿外侧至小腿前外侧用㨰法治疗，重点在膝关节外侧部。然后自股骨外侧髁至腓骨小头处施按揉法，上下往返治疗。手法宜轻柔，切忌粗暴。时间5～8分钟。

（2）继上势，术者用拇指按揉膝阳关、阳陵泉、犊鼻、梁丘等穴，每穴约1分钟。

（3）继上势，术者在与韧带纤维垂直方向施轻柔快速的弹拨理筋手法，掌根揉损伤处，配合做膝关节的拔伸和被动屈伸运动，手法宜轻柔，以患者能忍受为限。时间3～5分钟。

（4）患者俯卧位，术者沿大腿后外侧至小腿后外侧施㨰法治疗。然后转健侧卧位，在膝关节外侧与韧带纤维平行方向施擦法，以透热为度。搓、揉膝部，轻轻摇膝关节数次结束治疗。时间3～5分钟。

四、注意事项

（1）急性损伤有内出血者，视出血程度在伤后24～48小时才能推拿治疗。

（2）损伤严重者，应做X线摄片检查，在排除骨折的情况下才能推拿。若损伤为韧带完全断裂或膝关节损伤三联征者宜建议早期手术治疗。

（3）后期应加强股四头肌功能锻炼，防止肌萎缩。

五、功能锻炼

损伤早期，嘱患者做股四头肌等长收缩练习，每次5～6分钟，并逐渐增加锻炼次数，以防肌肉萎缩，然后练习直腿抬举，后期做膝关节屈伸活动练习。

六、疗效评定

（一）治愈

肿胀疼痛消失，膝关节功能完全或基本恢复。

（二）好转

关节疼痛减轻,功能改善,关节有轻度不稳。

（三）未愈

膝关节疼痛无减轻,关节不稳,功能障碍。

（戈冬梅）

第二十五节　髌下脂肪垫劳损

髌下脂肪垫劳损是指膝关节由于急性损伤或慢性劳损引起脂肪垫的无菌性炎症,临床上以两膝眼肿胀、压痛、关节屈伸受限为主的一种病证。本病好发于运动员及膝关节屈伸运动过多的人,如经常爬山、下蹲起立者。肥胖者更易发生。

一、病因病理

髌下脂肪垫位于髌骨下方,是髌韧带后方及两侧与关节囊之间的脂肪组织,呈三角形,充填于膝关节前部间隙,有增加膝关节稳定性和减少摩擦的作用。引起髌下脂肪垫劳损的原因可见于急性损伤、慢性劳损和继发性损伤。急性损伤常因膝关节极度过伸或膝前部遭受外力的撞击损伤;慢性劳损常因膝关节过度屈伸活动,脂肪垫嵌于胫股关节之间受挤压、摩擦,形成慢性损伤;继发性损伤多为髌骨软骨炎、创伤性滑膜炎、半月板损伤等病证所引发。其病理表现为脂肪垫肥厚、充血、水肿,发生无菌性炎症,刺激神经末梢而疼痛;肥厚的脂肪垫在膝关节活动时嵌入关节间隙,出现交锁现象;无菌性炎症反应又促使渗出增多,两膝眼饱满。病史较长者则脂肪垫肥厚,并与髌韧带发生粘连,从而影响膝关节的伸屈活动。

本病属中医伤科"筋伤证"范畴。膝为胫股之枢纽,隙为脂垫之所在,起稳定关节的作用。过度屈伸膝节,脂垫嵌入而伤,或积劳成伤,累及脂垫,气血瘀滞,为肿为痛,以致膝关节屈而不伸。

二、诊断

（一）症状

(1)膝关节有急性损伤或慢性劳损史。

(2)膝前部髌韧带两侧疼痛或酸痛无力,尤以站立或运动时膝关节过伸时明显,可放散到小腿部、足踝部。

(3)膝关节髌韧带两侧饱满,劳累后加重,休息后减轻。

(4)膝关节屈伸活动不灵活,少数患者可有被卡住的感觉。

（二）体征

(1)髌韧带两侧肿胀,两膝眼部可见明显膨隆。

(2)髌韧带两侧关节间隙按之酸胀痛,屈膝活动时有深部挤压痛。

(3)脂肪垫挤压试验阳性。

(4)膝关节过伸试验阳性。

（三）辅助检查

1.X 线片检查

可排除膝关节骨与关节病变。

2.实验室检查

血、尿常规检查，血沉检查，抗"O"及类风湿因子检查未见异常。

三、治疗

（一）治疗原则

舒筋通络，活血消肿。

（二）手法

㨰法、一指禅推法、按法、揉法、擦法及被动运动手法等。

（三）取穴与部位

梁丘、内膝眼、犊鼻、阴陵泉、阳陵泉等穴及髌韧带两侧关节间隙。

（四）操作

（1）患者仰卧位，患膝腘窝部垫枕使膝关节呈微屈（约屈膝 30°）。术者先在其膝关节周围施㨰法往返操作，重点在髌骨下缘部。手法宜轻柔，时间约 5 分钟。

（2）继上势，术者用拇指点、按揉梁丘、内膝眼、犊鼻、阴陵泉、阳陵泉等穴，以酸胀为度，用力不宜过重。每穴约 1 分钟。

（3）继上势，术者以一指禅推法或按揉法在髌韧带两侧的关节间隙重点治疗，手法宜深沉，并配合做髌韧带的左右弹拨操作。时间 5～8 分钟。

（4）被动运动手法。患者仰卧屈膝屈髋 90°，一助手握住股骨下端，术者双手握持踝部，两者相对牵引，术者内、外旋转小腿数次，然后做膝关节尽量屈曲，再缓缓伸直数次。此法对脂肪垫嵌入关节间隙者效果尤著。

（5）患者仰卧位，半屈膝位，沿关节间隙施擦法，以透热为度。搓揉膝关节结束治疗。

四、注意事项

（1）急性期避免膝关节过度屈伸活动，后期宜加强膝关节功能锻炼。

（2）对手法治疗无效者，可行手术切除肥厚的脂肪垫；或局部注射泼尼松 12.5～25 mg 加 1％普鲁卡因 5～10 mL，效果良好，此法可重复 2～3 次。

（3）注意膝部保暖，对伴有膝部其他疾病者，应同时给予治疗。

五、功能锻炼

同"膝关节创伤性滑膜炎"。

六、疗效评定

（一）治愈

膝关节无肿痛，功能完全或基本恢复，膝过伸试验阴性。

（二）好转

膝部肿痛减轻，下楼梯仍有轻微疼痛，膝过伸试验（±）。

（三）未愈

症状未改善，X线摄片可见脂肪垫钙化阴影。

（戈冬梅）

第二十六节　腓肠肌损伤

腓肠肌损伤主要是指小腿后侧肌群因急、慢性损伤，或受风寒湿侵袭引起小腿部肌肉痉挛、疼痛的一种病证。本病又称损伤性腓肠肌炎、腓肠肌痉挛等。多见于运动员或长时间站立者。

一、病因病理

患者常因弹跳时用力过猛，小腿肌肉强力收缩，或踝关节过度背伸用力牵拉等原因，造成腓肠肌急性损伤。也可因直接暴力撞击小腿后部造成损伤。伤势较轻者多为小腿腓肠肌牵拉损伤；重者则可能引起腓肠肌部分或全部断裂。慢性劳损一般多见于腓肠肌长期反复受牵拉，超过肌肉负荷所致。损伤常发生在肌腹及股骨内、外侧髁附着处和肌与腱联合部。

此外，少数患者可在游泳、睡眠时发生小腿突然抽筋，或某次剧烈运动后引起疼痛、痉挛。前者可能与小腿受凉有关；后者可能由于运动后乳酸积聚所致。

本病属中医伤科"筋伤"范畴，可分气滞筋拘和血瘀筋僵两种证型。小腿为足太阳经筋所过，凡小腿牵拉过度，或直接扭挫筋肌，伤及太阳经筋，致筋肌挛急，气血瘀滞而肿痛。轻者气滞筋拘，重者血瘀筋僵，筋肌硬结，膝屈不能伸。

二、诊断

（一）症状

（1）多数患者有急、慢性损伤史，或小腿受凉史。

（2）急性损伤时即感小腿后部疼痛，不能行走或跷足尖行走；慢性劳损者多为局部酸痛；小腿受凉者常于游泳、睡眠中突然小腿抽筋、疼痛剧烈。

（3）损伤严重者在伤后数小时出现小腿肿胀、疼痛，可见有弥漫性的皮下出血。

（二）体征

（1）患侧腓肠肌痉挛，局部肿胀可有硬结，有明显压痛。

（2）急性损伤者压痛点多在腓肠肌肌腹或肌腱联合部；慢性劳损者压痛点多在股骨内、外侧髁腓肠肌起点处。

（3）作踝关节主动跖屈或被动背伸时，伤处疼痛加重。

（4）肌纤维断裂或部分断裂时，可见皮下广泛性出血和肿胀。可触及纤维断裂处凹陷，断裂两端隆起。

（5）腓肠肌牵拉试验阳性。

（三）辅助检查

X线片一般无明显异常。

三、治疗

(一)治疗原则

舒筋通络,解痉止痛。

(二)手法

揉法、㨰法、按揉法、拿捏法、擦法及湿热敷等。

(三)取穴与部位

委中、承山、承筋、昆仑等穴及小腿后侧肌群。

(四)操作

(1)患者俯卧位,术者立于患侧,沿其腘窝部经腓肠肌至跟腱部用㨰法往返治疗,手法宜轻柔缓和,并配合做踝关节被动跖屈和背伸运动。时间5~8分钟。

(2)继上势,术者以拇指按揉法在委中、承山、承筋、昆仑等穴施术,每穴约1分钟。

(3)继上势,术者以掌根揉法沿腓肠肌肌腹至跟腱进行按揉。并用拇指按揉腓肠肌内、外侧头附着处,配合五指拿捏腓肠肌数次。时间3~5分钟。

(4)继上势,术者自腘窝至跟腱与腓肠肌平行方向施擦法,以透热为度。局部可加用湿热敷。

(5)患者改仰卧位,屈膝屈髋约45°,术者沿其腓肠肌做轻柔的上下往返的揉拿法,搓揉小腿部结束治疗,时间2~3分钟。

四、注意事项

(1)对于腓肠肌完全断裂者,应及早进行手术治疗。部分断裂或肌肉牵拉、慢性劳损者,应按其损伤的情况进行手法治疗。

(2)治疗期间避免过久行走,小腿不宜用力。局部注意保暖。

(3)急性损伤有内出血者,视出血程度在伤后24~48小时才能推拿。

(4)因受凉、游泳时引起的腓肠肌急性痉挛,可立即采用一手扳踝关节背伸,另一手捏拿腓肠肌的方法使其缓解。

五、功能锻炼

急性炎症期要注意适当休息,以减少炎症渗出,平时应加强提足跟锻炼,以提高腓肠肌的肌力,避免损伤。

(戈冬梅)

第二十七节　踝关节侧副韧带损伤

踝关节侧副韧带损伤是指由于行走时不慎踏在不平的路面上或腾空后足跖屈落地,足部受力不均,踝关节过度内翻或外翻,致使踝关节外侧或内侧副韧带受到强大的张力作用而损伤。临床以踝部肿胀、疼痛、瘀血,关节活动功能障碍为主要特征的一种病证。本病是临床上常见的一种损伤,任何年龄均可发生,尤以青壮年多见。

一、病因病理

(一)外侧副韧带损伤

外侧副韧带损伤是踝关节最容易发生的损伤,占踝部损伤的70%以上。造成踝关节外侧副韧带损伤的主要因素有三个,一是外踝长,内踝短,外侧副韧带较内侧副韧带薄弱,容易造成踝关节在内翻位的损伤;二是足外翻背屈的肌肉(第三腓骨肌)不如内翻的肌肉(胫前肌)强大,因此足部向外的力量不如向内的力量大;三是踝穴并非完全坚固,位于胫腓骨之间的胫腓横韧带纤维斜向下、向外,同时外踝构成踝穴的关节面比较倾斜,因此腓骨下端能向上或向外适度的活动。

由于上述因素,踝关节容易发生内翻位的损伤。当路面场地不平,跑、跳时失足,或下楼梯、下坡时易使足在跖屈位突然向内翻转,身体重心偏向外侧,导致外侧副韧带突然受到强大的张力牵拉损伤。最易造成损伤的是距腓前韧带,其次是跟腓韧带,距腓后韧带损伤则少见。损伤后,轻者韧带附着处骨膜撕裂,骨膜下出血;重者韧带纤维部分撕裂;更甚者韧带完全断裂,可伴有撕脱性骨折或距骨半脱位。

(二)内侧副韧带损伤

内侧副韧带比较坚韧,损伤机会相对较少。损伤常发生在踝关节突然外翻及旋转时。在跑跳运动中,由于落地不稳,身体重心偏移至足内侧,踝关节突然向外侧掀扭,超过了踝关节的正常活动范围及韧带的维系能力,致使内侧副韧带撕裂损伤。如果外翻的作用力继续增强,可造成内侧副韧带撕脱,伴胫腓下联合韧带撕裂,或胫腓骨下端分离,伴内踝撕脱骨折。

本病属中医伤科"筋伤"范畴。踝为足之枢纽,足之三阴、三阳经筋所结。因足跗用力不当,经筋牵抻过度,致使经筋所结之处撕捩,阳筋弛长,阴筋拘挛,气血离经,为瘀为肿,活动牵掣,屈伸不利,伤处作痛。

二、诊断

(一)症状

(1)有足踝急性内翻位或外翻位损伤病史。

(2)踝关节外侧或内侧即出现肿胀、疼痛,多数有皮下出血。肿胀程度与出血量的多少有关,轻者可见局部肿胀,重者则整个踝关节均肿胀。

(3)踝关节活动受限,行走呈跛行或不敢用力着地行走。

(二)体征

(1)肿胀瘀血。损伤部位常见皮下瘀血、肿胀,轻者局限于外踝前下方或内踝下方,重者可扩散到整个踝关节。伤后2～3天,皮下瘀血青紫更为明显。

(2)压痛。外侧副韧带损伤时,压痛点主要在外踝前下方(距腓前韧带)或下方(跟腓韧带);内侧副韧带损伤时,压痛点常位于内踝下方。胫腓下联合韧带损伤时,则在胫腓下关节处压痛。

(3)被动活动。外侧副韧带损伤,做足内翻跖屈时外踝部疼痛加剧;内侧副韧带损伤,做足外翻动作时踝内侧疼痛加剧。

(4)伴有撕脱性骨折时,可触及骨折碎片。

(三)辅助检查

X线摄片可明确是否有骨折、脱位及骨折、脱位的程度。做足部强力内翻或外翻位摄片,可见踝关节间隙明显不等宽或距骨脱位的征象,则提示韧带完全断裂。

三、治疗

(一)治疗原则

活血化瘀,消肿止痛。

(二)手法

揉法、滚法、按法、拔伸法、摇法、扳法、擦法等。

(三)取穴与部位

1.外侧副韧带损伤

阳陵泉、足三里、丘墟、解溪、申脉、金门等穴及外踝部。

2.内侧副韧带损伤

商丘、照海、太溪等穴及内踝部。

(四)操作

1.外侧副韧带损伤

(1)患者仰卧位,术者沿其小腿外侧至踝外侧用滚法或按揉法上下往返治疗,手法宜轻柔缓和。并配合按揉足三里、阳陵泉穴。时间3～5分钟。

(2)继上势,术者用鱼际或掌根先在损伤周围按揉,待疼痛稍缓解后再在伤处按揉,手法宜轻柔缓和,时间5～8分钟。

(3)继上势,术者用拇指按揉丘墟、解溪、申脉、金门等穴,每穴约1分钟。

(4)继上势,施拔伸摇法。术者以一手托住患足跟部,另一手握住其足趾部做牵引拔伸,在拔伸的同时轻轻摇动踝关节,并配合做足部逐渐向内翻牵拉,然后再做足部外翻动作。重复3～5次。

(5)继上势,术者在损伤局部施擦法,以透热为度。然后用推抹法自上而下理顺筋肌。局部可加用湿热敷。

2.内侧副韧带损伤

(1)患者取患侧卧位,健肢屈曲,患肢伸直术者自小腿下端经内踝至内侧足弓部施按揉法或滚法上下往返操作。重点在内踝下方,手法宜轻柔,时间3～5分钟。

(2)继上势,术者在内踝下用掌根或鱼际揉法,配合按揉商丘、照海、太溪等穴,时间5～8分钟。

(3)继上势,施拔伸摇法。术者以一手托住患足跟部,另一手握住其足趾部做牵引拔伸,在拔伸的同时轻轻摇动踝关节,并配合做足部逐渐向外翻牵拉,然后再做足部内翻动作。重复3～5次。

(4)继上势,术者在损伤局部施擦法,以透热为度。然后用揉抹法自上而下理顺筋肌。局部可加用湿热敷。

四、注意事项

(1)急性损伤有出血者,即刻用敷止血。推拿应视出血程度在伤后24～48小时才能进行。

(2)急性期患足宜固定,用弹性绷带包扎固定1～2周。内侧副韧带损伤者应内翻位固定,外侧副韧带损伤者应外翻位固定,以减少损伤韧带的张力,有利于损伤韧带的修复。

(3)恢复期加强功能锻炼,避免重复扭伤。

五、功能锻炼

外固定期间,应练习足趾的屈伸活动和小腿肌肉收缩活动。拆除外固定后,要逐渐练习踝关节的内、外翻及跖屈、背伸活动,以预防粘连,恢复踝关节的功能。

六、疗效评定

(一)治愈
踝关节肿痛消失,关节稳定,踝关节活动功能正常。

(二)好转
踝关节疼痛减轻,轻度肿胀或皮下瘀斑,关节欠稳,步行乏力,酸痛。

(三)未愈
踝关节疼痛无改善,关节不稳定,活动受限。

(戈冬梅)

第二十八节 跟 痛 症

跟痛症是指跟骨下组织因急、慢性损伤引起的一种无菌性炎性病证。临床上以跟骨下肿胀、疼痛及足跟部不能着地行走为主要特征。本病包括跟骨下滑囊炎、跟下脂肪垫损伤、跟骨骨膜炎及跟骨骨刺症等。本病以骨刺症引起疼痛最为多见,好发于中老年人及肥胖者。

一、病因病理

跟骨承受人体重量的50%,跟骨下脂肪垫和滑液囊具有吸收和减轻振荡的作用。当场地太硬,跑、跳时落地姿势欠佳,身体重心落在足跟部,则引起足底部皮下脂肪纤维垫、滑液囊挫伤,表现为脂肪垫充血、肿胀、滑液渗出增多、囊壁增厚、跟骨骨膜增生等病理改变,导致跟底疼痛。由于反复的劳损、肥胖,或过多的运动,使跖腱膜、拇短屈肌、跖方肌和跖长韧带在其附着于跟骨底面结节部分受到反复牵拉,引起慢性炎性反应,吸收与渗出并存并逐渐发展成骨刺。当骨刺方向与着力点成垂直时,则出现跟底痛。

本病属中医伤科"筋粘证"和"骨痹"范畴。跟底为足太阳经筋所结,因足底着力不当,或用力过度,牵掣经筋损伤,气血瘀滞,筋拘黏结,故肿痛。或年老体弱,肝肾亏虚,肝主筋,肾主骨,久虚及骨,以致骨赘形成而为骨痹。

二、诊断

(一)症状
(1)有急、慢性跟底损伤史。

(2)跟底部疼痛,初起时仅为跟底酸胀痛,逐渐发展为疼痛明显。运动后疼痛加重,休息后症状能减轻。

(3)站立、行走、跑、跳时,足跟不敢着地,呈踮足尖跛行。

(二)体征
(1)足底部肿胀,局部皮肤增厚,少数患者肿胀不明显。

(2)足跟部有明显压痛点。脂肪垫损伤和跟骨下滑囊炎的压痛点在跟底中部或偏内侧;跟骨骨膜炎的压痛点在跟底后偏外侧;跟骨骨刺的压痛点在跟底脂肪垫前、跟骨结节前内侧。

(3)跟骨有骨刺者,足底跟骨基底结节处可触及骨性隆起,并有明显压痛。

(三)辅助检查

X线摄片检查可排除跟骨骨折可能。跟骨骨膜炎后期显示骨膜增厚,多数患者在跟骨结节部有粗糙的骨质增生或骨刺形成。

三、治疗

(一)治疗原则

舒筋通络,活血止痛。

(二)手法

一指禅推法、滚法、揉法、点按法、弹拨法、擦法等。

(三)取穴与部位

然谷、涌泉、阿是穴及跟底部。

(四)操作

(1)患者俯卧位,术者用滚法自跟底部至足心往返治疗,并与按揉法交替使用,手法宜深沉缓和。时间3~5分钟。

(2)继上势,术者用拇指重点按揉足底跟骨基底结节部,以深层有温热感为佳。并按揉涌泉、然谷等穴。时间5~8分钟。

(3)继上势,术者自跟底部沿跖腱膜方向施擦法,以透热为度。

(4)跟底敲击法。在上述推拿的基础上,患足屈膝90°,足底朝上。术者以一手握其足跖部使足背屈以固定踝关节,另一手持敲击槌,对准骨刺部位敲击数十次,要求敲击时用腕力,如蜻蜓点水状,频率要快,有节奏感,不能用蛮力。以被敲击部位有麻木感为宜。

(5)敲击完毕后,术者用掌根按揉或摩法操作,结束治疗。

四、注意事项

(1)治疗期间注意患足的休息,避免足底过多与地面等硬物接触。

(2)穿软底鞋,可在鞋内跟底部垫一块海绵,或与骨刺相应部位挖一个洞,以缓冲对骨刺的过度刺激。

(3)可自行对骨刺部位进行敲击,配合湿热敷,每天1~2次。

(戈冬梅)

第一节　青少年假性近视

青少年假性近视又称功能性近视,是指远视力低于 1.0,近视力正常,使用睫状肌麻痹药后,屈光度消失,呈现远视或正视者。临床主要表现为视近物较为清楚,视远物模糊不清。多见于年龄较小的中小学生。本病属于中医学"能近怯远证""视近怯远证"的范畴。

一、病因病理

青少年假性近视的病因目前尚不十分清楚,多数学者认为本病与过度阅读和近距离工作、遗传等因素有关。近距离作业如读书、写字等造成眼睛长时期的调节紧张,头部前倾,眼球内不断充血,眼压相应增高及眼外肌的紧张和压迫,或因调节时牵引涡状静脉妨碍血液流通,使巩膜抵抗力减弱,致使眼轴延长而形成假性近视,若长期调节紧张,随之而来的则为睫状肌肥厚、晶状体屈折力增加等一系列器质性变化,由假性近视逐渐形成轴性近视。

中医学认为本病可由先天禀赋不足,或后天学习和工作时光线昏暗,体位不正,或因病后目力未复,久视疲劳等原因,引起心阳衰弱,或为肝肾两虚,精血不足,目失濡养,以致神光衰微,光华不能及远。

二、临床表现

多数患者除远视力不好外,无其他症状。做近工作时感到舒适,因无需调节,故睫状肌萎缩,调节力变弱,但高度近视在做近工作时,因用集合力过多,也会出现不舒适之感。视力易疲劳,微畏光,有时眼前见有黑点与闪光,度数高的眼球变长而大,故出现眼球突出症状,远视力显著减退,常眯目视物。

三、实验室及器械检查

眼底检查可见视盘颞侧弧形斑,甚至成环形萎缩斑,豹纹状眼底,黄斑区可有色素增生与出血,形成富克斯角膜凹,致中心视力明显下降,视网膜周边部可有囊样变性,发生裂孔引起视网膜脱离。

四、诊断与鉴别诊断

(一)诊断

根据患者近看清楚,远看模糊,结合主觉验光法和他觉检查法及眼底检查可初步做出诊断。

(二)鉴别诊断

1.真性近视

真性近视为器质性改变眼轴延长所致,当用睫状肌麻痹药后,其屈光度数不变,而假性近视在使用睫状肌麻痹药后,屈光度消失。

2.变性近视

造成变性近视眼的主要原因是眼轴延长,屈光度通常为－6.00～－10.00 D 或更高,且常伴有眼内病变。

五、治疗

(一)治疗原则

补益肝肾,调补心气,养血濡络。

(二)刺法

1.毫针

常用穴位:风池、承泣、四白、睛明、球后、攒竹、肝俞、肾俞、心俞、合谷、太溪、光明。

操作方法:每次选用 4～6 穴,用毫针轻轻刺入,留针 30 分钟,每天或隔天 1 次。针刺承泣、球后等穴应沿眶下缘慢慢刺入眼球后,轻轻捻转后,留针 30 分钟;针风池穴应向对侧眼球方向进针 1～1.5 寸,施以平补平泻法,每天或隔天 1 次。

随症加减:伴有失眠者加神门、安眠;食少加足三里、三阴交;头昏目眩者加百会、印堂。

2.皮肤针

运用皮肤针轻叩风池、大椎、内关、肾俞、心俞、肝俞等穴,每天 1 次。

3.氦-氖激光

选用睛明、承泣、光明等穴位,用 3～7 mW 的氦-氖激光做上述穴位照射,每穴 5 分钟,每天 1 次。

4.耳针

选用眼、目 1、目 2、心、肝、肾等穴,中等刺激后留针 30 分钟,或用王不留行籽按压上述耳穴。

(三)推拿

1.主要手法

一指禅推法、点按法、揉法、拿法、分推法等。

2.常用穴位与部位

除有毫针施穴部位外,还有太阳、鱼腰、翳风、丝竹空、瞳子髎,以及合谷部、太冲部、小腿外侧部等。

3.操作程序

(1)令患者正坐,术者立于旁侧,先点按攒竹、鱼腰、丝竹空、瞳子髎各 1 分钟,再用分推法分推眉弓 10～20 次。

(2)继上,以一指禅推法分别施于四白、阳白、睛明等穴约 5 分钟,再以点揉法于两侧太阳、翳

271

风,施术力量由一般逐渐加重,每穴各 1 分钟。

(3)继上,术者立于患者之后,用拿法施于双侧的风池处,一拿一松,反复进行 10~15 次。

(4)令患者仰卧,用捏拿法施于合谷、太冲和小腿外侧部,时间约 5 分钟。

(四)其他疗法

内服定志丸加味,处方为党参、远志、茺蔚子、五味子、枸杞子、石决明等。

六、预后

青少年假性近视患者若注意改善学习习惯,注意用眼卫生,视力常有所恢复,很少超过 -6.0 屈光度,成年后不再发展或发展缓慢,并发症也较少。但部分患者可发展成轴性或真性近视。

七、附注

(1)针灸配合推拿治疗青少年假性近视,在短期内可取得较好的疗效,故治疗应保持一定的疗程,以巩固治疗效果。

(2)在治疗过程中或治疗后的一段时期内,应嘱咐患者保持良好的用眼卫生,如尽可能不看电视、小说,切不可在暗淡的光线下或连续较长时间的看书学习,以免使眼肌过度疲劳,影响治疗效果。

(3)应注意嘱咐患者坚持做眼保健操,对预防和治疗青少年假性近视具有重要作用。眼保健操方法如下:第 1 节按摩上眶角(攒竹下 3 分天应穴);第 2 节挤按鼻根(睛明穴);第 3 节按揉面颊(四白穴);第4节按揉太阳穴,轮刮眼眶上下 1 圈。手法以平揉为主,明确穴位固定解剖位置,操作时要求闭眼,伴随音乐操练,每次需时 4.5 分钟。操练后远望窗外片刻,使眼睛更好地得到充分休息。主要用于中小学校上下午课间操或家庭作业后,可做 1~2 次,从而起到放松调节,保护视力及预防近视。

(李 丽)

第二节 视神经炎

视神经炎是指视神经任何部位发生炎变的总称。根据发病部位不同,临床上可分为视盘炎和球后视神经炎。临床主要表现为视力下降或伴眼球深方疼痛。多发于青少年。中医学称之为"暴盲""视瞻昏渺"。

一、病因病理

引起视神经炎的病因较为复杂,概括起来有如下几个方面:颅内病变如脑炎、脑膜炎等;全身性疾病如结核、流感、麻疹、伤寒、疟疾及带状疱疹等;局灶性感染如鼻窦炎、扁桃体炎、口腔科疾病等;眼球本身疾病如色素层炎、视网膜脉络膜炎、交感性眼炎、眶蜂窝织炎等;代谢性疾病如糖尿病、B 族维生素缺乏等。

上述病因均可引起视神经发生炎性病变,病变部位早期可出现血管扩张充血,炎性渗出,由于变质可致组织境界不清,后期可导致视神经萎缩。

中医学认为本病的病因常为情志郁结,肝失条达,气机失于调畅,或外感急性热病,损肝伤肾,肝肾阴虚,目失所养,均可损伤神光,精明失用而致暴盲。

二、临床表现

视盘炎多一眼发病,视力急降,或中心暗影,视野向心性缩小,甚至完全失明,眼周围有疼痛或眼动时微痛,有压痛但少见。急性球后视神经炎患者常一眼发病,视力急剧减退,甚至在短期内完全失明,常有头痛和眶内疼痛,眶内疼痛在眼球转动或压眼球向后时加重。视野的变化与病变部位损害的程度有密切关系,视盘黄斑束受累,视野内有中心相对性暗点或绝对性暗点,此暗点有时与生理盲点相连而呈哑铃状,亦可形成包括生理盲点在内的圆形或椭圆形暗点。有时亦可出现视野缩小及部分视野缺损现象,瞳孔光反应迟钝。慢性球后视神经炎常双眼发病,其发生与发展均极缓慢,主要症状也是中心暗点的出现与视力减退。

从中医学辨证来看,本病因邪热引起者,多伴有烦躁,口渴,舌红苔黄,脉洪数;因阴虚阳亢引起者,多伴有心烦,腰酸,手足心热,舌红少苔,脉细数;因肝郁引起者,多伴见急躁易怒,头痛目涩,苔薄脉弦;因气血虚弱引起者,多伴见头昏心悸,四肢倦怠,舌淡苔少,脉细数。

三、实验室及器械检查

眼底检查:视盘炎早期见乳头有轻度充血和边缘模糊,视盘附近视网膜水肿,静脉怒张迂曲等;晚期见视盘苍白,呈萎缩现象。球后视神经炎眼底多无改变,或仅有视盘轻度充血,境界稍模糊,黄斑区有时发暗,但看不见有渗出物及病变。晚期视盘颞侧出现苍白的萎缩性变化,网膜及其血管正常。

四、诊断与鉴别诊断

(一)诊断

根据患者视力下降,视野及眼底的改变,可初步诊断为视神经炎,还需注意以下情况。

(1)注意观察有无与本病发作相关的全身性疾病,如糖尿病、急性传染病和各种中毒性疾病等。

(2)观察眼球邻近组织有无感染病灶,如副鼻窦炎、扁桃体炎、牙病等。

(3)若患者一只眼患病时,应做两侧眼底检查,注意两眼之间相互比较,以协助诊断。

(二)鉴别诊断

(1)颅内或眶内的占位性病变:表现为视盘水肿,早期视力无改变,视野的改变以生理性盲点扩大为主,多为双侧,且常可因颅内压增高出现剧烈头痛、恶心呕吐等症状而与视神经炎有别。

(2)高度近视眼:表现为假性视盘炎,为屈光不正引起,早期视力正常或可以矫正,视野无改变,视盘周围的视网膜无出血,静脉不扩张,发病多为双侧。

五、治疗

(一)治疗原则

以清解郁热,补益肝肾,活血明目为主。

（二）刺法

1.毫针

常用穴位:球后、攒竹、承泣、睛明、瞳子髎、太阳、肝俞、肾俞、合谷、三阴交、太溪、太冲等。

操作方法:每次选用 4～6 穴,眼周穴位宜用 30 号毫针轻轻刺入,稍做捻转,不宜提插,留针 15～30 分钟,每天 1 次,10 次为 1 个疗程。

随症加减:伴胸闷胁胀者加日月、期门;伴头痛眩晕者加风池、百会;伴体虚乏力者加膈俞、气海、足三里。

2.皮肤针

用皮肤针叩刺背部膀胱经第 1 侧线的穴位为主,以皮肤潮红为度。

3.水针

用维生素 B_1 100 mg、维生素 B_{12} 1 mg 分别注射于膈俞、肝俞、肾俞穴位中,每次选用 2 穴为 1 组,交替使用,10 天为 1 个疗程。

4.耳针

选用肝、肾、眼、目 1、目 2 等穴,中等刺激后留针,邪热外受者加刺耳尖与轮 1～6。

（三）推拿

1.主要手法

一指禅推法、点压法、按法、揉法、拿法等。

2.常用穴位及部位

攒竹、丝竹空、太阳、四白、头临泣、百会、风池、合谷、太冲、肩井、曲池、外关和背部膀胱经第 1 侧线等。

3.操作程序

(1)急性者:令患者仰卧位,在攒竹、丝竹空、太阳、四白等穴施以一指禅推法 10～15 分钟,再用掌根部揉头临泣、百会等穴部 5～10 分钟。再令患者坐位,先用点压法施以风池部 2 分钟,再用拿法拿风池 3 分钟,最后拿肩井、合谷,揉拿曲池、外关结束治疗,每天 1 次。

(2)慢性者:缓慢发病者,令患者取仰卧位,先以一指禅推法推面部攒竹、丝竹空、太阳、四白诸穴 5～10 分钟,再揉按头部百会、头临泣等穴,为防止损伤眼周皮肤,可用凡士林做介质。再令患者坐位,先以点按法施以风池穴 2 分钟,再以拿法拿风池穴 3 分钟。最后令患者取俯卧位,用点揉法施于背部膀胱经第 1 侧线的肝俞、膈俞、脾俞、肾俞等穴 15 分钟,再揉拿合谷、太冲穴结束治疗。每天 1 次。

（四）其他方法

1.内服中药

急性者可内服龙胆泻肝汤或加味逍遥散;慢性者内服知柏地黄汤或杞菊地黄汤、石斛夜光汤。

2.药物离子导入

可运用 50%决明子水溶液或 0.8%～3%川芎水溶液,通过电离子导入仪做双侧风池穴位导入。

六、预后

视盘炎虽然有时痊愈甚速,但多数病程较长,大部分病侧预后较佳,经治疗后能恢复到正常视力,但也有因部分视神经萎缩,而使视力减退,有少数严重者,也可因视神经萎缩而失明。急性球后视神经炎预后较好,大部分经治疗后视力可恢复正常,只有少数严重病例可留下中心暗点,视盘颞侧变苍白,极少有永久性失明者。慢性球后视神经炎发展缓慢,颞侧视盘苍白常较急性病例显著,很少导致完全失明。

七、附注

(1)针灸结合推拿治疗视神经炎具有一定的疗效,可以缩短疗程,提高视力,但对部分症状严重的视神经炎应早期进行综合抢救治疗,如应用血管扩张药、皮质类固醇、抗生素等。

(2)视神经炎在治疗期间应嘱患者多闭目休息,避免情绪刺激,保持二便通畅,配合服用维生素 B_1、维生素 B_6,哺乳妇女应立即停止给奶。

(李 丽)

第三节 耳鸣、耳聋

一、概述

耳鸣、耳聋都是听觉异常的症状。耳鸣尤以老年人多见。噪声刺激,链霉素、庆大霉素、卡那霉素、奎宁等药物毒性,病毒感染,血管硬化所致内耳供血不足等,均是耳鸣的原因,此外在神经衰弱、失眠、劳累、过度紧张等情况下也会出现耳鸣。

耳聋,从外耳一直到大脑听觉中枢,无论哪一级病变都能影响听力而产生不同程度的耳聋。如病在外耳和中耳引起耳聋,称为传导性耳聋;如病在内耳、听神经和各级听觉中枢引起耳聋,称感音神经性耳聋。如同时有传导性聋和感音神经性聋,称为混合性聋。

耳鸣是指自觉耳内鸣响,耳聋是指听力减退或听觉丧失,耳鸣常是耳聋的先兆。本病属中医"风聋""虚劳耳聋""劳重聋""厥逆耳聋""久聋"等范畴。

二、病因病机

耳鸣、耳聋的致病因素有外因、内因之分。临床常分为虚实两类。

外因常见者有风邪乘虚入于耳脉,使经气不宣,耳窍闭塞而致耳聋。

内因皆因暴怒伤肝,肝气上逆,壅于经脉,闭塞清窍而致耳聋;肝阳上亢,扰于清窍,听户失其清静,而致司听失聪;肾气亏损,无以上输于耳,耳脉经气不充;或因年老体衰引起肾阴不足,精气亏损,耳窍失其滋养等而为耳聋。

三、诊断要点

(1)对患者病史进行详细地了解及听觉检查,必要时进行详细的耳鼻咽喉检查,以鉴别出是先天性耳聋或后天性耳聋。先天性耳聋是指出生后即有听力障碍,一直无音响反应,且没有患过致聋疾病。后天性耳聋是指出生后听力正常,有构音能力,因童年得病,发生严重耳聋而致阻碍语言正常发育。

(2)传导性耳聋与神经性耳聋,用音叉检查区别。

(3)临床常见的单纯性耳聋有:①以耳聋为主的单纯性耳聋,症状主要以耳聋为主,无耳鸣或耳鸣较轻(鸣声细、时有时止),有的患者感到耳内发闷,有堵塞感。一般无明显全身症状。②以耳鸣为主的单纯性耳聋,症状主要以耳鸣为主,耳鸣轻则听力上升,耳鸣重则下降。耳鸣声调高低不等,长鸣不止或时轻时重,有时几种声调在耳内鸣响,使患者头昏眼花,脑内鸣响,心情烦闷,睡眠不佳,疲乏无力,或食欲缺乏,情绪沉闷,全身不适。③老年性耳聋,多发生在动脉硬化及内耳神经结构变性的老年人,对高音听力损失较多,这种耳聋进展缓慢但有逐渐加重之势。④癔证性耳聋,多见于因精神刺激所致的癔证患者,耳部检查可无任何改变。其主要特点是不注意听音,听而不闻,常诉双侧性耳聋,但时有变化,无耳鸣、眩晕等症状,有的可突然恢复听力。患者虽主诉耳聋,但语言声调不变。

四、治疗

(一)针灸治疗

1.针刺

治则:益精补肾,泻肝调气。

主穴:翳风、听会、侠溪、中渚。

配穴:肝胆火盛者加太冲、丘墟;外感风邪加外关、合谷;肾气亏损者加肾俞、关元、照海。

方义:手足少阳经脉均绕行耳之前后,故取手少阳之翳风、中渚,足少阳之听会、侠溪,疏导少阳经气,四穴参合为治疗本病之主方。

肝胆火盛取肝经原穴太冲、胆经原穴丘墟,清泄肝胆之火,用"其病在上,取之下"之意。外感风邪加外关、合谷以疏表邪,外邪解则经气宣扬。肾气亏损,其治在肾,而肾又开窍于耳,肾虚则精气不能上注于耳,故取肾俞、关元、照海以调补肾经元气,补肾益精,使精气上输耳窍,升清聪耳,奏止鸣复聪之效。

2.穴位注射

以维生素 B_1 100 mg 加维生素 B_{12} 250 μg;三磷酸腺苷(ATP)注射液 20 mg 与维生素 B_1 100 mg或与维生素 B_{12} 250 μg 混合;当归注射液 2~4 mL;康德灵注射液 1 mL 穴位注射,选用针刺治疗耳鸣耳聋的相应穴位,注意轮换,不宜在同一穴位上连续注射。

3.耳针

皮质下、内分泌、肝、肾、神门。取同侧或双侧,用电针或留针 20~30 分钟,每天或隔天1次,15~20 次为 1 个疗程。或埋揿针、耳珠、药籽,每天加压 3~4 次,加压处有胀热感即止。

(二)推拿治法

1.治则

补益肾气,调和脾胃,补中益气,滋阴降火。

2.主要手法

按、推、拿、摩。

3.常用穴位

背俞穴。

4.操作

(1)外感风邪者,患者坐位,医者以双手拇指点按大肠俞、肺俞、三焦俞、胆俞,再施用推揉夹脊法;嘱患者仰卧位,施用点按膻中;最后施用提拿足三阴法,点按侠溪、阳陵泉、丰隆、三阴交。

(2)肝阳火盛者,患者坐位,医者以双手拇指点按肝俞、胆俞。

(3)肾气不足者,患者坐位,医者先以双手拇指点按肾俞、脾俞,再施用双指开宫法;又嘱患者仰卧位,施用推摩腹部法;最后施用提拿足三阴法,点按太溪。

(李 丽)

第四节 鼻 炎

鼻炎是指鼻腔黏膜的急性和慢性炎症。临床表现以鼻塞、流涕为主症;四季均可发病;以冬季为多见;本病属于中医学"伤风""鼻窒"等范畴。

一、病因病理

急性鼻炎由病毒感染引起,常继发细菌感染,受凉、过劳、全身急性或慢性疾病为本病诱因。慢性鼻炎病因很多,但确切病因不明。可能为急性鼻炎反复发作,治疗不彻底,或职业与环境因素等所引起。急性鼻炎鼻黏膜初期毛细血管收缩,腺体分泌减少,继之毛细血管扩张,腺体分泌增多。慢性鼻炎黏膜下层血管扩张,可伴有淋巴细胞和浆细胞浸润,最后可出现鼻黏膜肥厚。

中医学认为本病急性者,多为风寒、风热等邪毒停聚鼻窍所致。慢性者多为急性发展而来。

二、临床表现

急性鼻炎发病甚速,起病时表现为全身不适,发热怕风,食欲缺乏,鼻部干燥。渐有鼻塞、打喷嚏、头痛等现象。鼻塞于夜间睡眠时更甚,患者仅能用口呼吸,以致咽喉干燥疼痛,间有咳嗽现象。鼻腔分泌物增多,初为清液,晚期变为黏液脓性;嗅觉失灵,说话带鼻音;检查见鼻咽部黏膜弥漫性充血、肿胀。慢性鼻炎全身症状轻微,但鼻塞多涕持续或间歇发作,嗅觉失灵,并常有头闷、头痛等症。

从中医辨证来看,本病可分为急性和慢性两类,急性者可有鼻咽干痒、喷嚏、流涕,属风热者,兼见发热恶风,口渴喜饮,舌红苔薄黄;属风寒者,兼见恶寒发热,鼻音重浊,舌淡苔薄白。慢性者全身症状不明显,但鼻塞流涕反复发作,舌淡苔腻。

三、实验室及器械检查

急性鼻炎白细胞总数常有升高,以中性粒细胞为主。慢性鼻炎白细胞总数常在正常范围。

四、诊断及鉴别诊断

(一)诊断
根据症状和体征,结合实验室检查,可初步做出诊断。

(二)鉴别诊断
1.流行性感冒
有传染性,全身症状明显,如高热、寒战、头痛、全身关节、肌肉酸楚等。

277

2.急性鼻窦炎

每在急性鼻炎的急性期或恢复期发生,鼻分泌物转变为黏脓性至纯脓性,一般仅病一侧,有头痛,发热,鼻黏膜肿胀、充血或息肉样变。

五、治疗

(一)治疗原则

急性者宜宣肺祛邪;慢性者宜健脾化湿。

(二)刺法

1.毫针

常用穴位:上星、印堂、迎香、列缺、合谷等。

操作方法:每次选3~5穴,可加用电针,急性者予以强刺激手法,属风热者只针不灸,属风寒者针灸并用。慢性者予以中等刺激强度,留针20~30分钟,每天或间日1次。

随症加减:伴有发热、头痛者加大椎、曲池;伴有恶寒怕冷者加肺俞、风门;慢性鼻炎出现脘闷纳呆者加阴陵泉、足三里。

2.三棱针

适用于急性鼻炎辨证属于风热者。运用三棱针刺于商阳、少商等穴,挤出血液数滴,每周2~3次。

3.水针

(1)急性者用柴胡注射液4 mL注于双侧曲池穴中,每天或间日1次。

(2)慢性者用当归注射液或黄芪注射液4 mL,注于双侧足三里,每天或间日1次。

4.氦-氖激光

急性和慢性鼻炎在发作期均可运用低功率氦-氖激光照射,常用穴位有印堂、迎香等穴,每穴照射2~3分钟,每周5次。

5.耳针

可选用内鼻、外鼻、肺、脾、肾、内分泌、皮质下等穴,急性者宜强刺激,慢性者宜用中等刺激强度,留针30分钟,每天1次。

(三)灸法

适用于辨证属于寒证者。

1.艾条灸

运用温和灸法施于大椎、肺俞、风门等穴15~20分钟,每天1次。

2.艾炷灸

使用中或小艾炷置于肺俞、风门等穴,每穴灸3~5壮,每天1次。

3.二氧化碳激光散焦照射

使用二氧化碳激光或加氦-氖激光双光照射于迎香穴各15分钟,每天1次。

(四)火罐

适用于属于风寒的急性鼻炎。可选用大椎、风门、肺俞等穴拔罐5~10分钟,或从大椎开始推罐至肺俞,每天1次。

(五)推拿

1.主要手法

一指禅推法、点法、拿法、擦法、按法、揉法、抹法、搓法等。

2.常用穴位及部位

风池、风府、大椎、肩井、风门、肺俞、通天、印堂、迎香、神庭、合谷等。

3.操作程序

(1)患者取俯伏坐位,术者以拿法施于风池、肩井 2 分钟,再以一指禅推法或按揉法施于风府、大椎、风门、肺俞 2～3 分钟,最后在背部督脉施以擦法 3～5 遍。

(2)继上,令患者仰卧位,术者以一指禅推法或按揉手法施于通天、印堂、迎香穴各 2 分钟,并以一指禅推法从神庭穴沿督脉推至山根穴,往返 4～5 遍,最后拿曲池、合谷 2 分钟,再沿手太阴肺经肘以下施以擦法 3～5 遍结束治疗。

(六)其他疗法

1.内服中药

急性鼻炎属风寒者可内服通窍汤,属风热者可内服银翘散;慢性鼻炎可内服补中益气汤。

2.滴鼻法

可运用 1‰麻黄碱液滴鼻,每天数次。

3.吹鼻法

以鹅不食草干粉或碧云散吹鼻,每天 3～4 次。

六、预后

急性鼻炎为时约 1 周,可产生短期免疫力,预后一般良好,但易转为慢性鼻炎而反复发作,且可发生中耳炎、咽喉炎、支气管炎等并发症。慢性鼻炎可反复发作,可发生鼻甲肥大或萎缩。

七、附注

(1)针灸和推拿治疗急性和慢性鼻炎具有较好的疗效,可显著改善鼻塞症状,并可治疗全身症状。

(2)注重本病的预防,锻炼身体,增强体质,避免感受风凉。戒除烟酒,注意饮食卫生,避免粉尘长期刺激,避免局部长期使用血管收缩剂。鼻塞严重时,不可强行擤鼻,以免邪毒入耳。

(李　丽)

第五节　急性扁桃体炎

急性扁桃体炎是指腭扁桃体的急性非特异性炎症。临床主要表现为咽部疼痛,单侧或双侧扁桃体肿大等。本病临床较为常见,多发于儿童和青年,春秋两季发病率较高。中医学称之为"风热乳蛾"。

一、病因病理

本病常因受凉等抵抗力降低时,由飞沫传染而发病,致病菌多为病毒或乙型溶血性链球菌以及肺炎链球菌、葡萄球菌等。病理变化可分为 3 型:急性卡他性扁桃体炎,炎症仅限于扁桃体表面黏膜,表现为黏膜充血;急性隐窝性扁桃体炎,炎症发生于扁桃体隐窝内,扁桃体充血肿胀,隐窝开口有脓性分泌物,可融合形成伪膜;急性滤泡性扁桃体炎,炎症发生于扁桃体实质淋巴滤泡,滤泡充血肿胀,部分可在扁桃体内形成脓肿。

中医学认为本病为外受风热邪毒,内由肺胃有热,内外邪毒交结发为风热乳蛾。

二、临床表现

起病急骤,开始时咽部不适,疼痛逐渐加重,吞咽或咳嗽时加剧,可伴畏寒高热。体格检查扁桃体肿大,周围充血,隐窝内可有脓性分泌物,逐渐连成假膜,易被剥离,颌下淋巴结肿大且有压痛。

从中医学辨证来看,本病由风热外感者,病在表,邪热浅,病情轻;由肺胃热毒所致者,病在里,邪热深,病情重;病情反复发作,经久不愈者,往往可引起肺肾阴虚,成为虚火乳蛾,时作时止,经久不消。

三、实验室及器械检查

血常规检查,白细胞总数增多,以中性粒细胞为主,如为病毒感染则白细胞总数正常或减少。

四、诊断与鉴别诊断

(一)诊断

根据急性发病,咽部疼痛显著,扁桃体肿大及血常规检查等,可诊断为本病。

(二)鉴别诊断

1.咽白喉

起病缓慢,致病毒素在局部形成的灰白色假膜,可超出扁桃体范围,牢固附着而不易拭去,强行剥离常易引起出血,颈淋巴结肿大。全身症状可有面色苍白,精神萎靡,低热不退。

2.樊尚咽峡炎

由棱形杆菌及奋森螺旋菌感染引起,一侧咽痛,口臭;一侧扁桃体盖有灰色或黄色假膜,擦去后可见下方溃疡。全身症状有不适、发热,颈淋巴结肿大并有压痛等。

五、治疗

(一)治疗原则

疏风清热,宣肺清胃,解毒利咽。

(二)刺法

1.毫针

常用穴位:天容、天突、曲池、合谷、内庭等。

操作方法:宜加用电针,每个穴位均运用毫针行强刺激手法,留针 20～30 分钟,每天可针刺 2～3 次,不拘日数,以症状消失为止。

随症加减:伴有头痛发热者可加风池、大椎。

2.三棱针

运用三棱针点刺少商、商阳或尺泽穴,出血数滴;亦可用三棱针点刺耳尖出血 2～3 滴。

3.水针

运用 2% 利多卡因 1 mL 注于双侧合谷穴,每天 1 次。

4.氦-氖激光

运用 3～7 mW 的氦-氖激光直接照射于肿大的扁桃体,每次照射 5～10 分钟,每天 1 次。

5.耳针

选用咽喉、耳神门、扁桃体、轮 1～6 等穴,短毫针中等刺激强度后留针 20～30 分钟,每天 1 次。

(三)推拿

1.主要手法

一指禅推法、揉法、拿法、按法、抹法等。

2.常用穴位及部位

除用毫针施术的穴位外,还有风池、风府、肩井、天突、曲池、外关等。

3.操作程序

(1)令患者坐位,医者以拿法施于风池、风府、肩井等穴各 2 分钟,以一指禅推法施于天容、天突各1～2 分钟。

(2)让患者取仰卧位,医者以揉按法施于双侧曲池各 1 分钟,揉拿外关、合谷、内庭各 2 分钟,最后以抹法从尺泽至太渊反复 3～5 遍结束治疗。

(四)其他疗法

1.内服中药

风热型可内服银翘散;肺胃积热者可内服清咽利膈汤。

2.局部吹药法

用中成药冰硼散或锡类散吹于局部,每次吹药少许。每隔 1～2 小时吹药 1 次。

六、预后

急性扁桃体炎一般预后良好,反复发作者可转为慢性扁桃体炎,少数患者由于感染向附近蔓延或其细菌毒素输入血液循环而并发急性中耳炎、急性鼻窦炎、风湿热、心肌炎、急性血管球性肾炎等。

七、附注

(1)针灸及推拿治疗急性扁桃体炎疗效较好,但若并发风湿热、心肌炎等疾病时,应采取中西医综合治疗手段。

(2)重视本病的预防,保持室内空气流畅,注意咽喉部卫生,避免过食辛辣刺激和肥腻食物,戒除烟酒等不良嗜好。

(李　丽)

第六节 口腔溃疡

口腔溃疡俗称口疮，是口腔黏膜中最常见的溃疡性损伤，其特征是在口腔黏膜上出现黄白色如豆大的溃点，具有周期性复发的规律。临床上以女性为多见，青壮年为多见。本病又被称为阿弗他溃疡，分为3种类型：轻型口疮、口疮性口炎、腺周口疮，这是3种同病异型的疾病，属于中医学"口疮"的范畴。

一、病因病理

本病的原因尚未完全明确，但研究表明，口腔溃疡与某些细菌感染有关。又有不少资料显示，本病是自身免疫性疾病的一种重要表现，因其有反复发作，病程迁延，予以激素治疗能缓解症状等特点；也有人认为本病与免疫功能减退有关，由于消化吸收障碍，抗生素和免疫抑制剂的不适当应用，导致免疫功能低下，从而产生局部感染。临床资料还显示，消化性溃疡、慢性肝炎、结肠炎等疾病与本病有一定的关系。此外，黏膜角化程度差的部位易患溃疡，黏膜角化良好的部位则不易产生溃疡。维生素 B_2 缺乏、消化不良、便秘、腹泻、睡眠不足、情绪不佳、精神紧张、疲劳、月经、某种食物等因素也与本病有一定的关系。

中医将本病分为实证和虚证。实证者或因过食辛辣厚味或嗜饮醇酒，以致心脾积热，复感风、火、燥邪，热盛化火，循经上攻于口而发；或因口腔不洁，或有破损，邪毒趁机侵袭，致使黏膜腐烂成病。虚证者，多因素体阴虚，加之重病久病，劳伤过度，亏耗真阴，伤及心肾，虚火上炎而发病；亦有因久病，导致阴损及阳，阳气不足，心脾两虚引起本病者。

二、临床表现

（一）轻型口疮

初起为细小红点，局部有灼热不适感，逐渐扩大为 2～3 mm 的浅溃疡，中央微凹，被覆淡黄色纤维素膜，周围充血成红晕，基底柔软，有较剧烈灼痛感，7～10 天后愈合，不留瘢痕，经过一定时间再次发作。

（二）口疮性口炎

溃疡数目明显增多，可达十余个或更多，在口腔内分布较广泛，但不丛集成簇，疼痛更明显，伴有淋巴结肿大及头痛发热等症状。其余症状与轻型口疮相同。

（三）腺周口疮（又称巨口疮）

常为单个溃疡，直径可扩大为 1～2 cm，向深层发展，累及黏膜腺，呈"弹坑状"，为紫色或暗红色，也可伴有淋巴结肿大与发热等症状。在反复发作中，溃疡部位可从口角区向舌腭弓、软腭、悬雍垂移行。该病愈合较慢，可达几个月之久，愈合后留有瘢痕组织。

从中医学辨证来看，实证患者溃疡面呈黄白色，周围黏膜鲜红，微肿，溃点数目较多，或融合成小片，灼热疼痛，可兼见发热、口渴、尿赤、舌红、苔黄、脉数等证。虚证患者溃疡面呈灰白色，周围黏膜淡红或不红，溃点数量少，一般1～2个，易于反复发作，此愈彼起，绵延不断，可兼见五心烦热，失眠盗汗，面色潮红，纳呆脘闷，大便溏薄，舌红或淡，苔少或光，脉细数等证。

三、实验室及器械检查

实验室检查细菌感染者的白细胞总数升高,中性粒细胞比例增加,非细菌感染者血常规多为正常。但本病患者的体液免疫指标(即免疫球蛋白)往往偏高。

四、诊断与鉴别诊断

(一)诊断

根据临床症状,诊断并不困难。

(二)鉴别诊断

白塞综合征除口腔溃疡外,并发生殖器溃疡、皮肤损伤、眼病及全身症状,亦不难诊断,中医称之为"狐惑病"。

五、治疗

(一)治疗原则

实证治宜清热解毒,消肿止痛;虚证治宜健脾益肾,养心降火。

(二)刺法

1.毫针

常用穴位:金津、玉液、聚泉、廉泉、承浆、颊车、迎香、三阴交、合谷。

操作方法:进针得气后,施以捻转提插手法。实证施泻法,每天治疗 1 次;虚证施补法,隔天治疗 1 次。每次留针 20～30 分钟,5 次为 1 个疗程。

随症加减:伴有咽痛者,可加少商、劳宫;伴有腰酸腰痛者,可加复溜、肾俞。

2.皮肤针

按常规在脊椎及颈椎两侧中度刺激两行,颈 1～4 椎体加重刺激三行,局部两侧颊区、口区、下颌做轻刺激,每天 1 次。

3.三棱针

对于实证患者,可用三棱针刺血疗法。先漱口,用米他酚或红汞消毒溃疡面局部,然后在溃疡面上进针,出血即可,小溃疡面刺 1 下,大溃疡面刺 2～4 下。金津玉液、聚泉、少商亦用三棱针点刺放血。每天治疗 1 次。

4.水针

(1)取牵正、曲池、颊车、手三里,隔天 1 次,每次 2 穴,各穴交替使用,每穴注射维生素 B_1 注射液0.5 mL。

(2)取三阴交或极泉,每次取 1 穴,注射转移因子 1 支,用 2 mL 无菌蒸馏水稀释,以 5 号针头在消毒后的穴位皮肤上快速进针,提插捻转,以求得针感,留针 3 分钟,抽无回血,缓缓注入本品,每周 1～2 次,4 次为 1 个疗程,可治疗 1～6 个疗程。

5.耳针

取神门、口、舌、心、肝、脾、胃、交感、双侧耳穴交替使用。操作时要速进针、轻捻转、强刺激,留针30 分钟,每 10 分钟行针 1 次。每天治疗 1 次,5 次为 1 个疗程。

(三)灸法

适用于虚证。取足三里、肾俞、脾俞、养老等穴,采用艾卷温和灸,每穴灸 10 分钟,每天灸

1次。10次为1个疗程。

(四)其他治法

1.内服中药

实证,用凉膈散或黄连解毒汤加减,可加白花蛇舌草、一点红等。对于虚证,一般可用四物汤加知母、黄柏、丹皮;若心血虚,用黄连阿胶汤;若肾阴虚,用六味地黄汤;若气血两虚,用八珍汤;若脾胃虚寒,用附子理中汤;若肾阳虚,用金匮肾气丸。

2.药敷法

取双侧涌泉穴,将吴茱萸粉加醋,调成糊状,敷在穴位上,每2天换药1次,以引火归原。

六、预后

本病一般有自愈倾向,预后较好。但本病比较顽固,往往此起彼伏,反复发作,难以根治。若本病由其他疾病,如肝炎、消化道疾病、免疫性疾病、内分泌疾病或其他严重疾病所致,则要设法治疗这些疾病,才能取得疗效。

七、附注

本病患者当少吃辛辣、海货等易发之品,少喝茶、咖啡等刺激性饮料,戒酒戒烟,注意口腔卫生,去除不良嗜好,劳逸结合,睡眠充足,心胸开阔,积极参加体育锻炼,提高机体免疫能力,以减少本病的发生。

（李　丽）

第九章　妇产科病证的针灸治疗

第一节　月经不调

月经不调是以月经的周期、经量、经色、经质异常为表现的妇科常见病证,其中主要是月经周期改变。月经先期指月经周期提前 7 天以上,并连续 2 个月经周期以上,又称月经提前、经行先期、经早等。月经后期指月经周期延后 7 天以上,并连续 2 个月经周期以上,也称经水过期、经行后期、经期错后、月经稀发、经迟等。月经先后无定期指月经周期时而提前或时而延后达 7 天以上,并连续 2 个月经周期以上,亦称经水无定、月经延期、经乱等。

本证相当于西医学中的功能失调性子宫出血、盆腔炎症、子宫肌瘤等引起的月经紊乱。

一、病因病机

本证多与肝脾肾功能失调、情志不畅、外邪侵犯、冲任不调等因素有关。

(一)血热内扰

素体阳盛,或过食辛热,或肝郁化火,热蕴胞宫;或阴血亏耗,阴虚阳盛,热迫血行,致月经先期而下。

(二)血寒凝滞

经行之际,过食生冷或感受寒凉,胞宫受寒,血为寒凝;或因素体阳虚,阴寒内生,血寒凝滞,致使月经后期才下。

(三)肝气郁滞

情志抑郁或愤怒,气机郁滞,若气滞血行不畅,冲任受阻,则月经后期;若肝气逆乱,疏泄失调,血海蓄溢无常,则经来无定期。

(四)痰湿阻滞

痰湿之体,湿浊内壅;或脾虚生湿聚痰,滞留冲任,致月经后期而下。

(五)气血不足

劳倦过度,饮食失节或素体亏虚,致使脾气虚弱,气血生化之源不足;或久病体虚,产乳、失血过多,气血俱虚。若气虚统摄无权,冲任不固,致月经先期而下;若血虚不能渗灌冲任,则月经后期而至。

(六)肾气亏虚

素体肾虚,或房事不节,孕育过多,损伤冲任,以致肾失闭藏,血海蓄溢无常,则经来无定期。

二、辨证

(一)月经先期

证候：月经周期提前。气不摄血者，经量或多或少，色淡质稀，神疲乏力，气短懒言，小腹坠胀，食欲缺乏便溏，舌淡，脉细弱。血热内扰者，兼经量多，色红质黏，夹血块，烦热或潮热，口干，尿黄便干，舌红苔黄，脉弦数或细数。

治法：气不摄血者补气摄血调经；血热内扰者清热凉血调经。

(二)月经后期

证候：月经周期延后，经量少。血寒凝滞者，经色暗，有血块，小腹冷痛，得热痛减，畏寒肢冷，苔白，脉沉紧。肝气郁滞者，兼见经色暗红，或有小血块，小腹作胀，胸胁、乳房胀痛，脉弦。痰湿阻滞者，经色淡紫质黏，胸脘痞满，形体渐胖，舌胖苔腻，脉濡。阴血亏虚者，兼见经色淡，无血块，或小腹隐痛，头晕眼花，心悸少寐，面色苍白或萎黄，舌淡红，脉细弱。

治法：血寒凝滞者温经散寒调经；肝气郁滞者理气行血调经；痰湿阻滞者化痰除湿调经；阴血亏虚者养血益气调经。

(三)月经先后无定期

证候：月经周期不定。肾气不足者，兼见经量少，色淡质稀，神疲乏力，腰骶酸痛，头晕耳鸣，舌淡苔少，脉细尺弱。肝气郁滞者，兼见经量或多或少，色紫红，有小血块，经行不畅，胸胁、乳房及小腹胀痛，脘闷不舒，时叹息，苔薄白或薄黄，脉弦。

治法：肾气不足者补肾调经；肝气郁滞者理气行血调经。

三、针灸治疗

(一)刺灸

取穴：气海、三阴交。

随症配穴：气不摄血见月经先期者，加足三里、脾俞。血热内扰见月经先期者，加太冲、血海。血寒凝滞见月经后期者，加关元、命门、归来。肝气郁滞见月经后期或先后无定期者，加太冲、蠡沟。痰湿阻滞见月经后期者，加丰隆、阴陵泉。阴血亏虚见月经后期者，加肝俞、血海。肾气不足见月经先后无定期者，加肾俞、关元、太溪。月经量多者，加隐白。小腹冷痛者，加灸关元。胸胁胀痛者，加支沟。腰骶痛者，加次髎。

刺灸方法：针用补泻兼施法，可加灸。

方义：气海属任脉，可调理冲任。三阴交为肝、脾、肾经交会穴，为调经要穴。补足三里、脾俞可健脾益气以统经血。泻太冲、血海可清血热以调经。针补艾灸关元、命门、归来可温经散寒，暖宫调经。泻太冲、蠡沟可疏肝理气，活血调经。丰隆、阴陵泉以健脾化痰。补肝俞、血海可滋养肝血，以渗灌冲任。取肾俞、关元、太溪可补益肾气，调理冲任。

(二)耳针

取内生殖器、内分泌、肝、脾、肾、皮质下，每次选 2~4 穴，毫针中度刺激，留针 15~30 分钟，每天或隔天 1 次，或埋针、埋籽刺激。

(三)穴位注射

取子宫、足三里、肝俞、脾俞、肾俞，每次选 2~4 穴，以当归注射液或丹参注射液每穴注射 0.5 mL，每天或隔天 1 次。

（四）头针

取额旁三线,毫针刺激,留针30分钟。

四、推拿治疗

（一）基本治法

取穴:气海、关元、子宫、膈俞、肝俞、脾俞、肾俞、八髎、血海、三阴交等。

手法:一指禅推、按、揉、摩、擦、擦等法。

操作:患者仰卧位,先用掌摩法治疗下腹部,从患者右下腹开始向上与脐平,向左移至左脐旁,再向下与中极穴平,然后又向右下腹移动,如此反复数次。接着以一指禅推气海、关元、子宫、中脘。然后,用拇指按揉血海、三阴交。

患者俯卧位,用一指禅推法在背部两侧膀胱经第一侧线上进行治疗,重点在膈俞、肝俞、脾俞、肾俞。再按揉肝俞、脾俞、肾俞及八髎。揉腰骶部,随之以小鱼际擦法横擦八髎,以有温热感为度。再自下向上捏脊3遍。

（二）辨证加减

气不摄血见月经先期者,着重按揉气海、足三里、脾俞。血热内扰见月经先期者,加点按血海、委中、三阴交、太冲。血寒凝滞见月经后期者,加按揉关元、命门、神阙,直擦背部督脉、两侧膀胱经线,透热为度。肝气郁滞见月经后期或先后无定期者,加按揉章门、期门、膻中、太冲,斜擦两胁。痰湿阻滞见月经后期者,加按揉中脘、丰隆、阴陵泉,横擦左背部、腰骶部,透热为度。阴血亏虚见月经后期者,加按揉足三里、太溪,横擦左背部、腰骶部。肾气不足见月经先后无定期者,着重按揉肾俞、关元、太溪,直擦背部督脉、两侧膀胱经线,横擦腰骶部,透热为度。

（马彦美）

第二节　痛　　经

妇女在行经前后或行经期间发生周期性小腹疼痛称为痛经,以青年未婚者多见。

本证相当于西医学中的原发性痛经和继发性痛经,后者如子宫过度前倾和后倾、子宫颈狭窄、子宫内膜增厚、子宫异物、盆腔炎、子宫内膜异位症等所引起的痛经,均可参照本节辨证论治。

一、病因病机

本证多由情志所伤、六淫为害、气血亏虚、肝肾不足所致。

（一）气血瘀滞

素多抑郁,致肝气不舒,气机不利,气滞则血瘀,胞宫受阻,经血流通不畅,不通则痛。

（二）寒湿凝滞

多因经期冒雨涉水,或贪凉饮冷,或久居湿地,风冷寒湿客于胞中,以致经血凝滞不畅,不通而痛。

（三）肝郁湿热

肝郁脾虚,水湿内生,郁而化火;或经期、产后调摄不当,湿热之邪,蕴结胞中,流注冲任,湿热与经血相搏结,瘀滞而成痹阻,不通则痛。

(四)气血亏虚

禀赋不足,脾胃素虚,或大病久病,气血两亏,经期行经下血,血海空虚,冲任、胞宫濡养不足,不荣则痛。

(五)肝肾亏损

禀赋素弱,或多产房劳,损及肝肾,精亏血少,冲任不足,行经之后,精血更虚,胞脉失养而痛;若肾阳不足,冲任、胞宫失于温煦濡养,经行滞而不畅,亦致痛经。

二、辨证

(一)气血瘀滞

证候:经前或经期小腹胀痛拒按,或伴乳胁胀痛和经行量少不畅,色紫黑有块、块下痛减,舌紫暗或有瘀点,脉沉弦或涩。

治法:理气活血,化瘀止痛。

(二)寒湿凝滞

证候:经行小腹冷痛,得热则舒,经量少,色紫暗有块,伴形寒肢冷,小便清长,苔白,脉细或沉紧。

治法:温经暖宫,化瘀止痛。

(三)肝郁湿热

证候:经前或经期小腹疼痛,或痛及腰骶,或感腹内灼热,经行量多质稠,色鲜或紫,有小血块,时伴乳胁胀痛,大便干结,小便短赤,平素带下黄稠,舌红,苔黄腻,脉弦数。

治法:清热除湿,理气止痛。

(四)气血亏虚

证候:经期或经后小腹隐痛喜按,经行量少质稀,神疲肢倦,头晕目花,心悸气短,舌淡,苔薄,脉细弦。

治法:益气养血,调经止痛。

(五)肝肾亏损

证候:经期或经后小腹绵绵作痛,经行量少,色红无块,腰膝酸软,头晕耳鸣,舌淡红,苔薄,脉细弦。

治法:补益肝肾,养血止痛。

三、针灸治疗

(一)刺灸

1.气血瘀滞

取穴:气海、次髎、太冲、三阴交、合谷。

随症配穴:乳胁胀痛甚者,加乳根。

刺灸方法:针用泻法,可加灸。

方义:气海、次髎、太冲理气活血,化瘀止痛。三阴交为调气血、化瘀滞的常用穴,配气海有理气化瘀止痛的作用。合谷配太冲为开"四关",能调气止痛。

2.寒湿凝滞

取穴:关元、中极、水道、地机。

随症配穴:小腹冷痛甚者,加次髎。湿重者,加阴陵泉。

刺灸方法:针用泻法,可加灸。

方义:关元温补元气,加灸可温经暖宫。中极、水道调理冲任,灸之可温经利湿。地机为脾经的郄穴,既可健脾利湿,又可调经理血止痛。

3.肝郁湿热

取穴:期门、中极、次髎、行间。

随症配穴:乳胁胀痛甚者,加阳陵泉、乳根。少腹热痛者,加蠡沟、血海。大便干结者,加支沟。

刺灸方法:针用泻法。

方义:期门疏肝解郁,清热利湿。中极、次髎能清热除湿,调理冲任。行间为肝经荥穴,可疏肝凉肝,清利湿热。

4.气血亏虚

取穴:脾俞、足三里、关元、三阴交。

随症配穴:心悸失眠者,加神门。头晕者,加百会。

刺灸方法:针用补法,可加灸。

方义:脾俞、足三里健脾和胃,益气养血。关元、三阴交益气养血,调经止痛。

5.肝肾亏损

取穴:肝俞、肾俞、照海、关元、三阴交。

随症配穴:头晕耳鸣者,加太溪、悬钟。腰膝酸软者,加命门、承山。

刺灸方法:针用补法,可加灸。

方义:肝俞、肾俞、照海补养肝肾,调理冲任。关元有益肝肾精血、调冲任督带的作用。三阴交可补肾调肝扶脾,加强调经止痛之功。

(二)耳针

取内生殖器、内分泌、交感、肝、肾、神门,每次选 2～4 穴,毫针中度刺激,经期每天 1 次或 2 次,经前经后隔天 1 次。

(三)皮肤针

扣打少腹任脉、肾经、脾经和腹股沟部,以及腰骶部督脉、膀胱经,疼痛剧烈者用重刺激;发作前或疼痛较轻或体质虚弱者用中度刺激。

(四)穴位注射

取三阴交、十七椎,选用当归注射液、安痛定各 4 mL,于月经来潮前 2～3 天或经期内每穴注入 2 mL。共注射 2～4 次,治疗 2 个月经周期。

(五)艾灸

以艾条温灸关元、曲骨、子宫、三阴交诸穴,每穴 3～5 分钟。

四、推拿治疗

(一)基本治法

取穴:气海、关元、曲骨、肾俞、八髎、三阴交等。

手法：一指禅推、摩、按、揉、搓、擦等法。

操作：患者仰卧位，用摩法顺时针方向摩小腹，一指禅推或揉气海、关元、曲骨。

患者俯卧位，搓腰部脊柱两旁及骶部，用一指禅推或按揉肾俞、八髎，以酸胀为度。擦八髎，以透热为度。按揉三阴交，以酸胀为度。

患者坐位或侧卧位，实证痛经患者若第一至第四腰椎（大部分在第二腰椎）有棘突偏歪及轻度压痛者，可用旋转复位或斜扳法。

（二）辨证加减

气血瘀滞者，加按揉章门、期门、肝俞、膈俞，拿血海、地机。寒湿凝滞者，加按揉血海、阴陵泉、三阴交。直擦背部督脉、膀胱经，横擦肾俞、命门，以透热为度。肝郁湿热者，加按揉曲泉、蠡沟、行间、委中。气血亏虚者，加按揉脾俞、胃俞、中脘、足三里。直擦背部督脉、膀胱经，横擦脾俞、胃俞，以透热为度。肝肾亏损者，加一指禅推或按揉太溪、复溜、肝俞。直擦背部督脉、膀胱经，横擦肾俞、命门、八髎，以透热为度。

（马彦美）

第三节 闭 经

闭经是以女子年满 18 周岁，月经尚未来潮，或已行经非怀孕又中断 3 个月以上的月经病。前者称为原发性闭经，后者称为继发性闭经。闭经又名经闭或不月，妊娠期、哺乳期或生活变迁、精神因素影响等出现停经（3 个月内），因月经可自然恢复不属闭经的范畴。

西医学中的下丘脑性、垂体性、卵巢性等内分泌障碍引起的闭经均可参照本节治疗。

一、病因病机

本证病因病机较为复杂，但不外虚实两端。虚者因肝肾亏虚或气血虚弱，实者由气滞血瘀、痰湿阻滞、血寒凝滞引起。

（一）肾气不足

禀赋不足，肾精未充，冲任失于充养，壬癸不至或多产房劳，堕胎久病，肾气受损，导致闭经。

（二）气血亏虚

饮食劳倦，或忧思过极，损伤心脾，化源不足，大病久病，堕胎小产，吐血下血，虫积伤血，致冲任空虚，无血可下。

（三）气滞血瘀

情志怫郁，郁怒伤肝，肝气郁结，气滞血瘀，胞脉壅塞，经血不得下行。

（四）痰湿阻滞

形体肥胖，痰湿内生；或脾阳失运，湿聚成痰，脂膏痰湿阻滞冲任，胞脉闭而经不行。

（五）阴虚内热

素体阴虚，或久病耗血，失血伤阴，精血津液干涸，均可发为虚劳闭经。

（六）血寒凝滞

经期产后，过食生冷，或外感寒邪，寒凝血滞，而致经闭。

二、辨证

(一)肾气不足

证候：年逾18周岁，月经未至或来潮后复闭，素体虚弱，头晕耳鸣，腰腿酸软，腹无胀痛，小便频数，舌淡红，苔少，脉沉弱或细涩。

治法：益肾调经。

(二)气血亏虚

证候：月经周期后延，经量偏少，经色淡而质薄，继而闭经，羸瘦萎黄，头晕目眩，心悸气短，食欲缺乏，神疲乏力，舌淡边有齿印，苔薄，脉无力。

治法：益气养血调经。

(三)气滞血瘀

证候：月经数月不行，精神抑郁，烦躁易怒，胸胁胀满，少腹胀痛或拒按，舌边紫暗或有瘀点，脉沉弦或沉涩。

治法：理气活血调经。

(四)痰湿阻滞

证候：月经停闭，形体肥胖，神疲嗜睡，头晕目眩，胸闷泛恶，多痰，带下量多，苔白腻，脉濡或滑。

治法：豁痰除湿通经。

(五)阴虚内热

证候：月经先多后少，渐至闭经，五心烦热，颧红升火，潮热盗汗，口干舌燥，舌红或有裂纹，脉细数。

治法：滋阴清热调经。

(六)血寒凝滞

证候：经闭不行，小腹冷痛，得热痛减，四肢欠温，大便不实，苔白，脉沉紧。

治法：温经散寒调经。

三、针灸治疗

(一)刺灸

1.肾气不足

取穴：肾俞、关元、太溪、三阴交。

随症配穴：腰酸者，加命门、腰眼。

刺灸方法：针用补法，可加灸。

方义：肾俞、关元补肾益气调经。太溪为肾经原穴，有益肾的作用。三阴交补肾调肝扶脾，养血调经。

2.气血亏虚

取穴：脾俞、膈俞、气海、归来、足三里、三阴交。

随症配穴：纳少者，加中脘。心悸者，加内关。

刺灸方法：针用补法，可加灸。

方义：脾俞与血会膈俞健脾养血。气海、归来益气养血调经。足三里配三阴交健脾益气，养血调经。

3.气滞血瘀

取穴:太冲、气海、血海、地机。

随症配穴:少腹胀痛或拒按者,加四满。胸胁胀满加期门、阳陵泉。

刺灸方法:针用泻法,可加灸。

方义:太冲配气海可理气通经,调理冲任。血海配地机,能行血祛瘀通经。

4.痰湿阻滞

取穴:脾俞、中脘、中极、三阴交、丰隆。

随症配穴:白带量多者,加带脉、阴陵泉。胸闷泛恶者,加膻中。

刺灸方法:针用平补平泻法,可加灸。

方义:脾俞、中脘健脾胃化痰湿。中极、三阴交利湿调经。丰隆健脾化痰湿。

5.阴虚内热

取穴:肾俞、肝俞、关元、三阴交、太溪、行间。

随症配穴:潮热盗汗者,加膏肓、然谷。大便燥结者,加照海、承山。

刺灸方法:针用补法。

方义:肾俞、肝俞补益肝肾,滋阴清热。关元、三阴交补肾滋阴,调理冲任。太溪配行间养阴清热调经。

6.血寒凝滞

取穴:关元、命门、三阴交、归来。

随症配穴:小腹冷痛者,加灸神阙。

刺灸方法:针用泻法,可加灸。

方义:关元、命门可温经散寒,调理冲任。三阴交、归来活血通经。

(二)耳针

取内生殖器、内分泌、皮质下、肝、脾、肾、神门,每次选用2～4穴,毫针中度刺激,隔天或每天1次。

(三)电针

取归来、三阴交,中极、地机,天枢、血海三组穴位,每次选1组或2组,或各组穴位交替使用。针刺后通疏密波脉冲电流10～20分钟,隔天或每天1次。

四、推拿治疗

(一)基本治法

取穴:关元、气海、肝俞、脾俞、肾俞、血海、足三里、三阴交等。

手法:一指禅推、摩、按、揉、㨰、擦法。

操作:患者仰卧位,用摩法顺时针方向治疗小腹,手法要求深沉缓慢,按揉关元、气海、血海、足三里、三阴交。

患者俯卧位,用一指禅推法治疗腰背部膀胱经,重点在肝俞、脾俞、肾俞,或用㨰法在腰背部脊柱两旁治疗,然后再按揉上述穴位,以酸胀为度。

(二)辨证加减

肾气不足者,着重按揉肾俞、命门、八髎。直擦背部督脉及两侧膀胱经,横擦腰骶部,以透热为度。气血亏虚者,摩腹重点在关元、气海、中脘。直擦背部督脉,横擦脾俞、胃俞,透热为度。气滞血瘀者,加按揉期门、膻中、太冲,直擦背部督脉及两侧膀胱经,斜擦两胁。痰湿阻滞者,加按揉中脘、建里、八髎,横擦左侧背部及腰骶部,以透热为度。阴虚内热者,加直擦背部督脉及两侧膀胱经,横擦左侧背部及腰骶部,擦涌泉,按揉太溪。血寒凝滞者,加按揉神阙、命门,直擦背部督脉及两侧膀胱经,透热为度。

（戈冬梅）

第四节　崩　漏

崩漏病是指妇女不规则的阴道出血。"崩"是指经血量多、暴下不止,"漏"是指经血量少、淋漓不尽。在发病过程中,两者常交替出现或互相转化,故以崩漏并称。又称崩中、漏下或崩中下血,是妇科常见病,亦是疑难重症。发病以青春期、更年期或产后为多见。

西医学中的功能性子宫出血、子宫内膜脱落不全、盆腔炎及生殖系统肿瘤等引起的阴道出血可参照本节治疗。

一、病因病机

本证主要因冲任损伤、固摄无权、经血失其制约,故非时而至。

(一)血热

素体阳盛,或感受热邪,或过食辛辣助阳之品,酿成实火;或情志失畅,肝郁化火,伏于冲任,内扰血海,迫血妄行。

(二)瘀血

七情损伤,肝气郁结,气滞血瘀;或经期、产后余血未尽,复感外邪,或夹内伤,瘀阻胞宫,恶血不去,新血不得归经而成崩漏。

(三)肾虚

素体肾虚,或早婚、房劳、多产、年老而致肾衰,肾阳不足,肾失封藏之司,冲任不固,发为崩漏;或肾阴不足,虚火内炽,血海扰动,冲任失约而成崩漏。

(四)脾虚

忧思过度或饮食劳倦,伤及脾胃,中气下陷,统摄无权,致气不摄血,冲任失固,经血妄下。

二、辨证

(一)血热内扰

证候:经血非时忽然大下,或淋漓日久不净,色深红或紫色,质黏稠,面红,口干身热,溲赤便秘,舌红,苔黄或干糙,脉弦数或滑数。

治法:清热凉血,止血调经。

(二)瘀滞胞宫

证候:阴道出血淋漓不净或忽然急下量多,经色紫暗,质稠,夹有血块,小腹疼痛拒按,血块下则痛减,舌紫暗,苔薄白,脉弦紧或沉涩。

治法：活血化瘀，止血调经。

（三）肾虚

证候：肾阳亏虚见阴道出血量多或淋漓不尽，色淡质稀，形寒肢冷，面色晦暗，小腹冷痛，腰膝酸软，小便清长，舌淡胖，有齿痕，苔薄白，脉沉细。肾阴亏虚见阴道出血量时多时少或淋漓不止，色鲜红，质稍稠，头晕耳鸣，五心烦热，失眠盗汗，舌红，无苔或花剥苔，脉细数。

治法：肾阳亏虚者温肾固冲，止血调经；肾阴亏虚者滋肾养阴，止血调经。

（四）气不摄血

证候：阴道出血量多或淋漓不尽，色淡质稀，伴少腹坠胀，面色萎黄，动则气促，神情倦怠，纳呆，便溏，舌淡，苔薄白，脉细弱或扎而无力。

治法：益气摄血，养血调经。

三、针灸治疗

（一）刺灸

1.血热内扰

取穴：血海、中极、行间、水泉、隐白。

随症配穴：面红身热者，加大椎、曲池。便秘者，加天枢。

刺灸方法：针用泻法，隐白可刺血。

方义：血海调理血分，有清热凉血的作用。中极穴近胞宫，可疏调局部经气。行间为肝经荥穴，配肾经水泉以凉血止血。隐白刺血可泄热凉血止血，是治疗崩漏之效穴。

2.瘀滞胞宫

取穴：地机、血海、膈俞、中极、三阴交。

随症配穴：小腹痛甚者，加四满、太冲。

刺灸方法：针用泻法，可加灸。

方义：地机配血海、膈俞可活血化瘀，调经止血。中极、三阴交祛瘀血，理胞宫。

3.肾虚

取穴：肾俞、交信、三阴交、子宫。

随症配穴：肾阳亏虚者，加关元、命门。肾阴亏虚者，加阴谷、太溪。腰膝酸软者，加大肠俞、委阳。失眠者，加神门、四神聪。

刺灸方法：针用补法，肾阳亏虚可加灸。

方义：肾俞强壮肾气。交信为阴跷脉郄穴，可调经止血。三阴交为足三阴经之交会穴，可补肾调经。子宫为经外奇穴，可固胞宫止崩漏。配关元、命门以温肾助阳。配阴谷、太溪以滋肾养阴。

4.气不摄血

取穴：脾俞、足三里、气海、百会、隐白。

随症配穴：便溏者，加天枢、公孙。

刺灸方法：针用补法，可加灸。

方义：脾俞、足三里、气海健脾益气，固摄经血。百会升提阳气，止下漏之血。隐白为治疗崩漏之效穴。

(二)耳针

取内生殖器、内分泌、肝、脾、肾、神门,每次选 2～4 穴,毫针中度刺激,留针 1～2 小时,每天或隔天 1 次。

(三)皮肤针

扣打腰椎至尾椎、下腹部任脉、腹股沟部、下肢足三阴经,中度刺激。

四、推拿治疗

(一)基本治法

取穴:中脘、气海、关元、中极、八髎、肝俞、脾俞、肾俞、血海、三阴交等。

手法:一指禅推、按、揉、振、擦、摩等法。

操作:患者仰卧位,先用一指禅推中脘、气海、关元、中极等穴,并于少腹部施摩法,再施振法于少腹部。按揉血海、三阴交。

患者俯卧位,用一指禅推法从背部沿两侧膀胱经上下往返 8～10 次,然后用较重的按揉法施于肝俞、脾俞、肾俞,施擦法于八髎,透热为度。

(二)辨证加减

血热内扰者,加点按血海、委中、三阴交,按揉大椎。瘀滞胞宫者,加按揉章门、期门、膈俞,摩少腹部,使热量渗透。肾虚者,加直擦背部督脉及两侧膀胱经,横擦肾俞、命门、八髎,透热为度;肾阴虚者再加擦涌泉。气不摄血者,着重摩中脘,点按脾俞、胃俞、地机。

(戈冬梅)

第五节 带 下 病

一、非炎性带下病

带下量明显增多,或色、质、量、气味异常,而非生殖器炎症所致者,称为"非炎性带下病",与某些内分泌失调、盆腔充血及精神因素有关。其内容散见于中医医籍对带下病的记载中,并无此病名。

(一)病因病理

西医学认为,本病主要是由于雌激素偏高或孕激素不足而雌激素相对升高,使黏膜中腺体细胞分泌增多;盆腔充血类疾病,如盆腔静脉淤血综合征、盆腔部分肿瘤等,引起盆腔静脉血液回流受阻,组织渗出液过多,从而导致本病的发生。中医学认为,本病是因为内生之湿,伤及任、带所致。湿之内生,病因较多:有饮食不节,劳倦,思虑过度损伤脾胃,水湿运化失常者;有素体肾气不足,命门火衰,或久病伤肾,房劳、多产致肾气亏乏,肾阳不振,封藏功能不及,气化不行者;有忧思多虑,五志过及,致肝火太盛,反克脾土,水湿失运者;有经产之时感受外邪或手术损伤,致冲任瘀阻,血行迟滞,水湿不行,流注下焦,损伤任带二脉而致带下病者。带下为机体的一种阴液,乃由脾化运,肾封藏,任带二脉约束。且脾肾为母子之脏,故脾损可伤肾,肾损可及脾。然湿为阴邪,阴盛必伤及阳,可致脾肾阳虚;同时肝气郁滞,克伐脾土,亦能导致肝郁脾虚。

(二)临床表现

本病的共同临床表现为带下量明显增多,淋漓不断。色白,质稀,气味无明显改变。可见疲乏无力,食欲缺乏、小便清长等全身症状。临床上应与炎性白带病,经间期出血和子宫黏膜下肌瘤相鉴别。

(三)诊断要点

1.症状

带下量明显增多,色白、质稀,气味无异常。有些伴有全身症状。

2.妇科检查

无明显器质性病变,阴道内白带量多,质稀,无明显异味。

3.辅助检查

内分泌检查示基础体温多呈单相曲线,或为双相但高低温差小于 0.3 ℃;孕酮分泌量降低,或雌激素分泌量过低。子宫内膜活检示经潮 6~12 小时内,子宫内膜组织活检为增殖期或分泌反应欠佳,怀疑盆腔充血类疾病,应作盆腔 B 超,可提示盆腔静脉淤血,或有子宫、卵巢肿瘤存在。

(四)针灸治疗

1.刺灸

处方一:气海、中极、关元、带脉、肾俞、次髎。

操作:气海向下斜刺。中极向耻骨联合方向斜刺,深 1~1.5 寸,施提插平补平泻法,使针感传至会阴部为佳,关元直刺,针 1~1.5 寸,施捻转补法:带脉朝脐中方向斜刺,深 1~1.5 寸,施捻转补法。肾俞直刺,深 1 寸,施捻转补法。次髎宜刺入第 2 骶后孔内,深 1~2 寸,施捻转补法。

处方二:关元、肾俞、照海、带脉、次髎。

操作:局部皮肤常规消毒后,关元、肾俞、照海 3 穴用补法。带脉、次髎施以艾灸。

处方三:关元、三阴交、肾俞、足临泣、带脉。

操作:用毫针中等强度刺激,手法宜用补法,得气后,留针 30 分钟,每天 1 次,10 次为 1 个疗程,疗程间隔 3~5 天。

处方四:足临泣、中极。

操作:穴位局部常规消毒后,毫针刺,足临泣直刺 0.5 寸,捻转运针,中等刺激;中极穴直刺 1~1.2 寸,中等刺激,使针感放散至前阴部,留针 20~60 分钟,每 10~15 分钟捻转运针 1 次。每天或隔天 1 次,3 次为 1 个疗程。

处方五:曲骨。

操作:患者排空尿液,取仰卧位,穴位常规消毒后,直刺或稍向会阴部刺 2.5~3 寸深,以麻感放射至阴道为佳。每 10 分钟捻转 1 次,用平补平泻法,留针 1 小时,每 3 天 1 次,2 次为 1 个疗程。

2.耳针

处方一:内生殖器、肾上腺、脾、肺、肾、肝、子宫。

操作:耳部消毒后,每次选 3~4 穴,毫针中度刺激,留针 15~30 分钟。每天或隔天 1 次,两耳交替。

处方二:内分泌、肾、卵巢、子宫。

操作:取单侧耳穴,消毒后,用 0.5 分毫针刺,刺入耳软骨,留针 30~60 分钟,每天 1 次。本方用于肾虚者。

处方三：膀胱、子宫、肝、脾、肾、神门、内分泌。

操作：每次选 3～5 穴，耳部常规消毒后，毫针中度刺激，每天 1 次，留针 20 分钟。10 次为 1 个疗程。

处方四：内生殖器、肾上腺、膀胱、肾、三焦、内分泌。

操作：每次选 3～5 穴，局部常规消毒后，毫针中度刺激，留针 20 分钟，每天或隔天 1 次。

3.穴位注射

处方一：中极、曲骨、关元、足三里、三阴交。

操作：每次取 2 个穴，皮肤常规消毒后，每穴注入 5％当归注射液 2 mL，隔天 1 次，7 次为 1 个疗程，疗程间隔 3～5 天。

处方二：带脉、曲骨、三阴交、地机。

操作：穴位常规消毒后，选用红花注射液或鱼腥草注射液。每次取腹部及下肢各 1 穴，每穴注入 1～2 mL，隔天 1 次，10 次为 1 个疗程。

4.电针法

处方一：带脉、三阴交。

操作：局部穴位常规消毒后，毫针刺，再通脉冲电流 15～20 分钟。每天 1 次，7 次为 1 个疗程。

处方二：①归来、阴陵泉。②曲骨、太冲。③气海、阴陵泉。

操作：每次选用 1 穴，局部穴位常规消毒后，毫针中等刺激，再通疏密波，通电 20 分钟，每天 1 次，7 次为 1 个疗程。

5.灸法

处方一：隐白、大都；操作：用艾卷点燃靠近穴位施灸，灸至局部皮肤红晕温热为度，每穴施灸 10 分钟，隔天 1 次，10 次为 1 个疗程。

处方二：中极、关元、气海、三阴交。

操作：用艾卷点燃靠近穴位施雀啄灸，灸至局部皮肤红晕温热为度，每穴施灸 10 分钟，隔天 1 次，10 次为 1 个疗程。

二、炎性带下病

带下量多，色、质、气味异常，外阴、阴道肿痛或瘙痒，或伴有全身症状，实验室检查可见病原体，称为"炎性带下病"，属于中医学"带下病""阴痒"等范畴。本病首先记载于《素问·骨空论》。多见于已婚妇女。西医学的"阴道炎""宫颈炎"等所致的白带增多，属于本病的范畴。

(一)病因病理

西医学认为，当阴道、宫颈的自然防御功能受到损害，可导致疾病的发生；阴道和宫颈常被侵袭和感染的病原体主要有以下几类。①细菌：常见的有链球菌、葡萄球菌、大肠埃希菌等。②病毒：常见的有单纯疱疹病毒、巨细胞病毒等。③原虫或真菌：如阴道滴虫、白假丝酵母（白色念珠菌）等。主要由于生殖器与外界直接相通，经期或性卫生不良，流产和引产、分娩、产妇阴道宫颈损伤、阴道手术损伤或医源性的污染；异物、腐蚀性物质损伤阴道和邻近器官炎症向下蔓延至阴道和宫颈。病原体直接扩散于外阴表皮、阴道、宫颈，引发宫颈炎和阴道感染；也可通过淋巴扩散、血行传播，但比较少见。

中医学认为,本病主要是外感热毒之邪,或秽浊郁遏化毒生虫,伤及任带,任脉失调,带脉失约,导致带下量多,色、质、气味异常,发为炎性带下病。经行、产后。人流术后等,胞脉虚损,或洗浴用具不洁或不洁性交等,或肝郁化火,木克脾土,湿热内生伤及任带;或饮食不节,思虑过度,或劳倦伤脾,脾气虚损,运化失常,湿热内生流注下焦伤及任带,蓄于阴器化热,郁遏生虫;或素体肾虚,房劳、多产,或多次人流伤肾,封藏失职,伤及任带,或复感湿热之邪,伤及阴器发为炎性带下病。

(二)临床表现

主要症状是带下量多,色、质、气味异常,如呈现黏液脓性或血性带,或泡沫黄绿色带,或白豆渣样或凝乳样带,或黏液性黄色淡红色带,或黄色水样带,或赤白带下,或灰白色乳状带下等,秽臭、腐臭、血腥臭气,或伴有阴部灼热肿痛,或外阴瘙痒,或坠痛不适,或腰骶酸胀,或尿频、尿急,尿痛,或性交痛,甚或下腹或全身不适,或不孕,或月经量少,经期延长,或闭漏交替。

(三)诊断要点

1.症状

带下量明显增多,不同病邪引起白带的颜色、气味各不相同,或伴有阴部瘙痒、灼热、疼痛等;或兼有尿频、尿痛,或有腥臭味。

2.妇科检查

外阴、阴道炎急性期可见局部潮红肿胀;慢性期局部体征不明显。滴虫性阴道炎的带下为稀薄泡沫状的黄带,阴道壁可见散见的出血点;念珠菌阴道炎为凝乳或豆渣样的稠厚白带,阴道黏膜附有白色膜状物;老年性阴道炎白带稀薄,为淡黄色或血样脓性赤带,外阴、阴道黏膜呈老年性改变,易出血;淋病性阴道炎白带呈黄色或脓样,常见尿道口充血,经阴道挤压尿道旁腺,可见尿道旁腺出口处有脓样分泌物排出;支原体或衣原体阴道炎的白带多无明显改变或有黄带;细菌性阴道炎多为稀薄黄带,可有腥臭味;宫颈糜烂或宫颈管、子宫内膜炎时,白带呈黏液样、脓样从宫颈管流出。

3.辅助检查

阴道分泌物涂片或宫颈拭子病原体培养有助于诊断。

(四)针灸治疗

1.毫针法

处方一:三阴交、足三里、带脉、气海、脾俞。

操作:脾俞朝督脉方向斜刺,进针0.5～1寸,施捻转补法,气海向下斜刺,带脉针尖向脐斜刺,均深1～1.5寸,施提插平补平泻法,足三里、三阴交均直刺,施捻转补法。

处方二:气海、次髎、肾俞、足三里、带脉、关元。

操作:气海、关元直刺,针1～1.5寸,施捻转补法,或用大艾炷灸疗;带脉朝脐中方向斜刺,1～1.5寸,施捻转补法。肾俞直刺,深1寸,施捻转补法,次髎宜刺入第2骶后孔内,深1～2寸,施捻转补法。足三里直刺,进针1～2寸,施捻转补法。

处方三:中极、太溪、次髎、关元、带脉、肾俞。

操作:关元、带脉、肾俞、次髎刺法同处方二。中极向耻骨联合方向斜刺,深1～1.5寸,施提插平补平泻法,使针感传至会阴部为佳。太溪直刺,深0.5寸,施提插平补平泻法。

处方四:照海、关元、肾俞、带脉、次髎。

操作:局部皮肤常规消毒后,关元、肾俞、照海3穴用补法。带脉、次髎施以艾灸。

处方五：复溜、关元、三阴交、血海。

操作：局部皮肤常规消毒，用毫针中等刺激，手法宜平补平泻，得气后，留针 30 分钟左右，每天 1 次，10 次为 1 个疗程，疗程间隔 3～5 天。

处方六：关元、复溜、三阴交、肾俞、足临泣、带脉。

操作：用毫针中等强度刺激，手法宜用补法，得气后，留针 30 分钟，每天 1 次，10 次为 1 个疗程，疗程间隔 3～5 天。

处方七：白环俞、三阴交、关元、带脉、气海。

操作：诸穴以常规针刺为主；关元、气海针尖向下斜刺，使针感传至耻骨联合上下；带脉向前斜刺，不宜深刺；白环俞直刺，使骶部出现较强的酸胀感。

2.耳针法

处方一：内生殖器、肾上腺、神门、脾、肾、肝、三焦。

操作：耳部消毒后，每次选 3～4 穴，毫针中度刺激，留针 15～30 分钟。每天或隔天 1 次，两耳交替。

处方二：脾、肺、子宫。

操作：取单侧耳穴，局部消毒后，用 0.5 分毫针刺，刺入耳软骨，留针 30～60 分钟，每天或隔天 1 次。适用于脾虚型。

处方三：内分泌、肾、卵巢、子宫。

操作：取单侧耳穴，消毒后，用 0.5 分毫针刺，刺入耳软骨，留针 30～60 分钟，每天 1 次。本方用于肾虚型。

处方四：膀胱、子宫、肝、脾、肾、神门、内分泌、三阴交。

操作：每次选 3～5 穴，耳部常规消毒后，毫针中度刺激，每天 1 次，留针 20 分钟。10 次为 1 个疗程。

处方五：内生殖器、肾上腺、膀胱、肝、脾、肾、内分泌、三焦。

操作：每次选 3～5 穴，局部常规消毒后，毫针中度刺激，留针 20 分钟，每天或隔天 1 次。

处方六：子宫、内分泌、三焦、肾、膀胱。

操作：耳部常规消毒后，用毫针捻转入穴，中度刺激，留针 15～20 分钟，留针期间可捻针 2～3 次，隔天 1 次，双耳同时施治，7～10 次为 1 个疗程，疗程间隔 5～7 天。

3.穴位注射法

处方一：三阴交（双）。

操作：局部皮肤消毒后，每穴注入黄连素注射液 1～3 mL。

处方二：耳穴选子宫、内分泌。体穴选血海、关元、中极、三阴交。

操作：选耳穴或体穴注射，或交替穴注。耳穴每穴每次注入 0.1 mL 3％～5％当归注射液，体穴每次 0.5 mL，每天 1 次，10 次为 1 个疗程。

处方三：中极、曲骨、关元、足三里、三阴交。

操作：每次取 2 个穴，皮肤常规消毒后，每穴注入 5％当归注射液 2 mL，隔天 1 次，7 次为 1 个疗程，疗程间隔 3～5 天。

处方四：曲骨、三阴交、横骨、地机。

操作：穴位常规消毒后，选用红花注射液或鱼腥草注射液，每次取腹部及下肢各 1 穴，每穴注入 1～2 mL，隔天 1 次，10 次为 1 个疗程。

处方五:中极、关元、带脉、血海、三阴交。

操作:穴位常规消毒后,每穴注入 1~2 mL 当归注射液或鱼腥草注射液,隔天 1 次,7 次为 1 个疗程。

4.皮肤针法

处方:下腹部、脊柱两侧,腹股沟、三阴交、期门、带脉区。

操作:常规消毒后,中度或重度叩击。重点叩打腰骶部、三阴交、期门、带脉、带脉区以及小腹部、腹股沟、腰骶部等处的阳性反应区,反复叩刺 4~5 遍,每天 1 次,7 次为 1 个疗程。

5.腕踝针法

处方:双侧下 2 穴。

操作:患者取仰卧位、采用 30 号的 1.5 寸毫针,用拇、示、中三指持针柄,针体与皮肤表面呈 30°角,用拇指端轻旋针柄,使针尖进入皮肤。过皮后即将针放平,贴近皮肤表面,针尖向下顺直线沿皮下表浅进针。进针速度稍缓慢,如有阻力或出现酸麻胀疼等感觉,则表示针刺太深已入肌层,应将针退至皮下,重新刺入。刺进皮下的长度一般为 1.4 寸、留针 20~30 分钟,每天治疗 1 次,7 次为 1 个疗程。

6.电针法

处方一:带脉、三阴交。

操作:局部穴位常规消毒后,毫针刺,再通脉冲电流 15~20 分钟,每天 1 次,7 次为 1 个疗程。

处方二:①归来、阴陵泉。②曲骨、太冲。③气海、阴陵泉。

操作:每次选用 1 穴,局部穴位常规消毒后,毫针中等刺激,再通密波,通电 20 分钟,每天 1 次,7 次为1疗程。

7.拔罐法

处方:十七椎、腰眼、骶骨孔周围的络脉。

操作:局部消毒后,用三棱针点刺出血,然后拔罐 5~10 分钟,出血量 3~5 mL,最多可达 60 mL。每3~5天复治 1 次。用于湿热下注型。

8.灸法

处方一:隐白、大都。

操作:用艾卷点燃靠近穴位施灸,灸至局部皮肤红晕温热为度,每穴施灸 10 分钟,隔天 1 次,10 次为 1 疗程。本方用于脾肾阳虚带下色白稀薄者。

处方二:双俞(膈俞、胆俞)、小肠俞(双)、带脉(双)、中极、归来(双)。

操作:蘸水湿润穴位,使艾炷不易坠落,用艾绒如炷状黏土,以绒香引火燃着,一炷燃完,第二炷粘在第一炷灰上继续,连灸七壮。先灸背部,再灸腹部。轻者每天 1 次,连续灸 1 周,重症连灸 3 周。

(五)推拿治疗

处方一:关元、神阙、中脘、三阴交、血海、八体、命门、肾俞、中极、气海俞、腰阳关。

操作:患者仰卧位,先用一指禅推法自中脘向下至关元、中极,反复数次;继之揉神阙,摩腹;再按揉血海、三阴交。再俯卧位,掖腰骶部,按揉肾俞、气海俞、命门、腰阳关,然后横擦八髎,以透热为度。

处方二：神阙、中脘、气海、关元、中极、血海、阴陵泉、足三里、三阴交、命门、肾俞、次髎、长强、腰阳关、八髎、环跳。

操作：患者仰卧于床上，施术者站其身旁，先用手掌着力，反复按揉腰部，调补神阙，再用中指着力，反复按揉中脘、气海、关元、中极等穴。再捏揉下肢肌肉及血海、阴陵泉、足三里、三阴交等穴各约半分钟。再用手掌反复推摩小腹数次，抓提拿揉3次。然后，让患者翻身俯卧，术者用拇指或中指着力，点揉命门、肾俞、次髎、长强等穴。再用双手掌反复按揉腰骶及臀部，在肾俞、命门、腰阳关、八髎、环跳等穴处，进行重点按揉，并进行搓摩，使其温热之感传至小腹为度。

处方三：白环俞、腰阳关、中脘、下脘、气海、关元、中极、章门、带脉、肾俞，命门。

操作：患者仰卧位，医者施摩法于腹部，以腹部自感微热为适，时间约5分钟。继用掌根揉法从中脘沿任脉向下至中极穴往返治疗，重点在中脘、下脘、气海、关元、中极等穴，时间约5分钟。然后按揉章门、期门穴及带脉穴两侧，重点在带脉穴约5分钟。患者再俯卧，医者先施四指推法于腰骶部约5分钟；再施一指禅推法于肾俞及白环俞穴各1分钟；然后按揉肾俞、命门，腰阳关、白环俞穴各半分钟，以酸胀为度，最后搓两胁肋部。

（戈冬梅）

第六节　妊娠恶阻

妊娠恶阻是指妊娠早期冲脉之气上逆、胃失和降，出现呕吐、厌食，甚至食入即吐的病证，古称子病、患儿、病食、阻病。一般在妊娠6周至12周发生，多见于精神过度紧张的年轻初孕妇女。本证西医学称为妊娠呕吐，亦称妊娠剧吐、恶性妊娠呕吐。

一、病因病机

本证的病因多与素体虚弱、情志不舒、痰湿阻滞等因素有关。

(一)脾胃虚弱

孕妇脾胃素虚，受孕之后，经血不泻，冲脉之气较盛，冲气上逆犯胃，胃失和降，发为呕恶。

(二)肝胃不和

孕后阴血聚以养胎，肝血不足，肝失所养，肝火偏旺，肝气肝火夹冲气犯胃；或情志不舒，肝气郁结，肝失疏泄，上逆犯胃，胃失和降。

(三)痰湿阻滞

脾虚失运，痰湿内生，阻于中焦，冲脉之气夹湿上涌，而致呕恶。

二、辨证

(一)脾胃虚弱

证候：妊娠初起，恶心呕吐，或食入即吐，或吐清水，头晕体倦，脘痞腹胀，舌淡，苔薄白，脉缓无力。

治法：健脾和胃，降逆止呕。

(二)肝胃不和

证候:妊娠初期,呕吐酸水或苦水,恶闻油腥,脘闷,胁痛,心烦口苦,嗳气叹息,情志不畅,头胀而晕,苔薄黄,脉弦滑。

治法:泄肝和胃,降逆止呕。

(三)痰湿阻滞

证候:妊娠早期,呕吐痰涎,口淡乏味,不思饮食,胸腹满闷,舌胖,苔白腻,脉滑。

治法:化痰除湿,和胃降逆。

三、针灸治疗

(一)刺灸

1.脾胃虚弱

取穴:足三里、中脘、内关、公孙。

随症配穴:腹胀者,加天枢、阴陵泉。

刺灸方法:针用补法,可加灸。

方义:胃之下合穴足三里配胃募中脘,可健脾和胃,降逆止呕。八脉交会穴内关配公孙,可增强健脾和胃、降逆平冲之功。

2.肝胃不和

取穴:内关、太冲、中脘、足三里。

随症配穴:呕吐苦水者,加阳陵泉。胁痛者,加章门、膻中。

刺灸方法:针用泻法。

方义:内关为八脉交会穴,可理气和胃止呕。太冲为足厥阴肝经原穴,可疏肝泻火以和胃。中脘、足三里和胃降逆。

3.痰湿阻滞

取穴:阴陵泉、丰隆、足三里、中脘、内关。

随症配穴:胸闷者,加膻中。

刺灸方法:针用平补平泻法,可加灸。

方义:脾经合穴阴陵泉配胃经络穴丰隆,可健脾除湿,理气豁痰。足三里、中脘、内关和胃降逆止呕。

(二)耳针

取胃、肝、神门、交感,每次选2～4穴,毫针轻刺激,留针15分钟,每天1次。也可埋籽刺激。

(三)皮肤针

取中脘、胃俞、脾俞、梁丘、足三里、内关、太冲,轻度叩刺,每天1次,5～10次为1个疗程。

(四)穴位注射

取足三里、至阳、灵台、肝俞、脾俞,每次选2穴,每穴注射生理盐水2 mL或维生素B_6注射液0.5 mL,每天1次,轻症隔天1次。

(五)穴位敷贴

生姜6 g烘干,研为细末,过筛,以水调成糊状,敷内关或神阙穴,外用伤湿止痛膏固定。

(六)艾灸

取上脘、足三里、大敦、公孙,用艾条施雀啄灸法,每天 2 次,每次每穴灸 5～10 分钟。

四、推拿治疗

(一)基本治法

取穴:膻中、中脘、天枢、脾俞、胃俞、内关、足三里等。

手法:一指禅推、按、揉、摩、擦等法。

操作:患者仰卧位,一指禅推中脘,揉膻中,摩中脘,按揉内关、足三里。患者俯卧位,一指禅推脾俞、胃俞。

(二)辨证加减

脾胃虚弱者,加轻手法按揉中脘、神阙、关元,横擦脾俞、胃俞,微透热为度。肝胃不和者,加一指禅推或揉天突、膻中、中脘,按揉章门、阳陵泉、太冲,搓两胁。痰湿阻滞者,用轻摩法施于中脘、天枢、气海,按揉丰隆、三焦俞。

(马彦美)

第七节　产后恶露不下

胎儿娩出后如宫内瘀血和浊液留滞不下,或虽下甚少,称为产后恶露不下,又称恶露不来、恶露停结。本证以新产后多见。如恶露虽少,但腰腹不痛、全身状况良好者,不作本节论。

西医学中的产后感染粘连、胎盘胎膜残留或滞留、产后宫缩乏力、产后子宫过度后倾后屈等影响恶露排出的疾病,可参此治疗。

一、病因病机

本证多与情志不畅、寒邪侵袭有关。

(一)气滞血瘀

情志不畅,肝气郁结,气机不利,血行受阻,气滞血结,致恶血留滞,瘀阻胞宫。

(二)寒凝胞宫

感受寒邪,饮食生冷,恶露为寒所凝,瘀结不下。

二、辨证

(一)气滞血瘀

证候:产后恶露不下或所下极少,色紫暗,小腹胀痛拒按,胸胁胀满,舌紫苔薄白,脉沉弦或沉涩。

治法:理气活血祛瘀。

(二)寒凝胞宫

证候:产后恶露不下或所下甚少,小腹冷痛拒按,喜热熨,畏寒肢冷,舌淡苔白,脉沉迟。

治法:温经活血祛瘀。

三、针灸治疗

(一)刺灸

1.气滞血瘀

取穴:气海、中极、地机、太冲。

随症配穴:胸胁胀满者,加期门、膻中。小腹疼痛者,加阴交、气冲。

刺灸方法:针用泻法,可加灸。

方义:气海与中极属任脉,通于胞宫,能调理冲任。地机为足太阴郄穴,用于活血化瘀,再配足厥阴原穴太冲疏肝理气,共奏行气活血化瘀之功。

2.寒凝胞宫

取穴:关元、气冲、地机。

随症配穴:小腹冷痛者,加灸神阙。

刺灸方法:针用泻法,可加灸。

方义:关元通于胞宫,针并加灸能温经通络,调理冲任。气冲为足阳明和冲脉的交会穴,可活血祛瘀,通经下血。地机可活血化瘀。

(二)耳针

取内生殖器、内分泌、肝、肾、神门,每次选 2~4 穴,毫针强刺激,留针 30 分钟,每天 1 次。

(三)皮肤针

扣打腰椎至尾椎、下腹部任脉、腹股沟部、下肢足三阴经,强刺激。 **(马彦美)**

第八节 产后恶露不绝

恶露是指产妇分娩后由阴道排出的败血和浊液,产后 1~2 周内属正常现象,产后恶露持续 3 周以上仍淋漓不断者,称产后恶露不绝,又称恶露不尽或恶露不止。

本证类似于西医学中的产后感染、胎盘胎膜残留或滞留、产后宫缩乏力所致的产后出血。

一、病因病机

本证多与气虚下陷、血热内扰、气血瘀滞致冲任不固有关。

(一)脾虚气陷

体质素虚,正气不足,或产后失血耗气,或产后操劳过早,劳倦伤脾,脾虚气陷,导致冲任不固,摄血不能,以致恶露不断。

(二)血热内扰

素体阴虚,复因产时失血,阴液亏耗,阴虚生内热;或产后过食辛辣助阳之物,或邪热内扰,或情志不畅,肝郁化火,以致热扰冲任,迫血妄行。

(三)气血瘀滞

产后胞脉空虚,寒邪乘虚而入,血为寒凝;或肝气郁结,气血瘀滞;或胞衣残留,阻滞冲任,以致瘀血不去,冲任失畅,血不归经,恶露不绝。

二、辨证

(一)脾虚气陷

证候:产后恶露过期不止,量多或淋漓不断,色淡红,质稀薄,无臭味,小腹空坠,神倦懒言,面色淡白,舌淡,脉缓弱。

治法:健脾益气摄血。

(二)血热内扰

证候:产后恶露过期不止,量较多,色深红,质稠黏臭秽,面色潮红,口燥咽干,舌红,脉虚细而数。

治法:育阴清热止血。

(三)气血瘀滞

证候:产后恶露淋漓涩滞不爽,量少,色紫暗有块,小腹疼痛拒按,舌紫暗或边有瘀点,脉弦涩或沉而有力。

治法:活血化瘀止血。

三、针灸治疗

(一)刺灸

1.脾虚气陷

取穴:关元、足三里、三阴交、百会。

随症配穴:恶露量多者,加脾俞、隐白。小腹下坠者,加中脘、子宫。

刺灸方法:针用补法,可加灸。

方义:关元属任脉,益气而调理冲任。足三里、三阴交健脾摄血,补益中州。百会居于高巅,用于升提阳气以举陷。

2.血热内扰

取穴:中极、次髎、中都、行间、阴谷。

随症配穴:口舌干燥者,加照海。面色潮红者,加太溪。邪热甚者,加曲池、合谷。

刺灸方法:针用补泻兼施法,可用三棱针点刺出血。

方义:中极属任脉,通胞宫,配次髎清泻胞宫之热。中都为足厥阴肝经郄穴,有疏肝清热的作用。行间为足厥阴肝经之荥穴,泻之可清胞宫血热。配足少阴肾经合穴阴谷用于育阴清热止血。

3.气血瘀滞

取穴:气海、中极、血海、地机。

随症配穴:小腹冷痛拒按者,加灸关元、归来。

刺灸方法:针用泻法,可加灸。

方义:气海、中极均属任脉,用于调理冲任气血。血海、地机属足太阴脾经,能活血化瘀,使瘀去新血归经。

(二)耳针

取内生殖器、内分泌、交感、肝、脾、肾、皮质下、神门,每次选 2～4 穴,毫针中度刺激,留针 15～20 分钟,每天 1 次。

(三)艾灸

取神阙,用艾条灸 30 分钟,每天 1 次。

(马彦美)

第十章 儿科病证的推拿治疗

第一节 发　　热

发热即体温异常升高，是小儿时期许多疾病中一个常见症状。热程在两周以内为短期发热，持续两周以上为长期发热。在临床上，发热一般分为外感发热、肺胃实热、阴虚发热3种。其中以外感发热为常见，但除感冒以外，某些急性传染病的初期均有不同程度的发热。如麻疹、流行性乙型脑炎、丹痧、水痘等；年幼体弱患儿，在病程中还易出现变证、兼证，这些都应加以注意。

一、病因病机

（一）外感发热
小儿脏腑娇嫩，形气未充，肌肤薄弱，卫外不固，当气候骤变，冷热失常，或看护不周时，外邪乘虚袭表，卫阳被郁而致外感发热。

（二）肺胃实热
外感误治或乳食内伤，导致肺胃壅实，郁而化热，郁热熏蒸于肌肤而为肺胃实热。

（三）阴虚发热
小儿先天禀赋不足，肝肾阴亏，或后天失养，或久病伤阴，致阴液亏损，引起虚热内生。

二、诊断

（一）诊断要点
（1）小儿体温异常升高。

（2）患儿面红，五心烦热，但体温正常，多为阴虚发热。也可见于体质虚弱的新生儿，甚至严重感染者。

（3）应根据发病年龄、病史、发病区域、主证、伴随症状和体征、体格检查、实验室及其他相关必要检查，全面分析，综合判断。

（二）临床表现
1.外感发热

风寒者，发热轻，恶寒重，头痛，无汗，鼻塞流清涕，喷嚏，喉痒，苔薄白，指纹鲜红；风热者，发热重，恶风，微汗出，鼻流黄涕或浊涕，口干，咽痛，苔薄黄，指纹红紫。

2.肺胃实热

高热,面赤,烦躁,气促,不思饮食,口渴喜饮,便秘溺黄,舌红苔燥,指纹深紫。

3.阴虚发热

午后发热,手足心热,盗汗,形体瘦削,食欲减退,心烦少寐,苔少或无苔,脉细数,指纹淡紫。

(三)辅助检查

1.测体温

体温 37.5～38 ℃为低热,38.1～39 ℃为中度发热,39.1～41 ℃为高热,41 ℃以上为超高热。

2.血常规

病毒感染时,白细胞计数和中性粒细胞的百分数大多正常或减少;细菌感染时,白细胞计数和中性粒细胞的百分数大多增高,体弱患儿亦可减少。

3.大便常规

侵袭性细菌性肠炎,粪便镜检有大量白细胞、不同数量的红细胞,常有吞噬细胞;出血性大肠埃希菌性肠炎,粪便镜检有大量红细胞,常无白细胞;疫毒痢粪便镜检有大量脓细胞、白细胞,并见红细胞;病毒性肠炎粪便镜检有少量白细胞。

4.尿常规

清晨排出的中段尿,离心后镜检爱迪计数每 12 小时＞100 万,应考虑泌尿系统感染,如白细胞聚集成堆,诊断价值更大。

5.其他

根据病情需要还可选择 X 线、B 超、心电图等相关检查。

(四)鉴别诊断

1.时行疾病

如麻疹、风痧、丹痧、奶麻、水痘、痄腮等,初期均有不同程度发热,有明显的流行史和传染性。依据其初期症状、发热与出疹的关系、皮疹特点、特殊体征,加以鉴别。麻疹初期,除一般上呼吸道症状外,以眼部症状突出,结膜发炎,目赤胞肿、畏光流泪等,口腔颊黏膜出现灰白小点,外有红色晕圈的麻疹黏膜斑;风痧发热较轻,伴耳后、颈后、枕部淋巴结肿大,有触痛,疹点呈淡红色斑丘疹;丹痧发热较高,伴咽喉肿痛或腐烂,"杨梅舌""环口苍白圈",皮疹呈猩红色丘疹;水痘除发热外,皮肤及黏膜分批出现红色斑疹或丘疹,迅速发展为清亮、卵圆形、泪滴状小水泡样疱疹,其易溃结痂,各期皮疹可同时出现,呈向心性分布;痄腮除发热外,以耳垂为中心腮部漫肿疼痛为主要表现。

2.夏季热

多见于 3 岁以下小儿,其发病主要集中在每年夏季 6、7、8 月份,临床以长期低热、口渴多饮、多尿、汗闭为特征,秋凉后好转。

3.结核病

小儿结核以原发性肺结核多见,临床常表现为午后低热、盗汗、易乏、体重不增等,多有结核病密切接触史,结核菌素试验多为强阳性,X 线可见结核病灶。

4.其他

如乳蛾、肺炎喘嗽亦可出现发热,但乳蛾可见喉核肿大或红肿疼痛;肺炎喘嗽伴明显咳嗽、喘急、鼻煽等。

三、推拿治疗

发热的治疗原则以清热为主。外感者，佐以发散解表；肺胃实热者，佐以清泻里热，理气消食；阴虚者，佐以滋阴。

(一)外感发热

1.治则

疏风解表。风热者，佐以清热利咽；风寒者，佐以宣肺散寒。

2.处方

开天门、推坎宫、揉太阳、运耳后高骨、清肺经、清天河水。风热者加推脊、揉大椎、揉曲池、揉合谷；风寒者，加推三关、揉二扇门、拿风池。

3.方义

开天门、推坎宫、揉太阳、运耳后高骨，以疏风解表；清肺经、清天河水，以宣肺清热；风热者，加推脊、揉大椎、揉曲池、揉合谷，以清热解表；风寒者，加推三关、揉二扇门、拿风池，以散寒解表。

4.加减

咳嗽者，加推揉膻中、运内八卦、揉肺俞；痰多者，加揉丰隆；鼻塞者，加黄蜂入洞；咽痛者，加掐揉少商、拿合谷、清板门；脘腹胀满、不思乳食、嗳腐吞酸、恶心呕吐者，加揉中脘、分腹阴阳、运板门、推天柱骨；夜寐不宁，惊惕不安者，加清肝经、掐揉小天心、掐揉五指节。

(二)肺胃实热

1.治则

清泻里热，理气消食。

2.处方

清肺经、清胃经、清大肠、揉板门、运内八卦、清天河水、水底捞明月、退六腑、揉天枢、摩腹。

3.方义

清肺经、清胃经，以清肺胃实热；清大肠、揉天枢，以调理大肠、通腑泄热；清天河水、水底捞明月、退六腑，以清热除烦；揉板门、运内八卦、摩腹，以理气消食。

4.加减

肠热便结者，加推下七节骨、掐揉膊阳池；夜寐不安者，加揉小天心、掐揉五指节。

(三)阴虚发热

1.治则

滋阴清热。

2.处方

揉二马、补脾经、补肺经、补肾经、清天河水、推擦涌泉、运内劳宫、按揉足三里。

3.方义

揉二马、补肾经、补肺经，以滋阴补肾养肺；清天河水、运内劳宫，以退虚热；补脾经、按揉足三里，以健脾和胃；推擦涌泉，以滋阴清热，引火归原。

4.加减

自汗盗汗者，加揉肾顶；烦躁不安者，加清肝经、清心经、开天门、揉百会、掐揉五指节。

四、注意事项

(1)推拿对小儿功能性发热、夏季热、外感发热疗效显著，而对其他因素引起的发热，如肺炎等,虽有退热作用,只能作为辅助治疗,需采用综合疗法。

(2)对危及小儿生命的急性传染病,要早期诊断,中西医结合治疗,切勿痛失治疗良机。

(3)为加强退热作用,手法操作时,需配合使用凉水、酒精、薄荷水等推拿介质。

(4)发热患儿应卧床休息,多饮开水,冷温适度,饮食有节。

(熊廷秀)

第二节 惊 风

惊风又称抽风、惊厥。以抽搐伴神昏、两目上视为主要临床特征。多见于6岁以下小儿,年龄越小,发病率越高,病情变化越迅速,是古代中医儿科"四大要证"之一。临床上分为急惊风和慢惊风两种,急惊风来势凶急,处理不当可使脑组织和局部机体缺血缺氧,遗留后遗症,严重的可引起窒息,发生呼吸和循环衰竭,因此治疗要及时、果断,必要时要积极抢救。

西医学认为,惊风是中枢神经系统功能紊乱或器质性异常的一种表现,发病原因很多,本节所述为因高热或中枢神经系统感染而引起的惊风。

一、病因病机

急惊风主要因感受风邪或温热疫毒,出现痰、热、惊、风四证,病位在心、肝两经,属实证、热证;慢惊风多由急惊或大病后等因素所致,病情复杂,多属虚证、寒证。

(一)急惊风

小儿体属纯阳,感受风邪,化热极速,风热化火,侵扰心、肝两经,易发一过性高热惊厥,热退后抽搐自止;感受温热疫毒,邪毒内闭,从热化火,炼津成痰,痰蒙心窍,引动肝风,故见神昏、抽搐;小儿神情怯弱,暴受惊恐或乳食积滞,积滞、痰热内壅,清窍蔽塞,气机逆乱,发为惊风。

(二)慢惊风

急惊延治,或久痢、久泻、久吐、大病后正气亏损,气血津液耗伤,筋脉失于滋养而致虚风内动。

西医学认为小儿中枢神经系统发育不完善,当产伤、高热或炎症刺激时,容易促使大脑皮质运动神经元异常放电,导致全身或局部肌肉暂时性的不随意收缩。

二、诊断

(一)诊断要点

(1)多见于6岁以下小儿。

(2)发病突然,变化迅猛。

(3)以肢体痉挛抽搐、两目上视、意识不清为特征。

(二)临床表现

1.急惊风

(1)高热惊厥:急性热病或不明原因的高热致使高热内闭,扰乱神明,引动肝风而发为惊风。患儿体温在39℃以上,初起神情紧张,烦躁不安,项背不适,继则壮热无汗,口渴欲饮,眼红颊赤,神昏谵语,颈项强直,四肢抽搐,牙关紧闭,两目上视,舌质红绛、苔黄,脉数,指纹青紫。

(2)突受惊恐:暴受惊恐后,神情紧张,突然抽搐,惊惕不安,惊叫,面色乍青乍白,睡眠不安,或昏睡不醒,醒时啼哭,四肢厥冷,大便色青,舌苔薄白,脉细数,指纹青紫。

(3)乳食积滞:好发于饱食或过食之后,先见脘腹胀满,呕吐,腹痛,便秘,继而目瞪视呆,神昏抽搐,呼吸短促,苔黄腻,脉滑数。兼有痰湿者,喉中痰声辘辘,咳吐不利,呼吸急促,苔白腻等症。

2.慢惊风

起病缓慢,病程长。面色苍白,嗜睡无神,两手握拳,抽搐无力,时作时止,有的在沉睡中突发痉挛,形寒肢冷,纳呆,便溏,舌淡苔白,脉沉无力。

(三)辅助检查

(1)除血、尿、大便常规外,应有选择性地做血电解质测定、肝肾功能、血糖等化验,必要时做脑脊液检查。

(2)惊厥控制后,要有选择性进行头颅X线、脑电图、CT、MRI等检查。

三、鉴别诊断

癫痫是一种由于脑功能异常所致的疾病,以突然昏仆,不省人事,口吐白沫,两目直视,四肢抽搐,发过即苏,醒后如常人为特征。多见于年长儿,一般不发热,有反复发作病史,发作时,先有猪、羊样叫声。脑电图检查可见棘波或尖波、棘慢或尖慢复合波、高幅阵发性慢波等癫痫波形。

四、推拿治疗

(一)急惊风

1.治疗原则

急则治其标,先以开窍镇惊,然后分别予以清热、导痰、消食以治其本。

2.处方

(1)开窍:掐人中、拿合谷、掐端正、掐老龙、掐十宣、掐威灵、拿肩井、拿仆参(以上穴位可选择应用)。

(2)止抽搐:拿合谷、拿曲池、拿肩井、拿百虫、拿承山、拿委中。

3.方义

掐人中、掐老龙、掐十宣等,醒神开窍;拿合谷、拿委中、拿承山等,止抽搐。

4.辨证加减

(1)肝风内动,角弓反张:拿风池、拿肩井、推天柱骨、推脊、按阳陵泉、拿承山。

(2)痰湿内阻:清肺经、推揉膻中、揉天突、揉中脘、搓摩胁肋、揉肺俞、揉丰隆。

(3)乳食积滞:补脾经、清大肠、揉板门、揉中脘、揉天枢、摩腹、按揉足三里、推下七节骨。

(4)邪热炽盛:清肝经、清心经、清肺经、退六腑、清天河水、推脊。

(二)慢惊风

1.治则

培补元气,息风止搐。急性发作时可按急惊风处理。

2.处方

补脾经、清肝经、补肾经、按揉百会、推三关、拿曲池、揉中脘、摩腹、按揉足三里、捏脊、拿委中。

3.方义

补脾经、补肾经、推三关、揉中脘、摩腹、按揉足三里、捏脊,健脾和胃,培补元气;清肝经、按揉百会、拿曲池、拿委中,平肝息风,止抽搐。

五、注意事项

(1)推拿治疗本病,着重醒神开窍解痉,同时要抓住危及生命的主要矛盾,积极查找病因,中西结合对症治疗。

(2)在发作时,应使患儿侧卧,并用纱布包裹的压舌板放在上下牙齿之间,以免咬伤舌头。

(3)保持环境安静,避免患儿受不良刺激。

(4)对于发热患儿,尤其既往有惊厥病史者,要注意降温,以防体温过高,再次引发惊厥。

(熊廷秀)

第三节 腹 痛

腹痛是小儿时期许多疾病中常见的一个症状,是腹部外科疾病主要表现之一,尤其是急腹症。许多内科疾病也经常发生腹痛,其病因十分复杂。本节讨论的是针对小儿常见的由感受寒邪、乳食积滞、虫积腹中、脾胃虚寒引起的非外科急腹症之腹痛。

西医学根据病因将腹痛分为:腹内脏器和腹外脏器引起的两类,其中腹内脏器腹痛中有功能性和器质性之分。功能性腹痛,由管腔壁痉挛或蠕动异常所致,如消化不良、胃肠蠕动紊乱、过敏性肠痉挛;腹痛呈阵发性或持续性,无固定痛点,腹肌柔软,间歇时精神好,肠鸣音正常。器质性腹痛,因脏器的炎症、梗阻、穿孔、套叠、扭转等引起,如阑尾炎、肠炎、急性肠梗阻、急性肠套叠等;腹痛呈持续性,部位固定,有压痛或反跳痛、腹肌紧张、可触及肿块或肠型等。腹外脏器病变也可表现局部腹痛。在诊断中,必须详细询问发病经过,注意腹痛性质,伴随症状,及有关体征,以贻误病情。

一、病因病机

(一)感受外邪

护理不当,或气候突变,或过食生冷,腹部中寒。寒为阴邪,性主收引,寒凝而滞,经络不通,气机壅阻,不通则发为腹痛。

(二)乳食积滞

乳食不节,或暴饮暴食,或过食不易消化食物,以致脾胃受损,运化失常,食积中焦,壅塞气机,升降失调,传化失职,而致食积腹痛。

(三)虫积

由于感染蛔虫,扰动肠中,或蛔入胆道,或虫多而扭结成团,阻滞气机,致气滞作痛。

(四)脾胃虚寒

由于平素脾胃虚弱,或久病脾虚,致中阳不足,脾运失司,寒湿内停,气机不利,血脉凝滞,而致虚寒腹痛。

二、诊断

(一)诊断要点

(1)疼痛在胃脘以下,脐周及耻骨以上。

(2)腹痛起病急骤或较缓慢。疼痛呈阵发性或持续性,疼痛范围不清楚,痛止后活动如常。

(3)腹软,多喜按,多无包块,无腹膜刺激征,肠鸣音正常或亢进。

(二)临床表现

1.寒痛

腹痛突发,阵阵发作,哭吵不安,得温则舒,面色青白,甚则唇色紫黯,肢冷,或兼大便清稀,小便清长,舌淡、苔白滑,指纹色红。

2.伤食痛

腹部胀满疼痛,按之痛甚,不思饮食,嗳哕酸腐,时有呕吐,吐物酸腐,矢气频作,大便臭秽,或腹痛欲泻,泻后痛减,夜卧不安,苔厚腻,脉滑。

3.虫痛

腹痛突发,以脐周为甚,时作时休,食欲不佳,或嗜食异物,形体消瘦,有时可在腹部摸到蠕动之块状物,按之腹软,可凹陷变形,时隐时现,多有便虫史;若蛔虫窜入胆道,则痛如钻顶,时发时止,伴呕吐。

4.脾胃虚寒

腹痛绵绵,喜暖喜按,精神倦怠,面色萎黄,形体消瘦,食欲缺乏,大便稀溏,舌淡苔薄,指纹色淡。

(三)辅助检查

1.血常规

功能性腹痛一般无异常。器质性腹痛,根据病史,可查血常规、血糖等。

2.粪便常规

虫积腹痛,大便中可找到虫卵。

(四)鉴别诊断

1.急性阑尾炎

本病多见于年长儿,以脐周痛,转移性右下腹疼痛为主,且有明显的压痛、反跳痛和腹肌紧张,常伴呕吐及发热,白细胞计数和中性粒细胞计数增高。

2.肠套叠

多发生在婴幼儿,突然发生间歇性腹痛,伴呕吐,便血,腹部可触到腊肠样肿块。

3.肠扭转

除一般腹痛、腹胀、频繁呕吐等症状外,可触及胀大的肠袢,X线检查可协助诊断。

4.急性坏死性肠炎

腹痛呈阵发性加剧,腹泻,明显中毒现象,排腥臭味、赤豆汤样大便。X线腹部平片可协助诊断。

5.过敏性紫癜

腹型或混合型,常腹痛明显,下肢对称性紫癜及关节疼痛或肿胀。

6.肠痉挛(肠绞痛)

本病亦可出现腹痛,但多由不消化食物刺激,食物过敏,寒冷、饥饿等导致肠蠕动过强,或肠内气体过多所致。

三、推拿治疗

腹痛的治疗原则以理气止痛为主。外感者,佐以温经散寒;食积者,佐以消食导滞;虫积者,佐以安蛔;脾胃虚寒者,佐以温补脾肾。

(一)寒痛

1.治则

温中散寒,理气止痛。

2.处方

补脾经、推三关、揉外劳宫、掐揉一窝风、摩腹、拿肚角、揉中脘、按揉足三里。

3.方义

补脾经、摩腹、揉中脘、按揉足三里,以温中健脾;推三关、揉外劳宫,以助阳散寒;掐揉一窝风、拿肚角,以理气散寒止痛。

4.加减

大便清稀者,加补大肠。

(二)伤食痛

1.治则

消食导滞,和中止痛。

2.处方

揉板门、摩腹、拿肚角、补脾经、清大肠、揉中脘、揉一窝风、分腹阴阳、揉天枢、揉足三里、运内八卦。

3.方义

揉板门、摩腹、补脾经、揉中脘、揉足三里,以健脾和胃,消食导滞,理气止痛;清大肠、揉天枢,以疏调肠腑积滞;揉一窝风,以行气止痛;运内八卦,以宽胸理气,调和气血;拿肚角,以止腹痛。

4.加减

呕吐者,加清胃经、推天柱骨、横纹推向板门;发热者,加退六腑、清天河水。

(三)虫痛

1.治则

温中行气,安蛔止痛。

2.处方

揉一窝风、揉外劳宫、推三关、摩腹、揉脐。

3.方义

揉一窝风、揉外劳宫、推三关,以温中散寒,安蛔止痛;摩腹、揉脐,以健脾和胃,行气止痛。

4.加减

腹痛甚者,加按揉脾俞、胃俞、足三里。

(四)虚寒腹痛

1.治则

温补脾肾,益气止痛。

2.处方

补脾经、补肾经、揉丹田、推三关、揉外劳宫、揉中脘、揉脐、按揉足三里。

3.方义

补脾经、补肾经、推三关、揉外劳宫,以温补脾肾,益气止痛;揉丹田,以温补下元;揉中脘、揉脐、按揉足三里,以温中和胃,散寒止痛。

4.加减

腹泻者,加补大肠、摩腹。

四、注意事项

(1)推拿治疗小儿腹痛效果明显,但需明确诊断,排除非适应证。

(2)急腹症引起的腹痛,应及时采取其他治疗方法,以免延误病情。

(3)部分内科性腹痛,除推拿治疗外,配合药物治疗效果更好。

(4)虫积腹痛者,推拿止痛后,应以驱虫药根治。

（熊廷秀）

第四节 泄 泻

泄泻是指由多种原因引起,以大便次数增多,粪质稀薄或如水样为主症的一种小儿常见病,亦称消化不良。本病四季皆可发生,尤以夏、秋两季为多见。发病年龄以婴幼儿为主,其中 6 个月～2 岁的小儿发病率最高。本病轻者预后良好,如治疗不及时,迁延日久,影响小儿的营养和生长发育。重症患儿还可产生脱水、酸中毒等一系列严重症状,甚至危及生命,故临诊时必须十分注意。

一、病因病机

(一)感受外邪

小儿脏腑娇嫩,卫外不固,极易被外邪所袭,外感风、热、寒、暑之邪常与湿邪相结合引起腹泻,尤以夏秋之季的暑湿之邪多见。脾恶湿喜燥,湿困脾阳,运化失司,对饮食水谷的消化、吸收发生障碍而致泄泻。

(二)内伤乳食

由于喂养不当,饥饱无度,或突然改变食物性质,或恣食油腻、生冷,或饮食不节,导致脾胃损伤,运化失职,不能腐熟水谷而致泄泻。

(三)脾胃虚弱

小儿脾常不足,如后天喂养不当,则可损伤脾胃或因久病迁延不愈,造成脾胃虚弱;或为早产、难产、低体重儿,脾胃素体不足,脾虚健运失调,水谷不得运化,则水反为湿,谷反为滞,水湿滞留,下注肠道形成泄泻。

西医学认为婴儿腹泻除与饮食、气候等因素有关外,尚与致病性大肠埃希菌,病毒及其他感染有关。另外,婴幼儿消化系统发育不成熟,功能不完善,神经调节功能较差,胃酸与消化酶分泌较少,酶的活力低等,是发病的内在因素。

二、诊断

(一)诊断要点

(1)大便次数增多,每天3~5次,多者达10次以上,大便颜色淡黄、黄绿或褐色,可呈蛋花样或水样,可有黏液、奶瓣或不消化物,或伴恶心,呕吐,腹痛,发热等症状。

(2)轻型腹泻无脱水和中毒症状;中型有轻至中度脱水或中毒症状;重型腹泻及呕吐严重者,可见少尿,皮肤干瘪,囟门凹陷,眼眶下陷,啼哭无泪,烦躁口渴,神疲乏力,体温升高,腹胀等脱水和中毒症状。

(3)有乳食不节,饮食不洁或感受外邪史。

(二)临床表现

1.寒湿泻

大便清稀多沫,色淡不臭,肠鸣腹痛,面色淡白,口不渴,小便清长,苔白腻,脉濡,指纹色红。

2.湿热泻

大便稀水样,或如蛋花汤样,或有黏液,或黄褐热臭,腹痛即泻,急迫暴注,身有微热,口渴引饮,烦躁,小便短黄,舌红苔黄腻,脉滑数,指纹色紫。

3.伤食泻

大便稀溏夹有奶瓣或不消化的食物残渣,腹痛胀满,泻前哭闹,泻后痛减,大便酸臭,量多,嗳气纳呆,矢气频频臭秽,或伴呕吐酸馊,苔厚腻或黄垢,脉滑,指纹色紫。

4.脾虚泻

久泻不愈,食后即泻,或反复发作,时轻时重,面色萎黄,形体消瘦,食欲缺乏,大便稀溏夹有奶瓣及不消化的食物残渣,舌淡苔薄,脉濡。若泄泻日久不愈,进而可损及肾阳,症见面色淡白,大便水样,次数多,四肢厥冷,舌淡苔白,脉弱无力。甚至出现泄泻不止,完谷不化,四肢逆冷,脉微欲绝,昏不识人等津竭阳脱之症。

西医学根据腹泻的轻重将其分为轻型、中型和重型。重型者常急性起病,也可由轻型逐渐加重、转变而来,腹泻一般每天10次以上,除有较重的胃肠道症状外,并伴有显著全身症状,大便中含有大量水分,患儿食欲低下,常并发呕吐、发热等,体重很快下降,若不及时治疗,可逐渐出现脱水和酸中毒的症状,甚至可危及生命,故在临床上必须严密观察病情变化。

(三)鉴别诊断

1.生理性腹泻

多见于6个月以下的小儿,出生后不久即出现大便次数较多,但食欲好,不影响生长发育,体重不减,添加辅食后大便正常。

2.痢疾

大便呈黏液脓血便,里急后重,次频量少,时有发热,大便常规检查可见脓细胞、红细胞和吞噬细胞,大便培养有痢疾杆菌。

三、推拿治疗

泄泻的治疗原则以运脾化湿为主,针对不同病因,分别采用温中散寒,清热利湿,消食导滞,健脾益气,温阳补肾等法。

(一)寒湿泻

1.治则

温中散寒,化湿止泻。

2.处方

补脾经、推三关、补大肠、揉外劳宫、揉脐、推上七节骨、揉龟尾、按揉足三里。

3.方义

推三关、揉外劳宫,以温阳散寒,配补脾经、揉脐与按揉足三里,能健脾化湿,温中散寒;补大肠、推上七节骨、揉龟尾,能温中止泻。

4.加减

腹痛、肠鸣重者,加揉一窝风、拿肚角;体虚者,加捏脊;惊惕不安者,加清肝经、掐揉五指节。

(二)湿热泻

1.治则

清热利湿,调中止泻。

2.处方

清脾经、清胃经、清大肠、清小肠、退六腑、揉天枢、揉龟尾。

3.方义

清脾胃,以清中焦湿热;清大肠、揉天枢,以清利肠腑湿热积滞;退六腑,以清热利尿除湿,配揉龟尾,以理肠止泻。

4.加减

烦躁不安者,加掐揉小天心。

(三)伤食泻

1.治则

消食导滞,和中助运。

2.处方

补脾经、清大肠、揉板门、运内八卦、揉中脘、摩腹、揉天枢、揉龟尾。

3.方义

补脾经、揉中脘、运内八卦、揉板门、摩腹,以健脾和胃,行滞消食;清大肠、揉天枢,以疏调肠腑积滞;配揉龟尾,以理肠止泻。

4.加减

呕吐者,加推天柱骨。

(四)脾虚泻

1.治则

健脾益气,温阳止泻。

2.处方

补脾经、补大肠、推三关、摩腹、揉脐、推上七节骨、揉龟尾、捏脊。

3.方义

补脾经、补大肠,以健脾益气,固肠实便;推三关、摩腹、揉脐、捏脊,以温阳补中;配推上七节骨、揉龟尾,以温阳止泻。

4.加减

肾阳虚者,加补肾经、揉外劳宫;腹胀者,加运内八卦;久泻不止者,加按揉百会。

四、注意事项

(1)本病推拿治疗有一定疗效,每天治疗 1 次,较重者可每天 2 次,一般 3~10 次可治愈。

(2)在泄泻期间,应适当控制饮食,减轻胃肠道负担,不吃粗纤维蔬菜和难消化食物。伴严重呕吐者,暂禁食 4~6 个小时,可饮用淡盐水和糖水。腹泻好转后进食,应由稀到稠,由少到多。

(3)要勤换尿布,保持臀部皮肤干燥,防止发生红臀。

(4)如小儿出现面色苍白,小便极少或无尿,眼眶凹陷,呕吐频繁,饮食难进,精神萎靡等症时,宜抓紧时机,中西医结合治疗。

(熊廷秀)

第五节 百 日 咳

百日咳,即顿咳,是由百日咳杆菌引起的急性呼吸道传染病。临床以阵发性、痉挛性咳嗽,咳毕有特殊鸡鸣样吸气性吼声为特征。是小儿时期常见的呼吸道传染病之一。

本病一年四季均可发病,主要发生于冬春季节。以 5 岁以下小儿为多见。年龄愈小,则病情愈重,且病程较长,可持续 2 个月以上。一般预后良好,但年幼体弱患儿发病,往往病情较重,容易并发肺炎喘嗽、惊厥等,甚至危及生命。

本病的传染源主要是患者,发病前 1~2 天至病程 3 周内传染性最强。主要通过飞沫经呼吸道传播。易感儿如密切接触患者后,其发病率可高达 75%~90%。病后有较持久免疫力,若再次感染,症状较轻。

一、病因病机

本病由外感时行疠气侵入肺系,夹痰交结气道,导致肺失肃降,气逆上冲而发病。

(一)邪犯肺卫

本病初起,邪毒从口鼻而入,侵犯肺卫,肺气失宣,表卫失和,则见咳嗽、流涕等肺卫表证,类似感冒咳嗽。

(二)痰火阻肺

邪热不解,深伏于肺,肺失清肃,累及于肝,木火刑金,气冲上逆,则见痉咳不止;邪热蕴肺,日久伤脾,脾运失司,聚湿生痰,痰湿犯肺,则见鸡鸣样吼声;邪热伤津,则见日轻夜重之象。

年幼儿体禀不足,肺气娇弱,痰火内阻,呼吸不利,则见憋气、窒息,甚则内陷心肝,痰浊上蒙,痰盛生惊,而见神昏、抽搐之变证。若痰热闭肺或复感外邪闭肺,可见肺气郁闭,产生发热、咳喘之肺炎喘嗽。

(三)气阴耗伤

病至后期,邪气渐退,气阴暗耗,肺脾俱损,可出现咳声无力或低热盗汗等肺脾气虚或肺阴亏损之象。

二、诊断

(一)诊断要点

(1)当地有本病发生或流行,近期有接触史。

(2)有典型阵发性、痉挛性咳嗽,并作鸡鸣样吼声,伴舌系带溃疡。

(3)年幼体弱儿,常无典型痉咳,主要表现为阵发性憋气、青紫、甚则窒息、惊厥。

(4)实验室检查白细胞数增多,尤以淋巴细胞数增多为主,占60%~80%。

(二)临床表现

1.初咳期

从起病至发生痉咳,1~2周。出现咳嗽、喷嚏、流涕、眼结膜充血或有发热等类似感冒症状。2~3天后,其他症状逐渐消失,但咳嗽日渐加重,以入夜为甚,痰液稀白或稠黄,苔薄白或薄黄,脉浮有力,指纹浮红或浮紫。

2.痉咳期

2~6周。阵发性痉咳为本期特征。咳嗽连续,可达数十声,咳毕常伴有深吸气鸡鸣样回声,然后再发生下一次痉咳。如此反复发作多次,直至吐出痰涎为止。轻者每天数次,重者每天数十次,日轻夜重。痉咳日久,可见面目浮肿、目睛出血、咯血、衄血、舌下生疮、二便失禁,舌红、苔黄,脉滑数,指纹紫滞。3岁以内患儿,常无痉咳和鸡鸣样回声,表现为阵发性憋气、青紫,甚则窒息、惊厥。

3.恢复期

2~3周。阵发性痉咳减轻,次数减少,鸡鸣样吸气性吼声消失,咳声无力,或干咳痰少而稠,神倦乏力,食欲缺乏,明显消瘦,舌红少苔,脉细数。

(三)辅助检查

1.血常规

初咳期末和痉咳期,血白细胞数增多,可达$(20~50)×10^9$/L,淋巴细胞计数增多,可达60%~80%。

2.细菌培养

鼻咽拭子细菌培养和咳碟法细菌培养,可有百日咳嗜血杆菌生长,早期培养阳性率高。

3.免疫学检查

取鼻咽腔分泌物,检测直接荧光抗体,可以快速诊断本病。对各种血清抗体的检测,也是高灵敏的确诊方法。

(四)鉴别诊断

1.支气管炎、肺炎

有时亦有类似百日咳的痉咳,但无鸡鸣样吸气性吼声,常伴发热。肺部听诊,有干性或湿性啰音;胸部X线片提示,有炎症改变。

2.肺门淋巴结核

当气管交叉处淋巴结肿大时,可出现百日咳样痉咳。本病常伴有不规则低热、盗汗、食欲缺乏、疲乏、消瘦等慢性结核中毒症状。结核菌素试验阳性。

3.感冒

百日咳初咳期,类似感冒咳嗽。但感冒咳嗽无日轻夜重和逐日加重的表现。

三、推拿治疗

百日咳的治疗原则以清热泻肺、化痰降逆为主。初期重于宣肺,痉咳期侧重泻肺,恢复期佐以养肺。

(一)治则

清热化痰,降逆止咳。

(二)处方

揉掌小横纹、清肺经、运内八卦、退六腑、搓摩胁肋、揉乳根、揉乳旁、揉肺俞、推揉膻中。

(三)方义

揉掌小横纹,以宽胸宣肺,化痰止咳;清肺经,以宣肺清热;退六腑,以清热泻火;搓摩胁肋,以顺气化痰;揉肺俞、揉乳根、揉乳旁、运内八卦、推揉膻中,以宽胸理气,化痰止咳。

(四)加减

初咳期,加推坎宫、推攒竹、揉太阳;痰多者,加揉丰隆;恢复期,去清肺经、退六腑,加补肺经、补脾经。

四、注意事项

(1)发现百日咳患儿,应及时隔离3～4周;有密切接触史者,观察3周。

(2)应配合药物治疗,增强疗效。

(3)按期接种百日咳疫苗。

(4)注意休息,饮食清淡,避免接触刺激物,保证室内空气流通。

(5)痉咳时,轻拍背部,防止痰液吸入,阻塞气道,引起窒息。

(熊廷秀)

第六节 厌 食

厌食是指小儿较长时间不欲饮食,甚至拒食的一种病证。临床以食欲缺乏为主要特征。本病多见于1～6岁小儿。城市儿童发病率较高,无明显季节性。患儿一般除厌食外,其他情况较好。若长期不愈,营养缺乏,影响小儿生长发育。

一、病因病机

厌食的病因病机主要为喂养不当,或先天不足,或病后失调,导致脾胃不和,受纳运化失健。

(一)喂养不当

饮食过于滋补,或过于溺爱,乱投杂食或纵其所好,养成偏食、吃零食的习惯或饮食不节,饥饱无度等,均可导致脾失健运,胃失受纳,脾胃不和而厌食。

(二)先天不足

先天禀赋不足,加之后天喂养调护不当,致脾胃虚弱,胃不思纳而致厌食。

(三)病后失调

小儿热病伤津或用药不当,过于寒凉或过于温燥或病后调理不当,均可导致胃津受灼,脾胃气阴不足,受纳运化功能失调,而产生厌食。

二、诊断

(一)诊断要点

(1)以长期食欲缺乏为主要特征。

(2)除形体偏瘦,面色少华外,一般无其他阳性体征。

(3)排除其他慢性疾病和外感病。

(二)临床表现

1.脾胃不和

食欲缺乏,甚至厌恶饮食,多食或强迫进食,则脘腹饱胀;形体偏瘦,但精神尚好;舌质淡红,苔薄白或白腻,脉有力,指纹淡红。

2.脾胃气虚

不欲饮食,甚或拒食,面色萎黄,精神倦怠,懒言乏力,大便夹有不消化的食物残渣,舌淡,苔薄白,脉弱无力,指纹色淡。

3.胃阴不足

不欲进食,口干多饮,皮肤干燥,手足心热,大便秘结,小便黄赤,舌红少津,苔少或花剥,脉细数,指纹淡紫。

(三)辅助检查

血生化锌、铜、铁等多种微量元素含量偏低。

(四)鉴别诊断

1.积滞

有伤乳食病史,除食欲缺乏、不思乳食外,伴有嗳气酸腐,大便酸臭,脘腹胀痛。

2.疳证

亦可有食欲缺乏,但也可有食欲亢进,嗜食异物者。以体重下降,明显消瘦,肚腹膨胀,面黄发枯,伴烦躁易怒或萎靡不振的精神症状为主要特征。

3.疰夏

以食欲缺乏为主,可有全身倦怠,大便不调,或有发热。本病发生在夏季,有明显季节性。

三、推拿治疗

厌食的治疗原则以开胃运脾为主。根据临床表现的不同,或运脾和胃,或健脾益气,或养胃育阴。

(一)脾胃不和

1.治则

和胃运脾。

2.处方

补脾经、补胃经、揉中脘、按揉足三里、摩腹、揉板门、推四横纹、运内八卦。

3.方义

补脾经、补胃经、按揉足三里,以和胃运脾;揉中脘,以消食助运;摩腹、揉板门,以健脾和胃,理气消食;运内八卦、推四横纹,以调中和胃。

4.加减

手足心热者,加清天河水。

(二)脾胃气虚

1.治则

健脾益气。

2.处方

补脾经、揉脾俞、揉胃俞、摩腹、摩中脘、揉足三里、运内八卦、捏脊、推三关、揉外劳宫、摩脐。

3.方义

补脾经、揉脾俞、揉胃俞、摩中脘、揉足三里,以健脾益气,和胃消食;摩腹、运内八卦、捏脊,以理气和中,补益气血;推三关、揉外劳宫,以温阳益气;摩脐,以补中益气,消食助运。

4.加减

大便不实者,加补大肠。

(三)胃阴不足

1.治则

养胃育阴。

2.处方

补胃经、补脾经、揉二马、揉板门、运内八卦、揉脾俞、揉胃俞、运内劳宫、清天河水。

3.方义

补胃经、补脾经、揉胃俞、揉脾俞,以开胃运脾;揉二马,以养阴清热;揉板门,以健脾和胃,消食导滞;运内八卦,以理气和中;运内劳宫、清天河水,以滋阴退热。

4.加减

大便秘结者,加清大肠、摩腹、推下七节骨、揉龟尾。

四、注意事项

(1)纠正不良饮食习惯。定时进餐,饭前勿吃零食和糖果,荤、素、粗、细粮合理搭配,不挑食、不偏食,少食生冷、肥甘厚味之品。饭前、饭后勿大量饮水或进饮料。

(2)切勿在进食时训斥、打骂小儿。营造良好进食环境,增强小儿食欲。

(3)积极寻找厌食原因,采取针对性有效措施。

(熊廷秀)

第七节 疳 积

疳积是积滞和疳证的总称,因证候轻重虚实不同,分为积滞和疳证。病因均为伤于乳食,停聚不化,形成积滞;积久不消,进一步发展形成疳证。两者关系密切,故有"积为疳之母,无积不成疳"之说。本病多见于5岁以下小儿,发病无季节性,呈慢性过程,迁延日久,影响小儿生长发育。古代疳证被列为儿科"四大要证"之一。

西医学所说的蛋白质-热能营养不良与疳证的临床表现相似,主要是小儿摄入不足或摄入食物不能充分利用的结果。近些年来疳证的发病明显下降,临床症状也有所减轻。

一、病因病机

本病因喂养不当,乳食内积不化或其他疾病影响,致脾胃功能受损而逐渐形成。

(一)乳食不节

小儿饥饱失调,过食肥甘生冷之品,或偏食,致脾胃受损,运化失职,升降不调,而成积滞。积滞日久,脾胃更伤,转化为疳。

(二)喂养不当

因母乳不足,或过早断乳,未能及时添加辅食,使乳食摄入不足,脾胃生化乏源,而致营养失调,日久便形成疳证。

(三)疾病影响

病后失调,反复发热,或久吐久泻,或肠道虫证等,均可耗伤津液,导致脾胃受损,气血生化不足,诸脏失养而成疳证。

(四)禀赋不足

先天禀赋不足,加之后天喂养、调护不当,致脾胃虚弱,乳食不化,停滞中州,营养失调,气血两亏,日久形成疳积。

二、诊断

(一)诊断要点

(1)有消化不良史或其他急、慢性疾病史。

(2)积滞以不思乳食,食而不化,嗳腐吞酸,脘腹胀满,大便不调,但病程不长为特征。

(3)疳证以长期形体消瘦,体重低于正常值40%,面色不华,毛发稀疏枯黄,饮食异常,肚腹膨胀,大便干稀不调,或精神不振,烦躁易怒,有明显的脾胃和精神症状为特征。

(二)临床表现

1.积滞伤脾

形体消瘦,体重不增,肚腹膨胀,纳食不香,精神不振,夜卧不安,大便不调,常有恶臭,或手足心热,舌苔厚腻。

2.气血两亏

面色萎黄或㿠白,骨瘦如柴,毛发枯黄稀疏,精神萎靡,烦躁不安,睡卧不宁,啼哭无力,四肢不温,发育障碍,腹凹如舟,大便溏泄,舌淡苔薄,指纹色淡。

(三)辅助检查

1.血常规

合并贫血时,红细胞、血红蛋白均低于正常值。

2.血浆蛋白

正常或稍偏低;血清蛋白显著减低者,常易发生水肿。

3.大便常规

多有不消化食物残渣或脂肪球。

(四)鉴别诊断

1.营养不良性水肿

水肿前,可有体重减轻、消瘦等表现,但血浆蛋白显著减少。常继发于多种维生素缺乏症,以维生素 A、B 族维生素、维生素 C 的缺乏为多见。

2.厌食

主要表现为长期食欲缺乏,但精神状态尚可,无明显形体消瘦和其他症状。

三、推拿治疗

疳积的治疗原则以调理脾胃为主。积滞伤脾者,佐以消食导滞;气血亏虚者,佐以补益气血。

(一)积滞伤脾

1.治则

调理脾胃,消积导滞。

2.处方

补脾经、揉板门、推四横纹、揉中脘、揉天枢、按揉足三里、分腹阴阳、运内八卦、摩腹。

3.方义

补脾经、摩腹、按揉足三里,以健脾和胃,消食和中;揉板门、揉中脘、揉天枢、分腹阴阳,以消积导滞;推四横纹、运内八卦,以理气调中,调和气血。

4.加减

便溏者,加补大肠、揉龟尾;便秘者,加清大肠、按揉膊阳池、推下七节骨。

(二)气血两亏

1.治则

温中健脾,补益气血。

2.处方

补脾经、推三关、揉外劳宫、掐揉四横纹、运内八卦、揉中脘、按揉足三里、捏脊。

3.方义

补脾经、推三关、揉中脘、捏脊,以温中健脾,补益气血;掐揉四横纹,以主治疳积;运内八卦、揉外劳宫,以温阳助运,理气和中;按揉足三里,以健脾和胃,调和气血。

4.加减

烦躁不安者,加掐五指节、清肝经;五心烦热、盗汗者,去推三关、揉外劳宫,加补肾经、揉二马、清肝经;便溏者,加补大肠;便秘者,加清大肠、推下七节骨。

四、注意事项

(1)推拿治疗疳积,疗效显著,每1个疗程7~10天,单用捏脊法或配合针刺四横纹治疗,隔天1次或每周2次,效果亦好。病情严重者,配合药物治疗,效果更好。

(2)手法治疗食欲好转时,应逐渐添加食物,防止损伤脾胃。

(3)寻找病因,综合治疗,彻底根治。

(4)调整饮食,给予喂养指导。

(熊廷秀)

第八节 遗 尿

遗尿是指3周岁以上小儿在睡眠中小便自遗,醒后方觉的一种疾病,又称"尿床"。本病有原发和继发之分,临床以前者为多见。3岁以下小儿,肾气未盛,脑髓未充,智力未全,排尿控制能力尚未健全;学龄儿童因白天贪玩过度,精神疲劳,夜间熟睡,偶发尿床,这些都不属病态。

遗尿多自幼得病,也有在儿童期发生,可以一时性,也有持续数月后消失,而后又反复者,有的可持续到性成熟时才消失。遗尿若长期不愈,会妨碍儿童的身心健康,影响智力及体格发育。

一、病因病机

尿液的生成、排泄与肺、脾、肾、三焦、膀胱有密切关系。其病因主要为肾气不足,肺脾气虚,肝经郁热。

(一)肾气不足

下元虚冷为遗尿的主要病因。肾为先天之本,主水,藏真阴元阳,开窍二阴,职司二便,与膀胱互为表里。肾气不足,不能温养膀胱,膀胱气化功能失调,闭藏失职,不能制约水道而成遗尿。

(二)脾肺气虚

肺主一身之气,为水之上源,有通调水道,下输膀胱功能;脾为后天之本,属中焦,主运化,喜燥恶湿而制水。肺脾功能正常,则水液得以正常输布排泄。素体虚弱,或久病肺脾俱虚,上虚不能制下,无权约束水道而成遗尿。

以上肺、脾、肾功能失健者,均属虚证。

(三)肝经郁热

肝主疏泄,调畅气机,通利三焦。若肝经郁热,郁而化火,或夹湿下注,疏泄失常,影响三焦水道正常通利,迫注膀胱,而成遗尿,其尿臭难闻,此属实证。

西医学认为,正常排尿机制在婴儿期由脊髓反射完成,以后建立脑干-大脑皮质控制。近年来骶神经调节疗法,治疗原发性遗尿症的物理疗法取得重要进展。其治疗原理为,增加膀胱骶神经至中枢上行传入通路信息、提高神经兴奋性、明显改善睡眠觉醒障碍、增加膀胱容量、抑制逼尿肌不稳定收缩造成的膀胱过度活动。临床研究认为,这是一种安全、有效的治疗方法。

西医学认为,原发性遗尿是大脑皮质及皮质下中枢功能失调所致,一般无器质性疾病,但有较明显的家族倾向。如突然受惊,过度疲劳,生活环境的骤变,不恰当的教育等均为导致遗尿的常见因素。继发性遗尿可因精神创伤、泌尿系统或全身性疾病引起。

二、诊断

(一)诊断要点

3岁以上小儿,睡眠中不经意尿床,轻则数夜一次,重则每夜1～2次或更多,且睡眠较深。年长儿童有害羞和紧张心理。

(二)临床表现

1.肾气不足

睡中经常遗尿,多则一夜数次,醒后方觉,面色无华,精神萎靡,记忆力减退,腰酸腿软,小便清长,舌淡苔少,脉细。

2.脾肺气虚

睡中遗尿,尿频量少,神疲乏力,面色萎黄,自汗消瘦,食少便溏,舌淡苔白,脉细弱。

3.肝经郁热

睡眠中遗尿,尿量不多,气味腥臊,小便色黄,平素性情急躁,面红唇赤,舌红苔黄,脉数。

(三)辅助检查

1.尿常规及尿培养

原发性遗尿一般无异常。继发性遗尿,根据病史,可检查尿常规、尿比重、尿糖等。

2.X线检查

继发性遗尿,注意有无脊柱裂、尿道造影有无畸形或其他异常。

三、鉴别诊断

(一)糖尿病

因尿量增多,儿童患者常有遗尿。但多伴有多饮、消瘦、乏力等症状。通过检查尿糖可以确诊。

(二)尿崩症

本病在儿童也可表现为遗尿,但饮水量明显多于正常,且尿比重明显下降。做垂体加压素试验或禁水试验可以确诊。

(三)泌尿系统感染

常有尿频、尿急、尿痛等膀胱刺激症状,尿常规检查可证实。

(四)脊柱裂

脊柱X线摄片即可明确诊断。

(五)蛲虫感染

肛周瘙痒,夜间有虫体在肛周排卵。大便镜检虫卵可确诊。

四、推拿治疗

遗尿的治疗原则以固涩下元为主。虚者温补脾肾,肝经郁热者平肝清热。

(一)脾肺肾虚

1.治则

补益脾肺,温肾固涩。

2.处方

补脾经、补肺经、补肾经、推三关、揉外劳宫、按揉百会、揉丹田、按揉肾俞、擦腰骶部、按揉三阴交、灸关元、灸百会、揉小天心。

3.方义

推三关、揉丹田、补肾经、按揉肾俞、擦腰骶部以温补肾气;补肺经、补脾经,补肺脾气虚;按揉百会、揉外劳宫温阳升提;按揉三阴交以通调水道。

4.加减

食少便溏加揉板门、捏脊、揉足三里、补大肠。

(二)肝经郁热

1.治则

平肝清热。

2.处方

清肝经、清心经、分手阴阳、清小肠、捣小天心、推箕门、补肾经、揉上马、揉三阴交、揉涌泉。

3.方义

清肝经、清心经、清小肠,清心火以平肝;补肾经、揉上马、推箕门,养阴清热;捣小天心,清热镇惊安神。

4.加减

小便色黄,尿频加清补肾经。

五、注意事项

(1)注意对继发性遗尿相关疾病的诊断和综合治疗。

(2)建立良好的医患关系,鼓励患儿树立信心,消除焦虑情绪,战胜疾病。同时请家长配合,不要打骂和歧视小儿。

(3)夜间入睡后,家长要定时叫醒小儿起床排尿,建立合理的生活制度,养成按时排尿习惯。

(熊廷秀)

第十一章　常见病的中西医结合治疗

第一节　糖　尿　病

一、概述

糖尿病是一组由于胰岛素分泌缺陷及(或)胰岛素作用缺陷引起的以血浆葡萄糖升高为特征的代谢性疾病群。早期轻症可无症状,血糖明显升高时可出现多尿、多饮、体重减轻,严重者可发生酮症酸中毒、高渗性高血糖状态等急性并发症危及生命。糖尿病患者长期代谢紊乱,血糖升高可导致眼、肾、神经、血管及心脏等组织器官损害,引起脏器功能障碍以致功能衰竭。在这些慢性并发症中,视网膜病变可导致视力丧失;肾病可导致肾衰竭;周围神经病变可导致下肢溃疡、坏疽、截肢和关节病变的危险;自主神经病变可引起胃肠道、泌尿生殖系统及心血管等症状与性功能障碍;周围血管及心脑血管并发症明显增加,并常合并有高血压、脂代谢异常。如不进行积极防治,将使糖尿病患者的生活质量降低,寿命缩短,病死率增加。糖尿病是一种世界性的流行性疾病,其患病率日益增高,2009 年 10 月 21 天国际糖尿病联合会(IDF)公布了最新数据,全球糖尿病患者已经达到了 2.85 亿。中国糖尿病患病率亦在急剧增高,从 20 世纪 80~90 年代中期增加了 4~5 倍,截至 2010 年中国的糖尿病患者人数已达9200 万,糖尿病前期患者 1.48 亿,成为全球糖尿病患者人数最多的国家。

糖尿病在中医文献中一般被称为"消渴""消渴病"。在中医古典医籍《黄帝内经》中有"消渴""消瘅""鬲消""肺消""消中"等不同病名的记载。《外台秘要》引《古今录验方》云:"渴而饮水多,小便数,无脂似麸片甜者,皆是消渴病也。"因此有学者根据《外台秘要》对消渴病的描述,认为将糖尿病称为"消渴病"更为确切。

二、病因病理

中医认为消渴病是一个复合病因的综合病证。素体阴虚,五脏虚弱是消渴病发病的内在因素;过食肥甘、形体肥胖、情志失调、外感六淫、房劳过度为消渴病发病的重要环境因素。过食肥甘厚味,损伤脾胃,积热内蕴;精神刺激,气郁化火;外感六淫,毒邪侵害;劳欲过度,损耗阴精。以上诸因皆可导致阴津亏耗,燥热偏盛,发生消渴病。

消渴病早期,基本病机为阴津亏耗,燥热偏盛,阴虚为本,燥热为标。病变部位主要在肺、脾(胃)、肾三脏,尤以肾为主。肺主气,为水之上源,敷布津液,肺热津伤则口渴多饮;胃为水谷之海,主腐熟水谷,胃热炽盛则多食善饥;肾主水,藏精,司开合,肾阴亏损,阴损阳盛,肾之开合失司,固摄无权,水谷精微直势下泄,则尿多而甜,或尿浊如脂膏。由于大量水谷精微随尿排出,不能濡养肌肉,故形体日渐消瘦。部分患者由于阴津极度耗损,虚阳浮越,浊邪上逆,可见头痛烦躁、恶心呕吐、目眶内陷、唇舌干红、息深而长等症,甚则阴竭阳脱而见四肢厥冷、脉微欲绝、昏迷等危象。

消渴病中期,基本病机为阴损耗气,气阴两虚,痰瘀阻络,而导致多种慢性并发症的发生。消渴病阴虚主要由于素体阴虚,燥热伤阴所致;气虚主要由于阴损耗气,燥热伤气,先天不足,后天失养,过度安逸,体力活动减少所致;痰浊主要由于过食肥甘厚味,损伤脾胃,健运失职,聚湿成痰所致;瘀血主要由于热灼津亏,气滞血瘀、气虚血瘀、阳虚寒凝、痰湿阻络而致。气阴两虚,心之脉络瘀阻则出现胸痹、心痛、心悸、怔忡等心系并发症,称为消渴病心病;气阴两虚,脑之脉络瘀阻则出现眩晕、中风偏瘫、口僻、健忘、痴呆等脑系并发症,称为消渴病脑病;气阴两虚,肾络瘀阻则出现尿浊、水肿、腰疼、癃闭、关格等肾系并发症,称为消渴病肾病;肝肾亏虚,目络瘀滞,则出现视物模糊、双目干涩、内障、眼底出血,甚则目盲失明等眼部并发症,称为消渴病眼病;肝肾阴虚,络气虚滞,经脉失养,则肢体麻木、疼痛、感觉障碍,晚期出现肌肉萎缩等肢体并发症,称为消渴病痹痿;气阴两虚,肢体脉络瘀阻,则出现肢端发凉,患肢疼痛,间歇跛行,甚则肢端坏疽等足部并发症,称为消渴病脱疽;脉络瘀阻,燥热内结,蕴毒成脓则发疮疖、痈疽,疮毒内陷,邪热攻心,扰乱神明,则神昏谵语;若肺肾气阴两虚,感受外邪则出现感冒、肺热咳嗽,或并发肺痨;肾开窍于耳,肾主骨,齿为骨之余,肝肾精血亏虚则耳鸣耳聋、齿摇齿落;肝胆气郁,湿浊瘀血阻滞则出现肋疼、黄疸、肝病;肝肾阴虚,湿热下注膀胱则出现尿频急疼、小腹坠胀;若脾气虚弱,胃失和降则出现泄泻、呕吐、痞满、呃逆等症;若胃热炽盛,心脾积热则牙龈脓肿,口舌生疮;皮肤脉络瘀阻,皮肤失去气血濡养,或兼感受风湿毒邪,则出现皮肤瘙痒、皮肤疖肿、皮癣、水疱、紫癜、溃疡等多种皮肤病变。

消渴病晚期,基本病机为阴损及阳,阴阳俱虚,脏腑功能衰败,痰瘀浊毒内生。脾阳亏虚,肾阳衰败,水湿潴留,浊毒内停,壅塞三焦则出现全身水肿,四肢厥冷,纳呆呕恶,面色苍白,尿少尿闭等症;心肾阳衰,阳不化阴,水湿浊邪上凌心肺则出现胸闷心悸,水肿喘促,不能平卧,甚则突然出现心阳欲脱,大汗淋漓,四肢厥逆,脉微欲绝等危候;肝肾阴竭,五脏之气衰微,虚阳外脱,则出现猝然昏仆,神志昏迷,目合口张,鼻鼾息微,手撒肢冷,二便自遗等阴阳离决之象。临床资料表明消渴病晚期大多因并发消渴病心病、消渴病脑病、消渴病肾病而死亡。

三、诊断

(一)糖尿病的临床表现

糖尿病的临床表现可概括为糖、脂肪及蛋白质代谢紊乱综合征和急慢性并发症及伴发病的临床表现两部分。高血糖是糖尿病的基本特征。血糖异常升高时可出现典型的多尿、多饮、体重减轻、乏力等代谢紊乱的表现。轻症无症状的糖尿病患者则完全依靠化验诊断。不少患者是由于并发症如视物模糊、白内障、化脓性皮肤感染、胆囊炎、肺结核、冠心病、脑血管病、高脂血症、妇女外阴瘙痒等发现糖尿病,甚至酮症酸中毒或高渗昏迷入院就诊。育龄妇女可有多次小产、死胎、胎儿畸形、巨婴、羊水过多、先兆子痫等病史而发现本病。不少患者无糖尿病症状及并发症表现,只是在体检时发现。因此不论有无症状及并发症,关键在于首先考虑到糖尿病的可能性而进行血糖检查,方可确诊。必要时应作口服葡萄糖耐量试验(OGTT)。

(二)糖尿病的诊断与分型

1.糖尿病的诊断标准

1999 年世界卫生组织(WHO)制订的糖尿病诊断标准如下(静脉血浆真糖法,服葡萄糖 75 g,采用葡萄糖氧化酶法)。

(1)有糖尿病症状:①一天中任意时候血糖水平≥11.1 mmol/L(200 mg/dL)者。②空腹血糖≥7.0 mmol/L(126 mg/dL)者。③空腹血糖≤7.0 mmol/L(126 mg/dL)但已口服 75 g 葡萄糖耐量试验2 小时血糖≥11.1 mmol/L(200 mg/dL)者。具备以上任何 1 项即诊断糖尿病。

(2)无糖尿病症状:①空腹血糖≥7.0 mmol/L(126 mg/dL)(2 次)者。②第一次 OGTT 2 小时血糖≥11.1 mmol/L(200 mg/dL)者,重复一次 OGTT 2 小时血糖≥11.1 mmol/L (200 mg/dL)者或重复一次空腹血糖≥7.0 mmol/L(126 mg/dL)者。具备以上其中 1 项即诊断糖尿病。

另外诊断标准中还提出了糖调节受损——糖尿病前期的诊断,血糖水平已高于正常,但尚未达到目前划定的糖尿病诊断标准,称为糖调节受损期(IGR),此期包括空腹血糖受损(IFG)及糖耐量受损(IGT,以往称为糖耐量减退或低减)。糖尿病及 IGT/IFG 的血糖诊断标准见表 11-1。

表 11-1 糖尿病及 IGT/IFG 的血糖诊断标准(血糖浓度,mmol/L)

	全血		血浆静脉
	静脉	毛细血管	
糖尿病			
空腹	≥6.1	≥6.1	≥7.0
或负荷后 2 小时	≥10.0	≥11.1	≥11.1
糖耐量受损(ICT)			
空腹	<6.1	<6.1	<7.0
及负荷后 2 小时	≥6.7~10.1	≥7.8~11.1	≥7.8~11.1
空腹血糖受损(IFG)			
空腹	≥5.6~6.1	≥5.6~6.1	≥6.1~7.0
及负荷后 2 小时	<6.7	<7.8	<7.8
正常			
空腹	<5.6	<5.6	<6.1
负荷后 2 小时	<6.7	<7.8	<7.8

综合来讲,糖尿病的诊断标准为:糖尿病症状+任意时间血浆葡萄糖水平≥11.1 mmol/L (200 mg/dL)或空腹血浆葡萄糖(FPG)水平≥7.0 mmol/L(126 mg/dL)或 OGTT 试验中, 2 小时JPG 水平≥11.1 mmol/L(200 mg/dL)。

解释如下。①糖尿病诊断是依据空腹、任意时间或 OGTT 中 2 小时血糖值。空腹指 8~14 小时内无任何热量摄入;任意时间指一天内任何时间,与上次进餐时间及食物摄入量无关; OGTT 是指以75 g 无水葡萄糖为负荷量,溶于水中口服。②糖尿病的诊断标准内为静脉血浆葡萄糖水平,用葡萄糖氧化酶法测定。推荐测定静脉血浆葡萄糖值。如用毛细血管及(或)全血测定葡萄糖值,其诊断分割点有所变动(表 11-2)。③儿童的糖尿病诊断标准与成人一致。④妊娠妇女的糖尿病诊断标准长期以来未统一,建议亦采用 75 g OGTT。⑤流行病学调查时可采用空腹及（或）OGTT 后 2 小时血糖标准。最好进行 OGTT。

2.糖尿病的分型

糖尿病分型包括临床阶段及病因分型两方面。

临床阶段包括正常血糖和高血糖 2 个阶段。高血糖阶段中又分为：①糖调节受损。②糖尿病。糖尿病进展中可经过不需用胰岛素、为控制糖代谢而需用胰岛素及为了生存而需用胰岛素 3 个过程。患者可在阶段间逆转（如经生活方式或药物干预后）、可进展或停滞于某一阶段。患者可毕生停滞于某一阶段，不一定最终均进入需胰岛素维持生存的状态。

病因分型是指根据对糖尿病病因的认识，将糖尿病分为四大类，即 1 型糖尿病、2 型糖尿病、其他特殊类型糖尿病及妊娠糖尿病。其中 1 型糖尿病又分为 2 个亚型，其他特殊类型糖尿病有 8 个亚型。

（1）1 型糖尿病（胰岛 P 细胞破坏导致胰岛素绝对缺乏）：①免疫介导性。②特发性。

（2）2 型糖尿病（从主要以胰岛素抵抗为主伴相对胰岛素不足到主要以胰岛素分泌缺陷伴胰岛素抵抗）。

（3）其他特殊类型糖尿病：①P 细胞功能的遗传缺陷。染色体 12 $MODY_3$/肝细胞核因子 1α（HNF-1α）基因；染色体 7 $MODY_2$/葡萄糖激酶（GCK）基因；染色体 20 $MODY_1$/肝细胞核因子 4α（HNF-4α）基因；染色体 13 $MODY_4$/胰岛素启动因子 1（LPF1）基因；染色体 17 $MODY_5$/肝细胞核因子 1β（HNF-1β）基因；染色体 2 $MODY_6$/神经源性分化因子/β 细胞 E-核转录激活物 2（Neuro D_1/BETA）；线粒体 DNA 常见为 $tRNA^{leu(UUR)}$ 基因 nt3243 A G 突变。②胰岛素作用的遗传缺陷。A 型胰岛素抵抗，小精灵样综合征及 Rabson-Mendenhall 综合征（胰岛素受体基因的不同类型突变），脂肪萎缩型糖尿病（全身性及局部性脂肪萎缩，遗传性及获得性脂肪萎缩）或其他。③胰腺外分泌病变：胰腺炎、创伤/胰腺切除术后、胰腺肿瘤、胰腺囊性纤维化、血色病、纤维钙化性胰腺病及其他。④内分泌病：肢端肥大症、Cushing 综合征、胰升糖素瘤、嗜铬细胞瘤、甲状腺功能亢进症、生长抑素瘤及其他。⑤药物或化学品诱导：xacor（杀鼠剂）、喷他脒、烟酸、糖皮质激素、甲状腺激素、二氮嗪、β 肾上腺素受体激动剂、噻嗪类利尿剂、苯妥英钠、干扰素 α 及其他。⑥感染：先天性风疹、巨细胞病毒感染及其他。⑦免疫介导的罕见类型：僵人综合征、抗胰岛素受体抗体及其他。⑧伴糖尿病的其他遗传综合征：Down 综合征、Turner 综合征、Klinefelter 综合征、Wolfram 综合征、Friedreich 共济失调、Huntington 舞蹈症、Laurence-Moon-Biedel 综合征、强直性肌营养不良、Prader-Willi综合征及其他。

（4）妊娠糖尿病（GDM）。

四、中医证治枢要

（一）中医治疗可分 3 个阶段

早期基本病机为阴津亏耗，燥热偏盛，阴虚为本，燥热为标。临床表现可出现典型的多尿、多饮、体重减轻、乏力等代谢紊乱症状，治宜滋阴清热，生津止渴；部分表现为气阴两虚，可益气养阴。

中期基本病机为气阴两虚，脉络瘀阻，临床表现三多不明显，多出现多种慢性并发症，治则以益气养阴、活血化瘀为主。

晚期阴损及阳而致阴阳俱虚，脏腑功能衰败，津液代谢障碍，气血运行障碍，痰瘀互结，精血亏损，并发症加剧，甚至致死致残，此时治疗以调补阴阳、化痰活血、利湿降浊为主。

(二)治疗上佐以理气、化痰、清热、利湿、通络等

本病病程漫长,病情复杂,在整个病变过程中除上述基本病机外,常兼夹气滞、痰热、湿热、热毒、水湿潴留、瘀血阻滞等证候,治疗应在基本大法上佐以理气、化痰、清热、利湿、通络等治法,以提高疗效。

(三)糖尿病的辨证需重视八纲、气血津液、脏腑辨证相结合

本病的辨证分类,古代医家多按照本病的三多症状分为三消论治,但三消分类有一定局限性:①三消的症状有着密切的内在联系,不能截然分开。②三消分类不能全部概括本病(包括并发症)的病机及临床表现。故本文辨证施治部分采用了八纲、气血津液、脏腑辨证相结合的方法。同时为了便于临床治疗,把糖尿病分为本证及并发症两部分加以叙述。

五、辨证施治

(一)糖尿病本证

1.阴虚燥热

主症:口燥咽干,烦渴多饮,尿频量多,或多食易饥,体重减轻,或大便减少,或大便干结。舌红少津,苔白或苔黄而干,脉洪数或滑实有力。

治法:滋阴清热,生津止渴。

处方:增液汤、消渴方、白虎汤加减。生地30 g,玄参30 g,麦冬10 g,生石膏30 g,知母12 g,花粉30 g,枳实10 g,丹参30 g。

阐述:本证多见于糖尿病早期阶段。临床特征是三多症状及高血糖,临床观察当血糖>13.9 mmol/L(250 mg%)时,三多症状更为明显。本证病机为阴虚燥热,包括肺热津伤及胃热炽盛或肠燥津伤等病机,故治疗上以滋阴清热为主。方中增液汤增液滋阴,消渴方、白虎汤清热生津。方中大队滋阴清热药对改善口渴多饮、便干有较好疗效,但个别患者服后有腹胀感,后来有学者加枳实一味,腹胀的不良反应解除,于是每当治疗这类患者均加枳实,以防气滞腹胀。鉴于糖尿病大多存在高凝状态,故加丹参以加强活血化瘀。

据观察,此组患者70%～80%有便秘这一症,主要是由于多尿使肠燥津伤所致。一般的便秘服上方可以解除,服药后仍便结不通可加厚朴6～10 g、生大黄8～10 g(后下)或改用增液承气汤;由于患者初次发现糖尿病,多有精神紧张或肝郁不舒的表现,可加服四逆散以疏肝解郁,调畅气机;若烦渴甚,可加重石膏用量,加乌梅10 g;若三多症状明显,且伴有疲乏者,可改用白虎加人参汤。药理研究证明,白虎汤、白虎加人参汤都有明显的降低血糖作用。本证的方药多偏寒凉,不宜长期大量服用,以免败伤胃气。一般随着血糖的下降,症状也会相应改善。当三多症状不明显或自觉乏力时应改为益气养阴或佐活血治疗。素体脾胃虚弱或既往有胃病史者宜合用益胃之品,酌去寒凉滋阴之类中药。

2.气阴两虚

主症:无明显的多饮、多尿、多食症状,仅有口干咽干,或有便干,倦怠乏力,易疲劳,或心悸气短,或自汗盗汗,或头晕耳鸣。舌体胖或有齿痕,苔白,脉弦细或沉细。

治法:益气养阴。

处方:生脉散合增液汤加减。太子参15 g,黄精20～30 g,麦冬10 g,五味子10 g,生地30 g,玄参20 g,葛根12 g,花粉30 g。

阐述:本证多由阴虚燥热证经治疗后转化而来的;或虽未服中药治疗但已口服西药降糖药治

疗;部分患者并无明显症状。在辨证时应以三多不甚明显、口干、乏力、舌胖为主要依据。若气虚明显者,可将太子参改为黄芪或人参,而黄芪、人参虽补气力强,但多温燥对阴虚明显且大便干结者不宜多用;若以脾胃气虚为主,症见倦怠乏力、脘痞便溏、苔白腻者可改用七味白术散健脾益气;若以阴虚为主且三多症状较明显者可改用白虎加人参汤。

3.气阴两虚兼瘀

主症:在气阴两虚基础上,兼有多种并发症表现,如视物模糊,胸闷憋气或心前区痛,下肢麻木疼痛,半身不遂等。血黏度增高,血小板聚集率增强,甲皱微循环异常,脑CT检查可见血栓及梗死。舌胖或有齿印,舌质紫黯或有瘀斑,舌腹静脉紫黯怒张,脉沉细或细数。

治法:益气养阴,活血化瘀。

处方:益气养阴活血方。太子参15 g,黄精30 g,生地30 g,玄参20 g,丹参30 g,川芎15～30 g,桃仁6～10 g,虎杖15～30 g,生大黄8～10 g,葛根10～15 g,当归10 g,枳实10 g。

阐述:20世纪70年代祝谌予教授提出应用活血化瘀法治疗糖尿病,后设降糖活血方治疗血瘀型糖尿病。近年有关糖尿病瘀血的研究不断深入。有学者曾在总结558例糖尿病临床资料时发现,糖尿病单纯血瘀型较少,多与气阴两虚并存,其临床特点是:病程相对较长;典型的三多症状不明显;多伴有多种慢性并发症。辨证以口干、乏力、舌胖质黯或有瘀斑瘀点为主要依据。因此提出气阴两虚,脉络瘀阻是糖尿病慢性并发症的病理基础,并将气阴两虚兼瘀作为糖尿病的一个独立证型提出研究。据全国中医糖尿病协作组1504例资料统计,气阴两虚兼瘀型占34.6%。

益气养阴活血方经多年的临床验证,其具有一定的降低血糖、血脂,改善微循环的作用,适应证广,长期服用未发现明显的不良反应。方中太子参、黄精益气,生地、玄参滋阴,当归、丹参、川芎、桃仁、虎杖、生大黄活血化瘀,枳实理气以加强活血作用。实验研究表明:黄精、生地、玄参、葛根均有降糖作用,且黄精、虎杖具有降脂作用,当归、丹参、川芎、桃仁具有抑制血小板黏附聚集,改善微循环的作用。

若以胸闷憋气为主,可加佛手10 g、瓜蒌15 g、香附10 g;若以腰膝酸痛为主,可加狗脊15 g、牛膝15 g、木瓜30 g;若口渴甚加生石膏30 g、知母12 g;若舌苔厚腻,痰湿为主者可加半夏10 g、瓜蒌15 g、藿香10 g、佩兰10 g;兼有皮肤疖肿者合用五味消毒饮;兼尿频、尿急、尿热者合用八正散加减;眼底出血者加槐花炭10 g、三七粉3 g(分冲),或加用云南白药。

4.肝肾阴虚

主症:尿频量多,尿浊如脂膏,腰膝酸软,口干无明显多饮,头晕耳鸣,或视物模糊,双目干涩或多梦遗精。舌红少苔,脉沉细。

治法:滋补肝肾,兼以活血。

处方:六味地黄汤加味。生地20 g,熟地10 g,茯苓10 g,山萸肉10 g,山药15～30 g,丹皮10 g,丹参30 g,泽泻10 g,当归10 g,葛根10 g。

阐述:本证有相当一部分患者属老年糖尿病患者,临床无明显的三多症状,以腰酸乏力、口干为主,治疗上长期服用六味地黄丸及玉泉丸,并配合气功(内养功、松静功等)、食疗及适当的运动(如打太极拳、步行等)治疗,疗效较为满意,部分不用西药就能满意地控制血糖,若合并视网膜病变及白内障早期可服用石斛夜光丸或杞菊地黄丸。若阴虚火旺,多梦失眠者可改服知柏地黄丸。

5.阴阳两虚

主症:小便频数,尿浊如膏脂,口干咽干,腰膝酸软乏力,畏寒肢冷,耳轮干枯,面色黧黑,或面足水肿,或阳痿。舌淡胖,苔白,脉沉细无力。

治法:温阳滋阴,补肾活血。

处方:金匮肾气丸加味。熟地 10 g,山药 15～30 g,山萸肉 10 g,泽泻 10 g,丹皮 10 g,茯苓 12 g,丹参 30 g,仙茅 15 g,仙灵脾 15 g,黄芪 30 g,益母草 30 g,制附片 6 g,桂枝 10 g。

阐述:本证多见于糖尿病后期,并发症较重,病情复杂,治疗颇为棘手。方中六味地黄汤滋补肾阴,桂附、二仙温肾补阳,黄芪、丹参、益母草益气活血。水肿明显者合用五苓散;水邪上犯,凌心射肺症见胸闷喘憋、不能平卧者,加葶苈子 30 g、桑白皮 15 g、泽兰 15 g、猪茯苓各 30 g;若精血亏损,阴阳俱虚者,可服用鹿茸丸。

(二)并发症

1.糖尿病心脏病

(1)气阴两虚,心脉瘀阻。

主症:胸闷心悸,或心前区刺痛,兼有气阴两虚诸症,舌唇发黯。舌体胖,舌质黯或紫黯或舌有瘀斑瘀点,苔白,脉沉弦细。

治法:益气养阴,活血通脉。

处方:生脉散合冠心Ⅱ号方。太子参 15 g,麦冬 10 g,五味子 10 g,生地 20 g,玄参 20 g,丹参 30 g,赤芍 15 g,川芎 10 g,佛手 10 g,葛根 10 g。

阐述:本方由生脉散和冠心Ⅱ号方化裁而来,方中生脉散益气养阴,丹参、赤芍、川芎、佛手活血理气通脉。生地、玄参、葛根滋阴生津。适用于糖尿病合并冠心病、心绞痛患者,对改善胸闷、心悸、心前区痛有一定疗效。若兼气滞加香附 12 g,香橼 10 g,枳壳 10 g;若心悸明显加生龙牡各 30 g,酸枣仁、龙眼肉各 10 g,或加服天王补心丹;心烦失眠加黄连 6 g,丹皮 10 g,龙齿 20 g,远志 10 g,或加服枣仁安神液。大便干燥加厚朴 8 g、熟大黄 6～10 g、瓜蒌 15 g。对于此种患者可长期服用复方丹参片。若患者以胸闷为主,且伴体胖多痰、舌苔厚腻者,多为痰湿痹阻,可选用瓜蒌薤白白酒汤合二陈汤或合用冠心苏合丸。

(2)心气虚衰,水饮射肺。

主症:胸闷喘憋,不能平卧,心悸气短,双下肢水肿,或咳吐白痰。舌胖或有齿印,舌质黯淡,苔白,脉沉细数。

治法:益气养心,肃肺利水。

处方:生脉散合葶苈大枣泻肺汤加减。太子参 15～30 g,麦冬 10 g,五味子 10 g,桑白皮 12 g,丹参 30 g,黄芪 30 g,泽泻、泽兰各 15 g,葶苈子 30 g,猪苓、茯苓各 30 g,车前子 10 g(包煎)。

阐述:本方主要用于糖尿病心脏病或糖尿病肾病合并心功能不全的患者。方中生脉散益气通脉;丹参、黄芪益气活血利水;桑白皮、葶苈子肃肺利水,止咳平喘;泽泻、车前子、猪茯苓加强利水作用。临床观察本方有强心利尿的作用。强心作用不如洋地黄类药物明显,但无洋地黄的毒副作用;利尿作用比呋塞米弱,但不易引起电解质紊乱。若血压偏高可减黄芪加牛膝 15 g、木瓜 30 g。

2.糖尿病脑血管病

(1)辨证施治。

阴虚风动,瘀血阻络。①主症:突发半身不遂,或是偏身麻木,口角㖞斜,舌强语謇,烦躁不安,失眠,眩晕耳鸣,手足心热,口渴多饮,尿赤便干。舌黯红少津,少苔或无苔,脉细数或弦细数。②治法:育阴息风,化瘀通络。③处方:育阴通络汤化裁。生地 20 g,玄参 15 g,花粉 20 g,川石斛 15 g,钩藤 30 g,菊花 10 g,女贞子 15 g,桑寄生 30 g,枸杞子 9 g,赤白芍各 15 g,丹参 15 g,广地龙 15 g。④阐述:消渴病脑病患者以阴虚风动,脉络瘀阻多见。本方治在标本兼顾。方中以生地、玄参、花粉、川石斛滋阴清虚热,生津止渴;女贞子、桑寄生、枸杞子滋肝肾之阴,以滋水涵木;钩藤、甘菊花以平肝息风治其标证;以赤白芍、丹参、广地龙活血通经。若虚热征象不明显者,可酌减滋阴清热之品的用量及药味。风象突出,表现较急,病情发展迅速,眩晕耳鸣者,可重用息风药,加天麻10 g、潼白蒺藜各15 g、生石决明15 g;肝肾阴虚明显,表现为失眠多梦,目干涩,腰膝酸软无力者,可加龟甲胶10 g、鹿角胶10 g;或改用六味地黄丸合血府逐瘀汤加减应用。

气阴两虚,脉络瘀阻。①主症:半身不遂,偏身麻木,或见口角喁斜,或见舌强语謇,倦怠乏力,气短懒言,心烦热,心悸失眠,口干渴,自汗盗汗,小便或黄或赤,大便干。舌体胖大,边有齿痕,舌苔薄或见剥脱,脉弦细或兼见无力。②治法:益气养阴,活血通络。③处方:补阳还五汤合生脉散化裁。黄芪25 g,党参15 g,山药20 g,玄参20 g,麦冬15 g,葛根9 g,五味子15 g,当归15 g,川芎15 g,桃仁、红花各10 g,赤白芍各10 g,鸡血藤30 g,牛膝10 g,桑寄生20 g。④阐述:此型在消渴病脑病中亦较多见,系消渴病日久气阴耗伤,脉络瘀阻所致,病情进展较为缓慢,其肢体偏瘫程度有轻有重。治疗时既要注重其肢体瘫痪、口角喁斜等中风症状,又要兼顾其原发病症状。方中以补阳还五汤益气活血,通经活络治疗新发病,以生脉散兼顾其阴虚之本。方中黄芪、党参、山药益气扶阳;玄参、麦冬养阴生津;葛根益胃升津;当归、川芎、桃仁、红花、赤白芍活血化瘀;鸡血藤、当归养血活血通经;牛膝、寄生滋补肝肾之阴以治本。若气虚明显甚及阳虚者,也酌加鹿茸末1.5 g冲服,以温阳化气;伴言语謇涩者,加九节菖蒲12 g、郁金12 g;手足肿胀加茯苓30 g、桂枝10 g通阳利水。

风痰瘀血,痹阻脉络。①主症:半身不遂,偏身麻木,口角喁斜,或舌强语言謇涩,头晕目眩。舌质黯淡,舌苔薄白或白腻,脉弦滑。②治法:化痰息风,活血通络。③处方:化痰通络汤化裁。法半夏10 g,生白术10 g,天麻10 g,胆星6 g,丹参30 g,香附15 g,酒大黄5 g。④阐述:本证型在急性期多见,症状表现也较突出,治疗之时当抓住风、痰、瘀、阻4个关键。方中以半夏、生白术、胆星、天麻以化痰息风;丹参一味活血通经;香附行气以助血行。若风象突出,病情数变,肢体拘急不安,脉象弦者,可加钩藤30 g、白蒺藜10 g、白僵蚕15 g以平肝息风;若痰象明显,神志迷蒙,头昏沉,言语涩滞,舌苔白厚腻者,加陈皮10 g、茯苓20 g、竹茹15 g,或口服鲜竹沥水以增强化痰之力;若瘀血征象明显,肢体瘫痪较重,唇紫黯,舌有紫气,舌下脉络迂曲紫黯,脉行不畅,可加用当归10 g、川芎15 g、赤白芍各15 g,或用水蛭10~15 g、蛴螬6~10 g等力猛之虫药以破血行瘀。此二味虫药,人们常畏其力峻而应用较少,有学者医院脑病内科常以此二药合用治疗瘀血重证,往往收效甚捷。但应注意,部分患者用量过大可出现胃肠道反应。

痰热腑实,风痰上扰。①主症:突发半身不遂,偏身麻木,口角喁斜,语言謇涩,或见神昏谵语,烦扰不宁,头晕或痰多,气粗口臭,声高气促,大便3天以上未行。舌苔黄厚或黄褐而燥,脉弦滑,偏瘫侧脉弦滑而大。②治法:通腑化痰。③处方:通腑化痰汤加减。生大黄10 g,芒硝10 g,全瓜蒌30 g,胆星10 g,丹参30 g。④阐述:本证型在急性期多见。方中以生大黄、芒硝通腑导滞;胆南星、全瓜蒌清化痰热,丹参活血化瘀。如药后大便通畅,则腑气通,痰热减,神志障碍及偏瘫均可有一定程度好转。本方用硝、黄应视病情及体质而定,消渴患者素体多阴虚气虚,用量过猛过大,对病不利,一般用量控制在8~10 g,以大便通泻,涤除痰热积滞为度,不可过量,待腑气通后应予清化痰热,活血通络,上方去硝、黄加赤芍15 g,鸡血藤30 g;若头晕重者可加钩藤15 g、珍珠母30 g。若患者腑气已通,而见烦躁不安,彻夜不眠,舌红,脉弦细数为痰热内蕴而阴虚已见,可酌选用鲜生地15 g,沙参10 g,麦冬15 g,夜交藤30 g等育阴安神之品,但亦不宜过多。

痰湿内蕴,蒙塞心神。①主症:素体肥胖多湿多痰,湿痰内蕴,病发神昏,半身不遂而肢体松懈瘫软不温,面白唇黯,痰涎壅盛。舌黯淡,苔白厚腻,脉沉滑或沉缓。②治法:涤痰化湿,开窍醒神。③处方:涤痰汤加减送服苏合香丸。法半夏 10 g,胆南星 10 g,枳实 10 g,橘红 5 g,党参 10 g,茯苓 15 g,菖蒲 12 g,竹茹 12 g,全瓜蒌 30 g,苏合香丸 1 丸(冲服)。④阐述:本类型患者多形体肥胖,痰湿内蕴。多在清晨空腹操劳而发病,方中以半夏、胆星、橘红燥湿化痰浊;全瓜蒌化痰清热;党参、茯苓、甘草健脾益气;竹茹、枳实和胃降浊;菖蒲祛痰开窍;苏合香丸芳香开窍。若痰湿久蕴化为痰热内闭,神昏谵语,可用安宫牛黄丸 1 丸,冲服,以清化痰热,开窍醒神。痰黄稠者,加竹沥、黄芩、贝母等。若属风痰闭阻,其症兼见舌强语謇,脉弦滑数者,可加天麻、生石决明、钩藤、全蝎各 10 g,以祛痰息风。急性期可用清开灵 60~80 mL 加入 500~1 000 mL 液体中静脉滴注,每天 1 次,10~14 天为 1 个疗程。待痰浊或痰热祛除,神志转清,可据临床证候的转变,以活血通络为法处方。

气虚血瘀。①主症:半身不遂,肢体偏瘫,偏身麻木,口角㖞斜,口流清涎,言语謇涩,寡言少语,面色㿠白,气短乏力,自汗出,心悸,大便溏,小便清长而多,手足肿胀。舌质黯淡,边有齿痕,舌下脉络黯紫,苔薄白或白腻,脉沉细或细弦。②治法:益气活血,通经活络。③处方:补阳还五汤加减。生黄芪 45 g,当归尾 15 g,赤芍 10 g,川芎 10 g,桃仁 10 g,藏红花 6 g,川地龙 15 g,丹参 15 g,鸡血藤 30 g,川牛膝 12 g。④阐述:本方是益气活血的有效方药。多用于消渴病脑病后遗症期以半身不遂为主者。方中以大量黄芪甘温升阳益气,原方用量达 120 g,用意颇深,现一般多用 45~60 g,配当归养血,合赤芍、川芎、红花、地龙以活血化瘀,鸡血藤以通经活血。原方中活血药较多,均具有活血通络之功,用时知其义即可,不必泥于其方其药,橘络、桑枝、炮山甲等均可酌选。方中当归、川芎名佛手散,唐宗海认为本散治经络脏腑诸瘀。有学者医院脑病内科应用佛手散,并重用岷当归治疗气虚血瘀之半身不遂,获良好效果。若偏瘫肢体属低张力型,松弛无力,可在方中加用党参 30 g,以增强益气之力,病情更重者,可加用鹿茸粉 0.3 g(冲服),蒸首乌 15 g,山萸肉、肉苁蓉各 10 g,以补益肝肾,助阳化气,推动气血运行。若兼语言不利者,可加菖蒲、远志、郁金、茯苓各 10 g,以祛痰开窍。若瘀血征象明显,舌有瘀斑或瘀点,舌下脉络紫黯怒张者,可加服活血散(三七、水蛭、蜈蚣粉以 2∶2∶1 比例研末),每服 3 g,每天 3 次,以增强化瘀通络之功。

另外,在糖尿病脑血管病急性期可配合中药丹参注射液、清开灵注射液、血塞通、脉络宁静滴注以提高疗效。糖尿病脑血管病后遗症期,可选用化瘀通络的中成药消栓再造丸、消栓口服液、大活络丹、再造丸、华佗再造丸等服用,均有一定疗效。

(2)针灸疗法。

体针:根据病情的轻重,肢体功能障碍程度的不同,辨证取穴。①中风先兆(短暂脑缺血发作)。取穴——上星、百会、印堂、肩髃、曲池、足三里、阳陵泉。眩晕加头维、风池;夜眠不安加四神聪、神门;烦躁者加太冲、合谷。方法——上星平刺,百会直刺,印堂斜刺,施捻转补泻法,其余穴位直刺平补平泻法,每天 1 次,每次 30 分钟。2 周 1 个疗程。②中经络。取穴——内关、人中、三阴交、极泉、尺泽、委中。上肢不能伸者加曲池;手指握固者加合谷、太冲。方法——先刺双侧内关,捻转提插相组合泻法,继刺人中,用雀啄手法。其他穴位用直刺平补平泻法,每天 1 次,每次 30 分钟。2 周 1 个疗程。③中脏腑:分闭证与脱证两种。闭证——取内关、人中用泻法,取十宣以三棱针点刺放血,每穴出血量 1~2 mL。脱证——取内关、人中用泻法,取气海、关元、神阙施隔附子饼灸法,持续 4~8 小时,取太冲、内庭施补法。④后遗症期:口眼歪斜:取风池、太阳、下关、地仓透颊车,健侧合谷。失语——取上星透百会、风池,取金津、玉液三棱针点刺放血,加廉泉、通里、天柱。上肢不遂——曲池、风池、极泉、尺泽、合谷、八邪、肩髃、外关。下肢不遂:委中、三阴交、环跳、阳陵泉、昆仑。构音障碍——吞咽障碍（假延髓性麻痹）：内关、人中、风池、廉泉。以上诸穴，除特殊刺法外，均用平补平泻手法，隔天 1 次，每次 30 分钟至 1 小时，1～1.5 个月为 1 个疗程。

头针：头与脑皆为脏腑、经络之气血聚集的部位，它们在生理上密切相关，头部是调整全身气血的重要部位，故针刺头皮部可作用于脑，可治疗中风病。选对侧运动区、足运感区、感觉区。进针后捻转 3 分钟，可在施术后出现症状缓解。①偏侧运动障碍：取对侧运动区；下肢瘫取对侧运动区上 1/5，对侧足运区；上肢瘫取运动区中 2/5；面部瘫，流涎、舌歪斜、运动性失语，取对侧运动区下 2/5。②偏身感觉障碍：取对侧感觉区；下肢感觉障碍，取对侧感觉区上 1/5，对侧足感区；上肢感觉障碍，取对侧感觉区中 2/5；头部感觉障碍，取对侧感觉区下 2/5。

3.糖尿病肾病

本病早期多见阴虚热盛，中期以气阴两虚为主，晚期多脾肾阳虚；若阴阳两虚，浊阴上逆，厥脱窍闭，则已进入本病之终末期，且本病宜早期治疗，抓住病机，准确辨证，恰当而稳妥用药，标本兼顾，并注意辨证分型、各型之间的转化和内在联系，只宜微调，而对虚弱患者不宜峻补强攻，以免犯虚虚实实之戒，贻误病情。

（1）主证。

阴虚热盛。①主症：口渴多饮，多食善饥，尿频量多，大便干结；或两目干涩，五心烦热，腰酸膝软；或头痛头胀，眩晕耳鸣。舌红少苔，脉象细数。②治法：养阴清热。③处方：玉女煎加减。生石膏 30 g，知母 12 g，麦冬 15 g，生地 30 g，川连 10 g，天花粉 30 g，山药 30 g，牛膝 10 g，玄参 30 g，太子参 15 g，沙参 15 g。④阐述：阴虚热盛为糖尿病肾病之早期，消渴症状明显而肾损害较轻，表现肾阴不足而肺胃热盛。故以生石膏、知母、川连清肺胃之热，生地、山药、牛膝、玄参滋补肾阴，沙参、麦冬、天花粉生津止渴。此方改善"三多"症状效果好，但降低血糖效果不理想，故在症状改善之后，应根据辨证，增入益气健脾、补肾固精之品，才能使血糖趋于下降，疗效巩固。随着病情的发展，热势已减，消渴症轻，而肾损害逐渐加重，可出现尿微量清蛋白阳性，或伴有血压升高。出现目涩、腰酸、烦热等肝肾阴虚证，和头痛眩晕等肝阳上亢证的表现，应分别给予滋补肝肾的六味地黄丸、二至丸，以及养阴平肝的三甲复脉汤，杞菊地黄丸加天麻、钩藤、僵蚕等。经过一段时间治疗，随着糖尿病的改善，血压下降，蛋白尿减少，肾损害可以得到改善。糖尿病肾病为全身微血管的病变，应用玉女煎加减，不仅可改善糖尿病肾病早期的临床症状，并对微血管的病变有明显的改善作用。借鉴系统性红斑狼疮的研究结论，针对糖尿病肾病微血管病变的治疗，也可选择应用四妙勇安汤加减治疗。并可配合鬼箭羽、益母草、泽兰、丹参、凌霄花、苏木等活血化瘀药物。

脾虚不摄。①主症：面色㿠白，倦怠乏力，活动后尤甚，尿频量少，纳少脘胀，大便不畅或溏薄。舌淡或胖嫩，舌有齿痕，苔白滑或腻，脉细弱或见沉细。②治法：健脾益气摄纳。③处方：参苓白术散加减。党参 20 g，茯苓 20 g，炒白术 20 g，扁豆 10 g，陈皮 15 g，山药 30 g，炙甘草 6 g，莲子 15 g，砂仁 6 g，炒薏苡仁 30 g，生黄芪 20 g，桔梗 15 g。④阐述：本型主要见于糖尿病肾病早期，临床以微量清蛋白尿、轻微水肿等为主，临床主要表现为脾气亏虚，摄纳无权，精微泄漏。因此，治疗当以健脾益气摄纳为主，用参苓白术散加减治疗。方中以党参、白术健脾摄纳，运化水谷精微以补后天，濡养诸脏；茯苓、扁豆健脾化湿；山药、炒薏苡仁健脾利湿；砂仁、桔梗升肺气，健脾气，以助祛湿；莲子补中清利。全方合用，共奏健脾益气利湿，化浊固涩，以助摄纳之功。

气阴两虚。①主症：神疲乏力，气短自汗，盗汗，易于感冒，手足心热，口渴喜饮，腰膝酸软，大便燥结。舌红少苔,舌体胖大有齿痕,脉沉细。②治法:益气健脾,养阴滋肾。③处方:参芪地黄汤、大补元煎加减。生黄芪30 g,党参15 g,生地30 g,山萸肉15 g,山药30 g,苍术15 g,玄参30 g,麦冬15 g,枸杞子15 g,地骨皮30 g,生龙骨、生牡蛎各30 g。④阐述:糖尿病病情迁延日久,不仅伤阴,也会耗气,即既有气虚见症,又有肾阴亏损的见症。糖尿病肾病肾损害逐渐加重,出现明显蛋白尿者,以气阴两虚型多见。故以黄芪、党参益气,苍术、山药健脾,生地、山萸肉、枸杞、麦冬滋补肾阴,玄参、地骨皮清虚热,生龙牡则益肾固精。其中黄芪配山药、苍术配玄参又是祝谌予用于降糖的两对主药,地骨皮重用也有良好的降糖作用。如兼见瘀血,舌质紫黯或见瘀斑,可加葛根、丹参、赤芍、川芎、红花、益母草、凌霄花、泽兰等。其中葛根不仅能生津止渴,而且因其含有葛根黄酮而具有很好的活血化瘀作用,葛根配丹参又为治疗糖尿病方中活血化瘀的主药。若夹水湿,可加冬瓜皮、赤小豆、车前子、防己。本方根据祝谌予经验对药增减而成,临床确有降糖及改善一般肾损害之功效,但须较长时间服用,且服法采取多量频服的方法较好。

脾肾阳虚。①主症:神疲乏力,面色㿠白,少气懒言,畏寒肢冷,口淡不渴,腰背冷痛,下肢水肿,纳少便溏。舌淡胖嫩有齿痕,脉沉细弱。②治法:温补脾肾。③处方:真武汤加味。川附子15 g,炒白术10 g,云苓15 g,生姜2片白芍12 g,党参15 g,生黄芪30 g,熟地15 g,山茱萸10 g,川牛膝15 g,木香6 g,干姜6 g,桑白皮20 g,泽泻15 g,仙茅15 g,汉防己15 g,桂枝10 g。④阐述:脾肾阳虚,水湿潴留,常有水肿,大量蛋白尿,低蛋白血症,或伴血脂升高,为糖尿病后期之肾病综合征,预后多不良。此时水肿多比较严重,且有许多患者伴有血压升高,其血浆蛋白降低较蛋白尿之丢失更为明显,这可能由于蛋白除通过肾脏漏出外,还有胃肠道丢失蛋白质等可能,因而其水钠潴留较其他疾病引起的肾病综合征更为严重,对利尿剂的反应也差。补充人血清蛋白也鲜能起到应有的利尿效果。此时患者的水肿多肿胀而较硬,皮色晦暗或兼瘀斑,或见肌肤甲错,多兼见瘀血的表现。此时应用中药温肾利水之真武汤,同时加参芪补气健脾,加陈皮、木香行气运脾,令脾气健运,气行水行,另可加炙水蛭10～15 g,常可令水肿消除,而蛋白尿也明显减少。若用水蛭粉,则每天用2 g,温水送服或装胶囊口服即可。也可加用冬虫夏草2 g,单独水煎或装胶囊服用。待水肿消退,阳虚内寒渐消,脾肾气虚仍在,此时可改用五子衍宗丸合补中益气汤,以健脾固肾巩固疗效,可加金樱子、芡实、沙苑子等。

阴阳两虚。①主症:面色黧黑,畏寒肢冷,神疲乏力,口干欲饮,腰膝酸软,夜尿多,大便干或稀,甚则可见水肿,气急,恶心,神昏。舌胖质红,脉沉细数。②治法:温补肾阳,佐以滋阴。③处方:金匮肾气丸、济生肾气丸、秘元煎加减。茜草根30 g,川牛膝15 g,杜仲20 g,党参20 g,黄芪30 g,附子15 g,熟地25 g,山茱萸12 g,山药12 g,茯苓10 g,泽泻10 g,枸杞子15 g,仙茅15 g,仙灵脾15 g,鹿角霜15 g。④阐述:阴阳两虚型多为糖尿病肾病之后期或终末期,阴虚及阳而阴阳两虚,既有阳虚见症,又有阴虚见症。严重时则兼浊阴上逆,虚阳上浮,亡阳欲脱之势,当此之时,虽有口干、腰酸、舌红等阴虚表现,但仍应以温阳固脱为主,少佐滋阴,切不可过用寒凉,以免阴寒益增,亡阳虚脱,而致阴阳离决。如症情平稳见恶心呕吐,则为浊邪上逆,胃失和降,可用温胆汤或苏叶黄连汤。若患者口中有尿味、皮肤瘙痒,可用大黄复方口服,或同时应用大黄牡公汤(由大黄、牡蛎、公英组成,协和医院方)水煎剂灌肠,以泻浊解毒。大黄一药是降浊之要药。无论单、复方水煎服,还是以复方灌肠,用药后大便次数以每天2～3次为妥,通润为度,勿使大泻,以免损伤正气。

(2)兼证。

水不涵木,肝阳上亢。①主症:口干欲饮,心烦失眠,尿频,便秘,急躁易怒,面红目赤,心悸怔忡,头晕目眩。舌红,苔黄,脉弦数。②治法:平肝潜阳,滋补肝肾。③处方:天麻钩藤饮、扶桑丸加减。白芍 15 g,杭菊花 30 g,石决明 20 g,天麻 15 g,钩藤 15 g,茺蔚子 15 g,葛根 20 g,川芎 10 g,桑叶 15 g,茯苓 15 g,泽泻 10 g,密蒙花 15 g,珍珠母 30 g,代赭石 15 g。④阐述:本兼证多见于糖尿病肾病患者合并高血压者,多在气阴两虚、阴虚热盛的基础上,肾阴虚,水不涵木,导致肝的阴血亦不足,肝阳上亢,出现头晕目眩、面红目赤、急躁易怒等肝阳上亢的表现。本型应标本兼治或急则治标,在益气养阴或滋补肝肾之阴的基础上,再配以平肝潜阳的治法,用天麻钩藤饮、扶桑丸加减治之。或先以天麻钩藤饮治疗,肝阳上亢症状缓解后,再以滋补肝肾缓治其本。

血瘀证。①主症:肢体麻木或刺痛,或有胸痹心痛,或头痛经久不愈,痛如针刺而有定处,或见心悸怔忡,夜卧不宁,唇甲紫黯,或见肢体不遂。舌下脉络青紫或舌有瘀斑瘀点,苔薄,脉涩滞。②治法:活血化瘀,通络搜剔。③处方:桃红四物汤、大黄䗪虫丸或桃核承气汤加减。桃仁 15 g,红花 10 g,生地 15 g,当归 15 g,赤芍 10 g,川芎 10 g,牛膝 15 g,酒军 6 g,桂枝 10 g,土鳖虫 15 g,地龙 20 g,茜草 25 g,凌霄花 15 g,益母草 15 g,泽兰 20 g。久病入络可加鬼箭羽 30 g、穿山甲 6 g、水蛭 10 g。④阐述:本型兼证多见于Ⅳ～Ⅴ期糖尿病肾病患者,在脾肾气阴两虚或肝肾阴虚兼水湿的基础上,久病入络,肾络瘀阻,从而出现瘀水互结的病理改变。近年来吕仁和教授提出肾"微型癥"学说,因此临床上应重视活血化瘀、通络散结法的应用。本型患者多数有水肿的表现,同时,此型水肿的特征有瘀血的特点,患者舌下脉络青紫或见舌面的瘀斑、瘀点。在肾穿刺病理上,多存在弥漫结节型肾小球硬化的病理改变,属中医瘀血、瘀热的范畴。因此,在治疗上应予活血通络、逐瘀搜剔、利水的治则,方用桃红四物汤、大黄䗪虫丸或桃核承气汤加减治之。或可用血府逐瘀汤、抵挡丸、下瘀血汤、桂枝茯苓丸等加减治疗。瘀血严重者可应用炙水蛭、地龙、土鳖虫、穿山甲、全蝎等虫类通络搜剔之品,亦可合用血竭、鬼箭羽等破血逐瘀的中药。其中鬼箭羽为朱良春、周仲瑛二位国医大师所常用。鬼箭羽除了有活血化瘀的作用之外,还有祛风除湿和降低血糖的作用。临床研究证实,鬼箭羽能减轻糖尿病肾病肾小球的硬化,是治疗糖尿病肾病的有效药物。

湿热证。①主症:胸脘腹胀,纳谷不香,时有恶心,身倦头胀,四肢沉重,大便秘结。舌质红体胖,苔黄腻,脉弦滑数。②治法:清热利湿,疏利三焦。③处方:四妙散或小柴胡汤合苏叶黄连汤加减。柴胡 15 g,黄芩 12 g,苏叶 15 g,黄连 6 g,半夏 6 g,砂仁 6 g,熟大黄 12 g,通草 6 g,厚朴 10 g,炒白术 12 g,茵陈 15 g,茯苓 15 g,苍术 12 g,黄柏 10 g,牛膝 15 g,生薏苡仁 15 g。④阐述:本型兼证多见于糖尿病肾病出现湿热内蕴时,湿热在肝胆,出现口苦、烦躁易怒,两胁胀痛,目红赤,可用小柴胡汤加减;湿热在中焦,可用黄连平胃散加减,出现恶心、呕吐可合用苏叶黄连汤加竹茹、炙杷叶;湿热下注,四妙散为主;湿热弥漫三焦,可用三仁汤加减;燥热不解者,用增液汤加葛根、天花粉、石斛;便秘者加生大黄、番泻叶;结热不除,选用生石膏、寒水石;如患者水肿严重,皮肤绷急光亮,按之凹陷易复,尿少赤涩,大便干结,舌红苔黄,脉数有力,属湿热弥漫三焦,三焦水湿不运而水湿泛滥,故患者既有水肿的征象,同时又有三焦水湿化热,湿热壅盛的表现,治当清利三焦湿热,方用己椒苈黄丸合柴苓汤加减治之,也可应用疏凿饮子加减治疗。己椒苈黄丸能清热利湿,通利二便,配合柴苓汤疏利少阳三焦,使水湿得祛,水肿能除。商陆、椒目利水之力较宏。

4.糖尿病性视网膜病变

(1)阴虚燥热。

主症:烦渴多饮,尿频量多,大便干结,视网膜出血、水肿、渗出。舌红,苔黄,脉弦数。

治法:滋阴清热,凉血止血。

处方:白虎汤合增液汤加减。生石膏 30 g,知母 10 g,细生地 30 g,玄参 20 g,麦冬 10 g,丹皮

10 g,大小蓟各 15 g,制军炭 10 g,槐花 10 g,甘草 6 g。

阐述:此类患者视网膜出血,多由燥热灼伤眼络所致,故选用增液白虎汤,生津止渴,清泻肺胃燥热,配丹皮、大小蓟、制军炭、槐花凉血止血,可加服云南白药。对于视网膜病变早期患者,服用明目地黄丸、石斛夜光丸有一定疗效。

(2)血热瘀阻。

主症:烦渴多饮,视物模糊,周身燥热,尿频量多,视网膜出血,血色黯红,久不吸收,甚则玻璃体积血。舌黯或有瘀斑,脉细涩。

治法:凉血活血。

处方:犀角地黄汤加减。水牛角 60 g,细生地 30 g,赤白芍各 12 g,丹皮 10 g,丹参 30 g,三七粉 3 g,(分冲)玄参 20 g,茜草 10 g,藕节炭 12 g。

阐述:此类患者多表现为视网膜反复出血,甚则玻璃体积血,究其原因多为血热迫血妄行,灼伤血络所致,故用犀角地黄汤加味凉血活血止血。若燥热证已退,表现为乏力、口干、舌胖者,应采用益气养阴,活血化瘀法治疗。有用糖眼明(黄芪、生地、玄参、苍术、丹参、葛根、当归、菊花、谷精草、昆布等)治疗糖尿病性视网膜病变,其中出血吸收率为 80.8%,渗出吸收率为 42.9%。对于出血久不吸收者,有学者医院采用静脉滴注丹参注射液,部分患者出血、渗出吸收,视力提高,大多数病情稳定,个别患者经静脉滴注丹参后出血加重,视力下降。

(3)肾阴亏虚。

主症:腰膝酸软,耳鸣耳聋,头晕失眠,视物模糊,视网膜出血,渗出渐或机化。舌红少苔,脉沉细。

治法:滋肾壮水。

处方:六味地黄丸合二至丸加减。生熟地各 15 g,丹皮 10 g,泽泻 10 g,茯苓 10 g,山药 15 g,山萸肉 10 g,女贞子 15 g,旱莲草 15 g,赤白芍各 10 g。

阐述:此类视网膜病变患者多由肝肾阴虚,精血亏损,眼络瘀阻所致,治疗上以滋补肝肾为主,佐以活血化瘀。若出血久不吸收可加用茜草、当归、蒲黄各 10 g,三七粉 3 g,丹参 30 g 以增强活血化瘀作用。如伴有机化可加昆布、海藻软坚散结。治疗糖尿病性视网膜病变运用活血化瘀的药物确有一定疗效,但对逐瘀破血的药物如三棱、莪术等应慎用,以免用量过大反而出血加重。

5.糖尿病周围神经病变

(1)辨证施治。

气血两虚,营卫失和。①主症:两足如踩棉花,足趾麻木,肌肤不仁,触之木然,腓肠肌触痛,肌肉瘦瘪,倦怠乏力。舌胖嫩红,边有齿痕,苔薄净,脉濡细。②治法:益气养血,调和营卫。③处方:黄芪桂枝五物汤加减。生黄芪 15 g,当归 10 g,白芍 12 g,桂枝 10 g,川牛膝 12 g,木瓜 30 g。④阐述:此证多见于远端对称性多发性神经病变大纤维型,方中黄芪、当归益气养血,桂枝、芍药调和营卫,川牛膝、木瓜活血通络,大便秘结加瓜蒌、大黄化痰通腑。

肝肾不足,脉络瘀阻。①主症:始觉足趾发冷,渐次麻木,年经月累,上蔓至膝,甚或痛如针刺,或如电灼,拘挛急痛,或如撕裂,昼轻夜重,轻轻抚摸,即觉疼痛,肌肤干燥,腰膝酸软,阳事萎软。舌红少苔,脉弦濡或小弦。②治法:滋补肝肾,息风通络。③处方:六味地黄汤加减。生熟地各 15 g,枸杞 10 g,山萸肉 10 g,狗脊 15 g,牛膝 12 g,当归 12 g,全蝎 10 g,蜈蚣 2 条,桑椹子 10 g,制首乌 10 g,炙穿山甲 10 g。④阐述:此证多见于远端对称性多发性神经病变小纤维型,方中枸杞、山萸肉、生熟地、桑椹子、制首乌滋补肝肾;狗脊、牛膝补肝肾,壮筋骨;当归养血活血;全蝎、蜈蚣、炙穿山甲息风通络止痛。

肝脾失和,脉络瘀阻。①主症:突然或渐次胸脘刺痛,或如火燎电灼,引及胁肋少腹,轻手触摸,顿觉不适,形容日瘦,体重轻减,腹肌无力萎缩,纳少便溏,情志抑郁。舌胖嫩,边有齿痕,苔薄少津,脉弦濡。②治法:疏肝健脾,益气活血通络。③处方:逍遥散加减。柴胡10 g,当归12 g,黄芩10 g,白芍10 g,炒白术15 g,当归10 g,炙黄芪30 g,煨葛根10 g,乌梅肉10 g,杭菊10 g,丹参30 g,全蝎10 g,地龙10 g,桃仁10 g。④阐述:此证多见于躯干单神经病变合并有胃肠自主神经病变,方中取逍遥散疏肝健脾,丹参、全蝎、地龙、桃仁活血通络,黄芪、葛根、白术益气健脾,若胃胀呕吐可加香橼、佛手、陈皮、半夏理气和胃止呕;若腹泻可加炒山药、炒莲子肉健脾止泻。

阴阳两虚,络虚风动。①主症:腰膝酸软,畏寒肢冷,神疲自汗,口干,大便秘结,足趾麻木发凉,或如虫行皮中,行走如踩棉花,渐次蔓延及膝。继而痛如针刺电灼,甚或掣痛,或如撕裂,下肢远端无汗,皮肤干燥,肌肉萎缩,肌无力。舌嫩红,边有齿痕,脉沉细无力。②治法:调补阴阳,息风通络。③处方:金匮肾气丸加减。熟地10 g,山药15 g,山萸肉10 g,泽泻10 g,桂枝10 g,丹皮10 g,狗脊15 g,木瓜30 g,牛膝12 g,丹参30 g,桃仁10 g,川芎10 g,黄芪15 g,当归12 g,枸杞10 g,全蝎10 g,白僵蚕10 g,丹参30 g。④阐述:此证多见于远端对称性多发性神经病混合型。方中金匮肾气丸育阴温阳;狗脊、牛膝、木瓜补肝肾,强筋骨;黄芪、当归、丹参、桃仁、川芎益气活血,化瘀通络;全蝎、白僵蚕息风通络。此证在糖尿病周围神经病变中比较多见,临床观察采用补肾活血治疗,能明显地改善临床症状。据日本报道,金匮肾气丸、济生肾气丸对糖尿病性神经病变有较好的疗效,有类似醛糖还原酶抑制剂的作用。

(2)中药静脉滴注:可选用中成药如丹参注射液、川芎嗪、脉络宁、血塞通等溶于生理盐水250 mL静脉滴注,每天1次。

(3)中药外洗:可选用祛风通络,活血通脉的中药熏洗。

(4)针灸按摩:针刺取穴:脾俞、肾俞、委中、承山、足三里、阳陵泉,采用平补平泻法,留针30分钟。针刺对减轻疼痛有较好疗效。双下肢按摩可促进局部血液循环,改善症状,但用力应轻柔,或局部穴位按摩,取双侧足三里、环跳、委中、承山、三阴交、涌泉穴,每次15分钟,每天1～2次,具有滋养肝肾,疏通脉络,调畅气血的功能。

6.糖尿病性闭塞性动脉硬化症及肢端坏疽

(1)脉络寒凝。

主症:下肢发凉,皮肤苍白,肤温降低,肢端发凉,干燥无汗,麻木酸胀,疼痛,间歇性跛行,不耐疲劳。舌胖黯,苔白,脉沉细。

治法:益气活血,温经通络。

处方:温脉通合通脉宁加减。黄芪15 g,当归15 g,赤芍15 g,川芎15 g,红花10 g,桂枝10 g,制川乌10 g,干姜10 g,丹参30 g,鸡血藤30 g,牛膝10 g,熟地15 g。

阐述:此证多见于糖尿病性闭塞性动脉硬化症早期。曾用温脉通、通脉宁治疗下肢动脉硬化性闭塞症早期141例,总有效例数为133例,占94.3%。皮肤怕凉明显加肉桂、附子各10 g,疼痛明显加制乳没各10 g。对本组患者也有用阳和汤加味(熟地、黄芪、鸡血藤各30 g,党参、当归、干姜、赤芍、怀牛膝各15 g,地龙12 g,麻黄6 g)、通脉方(熟附子、路路通、豆豉姜、黄芪、毛麝香、生甘草各20 g,桂枝12 g,干姜6 g)治疗获效者。另外,对本组患者采用草药外洗可加强温经散寒、活血祛瘀作用。常用的外洗药有脱疽汤(伸筋草、透骨草、川草乌、秦艽、红花、苏木、松节、川椒、芒硝)、外洗方(桂枝、红花、乳香、没药、干姜、花椒、透骨草、千年健、鸡血藤)。

(2)脉络瘀阻。

主症:下肢麻木酸胀,肢端怕冷不明显,患肢疼痛,间歇性跛行,不耐疲劳。舌黯,苔白,脉沉细涩。

治法:活血通络。

处方:活血通络方。炙黄芪、当归、赤芍、川芎各15 g,红花、桂枝、郁金、制乳没各10 g,络石藤30 g,牛膝12 g。

阐述:若肢端怕凉甚者加肉桂、附子各10 g。对此证也有采用丹参通脉汤(丹参、赤芍、桑寄生、当归、鸡血藤各30 g,川牛膝、川芎、黄芪、郁金各15 g)、益气通脉汤(生黄芪30 g,当归、牛膝、赤芍各15 g,川芎、桃仁、红花、地龙、桂枝各10 g,丹参、鸡血藤各30 g)、益气活血片(党参、黄芪、鬼箭羽各30 g,川芎、红花各12 g,当归15 g,葛根18 g)治疗获效者。对此组患者可静脉滴注丹参注射液或川芎嗪并配合脱疽汤、外洗方水煎外洗,以加强活血通脉作用。

(3)脉络瘀热。

主症:患肢疼痛,夜间痛甚,间歇性跛行加重,肤温增高,喜凉恶暖,或出现肢端干性坏疽。舌黯红,苔白或黄或少苔,脉细数。

治法:养阴清热活血。

处方:养阴清热活血方。忍冬藤、玄参、生地、当归、赤芍各15 g,红花6 g,牛膝、泽兰、石斛各10 g,花粉20 g,地龙12 g,蜈蚣3条,制乳没各6 g。

阐述:养阴清热活血方用于脉络瘀热证。对于本组患者也有用四妙勇安汤加味治疗获效者。湿热重者加薏苡仁、赤小豆各30 g,黄柏、苍术各10 g。

(4)热毒蕴结。

主症:患肢疼痛,肢端紫黯或发黑,组织糜烂,形成溃疡,甚则肌腱烂断,骨质破坏,大量组织坏死,排出较多脓性分泌物。舌黯红,苔白或黄,脉细滑。

治法:清热解毒,活血止痛。

处方:四妙勇安汤加减。忍冬藤、地丁各30 g,连翘、玄参、当归各15 g,赤芍、牛膝各10 g,川楝子10 g,红花6 g,生甘草6 g,赤小豆30 g。

阐述:此证多见于糖尿病性坏疽。若热毒盛加蒲公英、马齿苋各30 g;若湿热盛加黄柏、苍术各10 g,薏苡仁30 g,泽泻10 g。有报道以熄风通络汤(蝉蜕、地龙、当归、僵蚕、生牡蛎、牛膝)为主治疗本病出现坏疽者24例,临床治愈和显效率达70.1%,具体运用:正气虚损,痰瘀凝结型加黄芪、桂枝、附子、白芥子、巴戟天、淫羊藿、川芎;肝肾不足,痰瘀阻络型加生地、白芍、玄参、丹参、银花;痰瘀久凝,热毒蕴结型,湿热重者,加益母草、薏米、黄柏、泽泻、虎杖、算盘子、赤小豆、车前子;热毒盛者,加银花、玄参、穿山甲、蚤休、蒲公英、生甘草、干蟾皮。另外坏疽继发感染,创口脓液较多者可用黄柏、大黄、蚤休水煎外洗,或用解毒洗药(蒲公英、苦参、黄柏、连翘、木鳖子、金银花、白芷、赤芍、丹皮、甘草)水煎熏洗;创口脓多和有坏死组织者,应外科清除坏死组织。创面肉芽新鲜,脓水少者,外用生肌玉红膏或蛋黄油膏纱条。

7.其他

(1)糖尿病性阳痿。本病国外报道占糖尿患者的50%~85%,早期起病时可单独发生,后期往往伴有其他自主神经病变表现。目前对本病的治疗仍在探索中,中医辨证论治有一定疗效,证属肾阳虚衰者治宜补肾壮阳,五子衍宗丸合赞育丹加减;证属湿热下者治宜清化湿热,四妙丸加减;证属肝郁气滞者治宜疏肝解郁,四逆散加减。若配合针灸治疗,疗效可提高。常用穴位:关元、中极、命门、三阴交等。

(2)糖尿病性腹泻。证属肝郁脾虚者予痛泻要方抑肝扶脾;脾胃虚弱者投参苓白术散益气健脾,可合用香连丸,腹泻重者加米壳、葛根;属肾阳虚衰者投四神丸或予附子理中汤加减化裁,并加灸神阙、天枢。

糖尿病性腹泻,临床并不少见,严重者可呈大便失禁,患者极度消瘦,似恶病质,胃纳极差。此时除中药针灸治疗外要注意:①调整饮食,凡油腻滑肠、生冷不易消化或腐败的食品均不宜服用,服用易消化易吸收的食品,如米粥、山药粥、莲子粥、鸡蛋、面片等。②由于患者消瘦,胃纳少,对胰岛素需要量会减少,应及时调整剂量,以免发生低血糖。另外,有学者发现不少糖尿病腹泻患者尤其老年患者,有胃肠自主神经病变,胃肠蠕动减慢,易合并不完全肠梗阻。此时主要是内科保守治疗,有学者用小承气汤加肉苁蓉10~15 g,莱菔子、厚朴、苏梗、木香各 10 g 内服常常有效。

(3)糖尿病性便秘。为糖尿病患者常见症状,增加饮水、多食粗纤维膳食、多吃蔬菜、配合脐周按摩,具有一定疗效。若症状仍不缓解者可采用中医药辨证论治。证属脾阴不足者,治宜滋养脾阴,润肠通便,麻子仁丸加减;证属胃肠实热者,治宜滋阴增液通便,增液承气汤加减;证属气虚便秘者,治宜益气健脾通便,黄芪汤加减;证属阴血不足者,治宜滋阴养血通便,润肠丸加减。

(4)糖尿病神经源性膀胱。排尿乏力甚至点滴而出,对肺肾两虚者给予六味地黄丸,肾阳虚给予金匮肾气丸。上海市针灸研究所用针灸治疗,对肺肾两虚者,第一组取气海(灸)、列缺、照海、水道;第二组取会阳、中膂俞、委阳。用提插捻转补法。在针刺会阳穴时,针尖向耻骨联合方向斜刺 90 mm;中膂俞沿骶骨边缘直刺 90 mm 左右,使针感直抵小腹及尿道口为度。对命火不足者加用艾条温灸命门、肾俞、关元穴,每穴重灸 5 分钟;取得较好疗效。

(5)糖尿病合并的多种感染。若为皮肤感染,多表现为热毒内蕴,可以五味消毒饮加生地、赤芍,便秘可入大黄 6~10 g,如有外科情况则需清创排脓。合并泌尿道感染属膀胱湿热者可用八正散,若感染象不显而仅有尿路刺激征,可换用四逆散加橘核、荔枝核、石韦疏肝调气行水;属阴虚火旺者,可予知柏地黄汤化裁。若外阴瘙痒,舌红苔黄腻,乃属肝胆湿热,予龙胆泻肝汤加减,另以鹤虱、苦参、狼毒、蛇床子、猪苦胆煎洗坐浴。合并牙周病或口腔炎症,证属脾胃湿热者,可给服清胃散加减;若口腔黏膜真菌感染,可改用泻黄散或合用导赤散,外搽冰硼散、锡类散。

六、特色经验探要

(一)关于活血化瘀法的运用

关于消渴病与血瘀的关系,中医古籍早有论述,近年不少学者运用现代科学技术手段,以中医四诊为依据,结合血液流变学、甲皱微循环血小板功能测定及纤溶系统等对糖尿病之瘀血进行了深入的研究。结果表明:①本病患者舌象大部分为黯红、黯淡、紫黯或舌有瘀斑瘀点。②舌象研究表明舌黯或紫舌主要表现为异形血管丛、微血管丛扩张增多,血细胞聚集,流速减慢,出血,血色黯红。舌上瘀斑瘀点表现与紫舌相似,这些微循环障碍的特征形象体现了中医“瘀”证实质。③血液流变学异常,主要为全血黏度、全血比黏度、血浆比黏度、红细胞比容等几项测定值比正常人显著增高,红细胞电泳时间明显延长。④甲皱微循环异常,主要表现为甲皱毛细血管襻内红细胞聚集,襻顶瘀血出血,血流缓慢,线粒少,粒线流多。⑤血小板聚集功能增强,血浆纤维蛋白原含量增高。血栓素 B_2 生成增多,提示糖尿病患者血液呈高凝状态。⑥胰腺的病理解剖也部分表现出瘀血的组织改变。⑦有血管、神经并发症者甲皱微循环及血液流变学改变更明显。认为血液高凝状态、血流瘀缓、瘀血阻滞是形成糖尿病血管神经并发症的一个重要因素。

20世纪70年代祝谌予教授运用活血化瘀法为糖尿病的治疗开辟了新途径,自拟调气和血汤治疗血瘀型糖尿病;气虚血瘀者用补阳还五汤;气滞血瘀者用血府逐瘀汤加减。另有学者邵启惠以活血化瘀方(丹参、生蒲黄、鬼箭羽、莪蔚子、当归、虎杖、水蛭)治疗糖尿病,不仅临床症状改善,而且全血比黏度、血浆比黏度、纤维蛋白原、血糖、血脂均有显著下降,表明活血化瘀药可直接或间接起到纠正糖、脂肪和蛋白质代谢紊乱的作用。上海朱禧星采用丹参片治疗观察,丹参能降低糖尿病患者血小板聚集功能,主要作用为抑制血小板合成前列腺素,抑制血小板黏附聚集。

有学者通过总结558例住院糖尿病患者发现,在糖尿病中血瘀型单独存在者较少,多与气阴两虚型并存,且气阴两虚兼血瘀型糖尿病大多合并血管并发症。因此有学者认为气阴两虚,脉络瘀阻是糖尿病血管并发症的基本病机,益气养阴,活血化瘀是防治糖尿病血管并发症的重要治则。临床资料表明益气养阴,活血化瘀治疗糖尿病,不仅能改善临床症状,降低血糖、血脂,而且能降低血黏度,抑制血小板聚集,改善微循环,对糖尿病患者大血管及微血管病变均有一定防治作用。

广州中医药大学运用加味桃核承气汤(桃仁、大黄、黄芪、麦冬等)治疗2型糖尿病82例,总有效率71.4%,发现本方不仅能降低血糖,改善症状,而且对糖尿病血管并发症也有一定的防治作用,实验研究表明,加味桃核承气汤可使链脲佐菌素制成的糖尿病动物模型的血糖明显下降,并具有降低糖尿病鼠胆固醇、甘油三酯及动脉硬化指数的作用,对糖尿病鼠的全血比黏度、还原血黏度及血浆比黏度均有明显的改善作用。电镜观察本方能减缓糖尿病鼠肾小球毛细血管基底膜的增厚,从而提示本方能减缓糖尿病血管并发症的发生及发展。

(二)关于针灸治疗糖尿病的研究

《史记》最早记载了针灸治疗消渴病的医案,以后历代皆有发展。新中国成立后,对针灸治疗糖尿病有了进一步的深入研究,专用穴位增至82个,大多按证循经取穴,常用主穴:肺俞、脾俞、肾俞、足三里、三阴交、关元、华佗夹脊、太溪、中脘、膈俞等;配穴:风池、胰穴(第6~8胸椎旁阳性压痛点)、肝俞、胃俞、命门、膀胱俞、曲池、尺泽、内关、列缺、合谷、神门、太渊、阳陵泉、地机、丰隆、悬钟、复溜、内庭、睛明、光明、金津、玉液、承浆、意舍、水道等。一般以针刺为主,或并用灸法。常用手法有平补平泻、轻浅运刺、循经补泻、针后指压等。

1960年上海中医学院用针灸治疗24例糖尿病患者,显效50%,进步37.5%,无效12.5%。1980年李栋林报道针药并用治疗糖尿病170例,结果临床治愈50例,显效37例,有效76例,总有效率为96%。南昌市第一医院谌剑飞报道针刺治疗糖尿病24例,结果显效11例,良效4例,改善4例,无效5例;空腹血糖平均由治疗前(308.8±72.1)mg%降至(160.8±64.9)mg%,餐后2小时血糖由(421.5±116.9)mg%降至(292.5±91.3)mg%。甘肃皇甫谧针灸研究所采用两组穴方即:阴经方为尺泽(双)、地机(双)、三阴交(双)、中脘、气海,阳经方为膈俞(双)、脾俞(双)、足三里(双)。治疗34例NIDDM患者,总有效率为76.48%。赵慧玲等在基础治疗的同时,采用针刺治疗,取穴:肝俞、脾俞、肾俞、肺俞、胰俞、足三里、三阴交、太溪、曲池、合谷、阳陵泉。治疗DPN 60例,总有效率为83.33%;对麻木、疼痛、痉挛、振动觉、触觉等症状的改善优于对照组。

临床研究表明,针刺治疗糖尿病及糖尿病性神经病变不仅可以改善临床症状,而且可以降低血糖,尤其对糖尿病的周围神经病变,针刺可以明显改善患者的麻木、疼痛、感觉障碍等临床症状,对于糖尿病自主神经病变引起的糖尿病腹泻、胃轻瘫等也有很好的疗效。实验研究表明,针刺可以改善胰岛素抵抗,促进胰岛素的分泌,具有降低血糖的作用。另外,针刺可降低糖尿病患者全血比黏度、血浆比黏度,加速血流,改善微循环,对糖尿病微血管病变防治有一定作用。糖尿病并发症治疗:此组患者病程较长,大多口服降糖药或采用胰岛素治疗,因并发症感到十分痛苦求中医诊治,刚接诊时一般原来用的西药不要停服或减量,并且要让患者调整好饮食,使血糖尽量接近正常水平。对诸并发症给予辨证施治中药,配合针灸,必要时给予少量降糖西药,常可取得较好疗效,疗效优于单纯西药。

(三)预防糖尿病并发症

中医药具有降低血糖、调整血脂、改善胰岛素抵抗、改善微循环、纠正血液流变学异常等多种作用,对于没有并发症的糖尿病患者可配合中药活血化瘀或益气养阴、活血化瘀的中药治疗,具有防止或延缓糖尿病并发症发生的作用。活血化瘀中药常用丹参、赤芍、川芎、桃仁、红花、莪术、卫矛等,益气养阴中药常用生黄芪、人参、太子参、生地、玄参、麦冬等。药理研究表明,人参、黄芪、玄参、黄精、枸杞、地骨皮、葛根、黄连、桑白皮、苦瓜、番石榴等有降低血糖的作用;山楂、泽泻、灵芝、首乌、决明子、茵陈有调脂作用;许多活血化瘀药都有降低血黏度,改善微循环的作用。另外患者也可选用具有降糖、调脂、抗动脉粥样硬化作用的药食两用的食物,如苦瓜、木耳、葱头、大蒜、香菇、山楂、绿茶等,对预防糖尿病并发症也有较好作用。

(四)中医药治疗糖尿病并发症具有显著疗效

近20年来,国内在严格控制血糖、血压,调整血脂的基础上采用中药辨证论治糖尿病多种慢性并发症获得显著疗效,明显降低糖尿病并发症致死、致残率。

(1)对于糖尿病心脏病采用益气养阴、化痰活血理气中药辨证施治,可明显改善患者胸闷、憋气、心悸、气短的临床症状,改善心肌缺血,改善心功能。

(2)对糖尿病脑血管病,静脉滴注化痰开窍、活血通络的清开灵,血栓通,川芎嗪,丹参注射液等,配合益气养阴、化痰通腑、活血化瘀中药治疗;可改善脑循环,改善脑缺氧,保护脑细胞,缩小梗死面积。病情稳定后配合针刺治疗,使患者肢体功能提前恢复,明显缩短了病程。

(3)对于糖尿病肾病采用中药分期辨证论治,分别采用滋补肝肾、益气活血、健脾补肾、化瘀通络、调补阴阳、通腑泻浊等治则治疗,可使患者尿清蛋白明显减少,肾功能明显改善,明显延缓了糖尿病肾病肾衰竭的进程。

(4)对糖尿病性视网膜病变采用中药滋补肝肾、凉血止血、活血祛瘀等治疗,可明显促进眼底出血、渗出的吸收,明显提高视力。

(5)对于糖尿病周围神经病变采用中药静脉滴注、中药口服、中药外洗,配合穴位按摩,可使患者下肢麻木、疼痛、感觉障碍等症状明显减轻或消失,并能提高感觉和运动神经传导速度。

(6)对于糖尿病足采用局部治疗与全身治疗相结合,中西药相结合研制出一套完整的综合治疗方案,使患者创面愈合率达85%以上,使糖尿病足截肢率由20世纪90年代的7.3%降至1.7%。

(五)中医药预防糖尿病的研究

IGT人群是最重要的糖尿病危险人群,目前中国约有1.48亿患者,因此干预IGT人群是预防糖尿病的关键。在中医"治未病"的理论指导下,国内中医药研究分别采用疏肝清胃、化痰活血、益气养阴、滋阴补肾干预糖尿病前期获得较好疗效。有学者采用随机双盲对照的试验方法,对按照WHO诊断标准确诊的210例IGT者进行前瞻性研究。将患者随机分为3组(安慰剂组、糖脂平组、阿卡波糖组),在进行一般生活方式干预基础上,分别给予安慰剂、糖脂平、阿卡波糖干预治疗,观察 2 年,观察指标:OGTT、体重指数、血压、血脂、胰岛素抵抗指数。结果表明糖脂平胶囊具有降低空腹血糖、餐后血糖,改善胰岛素抵抗的作用,糖脂平组平均每年糖尿病的发病率为 5.39％与安慰剂组比较,发生 2 型糖尿病相对危险率降低54.01％,其可明显降低 IGT 转化为糖尿病的危险率。

七、西医治疗

(一)糖尿病教育管理

采取讲座等多种形式向患者及家属介绍本病的防治知识,包括如何计算饮食、运动、保持个人卫生、预防感染、合理使用口服降糖药及检测血糖等。应用胰岛素的患者应学会无菌注射胰岛素。帮助患者消除紧张心理。定期复查血糖,糖化血红蛋白,体重,血压,眼底,心血管、神经及肾脏等功能状态,力争取得长期良好的代谢控制(包括血糖、血脂、血压),减少或延缓并发症的发生和发展。

(二)血糖监测

由患者在家中采用便携式的血糖仪所进行的血糖自我监测对改善治疗的安全性和质量是必需的。1 型糖尿病每天至少监测血糖 3～4 次,生病时或剧烈运动之前应增加监测次数。血糖控制良好或稳定的患者应每周监测 1 天。血糖控制良好并稳定者监测的次数可更少。生病或血糖>20 mmol/L 时,应同时测定血酮或尿酮体。检测时间分别为每餐前、餐后 2 小时、睡前,如有空腹高血糖,应监测夜间的血糖。

糖化血红蛋白(HbA_1c)能反映 8～12 周内平均血糖水平,并与糖尿病血管并发症发生发展密切相关,目前被作为评价糖尿病患者血糖控制的金标准。如条件许可,血糖控制达到目标的糖尿病患者应每年检查 2 次 HbA_1c,血糖控制未达到目标或治疗方案调整后的糖尿病患者应每3 个月检查 1 次 HbA_1c。

另外尿酮体阳性提示已有酮症酸中毒存在或即将发生酮症酸中毒,需要立即采取相应的措施改善血糖的控制和及早控制酮症或酮症酸中毒。任何糖尿病患者,在应激、发生其他伴随疾病或血糖超过16.7 mmol/L(300 mg/dL)时,均应进行常规的尿酮体监测。

(三)运动疗法

经常性的运动可加强心血管系统的功能和体能感觉,可使肥胖患者的体重减轻,改善胰岛素的敏感性,改善血压和血脂,改善血糖的控制并减少降糖药物的用量,可减少或延缓心血管并发症的发生。因此运动疗法是治疗糖尿病的主要方法之一,糖尿病患者除非有运动疗法禁忌证,否则都应积极参加体育锻炼,并长期坚持。以下情况不宜进行运动疗法:①血糖过高、胰岛素用量过大、病情波动、消耗严重、有酮症。②有严重的高血压,心、肾、视网膜并发症,活动性肺结核。③急性感染。

运动治疗的原则是适量、经常性和个体化。运动计划的制订要在医务人员的指导下进行。以保持健康为目的的体力活动为每天至少 30 分钟中等强度的活动,如慢跑、快走、骑自行车、游泳等。但是,运动项目要和患者的年龄、健康状况及社会、经济、文化背景相适应,即运动的项目和运动量要个体化。应将体力活动融入日常的生活中,如尽量少用汽车代步和乘电梯等。

体育锻炼的方式有多种,如散步、步行、跑步、骑自行车、做各类健身操、打太极拳、进行球类活动、游泳、爬山、滑雪、划船等。其中以步行最为安全可行,易于坚持,一般每天可坚持步行2 次,每次时间在30 分钟左右,宜在早、午饭后 1 小时左右开始锻炼,不宜空腹运动,不宜做剧烈运动,不要过度劳累,否则会使病情加重。各类运动 1 小时所消耗的能量分别为:步行为 200 kcal,快步走、骑自行车、游泳各为300 kcal,跳舞为 330 kcal,球类活动为400~500 kcal,滑雪为600 kcal,划船为1 000 kcal。

(四)饮食治疗

合理的饮食可保证儿童糖尿病患者正常发育,可维持成人患者正常体重;对于妊娠和哺乳妇女,合理的饮食可确保胎儿正常生长和发育,并使代谢得到良好的控制。合理的饮食可减轻胰岛负担,得到良好的代谢控制(包括血糖、血脂、血压),有利于对糖尿病慢性并发症的预防。饮食治疗是糖尿病的基本治疗方法,不论哪种类型糖尿病都要进行饮食治疗。饮食疗法的原则是在规定的热量范围内,达到营养平衡的饮食。2 型糖尿病患者重点要求降低饮食中的总热量,减轻超标的体重,使体重维持正常,减少胰岛素抵抗;1 型糖尿病患者重点要求是除饮食的定时、定量和定餐外,掌握好胰岛素、饮食与活动量三者之间的平衡关系,根据活动量的增减,灵活调整胰岛素、饮食量和餐次,具体饮食计算如下。

1.计算理想体重(标准体重)

精确的计算可根据身高、年龄、性别查表得出,也可用下列公式简易计算。

标准体重(kg)=身高(cm)-105

超过标准体重的 10%~20% 称为超重;超过标准体重 20% 以上为肥胖;低于标准体重 20% 为消瘦。实测体重在标准体重±10% 以内者为正常。

2.根据标准体重及工作性质估计总热量

成人所需热量:休息者每天每千克体重25~30 kcal,轻体力或脑力劳动者30~35 kcal;中等体力劳动者35~40 kcal;重体力劳动者 40 kcal 以上。儿童所需热量:0~4 岁,每天每千克体重50 kcal;4~10 岁,40~45 kcal;10~15 岁,40~35 kcal。孕妇、乳母、营养不良及患者体重低于标准体重 10% 以上者,总热量可适量增加 10%~20%。肥胖者每天须减至 1200 kcal 以内,体重才能得到控制。

3.食物中成分分配

将糖尿病患者常用的食品按所含营养素特点分为谷类、瘦肉类、豆乳类、蔬菜类、油脂类、水果类 6 类。

(1)蛋白质:所提供的热量应占总热量的 15%,成人每天每公斤标准体重按 0.8~1.2 g 计算,孕妇、乳母、营养不良及有消耗性疾病者可加至 1.5 g 左右,小儿可加至 2~4 g。富含蛋白质的食物是肉类、蛋类、乳类及豆类,最好每天摄入的蛋白质有 1/3 来自动物食物,因其富含丰富的必需氨基酸,保证人体营养中蛋白质代谢所需的原料。有微量清蛋白尿的患者,蛋白质的摄入量应限制在低于0.8~1.0 g/kg 体重之内。有显性蛋白尿的患者,蛋白质的摄入量应限制在低于0.8 g/kg体重。

(2)脂肪:所提供的热量应占总热量的 20%~30%,可按每天每千克标准体重 0.6~1.0 g 计算,若肥胖者,尤其有血清脂蛋白过高或有动脉粥样硬化者,脂肪摄入量应控制在总热量的 30% 以下。每天胆固醇的摄入量应低于 300 mg,对于高胆固醇血症患者更需严格控制。脂肪可分为动物性脂肪和植物油,动物性脂肪含饱和脂肪酸多,有升高血清胆固醇的作用,植物油富含不饱和脂肪酸,有降低血清胆固醇的作用。最好在每天摄入的脂肪中尽量用植物油代替动物脂肪。

(3)碳水化合物:总热量减去蛋白质及脂肪所产的热量就是碳水化合物所提供的热量。碳水化合物占热量的 50%~65%,应鼓励患者多摄入复合碳水化合物及富含可溶性食物纤维素的碳水化合物和富含纤维的蔬菜。对碳水化合物总热量的控制比控制种类更重要。

(4)高纤维饮食:食物中增加高纤维成分可改善高血糖并减少胰岛素和口服降糖药的用量。包括树胶、果胶、黏胶、植物纤维素等,每天可摄入 10～20 g。饮食中可选用富含食物纤维的粗粮、干豆、蔬菜类。

(5)减少钠的摄入:高血压为冠心病的危险因子,多数糖尿病患者有高血压和肥胖,过多钠盐摄入不利于高血压的防治。一般建议每天食盐摄入量在 6 g 以下。

(6)限制饮酒:特别是肥胖、高血压和(或)高甘油三酯血症的患者。

(7)妊娠的糖尿病患者应注意叶酸的补充以防止新生儿缺陷,钙的摄入量应保证 1 000～1 500 mg/d,以减少发生骨质疏松的危险性。

4.制订食谱

根据每天所需的总热量制订全日的食谱。

(五)口服降糖药

1.常用口服降糖药的种类

目前批准使用的口服降糖药包括促胰岛素分泌剂(磺脲类药物、格列奈类药物)和非促胰岛素分泌剂(α-葡萄糖苷酶抑制剂、双胍类药物和格列酮类药物)。上述药物降糖的机制各不相同。促胰岛素分泌剂刺激胰岛 β 细胞分泌胰岛素,增加体内胰岛素的水平。双胍类药物主要抑制肝脏葡萄糖的产生,还可能有延缓肠道吸收葡萄糖和增强胰岛素敏感性的作用。α-葡萄糖苷酶抑制剂延缓和减少肠道对淀粉和果糖的吸收。格列酮类药物属胰岛素增敏剂,可通过减少胰岛素抵抗而增强胰岛素的作用。各种口服降糖药物的服用剂量详见表 11-2。

表 11-2　常用口服降糖药

化学名	英文名	每片剂量(mg)	剂量范围(mg/d)	分类
格列本脲	glibenclamide	2.5	2.5～15	磺脲类
格列吡嗪	glipizide	5	2.5～30	磺脲类
格列吡嗪控释片		5	5～20	磺脲类
格列齐特	gliclazide	80	80～320	磺脲类
格列齐特缓释片		30	30～120	磺脲类
格列喹酮	gliqiiidone	30	30～180	磺脲类
格列美脲	glimepiride	1,2	1～8	磺脲类
二甲双胍	metformin	250,500,850	500～2 000	双胍类
二甲双胍缓释片	metforminER	250,500	500～1 500	双胍类
阿卡波糖	acarbose	50	100～300	α-葡萄糖苷酶抑制剂
伏格列波糖	voglibose	0.2	0.2～0.9	α-葡萄糖苷酶抑制剂
瑞格列奈	repaglinide	1,2	1～16	格列奈类
那格列奈	nateglinide	120	120～360	格列奈类
罗格列酮	rosigliiazone	4	4～8	格列酮类
吡格列酮	piogliiazone	15	15～45	格列酮类

2.口服降糖药的选择和联合用药

2 型糖尿病是进展性的疾病,多数患者在单一的口服降糖药物治疗一段时间后都可出现治疗效果的下降。因此常采用 2 种不同作用机制的口服降糖药物进行联合治疗。如口服降糖药物的联合治疗仍不能有效地控制血糖,可采用胰岛素与 1 种口服降糖药物联合治疗。3 种降糖药物之间的联合应用虽然可在2 种药物联合用的基础上进一步改善血糖,但这种联合治疗方法的安全性和成本-效益比尚有待评估。严重高血糖的患者应首先采用胰岛素降低血糖,减少发生糖尿病急性并发症的危险性。待血糖得到控制后,可根据病情重新制订治疗方案。

(1)肥胖或超重的 2 型糖尿病患者的药物选择:肥胖或超重的 2 型糖尿病患者在饮食和运动不能满意控制血糖的情况下,应首先采用非胰岛素促分泌剂类降糖药物治疗(有代谢综合征或伴有其他心血管疾病危险因素者应优先选用双胍类药物或格列酮类,主要表现为餐后高血糖的患者也可优先选用 α-葡萄糖苷酶抑制剂)。2 种作用机制不同的药物间可联合用药。如血糖控制仍不满意可加用或换用胰岛素促分泌剂。如在使用胰岛素促分泌剂的情况下血糖仍控制不满意,可在口服药基础上开始联合使用胰岛素或换用胰岛素。

(2)体重正常的 2 型糖尿病患者的药物选择:非肥胖或超重的 2 型糖尿病患者在饮食和运动不能满意控制血糖的情况下,可首先采用胰岛素促分泌剂类降糖药物或 α-葡萄糖苷酶抑制剂。如血糖控制仍不满意可加用非胰岛素促分泌剂(有代谢综合征或伴有其他心血管疾病危险因素者优先选用双胍类药物或格列酮类,α-葡萄糖苷酶抑制剂适用于无明显空腹高血糖而餐后高血糖的患者,见表 11-3)。在上述口服药联合治疗的情况下血糖仍控制不满意,可在口服药基础上开始联合使用胰岛素或换用胰岛素。

(六)胰岛素治疗

1.胰岛素治疗的适应证

(1)1 型糖尿病。

(2)糖尿病妇女妊娠期与分娩期。

(3)糖尿病患者手术前后。

(4)糖尿病伴酮症酸中毒、非酮症高渗昏迷、乳酸性酸中毒、重度感染、严重的消耗性疾病。

(5)糖尿病性视网膜病变、糖尿病性神经病变迅速恶化、下肢坏疽、糖尿病肾病、肝病或糖尿病心脏病患者。

(6)显著消瘦、成年发病的糖尿病患者。

(7)糖尿病患者,凡用饮食控制和口服降糖药物治疗而得不到满意控制者。

2.常用的胰岛素制剂及其作用特点

见表 11-3。

表 11-3 常用胰岛素制剂及其作用特点

胰岛素制剂	起效时间	峰值时间	作用持续时间
短效胰岛素(RI)	15～60 分钟	2～4 小时	5～8 小时
速效胰岛素类似物(门冬胰岛素)	10～15 分钟	1～2 小时	4～6 小时
速效胰岛素类似物(赖脯胰岛素)	10～15 分钟	1～1.5 小时	4～5 小时
低精蛋白胰岛素(中效胰岛素,NPH)	2.5 小时	5～7 小时	13～16 小时
精蛋白锌胰岛素(长效胰岛素,PZI)	3～4 小时	8～10 小时	长达 20 小时
长效胰岛素类似物(甘精胰岛素)	2 小时	无峰	长达 30 小时
预混胰岛素(HB0R,HI50fl,m70/30)	0.5 小时	2～12 小时	14～24 小时

胰岛素制剂	起效时间	峰值时间	作用持续时间
预混胰岛素(50R)	0.5 小时	2～3 小时	10～24 小时
预混胰岛素类似物(预混门冬胰岛素 30)	10～20 分钟	1～4	14～24 小时
预混胰岛素类似物(预混赖脯胰岛素 25R)	15 分钟	1.5 小时	16～24 小时

3.胰岛素剂量调整

几种常见情况的调整:①上午或上午和下午血糖高。首先增加早餐前 RI 量,单纯下午血糖高,增加午餐前 RI 量,晚餐后及夜间血糖高,增加晚餐前 RI 量,一般每次增加 2 单位。②夜间血糖高,并除外晚餐后确无低血糖反应,则可于睡前注射 NPH 或长效胰岛素类似物。③早餐后血糖高,上午 9～10 时后血糖下降,则将 RI 提前于早餐前 45～60 分钟皮下注射,如整个上午血尿糖皆高,RI 不但要提前注射,而且要加大剂量。

4.1 型糖尿病患者的胰岛素替代治疗

1 型糖尿病患者常采用中效或长效胰岛素制剂提供基础胰岛素(睡前和早晨注射低精蛋白胰岛素或每天注射 1～2 次精蛋白锌胰岛素),采用短效或速效胰岛素来提供餐时胰岛素。如无其他的伴随疾病,1 型糖尿病患者每天的胰岛素需要量为 0.5～1.0 U/kg 体重。在出现其他的伴随疾病时(如感染等),胰岛素的用量要相应增加。儿童在生长发育期对胰岛素的需要量相对增加。胰岛素的治疗方案见表 11-4。

表 11-4 1 型糖尿病常用的胰岛素替代治疗方案

胰岛素注射时间	早餐前	午餐前	晚餐前	睡前(10pm)
方案 1	RI 或 LA＋NPH	RI 或 LA	RI 或 LA	NPH
方案 2	RI 或 LA＋NJPH		RI 或 LA＋NPH	
方案 3	RI 或 LA	RI 或 LA	RI 或 LA	G largine 或 PZI

注:RI＝普通(常规,短效)胰岛素;IA＝胰岛素类似物(超短效,速效胰岛素);NPH＝低精蛋白胰岛素(中效胰岛素);PZI＝精蛋白锌胰岛素(长效胰岛素)。RI 或 IA 与精蛋白锌胰岛素(G largine 或 PZI)合用时应分开注射,且不能注射在同一部位

5.2 型糖尿病的胰岛素补充治疗

2 型糖尿病患者对饮食控制和药物治疗效果不佳,可采用短期的胰岛素强化治疗使血糖得到控制,并减少葡萄糖对 β 细胞的毒性作用。随后,多数 2 型糖尿病患者仍可改用饮食控制和口服药物治疗。但是,随着病程的进展,大多数的 2 型糖尿病患者需要补充胰岛素来使血糖得到良好的控制。在口服降糖药效果逐渐降低的时候,可采用口服降糖药和中效或长效胰岛素的联合治疗。当上述联合治疗效果仍差时,可完全停用口服药,而改用每天多次胰岛素注射治疗或连续皮下胰岛素输注治疗(胰岛素泵治疗)。此时胰岛素的治疗方案同 1 型糖尿病(见表 11-4)。有些患者因较严重的胰岛素抵抗需要使用较大量的胰岛素(如每天 1 U/kg 体重),为避免体重明显增加和加强血糖的控制,可加用二甲双胍、格列酮类或 α 葡萄糖苷酶抑制剂药物。

6.胰岛素治疗的并发症和不良反应

(1)低血糖反应最常见:轻者可给糖水或糖食糕点即可缓解。较重者可迅速静脉注射 50% 葡萄糖 40 mL,继以 10% 葡萄糖溶液静脉滴注。早期还可采用胰升糖素 1 mg 肌内注射,但其作用慢于静推葡萄糖。若低血糖历时久而严重的可采用氢化可的松每次 100～300 mg 溶于 5%～

10％葡萄糖水 500 mL 中静脉滴注。

（2）变态反应：少数患者有变态反应如荨麻疹、血管神经性水肿、紫癜，极个别有过敏性休克。处理措施包括更换高纯度的人胰岛素制剂、使用抗组胺类药物和糖皮质激素，以及脱敏疗法。

（3）胰岛素性水肿和屈光失常：一般可自行缓解，严重水肿者可用少量利尿剂。屈光失常常于数周后自然恢复，无需处理。

（4）局部反应：注射部位皮肤红肿、发热、皮下硬结、皮下脂肪萎缩等。近年采用高纯品较少见以上局部反应。

（5）胰岛素抵抗：是指在无酮症酸中毒和拮抗胰岛素因素存在的情况下每天胰岛素需要量超过 2 U/kg。此时应用高纯度人胰岛素制剂，并用静脉注射 20 U，观察 0.5～1 小时后血糖下降情况，如仍无效，除继续加大胰岛素剂量外，可考虑加用二甲双胍和胰岛素增敏剂（格列酮类药物）。

八、中西医优化选择

由于糖尿病的病因尚未完全阐明，至今尚无根治措施。目前的治疗方法：饮食治疗、运动疗法、口服降糖药、胰岛素治疗、中医药治疗（包括中药、针灸、气功、食疗），都只能做到有效控制，而不能完全根治。临床上治疗糖尿病单独运用一种方法效果多不理想，采用多种方法综合治疗才能使病情满意控制。现代医学在控制血糖、纠正糖尿病急性并发症方面具有明显优势，但对糖尿病的多种慢性并发症缺乏有效的治疗措施。中医药防治糖尿病及并发症已有近两千年的历史，临床与实践表明中医药治疗糖尿病的优势在于：①显著地改善临床症状。②具有改善胰岛素抵抗，降低血糖、血脂，调整糖脂代谢紊乱，抑制血小板黏附聚集，降低血液黏度，改善微循环，增强机体免疫功能等多方面的作用。③对糖尿病慢性并发症的防治更具优势。如运用活血化瘀治疗糖尿病早期视网膜病变及糖尿病性闭塞性动脉硬化症早期；运用补肾活血治疗糖尿病肾病；运用中药配合针刺治疗糖尿病性神经病变；运用益气养阴，活血化瘀法防治糖尿病血管病变都取得可喜的进展。因此中西医结合优势互补是防治糖尿病的最佳治疗方案。

（一）糖尿病出现代谢综合征时中西药结合治疗疗效显著

糖尿病患者在出现典型的代谢综合征时中医辨证多为阴虚燥热，此时单纯应用西药虽能降低血糖，但临床症状改善不够理想，若单纯用中药治疗对症状有所改善，但降糖作用较缓。若采用口服降糖药配合中药滋阴清热，生津止渴，不仅使血糖满意控制，而且临床症状也会在短期内消失或基本消失。

（二）中药益气养阴或补肾健脾治疗改善生活质量

有不少糖尿病患者长期服用口服降糖药，血糖控制得较为满意，但极度疲乏，或十分虚弱，动则气喘，生活质量下降，难以坚持工作，此时若配合中药益气养阴或补肾健脾治疗，则症状会逐渐改善，乃至完全消失，生活质量明显提高。

（三）中药可辅助西药较好控制血糖

不少糖尿病患者长期服用西药降糖药，但血糖仍不能满意控制，症状也得不到改善，此时若配合中药辨证论治，给予滋阴清热，或健脾补肾，或佐以活血、理气等治法，往往可使血糖稳定控制，症状明显改善。

（四）中西医结合防治糖尿病并发症优势明显

中西医结合防治糖尿病并发症优势明显。在西药控制血糖、血压、血脂的基础上配合中医辨证论治，对糖尿病诸多慢性并发症均有较好疗效。

（1）对于糖尿病心脏病采用中药益气养阴、化痰活血理气中药辨证施治,可明显改善临床症状,改善心肌缺血和心功能。

（2）对糖尿病脑血管病采用中药静脉滴注配合口服化痰通腑、活血化瘀中药治疗,可改善脑循环,改善脑缺氧,保护脑细胞,缩小梗死面积,病情稳定后配合针刺治疗,使患者肢体功能提前恢复,明显缩短了病程。

（3）对于糖尿病肾病采用中药分期辨证论治,可使患者尿清蛋白明显减少,肾功能明显改善,明显延缓了糖尿病肾病肾衰竭的进程。

（4）对糖尿病性视网膜病变采用中药滋补肝肾、凉血止血、活血祛瘀等治疗,可明显促进眼底出血、渗出的吸收,明显提高视力。

（5）对于糖尿病周围神经病变采用中药静脉滴注、中药口服、中药外洗、配合穴位按摩,可使患者下肢麻木、疼痛、感觉障碍等症状明显减轻或消失,并能提高感觉和运动神经传导速度。

（6）对于糖尿病足采用局部治疗与全身治疗相结合,中西药相结合研制出一套完整的综合治疗方案,使患者创面愈合率达85％以上,使糖尿病足截肢率由20世纪90年代的7.3％降至1.7％。

九、饮食调护

在糖尿病饮食方面,中医学要求适当限制米、面等主食的摄入,适当摄入瘦肉、蛋、豆乳类及水产品等食物,多食富含纤维素及维生素的新鲜蔬菜。忌食肥甘油腻之品,如肥肉、动物油、动物内脏、白糖、红糖、冰糖、各种甜饼干、各种甜饮料、水果罐头、糕点等,不宜抽烟饮酒。另外中医学十分强调辨证配膳及食疗,如阴虚燥热型糖尿病可选用猪胰玉米须汤、蚌肉苦瓜汤、地黄麦冬炖豆腐、菠菜银耳汤等;气阴两虚可选用绿豆南瓜汤、鸽肉山药玉竹汤等;肺脾肾气虚为主者可选用人参粉冲服、猪胰煲山药、猪胰煲北芪等;肝肾阴虚者可选用玉米须煲乌龟、枸杞煲兔肉、蚕蛹炒服等;阴阳两虚者可选用韭菜煮蛤蜊肉;合并高血压,可选用苦瓜炖猪排、冬瓜草鱼汤、芹菜拌豆腐丝等;合并冠心病,可选用炒洋葱、炒木耳、丹参葛根汤等。糖尿病患者选用下列食品可有辅助治疗作用:南瓜、苦瓜、麦麸、燕麦、莜麦、荞麦、豆类、黄鳝、田螺、甲鱼、海带、芹菜、苋菜、荠菜、木耳、香菇、洋葱、冬瓜等。

（王　振）

第二节　急性脑梗死

一、中医病因病机

中风的发生,唐宋以前多以内虚邪中立论,唐宋以后多以内风立论;现今认为大多是由于正气虚弱,肝风内动,与心、肝、脾、肾等脏腑阴阳失调有关,加以忧思恼怒,或嗜酒饱食,或房室劳累,或外邪侵袭等诱因下,致气血运行受阻,肌肤筋脉失于濡养,或致阴亏于下,阳浮于上,肝阳暴涨,阳化风动,血随气逆,夹痰夹火,横窜经隧,上冲于脑,蒙蔽清窍而猝然昏仆、半身不遂等诸症而发病。

由于患者脏腑功能失调，或气血素虚，加之劳倦内伤，忧思恼怒，饮酒饱食、用力过度，而致瘀血阻滞、痰热内蕴，或阳化风动，血随气逆，导致脑脉痹阻或血溢脑脉之外，引起昏仆不遂，发为中风。其病位在脑，与心、肾、肝、脾密切相关。其病机概而论之有虚（阴虚、气虚）、火（肝火、心火）、风（肝风、外风）、痰（风痰、湿痰）、气（气逆）、血（血瘀）六端，此六端多在一定条件下相互影响，相互作用。病变多为本虚标实，上盛下虚；在本为肝肾阴虚，气血衰少，在标为风火相煽，痰湿壅盛，瘀血阻滞，气血逆乱；而其基本病机为气血逆乱，上犯于脑。

由于病位浅深、病情轻重的不同，中风又有中经络和中脏腑之别。轻者中经络，重者中脏腑。若肝风夹痰，横窜经络，血脉瘀阻，气血不能濡养机体，则见中经络之证，表现为半身不遂，口眼㖞斜，不伴神志障碍；若风阳痰火蒙蔽神窍，气血逆乱，上冲于脑，则见中脏腑重症，络损血瘀，瘀阻脑络，而至猝然昏倒，不省人事。

二、西医病因病理

导致脑梗死的相关因素繁多，最常见的病因是动脉粥样硬化，其次是高血压、糖尿病和血脂异常等。当上述病因存在时，其血液成分及血液流变学的改变是脑梗死的发病诱因之一。少见的原因有动脉壁的炎症，如结核性、梅毒性、化脓性、钩端螺旋体感染，结缔组织病，变态反应性动脉炎等，还可见于先天性血管畸形、真性红血细胞增多症、血高凝状态等。

由于动脉粥样硬化好发于大血管的分叉处及弯曲处，故脑血栓的好发部位为大脑中动脉、颈内动脉的虹吸部及起始部、椎动脉及基底动脉中下段等。由于脑动脉有丰富的侧支循环，管腔狭窄需超过 80% 以上才能影响脑血流量，有时血栓的碎屑脱落阻塞远端动脉（血栓-栓塞），或血压下降、血流缓慢、脱水等血液黏度增加，致供血减少或促进血栓形成的情况下，即可出现急性缺血症状。

心源性栓子是脑栓塞中最常见者。风湿性心脏病二尖瓣狭窄合并心房颤动时，左心房扩大，血流缓慢淤滞，易发生附壁血栓，血流不规则易使栓子脱落形成栓塞；亚急性细菌性心内膜炎瓣膜上的炎性赘生物质脆易脱落；心肌梗死或心肌病时心内膜病变形成的附壁血栓脱落均可形成栓子。近年来心脏外科手术数量的增加，增加了心源性脑梗死的发病数量。少见的原因有心脏黏液瘤、二尖瓣脱垂、先天性心脏病房室间隔缺损将来自静脉血栓子压入左心产生的反常栓塞等。

主动脉弓及其发出的大血管动脉粥样硬化斑块和附着物脱落（血栓-栓塞）也是脑梗死的重要原因，常发生微栓塞引起短暂性脑缺血发作。少见的有败血症、肺部感染等引起的感染性脓栓，长骨骨折的脂肪栓塞，癌细胞栓塞，寄生虫卵栓塞，各种原因的空气栓塞、心脏异物栓塞等。其他还有少数病例虽经检查仍未明确栓子来源者。

脑组织对缺血、缺氧性损害非常敏感。脑血流中断 30 秒即发生脑代谢改变，1 分钟后神经元功能活动停止，超过 5 分钟即可造成脑组织梗死。急性脑梗死病灶由中心坏死区及周围的缺血半暗带组成。坏死区中脑细胞死亡，脑组织发生不可逆性损害，但缺血半暗带局部脑组织存在大动脉残留血流和侧支循环，尚存在大量存活的神经元。如果能在短时间内，迅速恢复缺血半暗带血流，该区脑组织损伤是可逆的，神经细胞可存活并恢复功能。缺血半暗带脑细胞损伤的可逆性是缺血性脑卒中患者急诊溶栓的病理学基础。

三、临床表现

急性脑梗死见于中年以上患者,多数有高血压、糖尿病、心脏病或高血脂病史,有的已发生过短暂性脑缺血发作或卒中。通常急性起病,在数小时内发展达高峰。一部分患者于清晨醒来时发觉异常。可有病侧头痛,很少以剧烈头痛、呕吐起病。主要有以下四类:动脉粥样硬化性血栓性脑梗死、脑栓塞、腔隙性脑梗死、分水岭脑梗死。

(一)症状与体征

不同大动脉闭塞的症状见相关专著。

(二)常见并发症

常见并发症有偏瘫、失语、失明、痴呆,长期卧床则发生褥疮、泌尿系感染、坠积性肺炎、跌伤等,激素、阿司匹林等药物治疗可引起上消化道出血等症状。并发症是死亡的常见原因。

四、实验室和其他辅助检查

(一)血液化验检查

一般项目有血、尿常规,血脂,血糖,凝血及其他血流变学项目,并根据需要查血沉、肝功、肾功、心电图等以指导用药。

(二)神经影像学检查

可以直观显示脑梗死的范围、部位、血管分布、有无出血、病灶的新旧等。发病后应尽快进行CT检查,虽早期有时不能显示脑梗死病灶,但对排除脑出血至关重要。多数病例发病24小时后逐渐显示低密度梗死灶,MRI可清晰显示早期缺血性梗死、脑干或小脑梗死、静脉窦血栓形成等,梗死灶 T_1 呈低信号、T_2 呈高信号,出血性梗死时 T_1 相有高信号混杂。MRI弥散加权成像可早期显示缺血病变(发病2小时内),为早期治疗提供重要信息。数字减影血管造影、CT血管造影和磁共振血管成像可以发现血管狭窄、闭塞及其他血管病变,如动脉炎、脑底异常血管网病、动脉瘤和动静脉畸形等,可以为卒中的血管内治疗提供依据。其中数字减影血管造影是脑血管病变检查的金标准,缺点为有创、费用高、技术条件要求高。

(三)腰椎穿刺

仅在无条件进行CT检查,临床又难以区别脑梗死与脑出血时进行,一般脑血栓形成患者脑脊液压力、常规及生化检查正常,但有时仍不能据此就诊断为脑梗死。

(四)经颅多普勒彩超

对评估颅内外血管狭窄、闭塞、痉挛或血管侧支循环建立情况有帮助,目前也用于溶栓治疗监测。缺点为由于受血管周围软组织或颅骨干扰及操作人员技术水平影响,目前不能完全替代数字减影血管造影,只能用于高危患者筛查和定期血管病变监测,为进一步更加积极治疗提供依据。

(五)超声心动图

可发现心脏附壁血栓、心房黏液瘤和二尖瓣脱垂,对脑梗死不同类型间鉴别诊断有意义。

五、治疗

中风病急性期标实症状突出,急则治其标;中医药治疗当以祛邪为主,常用平肝息风、清化痰热、化痰通腑、活血通络、醒神开窍等治疗方法,闭、脱二证当分别治以祛邪开窍醒神和扶正固脱、救阴固阳,对于"内闭外脱",醒神开窍与扶正固本可以兼用;合适病例、条件允许应进行(介入)溶栓等西医治疗,或进行中西医结合救治,以及积极防治各种并发症;早期即开始尽可能规范的康复治疗;在恢复期及后遗症期,多为虚实夹杂,邪实未清而内虚已现,治宜扶正祛邪,常用育阴息风、益气活血、涤痰通络等法。

(一)辨证治疗

应注意中风先兆期、卒中期和后遗症期的标本缓急,选择不同治则治法。中风先兆期重点扶正、不忘除邪,未病(卒中)先防。中风卒中期又分中经络、中脏腑不同,中经络(神志清醒者)以祛邪为先,常以平肝息风、化痰活血通络为主;中脏腑(神志障碍)者,闭证当以豁痰通腑、醒神开窍为主;脱证宜救阴回阳固脱。若闭证开始转为脱证之时,可闭、脱治疗互相参用。如昏迷渐醒,闭、脱症状缓解,可根据病情,标本同治,如平肝息风、清热化痰,同时滋养肝肾或补气养血。中风后遗症期重点在于扶固正气,并佐祛除内邪(主要为涤痰活血通络)。

1.中风先兆期

(1)肝肾阴虚,风阳上扰证。治法:滋养肝肾,佐以平肝清热;方药:建瓴汤加减。

(2)气虚痰阻证。治法:益气健脾,化痰和胃;方药:十味温胆汤加减。

(3)阴虚风动证。治法:滋阴潜阳,息风通络;方药:镇肝熄风汤加减。

2.中风卒中期

(1)中经络。①风痰瘀血,痹阻脉络证。治法:息风涤痰,活血通络;方药:半夏白术天麻汤加减。②肝阳暴亢,风火上扰证。治法:平肝泻火通络;方药:天麻钩藤饮加减。③痰热腑实,风痰上扰证。治法:清热涤痰,通腑泄热;方药:星蒌承气汤加减。④气虚血瘀证。治法:益气活血,扶正祛邪;方药:补阳还五汤加减。⑤阴虚风动证。治法:滋养肝肾,潜阳息风;方药:镇肝熄风汤加减。⑥络脉空虚,风邪入中证。治法:祛风通络,养血和营;方药:大秦艽汤加减。

(2)中脏腑。①痰热内闭清窍证。治法:清热化痰,醒神开窍;方药:羚羊角汤加减,配合灌服或鼻饲安宫牛黄丸。②痰湿蒙塞心神证。治法:温阳化痰,醒神开窍;方药:涤痰汤加减,配合灌服或鼻饲苏合香丸。③元气败脱,神明散乱证。治法:益气回阳固脱;方药:参附汤、独参汤等加减。

3.中风后遗症期

(1)气虚血滞,脉络瘀阻证。治法:益气活血通络;方药:补阳还五汤加减。

(2)阴虚阳亢,脉络瘀阻证。治法:滋阴潜阳,活血通络;方药:虎潜丸加减。

(3)风痰阻窍,络脉瘀阻证。治法:息风化痰,活血通络;方药:解语丹加减。

(二)西医治疗

急性期治疗原则是调整血压,防治并发症,防止血栓进展及减少梗死范围(主要是减小半影区),对大面积梗死应减轻脑水肿或手术治疗防治脑疝。主要的治疗包括改善脑血液循环、神经保护、对症支持等。

1.防治并发症

保持呼吸道通畅,进行心电监护,维持水、电解质、酸碱平衡和营养的摄入。有意识障碍或吞咽功能障碍者,可鼻饲补充营养。瘫痪患者宜采用充气卧垫,定期变换体位,注意皮肤护理和保持瘫痪肢体的活动。

(1)调控血压:急性期降压的原则是积极平稳控制过高血压,防止降压过快过低。1周之内慎用降压药物。若收缩压超过 29.3 kPa(220 mmHg)或舒张压超过 16.0 kPa(120 mmHg),可口服卡托普利或尼卡地平以缓慢降低 15% 左右的血压。必要时也可静脉注射拉贝洛尔 10 mg,严密监控血压情况下每 20~30 分钟注射 1 次。

若平均动脉压或脑灌注压较病前降低 1/3 或平均动脉压<9.33 kPa 或脑灌注压<6.67 kPa 而并无血容量不足,应给予多巴胺或其他升压药升至略低于病前的血压水平。

(2)降低颅内压:颅内压高于 2.7 kPa(20 mmHg)或 270 mmH$_2$O,或患者从清醒转为嗜睡、一侧瞳孔光反应变迟钝,应快速静脉滴注 20% 甘露醇 125~250 mL,每 4~6 小时 1 次,提高血浆渗透压不低于 300 mOsm/L。治疗 10~14 天待大脑容抗性恢复正常。应根据临床情况、颅内压、血浆渗透压等的变化调整治疗。心、肾功能不良者应慎用。对重症脑梗死患者可使用地塞米松每天 10~20 mg 加入甘露醇中静脉滴注,持续 3~5 天。

(3)控制血糖:低血糖或高血糖都将加重缺血性脑损害,应及时发现和纠正血糖异常。

2.缺血性损害的防治

(1)溶栓治疗:是目前国际上认为最有前途的一种治疗措施。有严格的时间窗限制,一般使用的指征为:①发病 4.5 小时内;②意识清醒;③头颅 CT 等检查证实无颅内出血;④无全身出血倾向;⑤家属理解配合;⑥其他有关指征。目前常用制剂有重组人组织型纤溶酶原激活剂,常用剂量为 0.9 mg/kg,先将其中 10% 作静脉推注,余下 90% 剂量在 1 小时内由静脉内滴入。

(2)抗凝:仅在房颤患者具有适应证时使用。具体用法如下。①低分子肝素:皮下注射(不能肌内注射),4 000 单位,2 次/天,10 天为 1 个疗程。②华法林:口服,0.2~0.5 mg/kg,维持量 2~8 mg/d。需持续用药至少 3~6 个月。血栓性脑梗死常发生出血,抗凝会加重出血,宜在卒中后过 2~4 天开始华法林治疗,使凝血酶原时间较对照延长 1.2~1.5 倍。治疗前应影像学检查排除出血,患者无出血倾向,治疗期间应随访影像学检查。

(3)神经营养、脑代谢活化剂:此类药物有神经节苷脂、鼠神经生长因子、脑蛋白水解物、依达拉奉等,目前尚无证据表明有效,不建议使用。

(4)手术治疗:大面积脑梗死内科治疗困难时,为了防治脑疝,可行大骨瓣减压和坏死脑组织吸出术;对急性小脑梗死产生明显肿胀及脑积水患者,可行脑室引流术或去除坏死组织以挽救生命。

(5)介入治疗:颅外动脉球囊扩张或支架血管成形术手术适应证为症状性狭窄>50%,无症状性狭窄>70%;症状性颅内动脉狭窄患者宜首先采用药物优化的治疗,药物治疗无效后可考虑在有条件的机构进行球囊成形和(或)支架置入术治疗,无症状性颅内动脉粥样硬化性狭窄目前尚不推荐球囊成形和(或)支架置入术治疗。

(6)康复:生命体征稳定者,宜尽早开始进行康复治疗。

(7)恢复期治疗:恢复期的药物主要用于二级预防,促进神经功能缺损。可选用以下几种药物。①抗血小板聚集剂:阿司匹林,100 mg,1 次/天,睡前服用;氯吡格雷,75 mg,1 次/天;②改善脑循环药物:钙通道阻滞剂如尼莫地平、桂利嗪等,己酮可可碱等;同时应非常重视卒中危险因素的干预治疗。此阶段应调动患者主观能动性,家庭和社会的积极性,坚持长期、逐步增加难度的功能锻炼。可根据病情和客观条件进行针灸、推拿、体疗、理疗、气功、神经心理治疗、职业医疗和言语治疗等。

(王　振)

第三节 帕金森病

一、中医病因病机

帕金森病的中医病因主要是年老肝肾精血亏虚,尤其肝在本病的发生发展中居首要地位。年老肝肾精血渐衰,或情志不遂,郁怒伤肝,肝郁化火,耗伤肝肾精血,或房事不节,嗜欲无度,耗伤肝肾精血,筋失濡养,筋急而发为拘病。年老、肝郁化火或房事过度等病因导致肝肾精血亏虚,阳气郁逆化风而发为颤病。饮食劳倦或久病缠绵,脾胃受损,气血化生不足导致气血亏虚,肝风内动,不能主持或血不濡筋,出现肢体拘紧颤动。年老、久病或禀赋不足,阴损及阳,阴阳两虚,阳虚失统,筋纵而摇也。

本病总属本虚标实。初期多以肝肾精血亏虚或阴虚风动表现为主,随病程的延长,本虚之象逐渐加重,渐则血损及气,久则阴损及阳,中晚期病情严重,多为气血两虚或阴阳两虚为主,又久病入络故久病多兼夹血瘀。

二、西医病因病理研究

帕金森病的主要病理变化是黑质致密区中含黑色素的神经元严重缺失,在临床症状出现时往往已达到70%～80%。残余的细胞也常发生变性,细胞质中出现玻璃样同心形包涵体,称为路易小体,是本病重要的病理特点。Braak等根据路易小体主要组成成分 α-突触核蛋白沉积部位不同及帕金森病病理发生的时间和顺序将其病理改变分为6期。

Ⅰ期:嗅球、延髓舌咽、迷走运动神经背核受累。

Ⅱ期:延髓中缝核、巨细胞网状核、蓝斑受累。

Ⅲ期:中脑黑质致密部受累。

Ⅳ期:基底前脑、颞叶内侧受累。

Ⅴ期:新皮层受累。

Ⅵ期:边缘系统、新皮层受累。

三、临床表现

(一)症状与体征

1.运动迟缓

运动迟缓是帕金森病一种特殊的运动障碍。表现随意运动减少,包括始动困难和运动迟缓,因肌张力增高、姿势反射障碍出现一系列特征性运动障碍症状,如起床、翻身、步行和变换方向时运动迟缓,面部表情肌活动减少,常双眼凝视,瞬目减少,呈"面具脸",手指精细动作如扣纽扣、系鞋带等困难,书写时字愈写愈小,为"写字过小征"等。

2.静止性震颤

常为帕金森病首发症状,多由一侧上肢远端(手指)开始,逐渐扩展到同侧下肢及对侧肢体,上肢震颤幅度较下肢明显,下颌、口唇、舌及头部常最后受累。典型表现静止性震颤,拇指与屈曲示指呈搓丸样动作,节律 4~6 Hz,静止时出现,精神紧张时加重,随意动作时减轻,睡眠时消失。少数患者尤其 70 岁以上发病者可不出现震颤。部分患者可合并姿势性震颤。

3.肌强直

肌强直见于所有帕金森病的患者,多表现为锥体外系齿轮样肌张力增高,肩胛带和骨盆带肌肉的强直更为明显。

4.姿势步态异常

患者四肢、躯干和颈部肌肉强直,常呈现一种特殊的姿势,患者表现头部前倾,躯干俯屈,肘关节屈曲,腕关节伸直,前臂内收,指间关节伸直,拇指对掌,髋和膝关节略弯曲,称为"屈曲体姿"。早期下肢拖曳,逐渐变为小步态,起步困难,起步后前冲,愈走愈快,不能及时停步或转弯,称"慌张步态",行走时上肢摆动减少或消失;转弯时因躯干和颈部肌肉强直,必须采取连续原地小步行走,使躯干和头部一起转动,与姿势平衡障碍导致重心不稳有关。随疾病进展姿势障碍加重,晚期自坐位、卧位起立困难。

5.其他症状

精神:抑郁、焦虑、认知障碍、幻觉、淡漠、睡眠紊乱(夜间睡眠质量差、白天思睡)。自主神经:便秘、血压偏低、多汗、性功能障碍、排尿障碍、流涎。感觉障碍:麻木、疼痛、痉挛、不安腿综合征、嗅觉障碍。

(二)常见并发症

帕金森病常见的并发症有严重肌强直和继发性关节僵硬而完全不能活动、长期卧床发生坠积性肺炎、褥疮、泌尿系统感染、跌伤等,并发症是死亡的常见原因。

四、实验室和其他辅助检查

(一)单光子发射计算机断层显像(SPECT)

在欧洲和美国,SPECT 扫描多巴胺转运体已被登记注册用于鉴别诊断退行性帕金森病变和特发性震颤;[^{123}I]间碘苄胍/SPECT 可以鉴别帕金森病和健康对照组,以及多系统萎缩患者。

(二)经颅超声成像

经颅超声成像可用于鉴别非典型帕金森病和继发性帕金森综合征、早期诊断帕金森病和及早发现帕金森病高危人群,但是目前这方面的专家人才缺乏,经颅超声成像仍未被广泛应用;且由于经颅超声成像在诊断帕金森病的特异性有限,需要联合其他筛选检查诊断帕金森病。

(三)嗅觉检测

推荐进行嗅觉检测来鉴别帕金森病和帕金森综合征及识别早期帕金森病,目前常用宾夕法尼亚大学嗅觉鉴定试验和简易嗅觉鉴定试验,但仍缺乏特异性。

(四)其他

基于一些特殊的病例特点(如家族史或发病年龄),根据个人意愿进行特定基因突变检测。对怀疑帕金森病的患者应评估其认知、监测快动眼睡眠行为障碍,以及初步评价其精神状态和抑郁严重程度。传统的 1.5 T 磁共振成像和弥散加权成像被推荐作为神经影像学检查工具以把多系统萎缩和进行性核上性麻痹与帕金森病鉴别开来。

五、诊断标准

中医诊断要点参考中华全国中医学会老年医学会 1992 年发表的《中医老年颤证诊断和疗效

评定标准(试行)》。

西医诊断标准参考中华医学会神经病学分会运动障碍及帕金森病学组和中国医师协会神经内科医师分会帕金森病及运动障碍专业委员会 2016 年更新的《中国帕金森病的诊断标准(2016 版)》。

六、鉴别诊断

帕金森病的鉴别诊断必须从两方面入手,一方面是从帕金森病的主要症状来鉴别,如震颤、肌强直、少动,另一方面是从原发性帕金森病与各种帕金森综合征及帕金森叠加综合征进行鉴别。

(一)从主要症状鉴别

1.特发性震颤

多早年起病,姿势性或动作性震颤,影响头部引起点头或摇晃,帕金森病典型影响面部、口唇。本病无肌强直和运动迟缓,约 1/3 的患者有家族史,饮酒或服普萘洛尔震颤明显减轻。

2.慢性酒精中毒性震颤

慢性酒精中毒的震颤常呈持久性,合并有面肌震颤、胃肠道症状及谵妄,无强直,也无帕金森病的其他症状。

(二)与继发性帕金森综合征鉴别

1.脑血管性帕金森综合征

脑血管性帕金森综合征是由纹状体的腔隙卒中引起,患者有高血压病、动脉硬化及脑卒中史,以步态障碍为突出,而震颤、运动减少则少见,假性球麻痹、病理征和神经影像学检查可提供证据。

2.脑炎后帕金森综合征

脑炎后帕金森综合征可发生于任何年龄,此型帕金森综合征的发病及进展都比原发性帕金森病为快,常见有动眼危象、皮脂外溢及流涎增多。

3.中毒

一氧化碳中毒产生缺氧性脑病,因为一氧化碳对基底节尤其是豆状核有强大的亲和力,因此存活的病例可出现震颤和强直,但总的症状并不像典型的帕金森病。锰中毒见于矿工、电焊工,产生类似帕金森病的症状。其他如二硫化碳、汞、氰化物等中毒亦可引起帕金森综合征。

4.药物

利血平可阻止多巴胺的贮存,氯丙嗪及氟哌啶醇类药物为突触后多巴胺能受体阻断剂,这三类药物过量或中毒都可因干预多巴胺的功能而引起帕金森综合征,一般停药后即可恢复。其他如抗抑郁剂亦可引起帕金森综合征。

5.外伤

如拳击性脑病,其他如甲状腺功能减退、肝脑变性、脑瘤和正常压力性脑积水等可导致帕金森综合征。

(三)与帕金森叠加综合征鉴别

1.多系统萎缩

多在 50 岁后发病,多为双侧不对称性,可表现有锥体外系、锥体系、小脑和自主神经系统损害的症状。早期,往往有性功能减退,小便失禁和打鼾。

2.进行性核上性麻痹

常常以姿势平衡障碍和跌倒为首发症状,随后出现构音障碍和运动迟缓,往往是双侧同时发病。特征性的核上性共视运动障碍及呆视、眼睑关闭迟缓和不眨眼,有"惊恐面容"。肌强直以中轴躯干性肌强直为主,震颤不明显,左旋多巴反应差。

3.皮质基底节变性

表现为肌强直、运动迟缓、姿势不稳、肌张力障碍和肌阵挛等,尚可有皮质复合感觉消失、一侧肢体失用症、失语、握手反射和痴呆等皮质损害症状,眼球活动障碍和病理征,左旋多巴治疗无效。

4.路易体痴呆

多见于60～80岁,痴呆、幻觉、帕金森综合征运动障碍为临床特征,痴呆早期出现,进展迅速,可有肌阵挛,左旋多巴反应不佳,但不良反应极敏感。

七、治疗

(一)辨证治疗

本病初期,多以肝肾精血亏虚,血不濡筋或阴虚风动为主,表现为肢体拘紧少动笨拙或肢体颤动,因此重在滋阴养血息风。继则阴损及阳,气血两虚或阴阳两虚,不能收持,厥阴风动,出现肢体和头部摇动加重,行动困难,宜气血兼顾,阴阳双补。

1.阴血亏虚,筋失濡养证

治法:滋养肝肾,濡养筋脉;方药:连梅汤加减。

2.阴血亏虚,肝风内动证

治法:滋养肝肾,息风止颤;方药:连梅龟麻汤加减。

3.气血两虚,厥阴风动证

治法:补养气血,助肝息风;方药:圣愈汤加减。

4.阴损及阳,阴阳两虚证

治法:滋阴助阳,息风止颤;方药:龟鹿二仙膏合大补元煎加减。

(二)西医治疗

1.药物治疗原则

药物治疗方案应个体化,即根据患者的年龄、症状类型和严重程度、功能受损状况、所给药物的预期效果和不良反应等选择药物,同时要考虑相关疾病的进展情况及药物价格和供应等,制订治疗方案。多数抗帕金森病药物均需从小剂量开始,缓慢增量,进行"剂量滴定",达到用最小有效剂量,取得满意疗效。不应盲目加用药物,不宜突然停药,需终身服用。帕金森病的药物治疗是个复杂的问题,各个类型的抗帕金森病药物往往各有利弊,因此治疗时需权衡利弊,选用适当药物,联合用药。

2.药物治疗

(1)复方左旋多巴:是帕金森病最重要的治疗方法。初始用量为62.5～125.0 mg,每天2～3次,根据病情而逐渐增加剂量至疗效满意和不出现不良反应的适宜剂量维持,餐前1小时或餐后1.5小时服药。早期应用小剂量(≤400 mg/d)并不增加异动症的发生风险。

(2)多巴胺受体激动剂:目前大多推崇非麦角类多巴胺受体激动剂为首选药物,尤其适用于早发型帕金森病患者的病程初期,可预防或减少运动并发症的发生。激动剂均应从小剂量开始,逐渐增加剂量至获得满意疗效而不出现不良反应为止。目前国内上市多年的非麦角类多巴胺受体激动剂有：①吡贝地尔缓释片，初始剂量 50 mg，每天 1 次，易产生不良反应患者可改为 25 mg，每天 2 次，第 2 周增至 50 mg，每天 2 次，有效剂量为 150 mg/d，分 3 次口服，最大剂量不超过 250 mg/d。②普拉克索（速释片）：初始剂量 0.125 mg，每天 3 次，一般有效剂量 0.5～0.75 mg，每天 3 次，最大剂量不超过 4.5 mg/d。③普拉克索（缓释片）：初始剂量 0.375 mg，每天 1 次，个体剂量在每天 0.375～4.5 mg。

（3）单胺氧化酶 B 抑制剂：与复方左旋多巴合用有协同作用，可减少约 1/4 的左旋多巴的用量，能延缓"开关"现象的出现。常用药为司来吉兰，5～10 mg，每天 2 次。

（4）儿茶酚-氧位-甲基转移酶抑制剂：恩托卡朋用量每次 100～200 mg，服用次数与复方左旋多巴相同，若每天服用复方左旋多巴次数较多，也可少于复方左旋多巴次数，需与复方左旋多巴同服，单用无效。

（5）抗胆碱能药：主要适用于伴有震颤的患者，而对无震颤的患者不推荐应用。目前国内主要应用苯海索，每次 1～2 mg，每天 3 次。对＜60 岁的患者要告知长期应用本类药物会导致其认知功能下降，所以要定期复查认知功能，一旦发现患者的认知功能下降则应立即停用；对≥60 岁的患者最好不应用抗胆碱能药。

（6）金刚烷胺：对少动、强直、震颤均有改善作用，并且对改善异动症有帮助。每次 50～100 mg，每天 2～3 次。

（王　振）

第十二章　中医治未病

第一节　概　论

"治未病"是指采取预防或治疗手段，防止疾病发生、发展的方法。是中医治则学说的基本法则，是中医药学的核心理念之一，也是中医预防保健的重要理论基础和准则。

说起中医"治未病"。也许很多人还感到很陌生。实际上，"治未病"思想的提出已有2000多年历史，在长期的医学实践中不断发展、完善，逐步构成了"未病先防、已病防变、瘥后防复"的理论体系。《黄帝内经》首先提出"治未病"的概念。《素问·四气调神大论》中："是故圣人不治已病治未病，不治已乱治未乱，此之谓也。夫病已成而后药之，乱已成而后治之，譬犹渴而穿井，斗而铸锥，不亦晚乎。"强调在未病之时，当顺应四时阴阳的变化和万物生长收藏的规律以养生，调摄体内的正气，预防疾病的发生，为中医"治未病"学说的发展奠定了基础。

此后，历代医家对"治未病"思想进行继承与完善。东汉时期，医圣张仲景对"治未病"做出了具体细致的阐述。《金匮要略·脏腑经络先后病脉篇》中云："上工治未病，见肝之病，知肝传脾，当先实脾。"这是运用五行乘侮规律得出的治病防变的措施，是"治未病"思想既病防变的具体体现。张仲景还认识到病后调摄对于防止疾病复发的意义。他在《伤寒论》六经病篇之后，专设《辨阴阳易差后劳复病脉证并治》，提出"劳复""食复"的概念，指出在疾病初愈之时，应慎起居、节饮食、勿作劳。做好善后调护，方能巩固疗效，防止疾病复发；唐代医家孙思邈，将疾病分为"未病""欲病""已病"三个层次，提出了"上医医未病之病，中医医欲病之病，下医医已病之病"之说；元代朱丹溪指出："与其求疗于有疾之后，不若摄养于无疾之先。盖疾成而后药者，徒劳而已。是故已病而不治，所以为医家之法，未病而先治，所以明摄生之理。"提出了预防与养生的重要性；清代温病学家叶天士根据温病的发展规律，温邪易伤津耗液，进一步发展可损及肾阴，故在治疗上主张在甘寒养胃同时加入咸寒滋肾之品，提出"务在先安未受邪之地"的防治原则，是既病防变法则的典范，极大地丰富和发展了治未病的内涵。

概而言之，中医"治未病"主要包括以下几个方面：一是未病先防，防病于未然，在人体未发生疾病之前，充分调动人的主观能动性增强体质，颐养正气，提高机体抗病能力，同时能动地适应客观环境，避免致病因素的侵害，以防止疾病的发生，强调摄生，预防疾病的发生；二是既病防变，人体在患病之后，要及时采取有效措施，早期诊断，早期治疗，截断疾病的发展、传变或复发，强调早期诊断和早期治疗，及时控制疾病的发展演变；三是瘥后防复，疾病初愈时，采取适当的调养方法及善后治疗，防止疾病再度发生所采取的防治措施，立足于扶助正气，强身健体，防止疾病复发。

为适应新时期大健康的根本要求,党和国家提出医疗卫生工作"战略前移",充分重视发挥中医药的作用,提倡中医"治未病",加强人们对于亚健康状况的认识,提高保健意识,改善保健行为,帮助民众从透支健康、对抗疾病,转向呵护健康、预防疾病的"治未病"健康模式,提高身体素质,做好健康保障和健康管理。让人们"生得优、活得长、少得病、病得晚、提高生命质量"。

(周兵霞)

第二节　常用适宜技术

一、针刺技术操作规程

(一)毫针刺法技术操作规程

1.目的

采用不同型号的金属毫针刺激人体的腧穴,以调和气血、疏通经络,从而达到扶正祛邪、防治疾病的目的。适用于各种急慢性疾病。

2.用物准备

治疗盘,毫针盒(内备各种毫针)或一次性毫针,0.5%碘伏,棉签,棉球,镊子,弯盘,必要时备毛毯和屏风等。

3.操作方法

(1)进针法。①指切进针法:又称爪切进针法。一般用左手拇指或示指端切按在穴位旁边,右手持针,用拇指、示指、中指夹持针柄近针根处紧靠左手指甲面将针刺入。此法适宜短针的进针。②夹持进针法:又称骈指进针法。用左手拇指、示指捏消毒干棉球,夹住针身下端,将针尖固定在所刺入腧穴皮肤表面位置,右手捻动针柄,将针刺入腧穴。此法适用于肌肉丰满部位及长针的进针。③舒张进针法:用左手拇指、示指将所刺腧穴部位的皮肤绷紧,右手持针,使针从左手拇指示指的中间刺入。此法主要用于皮肤松弛或有皱褶部位的腧穴,如腹部的穴位。④提捏进针法:用左手拇指、示指将所刺腧穴部位的皮肤捏起,右手持针,从捏起的皮肤顶端将针刺入。此法主要用于皮肉浅薄部位的腧穴进针,如印堂穴。

(2)进针角度是指进针时针身与皮肤表面构成的夹角。①直刺:是针身与皮肤表面呈90°,垂直刺入。此法适用于人体大部分腧穴。②斜刺:是针身与皮肤表面呈45°左右刺入。此法适用于肌肉较浅薄处或内有重要脏器或不宜于直刺、深刺的腧穴。③平刺:即横刺,是针身与皮肤表面呈15°左右沿皮刺入。此法适用于皮薄肉少部位的腧穴,如头部。

(3)进针深度是指针身刺入皮肉的深度,一般根据患者体质、年龄、病情及针刺部位而定。①体质:身体瘦弱,宜浅刺;肌肉丰满者,宜深刺。②年龄:小儿及年老体弱者,宜浅刺;中青年身强体壮者,宜深刺。③病情:阳证、新病宜浅刺;阴证、久病宜深刺。④部位:头面和胸背及皮薄肉少处的腧穴,宜浅刺;四肢、臀、腹及肌肉丰满处的腧穴,宜深刺。

(4)行针基本手法。①提插法:当针刺入腧穴一定深度后,将针身提到浅层,再由浅层插到深层,以加大刺激量,使局部产生酸、麻、胀、重等感觉。②捻转法:当针刺入腧穴一定深度后,将针身大幅度捻转,幅度愈大,频率愈快,刺激量也就愈大。当针刺部位出现酸、麻、胀、重等感觉时,医师手下也会有沉、紧、涩的感觉,即为"得气",说明针刺起到了作用。

(5)补泻手法。①补法:进针慢而浅,针孔。多用于虚证。②泻法:进针快而深,后不按针孔。多用于实证。提插轻,捻转幅度小,留针后不捻转,出针后多揉按提插重,捻转幅度大,留针时间长并反复捻转。③平补平泻法:进针深浅适中,刺激强度适宜,提插和捻转的幅度中等,进针和出针用力均匀。适用于一般患者。

4.操作程序

(1)备齐用物,携至床旁,作好解释,取得患者配合。

(2)协助患者松开衣着,按针刺部位,取合理体位。

(3)选好腧穴后,先用拇指按压穴位,并询问患者有无感觉。

(4)消毒进针部位后,按腧穴深浅和患者胖瘦,选取合适的毫针,同时检查针柄是否松动,针身和针尖是否弯曲或带钩,医师消毒手指。

(5)根据针刺部位,选择相应进针方法,正确进针。

(6)当刺入一定深度时,患者局部产生酸、麻、胀、重等感觉或向远处传导,即为"得气"。得气后调节针感,一般留针 10~20 分钟。

(7)在针刺及留针过程中,密切观察患者有无晕针、滞针等情况。如出现意外,紧急处理。

(8)起针:一般用左手拇(示)指端按压在针孔周围皮肤处,右手持针柄慢慢捻动将针尖退至皮下,迅速拔出,随即用无菌干棉球轻压针孔片刻,防止出血。最后检查针数,以防遗漏。

(9)操作完毕,协助患者穿好衣服,安置舒适卧位,整理床铺。

(10)清理用物,归还原处。

5.注意事项

(1)患者过于饥饿、疲劳、精神过度紧张时,不宜立即进行针刺。对身体瘦弱、气虚血亏的患者,进行针刺时手法不宜过强,并应尽量选用卧位。

(2)妇女怀孕 3 个月者,不宜针刺小腹部的腧穴。若怀孕 3 个月以上者,腹部、腰骶部腧穴不宜针刺。至于三阴交、合谷、昆仑、至阴等一些通经活血的腧穴,在怀孕期亦应予禁刺。如妇女行经时,若非为了调经,亦不应针刺。

(3)小儿囟门未合时,头顶部的腧穴不宜针刺。

(4)常有自发性出血或损伤后出血不止的患者,不宜针刺。

(5)皮肤有感染、溃疡、瘢痕或肿瘤的部位,不宜针刺。

(6)对胸、胁、腰、背脏腑所居之处的腧穴,不宜直刺、深刺。肝脾肿大、肺气肿患者更应注意。如刺胸、背、腋、胁、缺盆等部位的腧穴,若直刺过深,都有伤及肺脏的可能,使空气进入胸腔,导致创伤性气胸,轻者出现胸痛、胸闷、心慌、呼吸不畅,甚则呼吸困难,出现唇甲发绀、出汗、血压下降等症。因此,医师在进行针刺过程中精神必须高度集中,令患者选择适当的体位,严格掌握进针的深度、角度,以防止事故的发生。

(7)针刺眼区和项部的风府、哑门等穴,以及脊椎部的腧穴,要注意掌握一定的角度,不宜大幅度提插、捻转和长时间留针,以免伤及重要组织器官,产生严重后果。

(8)对尿潴留的患者在针刺小腹部腧穴时,也应掌握适当的针刺方向和角度、深度等,以免误伤膀胱等器官,出现意外事故。

(二)三棱针技术操作规程

1.目的

三棱针古称锋针,三棱针刺法具有开窍泄热,活血祛瘀,疏经通络,治疗顽固性痹证的作用,既适用于实证和热证,也可用于寒实证。常用于某些急症和慢性病,如昏厥、高热、中暑、中风闭证、急性咽喉肿痛、目赤红肿、顽癣、疔痈初起、扭挫伤、痧疾、痔疮、久痹、头痛、丹毒、指(趾)麻木等。

2.用物准备

治疗盘、三棱针、0.5%碘伏、棉签、弯盘等。

3.操作方法

(1)腧穴点刺:先在腧穴部位上下推按,使血聚集穴部,常规消毒皮肤、针尖后,右手持针对准穴位迅速刺入0.3 cm,立即出针,轻轻按压针孔周围,使出血数滴,然后用消毒干棉球按压针孔止血。

(2)刺络:用三棱针缓慢地刺入已消毒的较细的浅静脉,使少量出血,然后消毒干棉球按压止血。

(3)散刺:又叫豹纹刺,按不同疾病有两种不同刺法。①顽癣、疔肿初起(未化脓),严密消毒后可在四周刺出血。②扭伤、挫伤后局部瘀肿,在瘀肿局部消毒后如豹纹般散刺出血。左手按压施术部位的两侧,或夹起皮肤,使皮肤固定,右手持针,将经过严密消毒的腧穴或反应点的表皮挑破,使出血或流出黏液;也可再刺入0.5 cm左右深,将针身倾斜并使针尖轻轻提高,挑断皮下部分纤维组织,然后局部消毒,覆盖敷料。

4.操作程序

(1)备齐用物,携至床旁,作好解释,取得患者配合。

(2)患者取合理体位,协助松开衣着,暴露施针部位,进行皮肤消毒。

(3)右手拇指、示指持住针柄,中指扶住针尖部,露出针尖1~2分许,以控制针刺深浅度,针刺时左手捏住指(趾)部,或夹持、舒张皮肤,右手持三棱针针刺,根据病情,选择相应刺法。

(4)在施针过程中,应观察患者面色、神情,询问有无不适反应,预防晕针。

(5)操作完毕后,协助患者穿好衣服,安排舒适体位,整理床单。

(6)清理用物,归还原处。

5.注意事项

(1)三棱针刺激颇强,治疗时须让患者体位舒适,并嘱患者与医师配合,还须注意预防晕针。

(2)由于三棱针针刺后针孔较大,必须严密消毒,防止感染。

(3)点刺、散刺必须做到浅而快,切勿刺伤动脉,出血不宜过多,一般以数滴为宜。

(4)身体虚弱,气血两亏,常有自发性出血或损伤后出血不易止住的患者,不宜使用。

(5)每天或隔天针治1次,3~5次为1个疗程。急症也可每天治2次。如治疗需出血较多,每周治疗1~2次为宜。

(三)电针技术操作规程

1.目的

电针是在针刺腧穴"得气"后,在针上通以接近人体生物电的微量电流,以防治疾病的一种疗法。适用于治疗各种痛证、痹证、痿证、中风后遗症、外伤性瘫痪、脏器功能失调,以及针刺麻醉等。

2.用物准备

治疗盘、电针仪、无菌毫针、无菌干棉球、棉签、0.5％碘伏、弯盘、浴巾、屏风等。

3.操作程序

(1)备齐用物,携至床旁,作好解释,取得患者配合。

(2)根据所选穴位取合适体位,嘱患者排尽小便。

(3)选好腧穴后,先用拇指按压穴位,问患者是否有酸、痛感觉,以校准穴位。

(4)局部皮肤用0.5％碘伏消毒。

(5)按毫针刺法进针。

(6)患者有酸、麻、胀、重等感觉后,调节电针仪的输出电位器至"零",再将电针仪的两根输出导线分别连接在同侧肢体的两根毫针针柄上。

(7)开启电针仪的电源开关,选择适当波型(密波:脉冲频率一般在50～100次/秒,能降低神经应激功能;疏波:脉冲频率常为2～5次/秒,刺激作用较强,能引起肌肉收缩,提高肌肉、韧带张力;其他还有疏密波、断续波、锯齿波等)。慢慢旋转电位器,由小至大逐渐调节输出电流到所需量值(患者有麻刺感,局部肌肉有抽动,即是所需的强度)。

(8)通电过程中应观察患者的忍受程度,以及导线有否脱落,有无晕针、弯针、折针等情况。

(9)通电时间视病情及患者体质而定,一般为5～20分钟。

(10)电针完毕,将电位器拨回至"零"位,关闭电源,拆除输出导线,将针慢慢提至皮下,迅速拔出,用无菌干棉球按压针孔片刻。

(11)操作完毕,协助患者穿好衣服,安置适当体位,整理床位。

(12)清理用物,归还原处。

4.注意事项

(1)电针仪在使用前须检查性能是否良好。如电流输出时断时续,须注意导线接触是否良好,应检修后再用。干电池使用过一段时间,如电流输出微弱,就要换新电池。

(2)电针仪最大输出电压在40 V以上者,最大输出电流应控制在1 mA以内,避免发生触电事故。直流电或脉冲直流电有电解作用,容易引起断针和灼伤组织,不能作电针仪的输出电流。

(3)调节电流量时,应逐渐从小到大,切勿突然增强,防止引起肌肉强烈收缩,患者不能忍受,或造成弯针、断针、晕针等意外。

(4)有心脏病者,避免电流回路通过心脏。近延髓和脊髓部位使用电针时,电流输出量宜小,切勿通电过大,以免发生意外。孕妇慎用。

(5)经温灸过的毫针,针柄因烧黑氧化而不导电;有的毫针柄是用铝丝绕制而成,并经氧化处理镀成金黄色,氧化铝绝缘不导电。以上两种毫针应将电针仪输出线夹持在针体上。

二、熏洗疗法技术操作规程

(一)目的

熏洗疗法是将药物煎汤,趁热在患处熏蒸或浸浴,以达到疏通腠理、祛风除湿、清热解毒、杀虫止痒作用的一种治疗方法。适用于疮疡、筋骨疼痛、目赤肿、阴痒带下、肛门疾病等。

(二)用物准备

治疗盘,药液,熏洗盆(根据熏洗部位的不同,也可备坐浴椅、有孔木盖浴盆及治疗碗等),水温计,必要时备屏风及换药用品等。

(三)操作程序

(1)备齐用物,携至床旁,作好解释,取得患者配合。

(2)根据熏洗部位协助患者取合适体位,暴露熏洗部位,必要时屏风遮挡,冬季注意保暖。

(3)眼部熏洗时,将煎好的药液趁热倒入治疗碗,眼部对准碗口进行熏蒸,并用纱布熏洗眼部,稍凉即换,每次15～30分钟。

(4)四肢熏洗时,将药物趁热倒入盆内,患肢架于盆上,用浴巾或布单围盖后熏蒸。待温度适宜时,将患肢浸泡于药液中泡洗。

(5)坐浴时,将药液趁热倒入盆内,上置带孔木盖,协助患者脱去内裤,坐在木盖上熏蒸。待药液不烫时,拿掉木盖,坐入盆中泡洗。药液偏凉时,应更换药液,每次熏洗15～20分钟。

(6)熏洗过程中,密切观察患者病情变化。若感到不适,应立即停止,协助患者卧床休息。

(7)熏洗完毕,清洁局部皮肤,协助患者穿好衣服,安置舒适卧位。

(8)清理用物,归还原处。

(四)注意事项

(1)月经期者、孕妇禁用坐浴。

(2)熏洗药温不宜过热,一般为50～70 ℃,以防烫伤。

(3)在伤口部位进行熏洗时,按无菌技术进行。

(4)包扎部位熏洗时,应揭去敷料。熏洗完毕后,更换消毒敷料。

(5)所用物品需清洁消毒,避免交叉感染。

三、艾灸技术操作规程

(一)艾炷灸技术操作规程

1.目的

艾炷灸是将纯净的艾绒用手指搓捏成圆锥状,小者如麦粒大,中者如半截枣核大,大者高约1 cm,炷底直径约0.8 cm,直接或间接置于穴位上施灸的一种疗法。此法利用温热及药物的作用,通过经络传导,以温经通络、调和气血、消肿散结、祛湿散寒、回阳救逆,从而达到防病保健、治病强身的目的。适用于各种虚寒性病证,如胃脘痛、腹痛、泄泻、风寒痹证、阳痿、早泄、疮疡久溃不愈等。

2.用物准备

治疗盘、艾炷、火柴、凡士林、棉签、镊子、弯盘,酌情备浴巾、屏风等。间接灸时,备姜片、蒜片或附子饼等。

3.操作程序

(1)备齐用物,携至床旁,作好解释,取得患者配合。

(2)协助取合适体位,暴露施灸部位,注意保暖。

(3)根据情况实施相应的灸法。①直接灸(常用无瘢痕灸):先在施灸部位涂以少量凡士林,放置艾炷后点燃,艾炷燃剩至2/5左右,患者感到灼痛时,即用镊子取走余下的艾炷,放于弯盘中,更换新炷再灸,一般连续灸5～7壮。②间接灸(常用隔姜灸、隔蒜灸、隔盐灸和隔附子饼灸):施灸部位涂凡士林,根据病情,放上鲜姜片或蒜片或附子饼1片(事先将鲜姜或独头蒜切成约0.6 cm厚的薄片,中心处用针穿刺数孔,附子饼是附子研末以黄酒调和而成,厚0.6～0.9 cm,中心处用粗针穿刺数孔),上置艾炷,点燃施灸。当艾炷燃尽或患者感到灼痛时,则更换新炷再灸,一般灸3~7壮,达到灸处皮肤红晕,不起疱为度。

(4)艾炷燃烧时,应认真观察,防止艾灰脱落,以免灼伤皮肤或烧坏衣物等。

(5)施灸完毕,清洁局部皮肤,协助患者穿好衣服。整理床位,安置舒适体位,酌情通风。

(6)清理用物,归还原处。

4.注意事项

(1)凡实证、热证、阴虚发热,以及面部大血管附近,孕妇胸腹部和腰骶部,均不宜施灸。

(2)艾绒团必须捻紧,防止艾灰脱落烫伤皮肤或烧坏衣物。

(3)施灸后局部皮肤出现微红灼热,属于正常现象。如灸后出现小水疱,无须处理,可自行吸收。如水疱较大,可用无菌注射器抽去疱内液体,覆盖消毒纱布,保持干燥,防止感染。

(4)熄灭后的艾炷,应装入小口瓶内,以防复燃引发火灾。

(二)艾条灸技术操作规程

1.目的

艾条灸是用纯净的艾绒(或加入中药)卷成圆柱形的艾条,点燃后在人体表面熏烤的一种疗法。适用于各种虚寒性病证,如胃脘痛、腹痛、泄泻、风寒痹证、阳痿、早泄、疮疡久溃不愈等。

2.用物准备

治疗盘、艾条、火柴、弯盘、小口瓶,必要时备浴巾、屏风等。

3.操作程序

(1)备齐用物,携至床旁,作好解释,取得患者合作。

(2)取合理体位,暴露施灸部位,冬季注意保暖。

(3)根据病情,实施相应的灸法。①温和灸:点燃艾条,将点燃的一端在距离施灸穴位皮肤3 cm左右处进行熏灸,以局部有温热感而无灼痛为宜。一般每处灸5~7分钟,至局部皮肤红晕为度。②雀啄灸:将艾条点燃的一端在距离施灸部位2~5 cm处如同鸟雀啄食般一下一上不停移动,反复熏灸,每处5分钟左右。③回旋灸:将艾条点燃的一端距施灸部位3 cm左右,左右来回旋转移动,进行反复熏灸,一般可灸20~30分钟。

(4)施灸过程中,随时询问患者有无灼痛感,及时调整距离,防止烧伤。观察病情变化及有无体位不适。

(5)施灸中应及时将艾灰弹入弯盘,防止烧伤皮肤及烧坏衣物。

(6)施灸完毕,立即将艾条插入小口瓶,熄灭艾火。清洁局部皮肤后,协助患者穿好衣服,安置舒适卧位,酌情开窗通风。

(7)清理用物,归还原处。

4.注意事项

(1)施灸后局部皮肤出现微红灼热,属于正常现象。如灸后出现小水疱,无须处理,可自行吸收。如水疱较大,可用无菌注射器抽去疱内液体,覆盖消毒纱布,保持干燥,防止感染。

(2)施灸过程中防止艾灰脱落烫伤皮肤或烧坏衣物。

(3)熄灭后的艾条,应装入小口瓶内,以防复燃引发火灾。

四、拔火罐技术操作规程

(一)目的

拔火罐是以罐为工具,利用燃烧热力,排出罐内空气形成负压,使罐吸附在皮肤穴位上,造成局部瘀血现象的一种疗法。此法具有温通经络、驱风散寒、消肿止痛、吸毒排脓等作用。适用于风湿痹证,如肩背痛、腰腿痛;肺部疾病,如咳嗽、哮喘;胃肠疾病,如脘腹胀痛、胃痛、呕吐及腹泻等。

(二)用物准备

治疗盘、火罐(玻璃罐、竹罐、陶罐)、止血钳、95%乙醇、火柴、小口瓶,必要时备毛毯、屏风、垫枕。根据拔罐方法及局部情况备纸片、凡士林、棉签、0.5%碘伏、镊子、干棉球、三棱针或梅花针、纱布、胶布等。

(三)操作方法

1.点火

选用下列方法之一,将火罐吸附于所选部位上。

(1)闪火法是用长纸条或用镊子夹95%乙醇棉球一个,用火将纸条或乙醇棉球点燃后,伸入罐内中段绕一周(切勿将罐口烧热,以免烫伤皮肤),迅速将火退出,立即将罐按扣在所选部位或穴位上。

(2)贴棉法是用大小适宜的95%乙醇棉一块,贴在罐内壁中段(不要过湿),点燃后迅速将罐按扣在应拔的部位。

(3)投火法是用易燃烧纸片或95%乙醇棉球(拧干)一个,点燃后投入罐内,迅速将罐按扣在应拔的部位,此法适用于侧位横拔。

2.拔罐

根据病情需要,可分为下列几种拔罐方法。

(1)坐罐法:又名定罐法,将罐吸附在皮肤上不动,直至皮肤呈现瘀血现象为止,一般留置10分钟左右,此法适用于镇痛治疗。

(2)闪罐法:将罐拔住后,立即起下,如此反复多次地拔住起下,起下拔住,至皮肤潮红充血或瘀血为度。多用于局部肌肤麻木、疼痛等。

(3)走罐法:又称推罐法,即拔罐时先在所拔部位的皮肤及罐口,上涂一层凡士林等润滑油,再将罐拔住,然后,医师用右手握住罐子,向上下或左右需要拔的部位往返推动,至所拔部位的皮肤红润、充血,甚或瘀血时,将罐取下。此法宜于面积较大、肌肉丰厚部位,如脊背、腰臀、大腿等部位的酸痛、麻木、风湿痹痛等。

(4)刺血拔罐法:在患部常规消毒后,先用梅花针叩打,或用三棱针浅刺出血后,再行拔罐,留置5~10分钟,起罐后消毒局部皮肤。多用于治疗丹毒、扭伤、乳痈等。

3.起罐

右手扶住罐体,左手以拇指或示指从罐口旁边按压一下,待空气进入罐内即可将罐取下。

(四)操作程序

(1)备齐物品,携至床旁,作好解释,取得患者配合。

(2)取合理体位,暴露拔罐部位,注意保暖。

(3)根据部位不同,选用合适火罐,并检查罐口边缘是否光滑。

(4)根据拔罐部位及所备用物,选用不同的点火方法。

(5)根据病情选用不同的拔罐方法。

(6)起罐后,如局部有水疱或拔出脓血,应清洁局部皮肤,进行常规消毒,外涂所需药物,必要时覆盖消毒敷料。

(7)操作完毕,协助患者穿好衣服,安排舒适体位,整理床单。

(8)清理用物,归还原处。

(五)注意事项

(1)高热抽搐及凝血机制障碍患者,皮肤过敏、溃疡、水肿及大血管处,孕妇的腹部、腰骶部均不宜拔罐。

(2)拔罐时应采取适当体位,选择肌肉较厚的部位,骨骼凹凸和毛发较多处不宜拔罐。

(3)拔罐过程中随时检查火罐吸附情况和皮肤颜色。

(4)防止烫伤和灼伤。拔罐时动作要稳、准、快,起罐时切勿强拉。如拔罐局部出现较大水疱,可用无菌注射器抽出疱内液体,外涂龙胆紫,保持干燥,必要时用无菌纱布覆盖固定。

(5)凡使用过的火罐,均应清洁消毒,擦干后备用。

五、推拿技术操作规程

(一)目的

推拿疗法又称按摩疗法。医师运用各种手法于患者体表一定部位或穴位上,以达到治疗疾病的一种疗法。推拿疗法具有扶正祛邪、散寒止痛、健脾和胃、导滞消积、疏通经络、滑利关节、强筋壮骨等作用,更具有保健强身,预防疾病,延年益寿的效果。适用于发热畏寒、头痛身痛、咳喘并作、脘痛纳呆、腹胀泄泻、痹证、痿证、中风后遗症、月经不调、跌打损伤、腰伤腿痛、关节不利、痈肿疮疖,以及骨折后遗症等。

(二)用物准备

准备治疗巾或大浴巾。

(三)操作程序

(1)作好解释,取得患者配合。

(2)取适宜体位,协助松开衣着,暴露治疗部位,注意保暖。

(3)在治疗部位上铺治疗巾,腰、腹部进行按摩时,先嘱患者排尿。

(4)按确定的手法进行操作,操作时压力、频率、摆动幅度均匀,动作灵活。

(5)操作过程中随时观察患者对手法治疗的反应,若有不适,应及时调整手法或停止操作,以防发生意外。

(6)操作手法轻重快慢适宜,用力需均匀,禁用暴力。每次推拿时间一般为15～30分钟。

(7)操作完毕后,清理用物,归还原处。

(四)常用操作方法

1.推法

用指、掌或肘部着力于一定部位上,进行单方向的直接摩擦。用指称指推法;用掌称掌推法;用肘称肘推法。操作时指、掌、肘要紧贴体表,用力要稳,速度缓慢而均匀,以能使肌肤深层透热而不擦伤皮肤为度。此法可在人体各部位使用,能提高肌肉的兴奋性,促使血液循环,并有舒筋活络作用。

2.一指禅推法

用拇指指腹或指端着力于推拿部位,腕部放松,沉肩、垂肘、悬腕,以肘部为支点,前臂做主动摆动,带动腕部摆动和拇指关节做屈伸活动。手法频率每分钟120～160次,压力、频率、摆动幅度要均匀,动作要灵活,操作时要求达到患者有透热感。常用于头面、胸腹及四肢等处。具有舒筋活络、调和营卫、健脾和胃、祛瘀消积的功能。

3.揉法

用手掌大鱼际、掌根或拇指指腹着力,腕关节或掌指做轻柔缓和的摆动。操作时压力要轻柔,动作要协调而有节律,一般速度每分钟120~160次。适用于全身各部位。具有宽胸理气、消积导滞、活血化瘀、消肿止痛等作用。

4.摩法

用手掌掌面或手指指腹附着于一定部位或穴位,以腕关节连同前臂进行节律性环旋运动。此法操作时肘关节自然弯曲,腕部放松,指掌自然伸直,动作要缓和而协调,频率每分钟120次左右。此法刺激轻柔,常用于胸腹、胁肋部位。具有理气和中、消食导滞、调节肠胃蠕动等作用。

5.抹法

抹法是以指腹、手掌掌面、大鱼际等作用于受术部位做弧形运动以产生摩擦刺激的一种手法。抹法是一种较随意的手法。抹法是一种轻柔手法,适用于头面部和胸胁部。具有醒神开窍、安神明目、通络止痛等作用。

6.搓法

搓法是指医师用双手手掌等夹住患者肢体由近心端至远心端进行快速搓动的一种手法。两手做反方向运动,用力要均匀适中;搓动频率要快,手法在肢体上移动要慢。患者肢体宜放松,自然下垂。多用于四肢部、腰背部,特别是上肢部。搓法由擦、揉、摩等多种动作形态组成,具有滑利关节、疏通经络等作用。

7.按法

按法是指用拇指指腹、全掌、肘或肢体其他部位直接施加垂直方向压力于一定部位或穴位上,且力量保持一定时间的一种手法,称为按法。不宜迅猛加力,以免造成机体组织损伤或影响力量深透。在整个过程中始终保持垂直加力,不可改变用力方向。操作结束时,应逐渐减少压力,手不可突然离开操作面。拇指按法可用于全身穴位,掌按、肘按常用于肌肉丰厚部位的腰背部、下肢后部等。具有理筋整复,舒筋活络、散瘀止痛等作用。

8.抖法

用双手或单手握住患者肢体远端,做小幅度的上下连续颤动,称为抖法。用双手握住患者上肢的腕部或下肢的足踝部,慢慢将被抖动的肢体向前外方抬高一定的角度(上肢坐位情况下向前外抬高约60°,下肢在仰卧情况下抬离创面30°),然后两前臂同时施力,做连续的小幅度的上下抖动,使抖动时所产生的抖动波似波浪般的传递到肩部及腰部。注意抖动幅度要小,频率要快。主要适用于颈椎病、肩关节周围炎、髋部伤筋及疲劳性四肢酸痛等病证。

9.捏法

用拇指和其他手指在施术部位做对称性的挤压,称为捏法。可单手操作,亦可双手操作。因拇指与其他手指配合的多寡而有三指捏法、五指捏法等名称。用拇指和示指、中指指面,或用拇指和其余四指指面夹住肢体或肌肤,相对用力挤压,随即放松,再用力挤压、放松,重复以上挤压、放松动作,并循序移动。拇指与其余手指要以指面着力,施力时双方力量要对称,动作要连贯而有节奏型,用力要均匀柔和。主要适用于疲劳性四肢酸痛、颈椎病等病证。

(五)注意事项

(1)推拿前医师要审证求因,明确诊断,全面了解患者的病情,排除推拿禁忌证。

(2)推拿前患者应穿着舒适的衣服,需要时可裸露部分皮肤,以利于推拿。

（3）推拿前医师一定要修剪指甲，不戴戒指、手链、手表等硬物，以免划破患者皮肤，并注意推拿前后个人卫生的清洁。

（4）推拿时医师要随时调整姿势，使自己处在一个合适、松弛的体位上，从而有利于发力和持久操作。同时也要尽量让患者处于一个舒适、放松的体位上，这样有利于推拿治疗的顺利进行。

（5）推拿时医师要保持身心安静、注意力集中，从而在轻松的状态下进行推拿，也可以放一些轻松的音乐。

（6）推拿时医师用力不要太大，并注意观察患者的全身反应，一旦患者出现头晕、心慌、胸闷、四肢冷汗、脉细数等现象，医师应立即停止推拿，采取休息、饮水等缓解措施。

（7）急性软组织损伤局部疼痛肿胀较甚、瘀血甚者，宜选择远端穴位进行操作，病情缓解后再进行局部操作。

（8）患者过于饥饿、饱胀、疲劳、精神紧张时，不宜立即进行推拿。

（9）推拿时要保持一定的室温和清洁肃静的环境，既不可过冷，也不可过热，以防患者感冒和影响推拿的效果。

（10）推拿后，患者如果感觉疲倦可以休息片刻，再做其他活动。

六、耳穴压豆技术操作规程

（一）目的

耳穴压豆疗法又名耳穴贴压疗法，是指用王不留行籽、决明子等颗粒药物贴压并刺激耳郭上的穴位或者反应点，起到疏通经络、调节脏腑气血的作用，从而防治疾病的一种疗法。

（二）操作方法

（1）用物准备：75％乙醇、棉签、镊子、王不留行籽耳穴板。

（2）患者取侧卧位或坐位，对相关穴位进行常规消毒。

（3）埋籽：左手手指托持耳郭，右手用镊子夹取王不留行籽耳穴板上胶布，对准穴位粘在上面，并轻轻揉按1～2分钟，以局部耳郭微红、发热为度。

（4）操作完毕，清理用物，操作后应进行手的卫生消毒。

（5）左右耳交替操作，3～5天换一次，10次为1个疗程。

（三）禁忌证

（1）习惯性流产的孕妇。

（2）耳郭冻伤或有炎症者。

（3）过度疲劳或身体极度衰弱者。

（4）患有严重器质性病变和重度贫血的患者。

（5）耳郭上有湿疹、溃疡等。

七、刮痧技术操作规程

（一）目的

刮痧技术应用广泛，适用于内、外、妇、儿、五官等各科疾病的治疗，以及防病强身。刮痧对颈椎病、肩周炎、腰腿痛、关节炎、腰扭伤等疼痛性疾病治疗效果良好，对高血压、糖尿病、哮喘、中风偏瘫等慢性病有辅助治疗作用，对牛皮癣，不孕不育，类风湿等一些疑难杂病也有一定的效果，还可以用于中暑、心绞痛等。刮痧还有增智、增高、增加食欲，预防和治疗近视，调理脏腑，延年益寿,养颜美容的功效。

(二)操作程序

1.核对与安抚患者

核对患者姓名,了解病情与诊断,介绍并解释施术过程,消除患者恐惧心理,取得患者配合。

2.选择体位

根据患者的病情,确定施术部位。根据施术部位采取舒适的体位,暴露施术部位。刮痧施术时,体位的选择应以医师能够正确取穴和施术方便、患者感到舒适自然并能持久配合为原则,常用的体位有以下几种。

(1)仰卧位适用于胸腹部、头部、面部、四肢前侧刮痧。

(2)俯卧位适用于头、颈、肩、背、腰、四肢后侧刮痧。

(3)侧卧位适用于侧头部,面颊一侧,颈项和侧腹、侧胸,以及上下肢侧刮痧。

(4)仰靠坐位适用于前头、颜面、颈前和上胸部刮痧。

(5)俯伏坐位适用于头顶,后头、项背部刮痧。

(6)侧伏坐位适用于侧头、面颊、颈侧、耳部刮痧。

3.选择刮痧器具与介质

目前比较常用的刮痧器具为刮痧板、刮痧介质为润滑剂。刮痧板有木制、竹制、石制、动物角质或仿动物角质,要求板面洁净,棱角光滑。润滑剂多选用红花油,液状石蜡。麻油或刮痧专用的活血剂。使用前应仔细检查刮痧板边缘是否光滑、边角是否钝圆、厚薄是否适中及有无裂纹及粗糙,以免刮伤皮肤。

4.选穴

选准穴位或经络、皮部,因刮痧的面积宽,不至于像针灸时要求的那么严,而是经、穴不离面,在其中即可。

5.消毒

刮痧治疗前必须严格消毒,包括刮痧用具消毒、医师手指和施术部位消毒。施术部位用热毛巾擦洗干净,再进行常规消毒。刮具要用1:100新洁尔灭溶液或75%乙醇严格消毒,防止交叉感染。医师须事先将手用肥皂水洗刷干净,再用75%乙醇棉球擦拭消毒,然后方可刮痧施术。

(三)注意事项

(1)有出血倾向的疾病忌用或慎用;非正常皮肤部位慎用;妇女、儿童及年老体弱者,妇女经期下腹部,女性面部等处,刮拭手法宜轻,用补法,忌用大面积泻法刮拭;孕妇下腹部、腰骶部及三阴交、合谷等穴位禁刮。

(2)过饥、过饱、疲劳时不宜刮痧;对刮痧恐惧或过敏者,慎用或忌用刮痧。

(3)刮痧时需暴露皮肤,且刮痧时皮肤汗孔开泄,故需避风寒,防生他变。刮痧前后可适量饮温开水,有助于补充津液及排毒。需待皮肤毛孔闭合恢复原状后,方可洗浴,以避风寒侵袭。

(4)刮拭手法要用力均匀,以患者能耐受为度,达到出痧为止,但不可一味追求出痧而用重手法或延长刮痧时间。出痧多少受多方面因素影响,一般瘀证、实证、热证出痧多;虚证、寒证出痧少;服药过多者,特别是服用激素类药物者不易出痧;肥胖与肌肉丰满者不易出痧;阴经较阳经不易出痧;室温低时不易出痧。

(5)刮拭时,医师要精神专注,随时观察患者神色,经常询问患者有无不适感。

八、红外线治疗仪操作规程

红外光针法是指利用红外线照射人体腧穴，产生温热效应，从而起到疏通经络、宣散气血作用以治疗疾病的方法，又称腧穴红外线照射疗法。该疗法无烟、无味、热作用深透、热量恒定、易于调节、操作简单方便，适应证与艾灸基本相同，临床应用广泛，尤其对于风寒、湿邪引起的痹证具有明显的治疗作用。红外线，是波长在 $0.76 \sim 1\,000\ \mu m$ 的电磁波。红外光谱可以分为两部分，即近红外线(或称短波红外线)和远红外线(或称长波红外线)。近红外线波长 $0.76 \sim 1.5\ \mu m$，能够穿透人体较深的组织；远红外线波长 $1.5 \sim 1\,000\ \mu m$，主要作用于皮肤，能够被皮肤所吸收。一般医用红外光谱的波长为 $0.76 \sim 400\ \mu m$。

红外线治疗作用的原理是其照射后直接产生的温热效应，进而影响组织细胞的生化代谢和神经系统的功能。具有镇痛、促进神经功能的恢复、解除横纹肌和平滑肌的痉挛，改善组织营养、防止失用性肌萎缩；消除肉芽水肿、促进肉芽和上皮生长；减少烧伤创面的渗出；消除扭挫伤引起的组织肿胀，加快血肿消散；减轻术后粘连；促进瘢痕软化，减轻瘢痕挛缩等作用。

(一)常用仪器

目前，临床应用的红外线治疗仪器结构比较简单，主要是利用电阻丝缠在瓷棒上，通电后电阻丝产生热，使罩在电阻丝外的碳棒温度升高，一般不超过 $500\ ℃$。电阻丝是用铁、镍、铬合金或铁、铬、铝合金制成，瓷棒是用碳化硅、耐火土等制成。反射罩用铝制成，能反射 90% 左右的红外线。此外，还有用碳化硅管的，管内装有陶土烧制的螺旋柱，柱上盘绕铁镍铝电阻丝，通电后发出热能，穿过碳化硅层，透过红外线漆层，发射出红外线。

至于红外线灯，临床应用的有两种，一种为可见光红外线灯，即通电工作的同时发出短波红外线(近红外线)、可见光甚至还有少量的紫外线的光源。另一种为不发光红外线灯，又称为石英红外线灯，是将钨丝伸入充气的石英管中构成的照射器具，使用更为方便。此外，特定电磁波谱治疗仪(TDP)也能产生远红外波谱，发挥红外线照射作用。

(二)操作方法

红外线治疗仪的操作，首先接通 $220\ V$ 交流电源，打开开关，指示灯亮后，预热 $3 \sim 5$ 分钟；取适当的体位，充分暴露照射部位，将辐射头对准照射部位(腧穴或患处)；检查需要照射部位温度感觉是否正常，调整适当的照射距离，一般距离照射部位 $30 \sim 50\ cm$ 治疗过程中，根据患者的感觉随时调节照射距离，以照射部位出现温热舒适的感觉，皮肤呈现桃红色均匀红斑为宜。其间询问患者温热感是否适宜，避免照射强度不够或过强出现灼伤情况。每次照射时间 $15 \sim 30$ 分钟，每天 $1 \sim 2$ 次，$10 \sim 20$ 次为 1 个疗程。

(三)适应证

本法的适应范围很广，能够治疗各科疾病。如风湿性关节炎、慢性支气管炎、胸膜炎、慢性胃炎、胃痉挛。幽门痉挛、慢性肠炎、慢性肾炎、胃肠神经官能症；神经根炎、多发性末梢神经炎、周围神经损伤；软组织损伤、腰肌劳损、冻伤、烧伤创面、褥疮、骨折、滑囊炎、注射后硬结形成、术后粘连、瘢痕挛缩；乳头皲裂、外阴炎、慢性盆腔炎；湿疹、神经性皮炎、皮肤溃疡、皮肤瘙痒症等。

(四)注意事项

1.防止烫伤

治疗期间要经常询问患者感觉和观察局部皮肤反应情况。照射过程中如有感觉过热、心慌、头晕等反应时，雷立即告知医师。

2.避免直接辐射眼部

必要时用纱布遮盖双眼,以免损伤眼睛。

3.禁忌证

恶性肿瘤、活动性肺结核、重度动脉硬化、闭塞性脉管炎、有出血倾向及高热患者禁用红外线照射。

九、温针灸技术操作规程

温针灸技术是艾灸与针刺结合使用的一种操作技术,是在留针过程中将艾绒搓团捻裹于针柄上(或使用适当长度的艾条固定在针柄上)点燃,通过针体将热力传入穴位以治疗疾病的方法。温针灸技术具有温通经脉、行气活血的作用,适应证较广,常用于寒盛湿重,经络壅滞之证,如风湿疾病、肌肉关节疼痛、冷麻不仁,便溏腹胀等。

(一)基本操作方法

将毫针刺入穴位得气后,使针根与皮肤表面距离2~4 cm,留针不动,于针柄上裹以枣核大小粗艾绒制成的艾团,或取1~2 cm长度的艾条套在针柄上。一般从艾团(条)下面点燃施灸。待其自灭,再换艾团(条)。如用艾绒每次可灸3~4壮,艾条则可用1~2壮。在燃烧过程中,为防止落灰或温度过高灼伤皮肤,可在该穴区置一带孔硬纸片以作防护。其操作的关键环节主要有以下两点。

1.放置艾团

取粗艾绒,用右手拇指、示指、中指,搓成枣核大小,中间捏一痕,贴于针柄上,围绕一搓,即紧缠于针柄之上。艾团要求光滑紧实,切忌松散,以防脱落。

2.放置艾条

可在艾条中间先用针柄钻孔,然后安装在针柄上。

(二)禁忌证

(1)皮肤感染、瘢痕、肿痛和炎症的穴区。

(2)有出血倾向及高度水肿患者。

(3)患者疲乏、饥饿或精神高度紧张时。

(三)注意事项

(1)温针灸时,要嘱咐患者不要任意移动肢体,以防艾团(条)脱落灼伤。

(2)针柄上的艾绒团必须捻紧,针旁可放置弯盘,防止艾灰脱落烫伤皮肤或烧坏衣服。

(3)施灸后局部皮肤出现微红灼热,属于正常现象。如灸后出现小水泡,无须处理,可自行吸收。如水泡较大,可用无菌注射器抽去泡内液体,覆盖消毒纱布,保持干燥,防止感染。

十、水针技术操作规程

水针疗法,又称腧穴注射疗法、穴位注射疗法,指在经络、腧穴、压痛点或皮下反应物上,注射适量的药液,以治疗疾病的方法。由于应用药液剂量较常规小,故又名小剂量药物穴位注射。

(一)水针疗法常用药液

1.中草药制剂

如复方当归注射液、丹参注射液、川芎嗪注射液、生脉针注射液、人参注射液、鱼腥草注射液、银黄注射液、柴胡注射液、板蓝根注射液、威灵仙注射液、徐长卿注射液、清开灵注射液等。

2.维生素类制剂

如维生素 B_1、维生素 B_6、维生素 B_{12} 注射液,维生素 C 注射液,维丁胶性钙注射液。

3.其他常用药物

5％～10％葡萄糖、0.9％生理盐水、注射用水、三磷腺苷、辅酶 A、神经生长因子、硫酸阿托品、山莨菪碱、加兰他敏、泼尼松龙、盐酸普鲁卡因、利多卡因、氯丙嗪、利舍平等。

(二)适用范围

水针疗法利用了穴位和药物的双重作用,主治范围广泛,适用于多种慢性疾病引起的眩晕、呃逆、腹胀、尿潴留、疼痛等症状。

(三)物品准备

药物、一次性注射器、无菌棉签、皮肤消毒剂、污物碗、利器盒。

(四)基本操作方法

(1)评估患者,再次核对医嘱,做好解释,嘱患者排空二便。

(2)配制药液,备齐用物。

(3)协助患者取舒适体位,暴露局部皮肤,注意保暖。

(4)遵医嘱取穴,通过询问患者感受确定穴位的准确位置。

(5)常规消毒皮肤。

(6)再次核对医嘱,排气。

(7)一手绷紧皮肤,另一手持注射器,对准穴位快速刺入皮下,然后用针刺手法将针身推至一定深度,上下提插至患者有酸胀等"得气"感应后,回抽无回血,即可将药物缓慢推入。

(8)注射完毕拔针,用无菌棉签按压针孔片刻。

(9)观察患者用药后症状改善情况,安置舒适体位。记录穴位注射的部位、药物、剂量及患者感受。

(五)注意事项

(1)局部皮肤有感染、瘢痕、有出血倾向及高度水肿者不宜进行注射。

(2)孕妇下腹部及腰骶部不宜进行注射。

(3)严格执行"三查八对"及无菌操作规程,防止感染。

(4)遵医嘱配置药物剂量,注意配伍禁忌。

(5)注意针刺角度,观察有无回血。避开血管丰富部位,避免药液注入血管内,患者有触电感时,针体往外退出少许后再进行注射。

(6)注射药物时患者如出现不适症状时,应立即停止注射并观察病情变化。

十一、牵引治疗技术操作规程

牵引是应用力学中作用力与反作用力的原理,通过徒手、器械或电动牵引装置,对身体某一部位或关节施加牵拉力,使关节面发生一定分离,周围软组织得到适当的牵伸,从而达到复位、固定、减轻神经根压迫、纠正关节畸形的物理治疗方法。

(一)腰椎牵引

1.定义

应用牵引器械或徒手牵引力治疗腰椎疾病的方法称为腰椎牵引治疗技术。

2.适应证与禁忌证

(1)适应证:脊柱牵引适用于椎间盘突出、脊柱小关节紊乱、颈背痛、腰背痛及腰腿痛等;四肢牵引适用于四肢关节挛缩、四肢关节骨折且不能或不适宜手术复位的患者。

(2)禁忌证:重度腰椎间盘突出(破裂型)、腰脊柱结核和肿瘤、骶髂关节结核、马尾肿瘤、严重椎管狭窄症、急性化脓性脊柱炎、重度骨质疏松症、孕妇、腰脊柱畸形、较严重的高血压、心脏病及有出血倾向的患者。另外,对于后纵韧带骨化和突出椎间盘的骨化,以及髓核摘除术后的患者都应慎用。

3.设备与用具

腰椎牵引床(手摇式、电动式、三维快速式),牵引架,徒手时必要的绑带等。

4.操作方法与步骤

根据牵引力和牵引作用时间分为慢速牵引和快速牵引。

(1)慢速牵引:根据牵引力作用时间可分为持续牵引和间歇牵引。①患者仰卧位,上身通过肩部固定带固定,腰椎牵引带捆绑于腰部,下肢伸直位或双膝屈曲位。②牵引的初始重量一般不低于自身体重的 60%,可以用体重的 60%~80%,如 30~40 kg 的重量,起效后再逐渐增加,通常每 3~5 天增加 2~4 kg,增至患者耐受重量。③每次牵引 20~30 分钟,每天 1 次,10~14 次为 1 个疗程。

(2)快速牵引:又称多方位牵引、三维多功能牵引。该牵引力在 0~3 000 N 内是一个变量,变量的大小依据被牵引者腰部肌肉韧带等组织的拮抗力。不论性别、身体强弱均可达到要求的牵引距离,避免了牵引过度和牵引不足的现象。①患者俯卧于牵引床上,上身和腰臀部分别固定于胸腹板和腰臀板上,然后将身体上部和下部的固定绑带收紧,按输入的牵引、屈曲和左右旋转角度参数调整牵引床。②当调整完毕后,操作者站立于患侧,双拇指叠压于患部棘突或椎旁压痛点上,右脚脚踏牵引床控制开关,待患者呼气时瞬间踩踏脚下的控制开关,操作者拇指同时用力下压,完成一次组合牵引。③依据患者的反应,再行 1~3 次的重复,即完成一次牵引过程。④牵引后,腰围固定带固定腰臀部。快速牵引一般 1 周重复一次,总次数不超过 3 次。

5.注意事项

(1)腰椎牵引除了掌握好适应证与禁忌证外,还要注意与其他治疗方法相结合,如药物、肌力训练,维持正确姿势等才能维持牵引效果,取得最佳疗效。

(2)慢速牵引中,如果经过 2~3 次牵引,症状没有改善或反而加重,应停止牵引治疗,重新评定患者或改换其他的治疗方法。

(3)慢速牵引结束后,松开骨盆带时不宜太快,以免腹部压力突然降低引起患者不适;松开骨盆带后,应让患者仰卧休息数分钟后,再站起来。

(4)快速牵引后患者卧床休息 3~5 天,可仰卧也可侧卧。

(5)快速牵引 1 次后 1 周若病情无改善,原则上不再行第二次牵引,可再选择其他治疗方法。

(6)腰围固定可增加腰椎的稳定性,牵引后使用腰围固定,在一定程度上限制腰椎的活动度,有利于病情的好转,但不宜超过 20 天,以免造成腰部失用性肌萎缩,引起腰椎不稳。

(7)恢复期的患者每天可进行正确的腰部肌肉训练,增加腰部肌力,加强腰椎的稳定性。

(二)颈椎牵引

1.定义

应用牵引器械或徒手牵引力治疗颈椎疾病的方法称为颈椎牵引治疗技术。

2.适应证与禁忌证

(1)适应证:神经根型颈椎病,颈型颈椎病,症状较轻的椎动脉型颈椎病和交感神经型颈椎病,寰枢椎半脱位无手术指征者,斜方肌筋膜炎急性发作期。

(2)禁忌证:年迈体弱、全身状态不佳者,有脊髓受压症状的颈椎病,颈椎骨质有破坏者,如怀疑有结核、肿瘤等骨质破坏和严重骨质疏松症的患者,颈椎骨折脱位者,心肺功能差及精神不正常者。

3.设备与用具

颈椎牵引椅、简易牵引带和牵引支架。

4.操作方法与步骤

颈椎病的牵引方式一般采用坐位牵引,仰卧位牵引适合寰枢椎半脱位或颈椎骨折的患者。

(1)体位:一般采用坐位牵引,牵引带分别托住下颌和后枕部。

(2)角度:根据颈椎病变部位及颈椎曲度选择,可以采取中立位、前屈位或后伸位,其中中立位和前屈位比较常用。使用时应根据颈椎病的类型(神经根型、椎动脉型)及其病变的节段决定牵引的前屈角度。上位颈椎疾病采用中立位,下位颈椎疾病多采用前屈位牵引,角度 $10°\sim30°$,椎动脉型和较轻的脊髓型颈椎病采用中立位牵引。

(3)时间:颈椎牵引的时间以 $15\sim30$ 分钟为宜,时间太短达不到牵引的力学效果,时间过长容易产生头痛、头麻、下颌关节疼痛、心悸、胸闷、恶心等不良反应。一般牵引重量愈大,牵引时间应愈短。带有间歇牵引的牵引设备,牵引时间可稍长些,一般不超 40 分钟。治疗每天 $1\sim2$ 次,$10\sim14$ 次为 1 个疗程。

(4)重量:一般以体重的 $8\%\sim10\%$ 开始牵引。根据患者体质及颈部肌肉发达情况逐步增加牵引重量,通常每 $3\sim5$ 天增加 1 kg。如症状有改善,可维持此重量,如果没有改善,可适当增加,最大可达 $10\sim12$ kg。

5.注意事项

(1)牵引中应根据患者的反应及时调整体位、重量及时间,开始时可以是小重量、短时间,逐渐增加重量和延长时间。

(2)坐位牵引结束时,缓慢解除牵引力后取下牵引带,患者静坐片刻后,再站起离开。

(3)如果牵引中患者出现头晕、心慌、出冷汗或症状加重,应即刻中止牵引,并进行相应处理。

十二、穴位敷贴技术操作规程

穴位敷贴,是指在穴位上敷贴某种药物,通过药物和腧穴的共同作用,以防治疾病的一种外治方法。其中某些带有刺激性的药物(如毛茛、斑蝥、白芥子、甘遂、蓖麻子等)捣烂或研末,敷贴穴位,可以引起局部发泡化脓如"灸疮",则又称为"天灸"或"自灸",现代也称发泡疗法。

(一)敷贴药物与剂型

1.药物的选择

凡是临床上有效的汤剂、丸剂,一般都可以熬膏或研末用作穴位敷贴。正如吴师机在《理瀹骈文》中所言:"外治之理即内治之理,外治之药亦即内治之药,所异者法耳"。外治与内治只是方法不同,治疗原则是一样的。与内服药物相比,敷贴用药具有以下特点。

(1)使用通经走窜,开窍活络之品。《理瀹骈文》载:"膏中用药,必得通经走络、开窍透骨、拔毒外出之品为引",以领群药开结行滞,直达病所,祛邪外出。常用的药物有冰片、麝香、丁香、花椒、白芥子、乳香、没药、肉桂、细辛、白芷、姜、葱、蒜等。

(2)多选气味醇厚,甚或力猛有毒之品。如生南星、生半夏、生川乌、生草乌、巴豆、斑蝥、蓖麻子、大戟等药物。

(3)选择适当溶剂调和敷贴药物或熬膏使用,达到药力专一、吸收快、收效速的目的。醋调敷贴药,能起到解毒、化瘀、敛疮等作用,虽用药猛,可缓其性;酒调敷贴药,则有行气、活血、通络、消肿、止痛作用,虽用药缓,可激其性;油调敷贴药,又可润肤生肌。常用溶剂有水、白酒或黄酒、醋,姜汁、蜂蜜、蛋清、凡士林等。此外,还可针对病情应用药物的浸剂作溶剂。

2.药物的制作

穴位敷贴,在临床上根据病情及药物性能的不同,有多种使用方法,如敷贴散剂、敷贴膏剂等。

(1)膏剂:这是将所选药物熬制成膏或者制成外贴膏药或软膏,分为软膏剂和硬膏剂。

软膏剂:将药物加入适宜基质中,制成容易涂布于皮肤黏膜或创面的半固体外用制剂。

硬膏剂:有铅硬膏、橡胶硬膏和中药巴布剂。①铅硬膏:以食用植物油炸取药料,去渣后在高热下与红丹反应而成的铅硬膏称为黑膏药;以食用植物油与宫粉为基质油炸药料,去渣后与宫粉反应而成的铅硬膏称为白膏药;用松香为基质制成的膏药称为松香膏药。②橡胶硬膏:以橡胶为主要基质,与树脂、脂肪或类脂性物质(辅料)和药物混匀后,摊涂于布或其他裱褙材料上而制成的一种外用制剂。③中药巴布剂:以水溶性高分子化合物或亲水性物质为基质,与中药提取物制成的中药敷贴剂。

(2)丸剂:是将药物细粉或药物提取物加适宜的黏合剂或辅料制成的球形制剂。

(3)散剂:又称粉剂,是指一种或数种药物经粉碎、混匀而制成的粉状药剂。

(4)糊剂:将药物粉碎成细粉,或将药物按所含有效成分以渗漉法或其他方法制得浸膏,再粉碎成细粉,加入适量黏合剂或湿润剂,搅拌均匀,调成糊状。

(5)混剂:将中药捣碎或碾成泥状物,可添加蜜、面粉等物质增加其黏湿度。

(6)熨贴剂:以中药研细末装布袋中敷贴穴位,或直接将药粉或湿药饼敷于穴位上,再用艾火或其他热源在所敷药物上温熨。

(7)浸膏剂:将中药粉碎后用水煎熬浓缩成膏状,用时可直接将浸膏剂敷于穴位上。

(8)膜剂:将中药成分分散于成膜材料中制成膜剂或涂膜剂,用时将膜剂固定于穴位上或直接涂于穴位上成膜即可。

(9)饼剂:将药粉制成圆饼形进行敷贴的一种剂型。

(10)锭剂:将药物研极细末,并经细筛后,加水或面糊适量,制成锭形,烘干或晾干备用。用时加冷开水磨成糊状,以此涂布穴位。

(11)鲜剂:采用新鲜中草药捣碎或揉搓成团块状,或将药物切成片状,再将其敷于穴位上。

(二)操作方法

1.选穴处方

穴位敷贴是以经络腧穴理论为基础,通过辨证,选取敷贴的腧穴。腧穴力求少而精。此外,还应结合以下特点选取腧穴。

(1)选择病变局部的腧穴敷贴药物,或选用阿是穴敷贴药物。

(2)神阙穴和涌泉穴是最常用的敷贴腧穴。

(3)选用经验穴敷贴药物。如吴茱萸敷贴涌泉穴治疗小儿流涎,威灵仙敷贴身柱穴治疗百日咳等。

2.敷贴方法

根据所选腧穴,采取患者舒适、医师便于操作的治疗体位,使药物能敷贴稳妥。敷贴药物之前,定准穴位,用75％乙醇,或0.5％～1％碘伏棉球(签)在施术部位消毒。也可使用能够增加药物透皮速度或增加药物透皮量的助渗剂,如在敷药前先在穴位上涂以助渗剂或将助渗剂与药物调和后再敷贴。

(1)贴法:将已制备好的药物直接贴压于穴位上,然后外敷医用胶布固定;或先将药物置于医用胶布粘面正中,再对准穴位粘贴。硬膏剂可直接或温化后,将硬膏剂中心对准穴位贴牢。

(2)敷法:将已制备好的药物直接涂搽于穴位上,外覆医用防渗水敷料贴,再以医用胶布固定。

(3)填法:将药膏或药粉填于脐中,外覆纱布,再以医用胶布固定。

(4)熨贴法:将熨贴剂加热,趁热外敷于穴位。或先将熨贴剂敷贴穴位上,再用艾火或其他热源在药物上温熨。

如需换药,敷贴部位无水泡、破溃者,可用消毒干棉球或棉签蘸温水、植物油或液状石蜡清洁皮肤上的药物,擦干并消毒后再敷贴;敷贴部位起水泡或破溃者,应待皮肤愈后再敷贴。小的水泡一般不必特殊处理,让其自然吸收;大的水泡应以消毒针具挑破其底部,排尽液体,消毒以防感染;破溃的水泡应消毒处理后,外用无菌纱布包扎,以防感染。一般情况下,刺激性小的药物,每隔1～3天换药1次;不需溶剂调和的药物,还可适当延长到5～7天换药1次;刺激性大的药物,应视患者的反应和发泡程度确定敷贴时间,数分钟至数小时不等。如需再敷贴,应待局部皮肤愈后再敷贴或改用其他有效穴位交替敷贴。敷脐疗法每次敷贴3～24小时,隔天1次,所选药物不应为刺激性大及发泡之品。冬病夏治穴位敷贴从每年入伏到末伏,每7～10天贴1次,每次贴3～6小时,连续3年为1个疗程。敷贴穴位皮肤出现色素沉着、潮红、微痒、烧灼感、疼痛、轻微红肿、轻度出水泡,属于穴位敷贴的正常皮肤反应。

(三)适用范围

穴位敷贴的适用范围较为广泛,如哮喘、咳嗽、腹痛、面瘫、便秘、小儿咳嗽、小儿哮喘、小儿泄泻、腰腿痛、乳癖、鼻渊、口疮、经行腹痛、蛇串疮等。此外,还常用于防病保健。

(四)注意事项

(1)久病、体弱、消瘦,以及有严重心肝肾功能障碍者慎用。其他如糖尿病患者、孕妇、幼儿慎用。颜面部慎用。

(2)对于所敷贴之药,应将其固定牢稳,以免移位或脱落。

(3)凡用溶剂调敷药物时,需随调配随敷用,以防挥发。

(4)若用膏剂敷贴,膏剂温度不应超过45℃,以免烫伤。

(5)对胶布过敏者,可选用低过敏胶布或用绷带固定敷贴药物。

(6)对于残留在皮肤上的药膏,不宜用刺激性物质擦洗。

(7)敷贴药物后注意局部防水。

(8)注意敷贴时间和敷贴局部皮肤反应。

(9)敷贴后若出现范围较大、程度较重的皮肤红斑、水泡、瘙痒现象,应立即停药,进行对症处理。出现全身性皮肤过敏症状者,应及时到医院就诊。

十三、膏方技术操作规程

膏方,又称膏滋,是将单味或多味药物根据配伍组方,经多次滤汁去渣,加热浓缩,再加入辅料,如冰糖、饴糖、蜂蜜、黄酒及阿胶、龟板胶、鹿角胶等进行收膏而制成的半液体剂型。近代名医秦伯未在《膏方大全》中指出:"膏方者,盖煎熬药汁成脂液,而所以营养五脏六腑之枯燥虚弱者也,故俗称膏滋药"。膏方具有扶正祛邪,抗衰延年,纠偏祛病等作用,但更多的还是应用于固本、治本,防止疾病的发生。

膏方的优点是因人而异、整体调理,兼顾人体气血阴阳、五脏六腑,可以全面平衡、调节人体状况,治养结合,药补相宜,是一种具有高级营养滋补和治疗预防综合作用的中药剂型。在改善哮喘患者亚健康状态方面,膏方独具特点。

一是针对性强,一人一方,量身定制。可根据患者不同体质、不同症状体征进行组方,体现中医独特的辨证施治、因人制宜的个体化治疗。

二是不良反应小。因为膏方是将中药饮片反复煎煮而成,虽然药味多,但平均到每天药量较小,调理时间要求比较长,是一种细水长流型的调补方法,对肝肾不良反应小。

三是预防作用明显。患者疾病处于稳定控制阶段时,通过膏方调理可以起到改善体质、增强自身抵抗力、延缓和预防疾病发生发展的作用。

四是简便易服,口味怡人。与普通汤剂比较,膏方每次服用一汤匙,用量小而纯,可避免汤剂每天煎煮的麻烦。同时膏方辅以冰糖、饴糖、蜂蜜或木糖醇等调制收膏,缓和了中药的苦味,作为辅料的芝麻、胡桃肉等口味醇香,更使人易于接受。

(一)膏方适应人群

1.慢性病患者

冬季可以对慢性病患者采用边补边治的方法,以促进疾病的治疗和康复。

2.亚健康者

现代社会中青年人的工作、生活压力和劳动强度都很大(主要为精神紧张、脑力透支),同时不良的生活习惯也可造成人体各项正常生理功能大幅度的变化,使机体处于亚健康状态,这就非常需要适时进行整体调理。

3.老年人

他们的各项生理功能都趋向衰退,冬令进补能增强体质和延缓衰老。

4.女性人群

脾胃主全身元气,脾胃虚弱则元气不足,易致女性衰老。脾胃正常运转时,全身的营养不断得到补充,人的抗衰老能力、生命力随之增强,面部就会红润,皮肤就会充满光泽和弹性。

5.儿童

对小儿可根据生长需要适当进补,尤其是有反复呼吸道感染、贫血等症的体虚患儿宜调补。

6.疾病康复期患者

病后、手术后、出血后处于康复阶段者,包括肿瘤患者手术、化疗、放疗后。

7.性功能减退者

"虚则补之,实则泻之",中医学非常讲究平衡,人体既有不足的一面需要补,也有冗盛的一面需要抑制。如果补得太过了,就会适得其反,破坏平衡,营养过剩,也可能产生疾病,故不可盲从。

(二)膏方的制作

膏方的制作很复杂,现都由中药店或中药厂代为加工,由他们的专业人员按医师的要求制作。如能熟悉制作工艺和流程,保证煎熬质量,家庭制作亦可。制作方法步骤如下。

1.浸泡

先将配齐的药物核对检查一遍,将细料药、需特殊煎煮的药材,以及胶类、糖类等另放,其余药材统一放入容量相当的洁净锅具内,加水以高出药面10 cm左右,使药材完全浸泡在水中,如药材质地较轻,可用长筷子搅拌,并用干净的瓷碗压在表面,使之充分吸水膨胀,冬季浸泡8~12小时左右,夏季浸泡6~8小时左右。锅具可用砂锅、瓷锅、搪瓷锅、不锈钢锅等。铁锅、铝锅等不宜使用。

2.煎药

将浸泡过的中药饮片,加水至水面高出药面10 cm左右,先用大火煮沸,后转小火煎煮1小时左右,再转为微火以沸为度,煎煮4小时左右,药汁渐浓。此时根据药物的不同,选择24~40目的筛网滤出头道药汁,再加清水浸润药渣后上火煎煮,煎法同前。然后再依前法第三次煎煮,滤出药汁,将药渣倒弃(如药汁尚浓,可再煎煮一次)。将滤净的药汁混合一处,静置沉淀后取清液,再用80~100目的筛网过滤,滤汁备用,并预留一小部分用于熬汤。

3.浓缩

将滤净的药汁倒入锅中(因紫铜锅导热性能较好,受热均匀,故多用紫铜锅),进行浓缩。浓缩过程中,先用大火煎熬,加速水分蒸发,并随时撇去浮沫,让药汁慢慢变稠,再改用小火进一步浓缩,此时应不断用长粗的筷子搅拌,防止稠厚的药汁黏底烧焦,搅拌到药汁滴在纸上不散开来为度,此时方可暂停煎熬,这就是经过浓缩而成的清膏。

4.熬糖、炼蜜和烊胶

(1)熬糖:如果辅料用糖,可将糖类放入锅中,用小火加热翻炒,并不断搅拌,以免糖黏锅焦糊,待糖全部融化成老黄色,加入预留的药汁,将糖化薄。

(2)炼蜜:如果辅料用蜂蜜,先将蜂蜜置于锅中加热,使之完全融化,并使其中水分大部分蒸发,待其泛起大泡,呈老红色后,酌情加入约十分之一的冷水,再继续加热煮沸,随后趁热倒出,滤去其中杂质,即成炼蜜。一般炼蜜以生蜜500 g炼成400 g左右为度。

(3)烊胶:因荤胶味腥,黏腻难化,酒浸炖化后可祛除腥膻之气,并助运化之力。因此,如果用阿胶、龟板胶、鳖甲胶之类,收膏前需用黄酒(即绍兴黄酒,如无可用葡萄酒代替)浸泡一夜,再另用小锅将胶类与黄酒一起煎熬。煮沸后要用小火熬胶,胶类会逐渐烊化,烊化的过程很慢,需用粗长的筷子不断地搅拌,否则很容易黏底并烧焦,全部溶化可能需要1小时以上。也可将胶类放入碗中,加适量开水,然后放入锅中,隔水炖烊。

5.收膏

把蒸煮或烊化好的胶类与糖类倒入清膏内,保持煮沸状态慢慢熬炼,同时不断用锅铲搅拌,直至能拉扯成丝或滴水成珠(将膏汁滴入清水中凝结成珠而不散)即可。

细料药要根据不同的要求分别处理。粉碎后的细料药在收膏时加入,并充分搅拌混匀。单独用小锅煎煮的细料药,应煎煮两次以上,过滤并压榨取汁,浓缩后加入药汁中充分混合后,再进行收膏。

(三)膏方的保存

一料定制膏方,一般可服用1~3个月,如果保存方法不当,容易出现霉变等变质现象。霉变后的膏方不可继续服用,既浪费了药材,又中断了治疗,影响疾病的治疗和康复。因此,膏方的正确保存十分重要。

1.存放容器

存放膏滋药的容器,家庭常用陶瓷、玻璃、搪瓷类容器。忌用铝锅、铁锅等容器存放。存放膏方的容器既要清洁又要干燥,不能留有水分。如果容器是陶瓷、玻璃、金属类,可在洗净后用小火烘烤干燥消毒,陶瓷、玻璃类容器也可采用洗净后微波炉烘烤干燥消毒的方法;如果容器为塑料等有机材料,可在洗净后放入消毒柜中用臭氧、紫外线消毒并烘干。

2.包装方式

家庭包装膏方多用陶瓷罐,玻璃罐或不锈钢容器,在使用时应注意密封,如密封不良,容易产生细菌污染,使膏方变质。应将一料膏滋药分多个容器保存,近期服用的部分分开存放,暂时不用的部分要密封好。南方天气温暖潮湿,膏滋药容易受潮变质,最好放在冰箱冷冻室中保存,近期需要服用的膏滋,也应放在冰箱冷藏室或阴凉通风处,避免阳光直晒,避免受热受潮。医院制剂室和药店常用的机械分装真空袋包装膏滋药,具有定量准确、易于保存、携带服用方便的优点,但一般只能分装清膏,不能用于有辅料颗粒的膏滋方。而最新的膏滋药包装机,采用液态填装密封袋工艺生产的小袋包装,充分改变了传统大剂量包装带来的携带、服用不便,可用于有辅料颗粒的膏滋药、块状含服或嚼服型膏滋药的包装。也有厂家、药店将膏滋方制成固体糖果状,方便服用。

3.保存环境

膏滋药,一般建议放入冰箱保存,延长保存时间。可将分装好的膏滋药放在冷冻室,每次只取出近期需要服用的部分,不超过一星期用量,放在冷藏室供每天服用,但时间久了药物仍然会霉变。特别是南方地区梅雨季节,膏滋药很容易霉变。如果膏滋药表面出现白色小点,则表示药面上霉变了,这时可将白色小点及其周围挖去一片,再小火煮沸一次,还是可以服用的。如霉变范围过大,则应丢弃,防止致病。

4.取用方法

取用膏方时,应先将取膏的汤匙洗净、烘干、消毒,切忌有水。若汤匙没有洗净或沾有水分,沾入膏滋药中,容易滋生细菌,诱发霉变。同时,应一次性取出需服用的剂量,不可边吃边取,污染膏滋药。

5."返砂"的处理

有些膏滋在存放一段时间后,会有糖的结晶析出,这种现象俗称"返砂",引起"返砂"的主要原因是糖的配料用量不当和糖的预处理加工不当。"返砂"现象并不是一种膏滋变质的表现,经过适当的处理,仍可以继续服用。具体处理方法为:先将容器底部的糖分离出来,重新加适量水加热溶解后再与膏滋混匀,并适当加热重新收膏;如果盛放的容器可以加热,可直接置于蒸锅内,隔水加热,使膏滋中析出的糖分溶解,与膏滋搅拌均匀即可。

(四)膏方的服用

1.服用膏方前的准备

膏方进补前,肠胃功能差者要先调理脾胃。一些肠胃功能不佳、舌苔厚腻、消化不良、经常腹胀的患者,若直接服用滋补膏方,容易加重上述症状。对于这些患者,最好要先给予"开路药",一般选用陈皮、半夏、厚朴、枳壳、神曲、山楂等药,煎汤服用,以理气化湿,改善脾胃的运化功能。

膏方进补前要先治愈急性病。正在患病的应先将急性病彻底治愈,如患有感冒、咳嗽、急性胃肠炎等,则应先将感冒等病治愈,方能进补。否则如同"闭门留寇",非但达不到补益的效果,而且会使感冒、咳嗽等病症绵延不愈。

2.膏方具体服用要求

(1)膏方一般在冬至前1周至立春前服用,也可不拘时令按需服用。

(2)宜用少量开水冲化后服用。如果药物黏稠较难冲化,可用开水炖烊后再服。根据病情的需要,也可将温热的黄酒(肝病患者忌用)冲入服用。

(3)膏方中宜放置一个固定的汤匙取药,避免沾水,否则易产生霉变。开始时早晨空腹服用1次,1周后改为每天服2次,即晨起和晚睡前一小时空腹服用。

(4)成人每次服一汤匙,10～15 g;小儿减半。

(5)膏方启用后要及时放入冰箱,以防止霉变。

(6)服用膏方期间,若遇到感冒发热、咳嗽痰多、急性腹痛、头痛、胃肠紊乱(如呕吐、腹泻、消化不良)、昏迷、实热内盛(如热性疮疡、局部红肿热痛)、闭阻不通(如大便不通、小便不利)等情况时,应暂时停服,待上述急性病症治愈后再服用膏方。若症状严重,应及时就医。

(7)膏方的功效有两种基本倾向,一为补虚调理,二为治病疗疾。补虚调理药物不宜长期服用,补药绝不是多多益善,服多了不但影响消化功能,还会造成不必要的浪费,甚至损害健康。但对于膏方治病,却可以根据病情需要连续服用,但同样需要根据具体情况变化处方,随证调理。

(8)膏方是针对个体的状况而制订的,应一人一方,不可混淆。贪小便宜者,一料膏滋药全家享用,无病者或体质不同者反而会受害。

3.膏方服用的忌口

中医学认为,服用膏方必须忌口,否则影响药物的疗效,甚至产生不良反应。

(1)一般要忌生冷、油腻、辛辣、不易消化的食物。

(2)服膏方时应忌烟酒,不宜饮咖啡、浓茶、可乐等有较强刺激性的饮品。含有人参的膏方忌萝卜,含有何首乌的膏方要忌猪血、羊血及铁剂,且不能与牛奶同服。忌绿豆等解药性的物品。

4.服用膏方出现不适的调理

服用膏方在通常情况下不应该有不良反应。但是,也有少数人服用膏方后会出现以下不适。

(1)滋腻碍胃,食纳减少,或不思饮食,脘腹胀满。

(2)牙痛、口苦、口舌生疮、鼻出血、面部升火、大便秘结等"上火"表现。

(3)第二年春夏时感到不适,如厌食、困倦等,入夏怕热,也有出现低热、皮疹、便秘等。

(4)如有过敏表现须立即停药观察,严重者行抗过敏治疗。

这些不良反应,可以在刚开始服用几天时出现,也可能在第二年春夏才出现。防治这些不良反应,首先在服用"开路药"时要注意,尽可能祛除湿浊,调整好胃肠功能。在服用几天后就出现不思饮食、脘腹胀满时,应该暂停服用,改服1～2周理气和胃消导药后,再少量服用膏方,慢慢增加。如见牙痛口苦、鼻出血等"上火"表现时,须把清热泻火、解毒通腑药煎好后放入膏方中,一起服用以纠偏差。

(周兵霞)

第三节 高 血 压

一、基本概念

(一)定义

高血压是以动脉血压升高为主要特征的临床综合征。按病因分为原发性和继发性两大类。95％的高血压是原因不明的,为原发性高血压,是可伴有心脏、血管、脑、肾脏和视网膜等器官功能或器质性改变的全身性疾病。5％的高血压是由其他疾病引起的,如慢性肾炎、肾动脉狭窄、原发性醛固酮增多症、嗜铬细胞瘤、皮质醇增多症、大动脉疾病、睡眠呼吸暂停低通气综合征及药物等,为继发性高血压。

中医学虽然没有高血压这一病名,但在文献中对其病因、发病机理、症状和防治方法早有记载。《素问·至真要大论》记载:"诸风掉眩,皆属于肝。"《千金要方》指出:"肝厥头痛,肝火厥逆,上亢头脑也""其痛必至颠顶,以肝之脉与督脉会于颠故……肝厥头痛必多眩晕",认为头痛、眩晕是肝火厥逆所致。《丹溪心法》记载,"无痰不眩,无火不晕",认为痰与火是引起本病的另一种原因。因此,高血压属于中医学"头痛""眩晕"的范畴。

(二)高血压诊断

(1)在未服用高血压药物的情况下,非同天 3 次测量血压,收缩压≥18.7 KPa(140 mmHg)和(或)舒张压≥12.0 KPa(90 mmHg),可诊断为高血压。根据血压水平高低将高血压分为1级、2级、3级。

(2)收缩压≥18.7 KPa(140 mmHg)和舒张压＜12.0 KPa(90 mmHg)为单纯性收缩期高血压。

(3)患者既往有高血压史,目前正在用抗高血压药,血压虽然低于 18.7/12.0 KPa(140/90 mmHg),亦应该诊断为高血压。

二、病因病机

中医认为,高血压是因情志内伤、饮食不节、劳倦损伤,或因年老体衰、肾精亏损等导致脏腑阴阳平衡失调,风火内生,痰瘀交阻,气血逆乱所致。

(一)情志内伤

素体阳盛,加之恼怒过度,肝阳上亢,阳升风动,发为高血压;或因长期忧郁、恼怒,气郁化火,使肝阴暗耗,肝阳上亢,阳升风动,上扰清空而引发。

(二)饮食不节

平日嗜酒肥甘,饥饱劳倦,伤于脾胃,健运失司,以致水谷不化精微,聚湿生痰,痰湿中阻,浊阴不降,引起发病。

(三)体虚、劳倦过度

肾为先天之本,藏精生髓,若先天不足,肾精不充,或者年老肾亏,或久病伤肾,或房劳过度,导致肾精亏虚,不能生髓,而脑为髓之海,髓海不足,上下俱虚,而发生眩晕,或肾阴素亏,肝失所养,以致肝阴不足,阴不制阳,肝阳上亢,发为眩晕。大病久病或失血之后,虚而不复,或劳倦过度,气血衰少,气血两虚,气虚则清阳不展,血虚则脑失所养,皆能导致血压升高。

三、临床表现

高血压病的症状往往因人、因病期而异。早期多无症状或症状不明显,偶于体格检查或由于其他原因测血压时发现。其症状与血压升高程度并无一致的关系,这可能与高级神经功能失调有关。有些人血压不太高,症状却很多,而另一些患者血压虽然很高,但症状不明显。常见的症状如下。

(一)头晕

头晕为高血压最多见的症状。有些是一过性的,常在突然下蹲或起立时出现,有些是持续性的。头晕是患者的主要痛苦所在,其头部有持续性的沉闷不适感,严重妨碍思考、影响工作,对周围事物失去兴趣,当出现高血压危象或椎-基底动脉供血不足时,可出现与内耳眩晕症相类似症状。

(二)头痛

头痛亦是高血压常见症状,多为持续性钝痛或搏动性胀痛,甚至有炸裂样剧痛。常在早晨睡醒时发生,起床活动及饭后逐渐减轻。疼痛部位多在额部两旁的太阳穴和后脑部。

(三)烦躁、心悸、失眠

高血压患者性情多较急躁,遇事敏感,易激动。心悸、失眠较常见,失眠多为入睡困难或早醒、睡眠不实、多梦、易惊醒。

(四)注意力不集中、记忆力减退、乏力、耳鸣

早期多不明显,但随着病情发展而逐渐加重。

(五)肢体麻木

常见手指、足趾麻木或皮肤如蚁行感或项背肌肉紧张、酸痛。部分患者常感手指不灵活。

四、转归及危害

高血压是心脑血管疾病的危险因素之一,它可导致心、脑、肾等重要脏器的严重病变,如中风、心肌梗死、肾衰竭等。

五、患病高危人群判定及预防

(一)父母患有高血压者

调查发现,高血压患者的子女患高血压的概率明显高于父母血压正常者。高血压是多基因遗传,同一个家庭中出现多个高血压患者不仅仅是因为他们有相同的生活方式,更重要的是有遗传基因存在。

(二)摄入食盐较多者

食盐摄入量多的人容易患高血压,这是因为高钠可使血压升高,低钠有助于降低血压。高钙和高钾饮食可降低高血压的发病率。

(三)摄入动物脂肪较多者

动物脂肪含有较多的饱和脂肪酸,饱和脂肪酸对心血管系统是有害的,因此摄食动物脂肪多的人比食用含不饱和脂肪酸较多的植物油、鱼油的人易患高血压。

（四）长期饮酒者

流行病学调查显示，饮酒多者高血压的患病率升高，而且与饮酒量成正比。

（五）精神紧张者

高度集中注意力工作的人，长期精神紧张和长期经受噪声等不良刺激的人易患高血压。如果这部分人同时缺乏体育锻炼，如司机、售票员、会计等更易患高血压。

（六）吸烟、肥胖者

吸烟、肥胖是高血压的危险因素。

六、调理方案

临床治疗和康复医疗相结合，可更好地降低血压，减轻症状，稳定疗效，同时可减少药物用量。康复医疗还有助于改善心血管功能及血脂代谢，防治血管硬化，减少脑、心、肾并发症。康复医疗的作用途径有功能调整与锻炼两个方面。具体方法如下。

（一）气功疗法

以松静功为主，其要领是"体松、心静、气沉"。体质较佳者可练站桩功，较差者以坐位练功。

（二）太极拳

为低强度持续性运动，可扩张周围血管，给心脏以温和锻炼。太极拳动中取静，要求肌肉放松，气沉丹田，有类似气功的作用。

（三）步行

在良好环境下散步或以常速步行 15～30 分钟有助于降压及改善心血管和代谢功能。

（四）中医保健操

经常练习八段锦、五禽戏亦可强身健体。练习太极拳有困难者可舒展放松，配合呼吸体操，采用太极拳的模拟动作，分节进行。

（五）按摩或自我按摩

按揉风池、太阳及耳穴，抹额及掐内关、神门、合谷、足三里，可辅助降压、消除症状。

（六）理疗

某些药物的离子导入、脉冲超短波或短波治疗及磁疗都可用来作为镇静及降压的辅助治疗。

（七）饮食调理

高危人群的饮食治疗，是以减少钠盐、减少膳食脂肪并补充适量优质蛋白，注意补充钙和钾，多吃蔬菜和水果，戒烟戒酒，科学饮水为原则。

1.饮食宜清淡

提倡素食为主，素食方式可使高血压患者血压降低。因此高血压患者饮食宜清淡，宜高维生素、高纤维素、高钙、低脂肪、低胆固醇饮食。总脂肪小于总热量的 30％，蛋白质占总热量 15％左右。提倡多吃粗粮、杂粮、新鲜蔬菜、水果、豆制品、瘦肉、鱼、鸡等食物，提倡植物油，少吃猪油，少摄入油腻食物及糖类、辛辣食物、浓茶、咖啡等。

2.降低摄盐量

吃钠盐过多是高血压的致病因素，而控制钠盐摄入量有利于降低和稳定血压。临床试验表明，对高血压患者每天食盐量由原来的 10.5 g 降低到 4.7～5.88 g，可使收缩压平均降低 0.5～0.8 kPa（4～6 mmHg）。

3.戒烟、戒酒

烟、酒是高血压的危险因素,嗜烟酒有增加高血压患者并发心、脑血管病的可能,酒还能降低患者对抗高血压药物的反应性。

4.饮食有节

做到一天三餐饮食定时定量,不可过饥过饱,不暴饮暴食。每天食谱可如下安排:碳水化合物 250～350 g,新鲜蔬菜 400～500 g,水果 100 g,食油 20～25 g,牛奶 250 mL,高蛋白食物 3 份(每份指瘦肉 50～100 g,或鸡蛋 1 个,或豆腐 100 g,或鸡、鸭肉 100 g,或鱼虾 100 g,其中鸡蛋每周 4～5 个即可)。

5.科学饮水

水的硬度与高血压的发生有密切联系。研究证明,硬水中含有较多的钙、镁离子,它们是参与血管平滑肌细胞舒缩功能的重要调节物质,如果缺乏,易使血管发生痉挛,最终导致血压升高,因此对高血压患者,要尽量饮用硬水,如泉水、深井水、天然矿泉水等。

七、辨证治疗

(一)中气不足

1.症状

头晕目眩,倦怠乏力,少气懒言,不思饮食,胸脘满闷,大便溏薄,舌淡苔薄,脉细弱。

2.治法

治法为补中益气。

3.方药

补中益气汤加减:党参、黄芪、白术、陈皮、当归、川芎、升麻、柴胡、甘草。

(二)肝肾阴虚

1.症状

头晕目眩,耳鸣耳聋,记忆力减退,失眠多梦,腰酸腿软,口燥咽干,五心烦热,舌红少苔,脉细弦数。

2.治法

治法为滋养肝肾,养阴填精。

3.方药

杞菊地黄汤:枸杞、菊花、熟地、山萸肉、山药、丹皮、泽泻、茯苓。

(三)命门火衰

1.症状

头晕目眩,精神萎靡,畏寒肢冷,腰膝酸软,面目虚浮,阳痿遗精,夜尿频多,五更泄泻,舌淡胖,苔白,脉沉迟弱。

2.治法

治法为温补肾阳。

3.方药

右归丸加减:熟地、山药、山萸肉、枸杞、鹿角胶、菟丝子、杜仲、当归、桂枝、制附子。

(四)肝阳上亢

1.症状

头晕头胀,烦躁易怒,目赤面红,耳鸣耳聋,失眠多梦,便秘溲黄,舌红苔黄,脉弦数。

2.治法

治法为平肝潜阳,滋养肝肾。

3.方药

天麻钩藤饮加减:天麻、钩藤、石决明、杜仲、栀子、黄芩、川牛膝、益母草、桑寄生、茯苓。

(五)心脾两虚

1.症状

头晕目眩,怔忡心悸,动则加剧,失眠健忘,乏力食欲缺乏,面色苍白或萎黄,舌淡胖有齿痕,脉细弱。

2.治法

治法为补益心脾。

3.方药

归脾汤加减:党参、黄芪、白术、当归、茯苓、远志、酸枣仁、木香、桂圆肉、甘草。

(六)痰湿中阻

1.症状

头晕头沉,头重如裹,胸脘满闷,恶心呕吐,纳呆多寐,形体肥胖,舌胖苔腻,脉弦滑。

2.治法

治法为燥湿祛痰,平肝息风。

3.方药

半夏白术天麻汤加减:半夏、白术、天麻、陈皮、茯苓、蔓荆子、甘草。

(七)气滞血瘀

1.症状

头晕目眩,头痛剧烈,胸闷胸痛,舌暗有瘀斑,脉涩。

2.治法

治法为疏肝理气,活血化瘀。

3.方药

血府逐瘀汤加减:桃仁、红花、丹参、赤芍、川芎、生地、川牛膝、柴胡、枳壳。

八、日常养生

(一)情志调摄

人顺应四季变化规律,遵循四季养生法则,调摄情志,精神乐观,心境清净。诗词歌赋、琴棋书画、花鸟虫鱼,均可益人心智、怡神养性,有助于高血压的调治。

(二)平衡饮食

高血压患者在季节变换中要少吃酸性食品,多吃能补益脾胃的食物,如瘦肉、禽蛋、大枣、水果、干果等;菠菜、荠菜等新鲜蔬菜能有效降低胆固醇,减少胆固醇在血管壁上的沉积,利于血压的调控;宜吃甘温食物,如大枣、花生、玉米、豆浆等。

(三)运动调治

高血压患者在季节变换中应当遵循"动中有静,静中有动,动静结合,以静为主"的原则。坚持户外锻炼,以户外散步、慢跑、太极拳、气功锻炼等节律慢、运动量小、竞争不激烈,不需要过度低头弯腰的项目为宜,并以自己活动后不觉疲倦为度。

(四)顺应季节

在季节变化中,通过顺应四时变化,调整阴阳,使人与自然相和谐,从而达到阴平阳秘,养生保健之功效,使高血压患者在四季更替的过程中泰然自处,血压平稳少波动。春季肝气当令,万物生发,血压易偏高,应多进行户外活动,注意戒怒;夏季炎热,暑湿为邪,注意饮食勿过油腻及生冷,勿使大汗伤津;秋季干燥,阴虚之人当注意勿使津伤阴亏;冬季寒冷,肾阳不足之人当注重保护阳气,宜足浴。

(五)常用代茶饮、食疗方

1.茶饮

(1)菊花茶:白菊花、绿茶,开水冲泡饮服。

(2)菊楂决明饮:菊花、生山楂片、决明子各适量,开水冲泡饮服。

2.食疗方

(1)葛根粥:葛根、粳米、花生米,加适量水,用武火烧沸后,转用文火煮 1 小时,分次食用。

(2)绿豆海带粥:绿豆、海带、大米适量。将海带切碎与其他 2 味同煮成粥,可当晚餐食用。

(六)常用针灸保健疗法

1.耳穴疗法

(1)材料:一般选用王不留行籽。

(2)选穴:降压沟、降压点、肝、皮质下、高血压点等。

(3)操作方法:将王不留行籽置于相应耳穴处,用胶布固定,每穴用拇、示指对捏,以中等力量和速度按压 30~40 次,使耳郭轻度发热、发痛。

(4)疗程:两耳穴交替贴压,3~5 天一换,14 天为 1 个疗程。

2.体穴按压

(1)原理:对于高血压患者可辨证施穴,穴位按压可起到以指代针、激发经络、疏通气血的效果。

(2)选穴:可选用百会、风池、太冲、合谷、曲池、三阴交等穴位,再随证配穴。

(3)方法:用指尖或指节按压所选的穴位,每次按压 5~10 分钟,以有酸胀感觉为宜,14 天为 1 个疗程。

(七)足浴疗法

1.磁石降压方

磁石、石决明、当归、桑枝、枳壳、乌药、蔓荆子、白蒺藜、白芍、炒杜仲、牛膝各 6 g,独活 18 g。将诸药水煎取汁,放入浴盆中,待温时足浴,每天 1 次,每次 10~30 分钟,每剂药可用 2~3 次。

2.三藤汤

香瓜藤、黄瓜藤、西瓜藤各 30 g。水煎取汁,候温足浴,每天 2 次,每次 10~15 分钟,每天 1 剂,连续 7~10 天。

(周兵霞)

第四节 冠 心 病

一、基本概念

冠心病是冠状动脉粥样硬化性心脏病的简称,又称缺血性心脏病。相当于中医学的"胸痹""真心痛""厥心痛"等证的范畴,早在《内经》和《金匮要略》中已有记载。《灵枢·厥病》对厥心痛症状的描述是"痛如以锥针刺其心""真心痛,手足清至节,心痛甚,旦发夕死,夕发旦死"等,这些均包括冠心病的心前区疼痛。

二、病因病机

胸痹是由于心气不足,心阳不振,导致寒凝气滞,瘀血和痰浊阻碍心脉,影响气血的正常运行,从而产生胸骨后疼痛、胸闷、胃脘胀痛、心悸气短、四肢无力、活动后加重。其基本病机是阳微阴弦,阳微主要是指正气亏虚,包括了气血阴阳的虚损,阴弦主要指邪实,包括气滞、血瘀、痰浊、热毒、阳亢等,病位在心、肝经,涉及脾、肾、胃诸脏。故冠心病是本虚标实,虚实错杂的疾病。

三、临床表现

冠心病心绞痛的主要表现为发作性胸痛、心前区不适。

(一)部位

在胸骨体中段或上段之后,可波及心前区,如手掌大小,而非点状疼痛,可放射到左肩、左臂内侧。

(二)性质

为发紧或沉重感,如压迫、憋闷、窒息、紧缩或烧灼感等,而非针刺样、触电样或刀割样等尖锐性胸痛。

(三)诱因

常因体力活动或情绪激动而诱发,发生在当下,而非之后。

(四)持续时间

胸痛常持续数分钟或 10 多分钟,最长不超过 30 分钟。

(五)缓解方式

停止诱发症状的活动或情绪激动,或舌下含服硝酸甘油数分钟内缓解。

(六)辅助检查

心电图、超声心动图、冠状动脉造影等。

四、转归及危害

冠心病除了可以发生心肌梗死和心绞痛外,严重情况下还可发生各种严重的心律失常、心脏扩大,以及心力衰竭。其中最为严重的心律失常为心室颤动,这是冠心病患者发生猝死的主要原因。

五、患病高危人群判定及预防

(一)高危人群判定

1.体质辨识

痰湿质、湿热质、瘀血质、气虚质的体质易患冠心病。

2.年龄和性别

35 岁以上的男性、55 岁以上或者绝经后的女性。

3.家族史

父兄在 55 岁以前,母亲或姐妹在 65 岁以前死于心脏病的。

4.相关疾病

高血压、血脂异常、糖尿病、肥胖、痛风。其中高血压、高胆固醇及吸烟被认为是冠心病最主要的 3 个危险因素。有明确的脑血管或周围血管阻塞的既往史者。

5.其他因素

长期吸烟、酗酒、不运动者,精神压力大、精神抑郁者,以及口服避孕药者。

(二)预防

1.合理饮食

不要偏食,饮食不宜过量。要控制高胆固醇、高脂肪食物,多吃素食。同时要控制总热量的摄入,限制体重增加。增加新鲜水果、蔬菜、豆制品和低脂乳制品的摄入,每天适量进食一些坚果,食油应尽量选用植物性油类。可经常食用鱼类食品,如沙丁鱼、鲈鱼等,少用或禁用高脂肪、高胆固醇食物。

2.不吸烟、不酗酒

适量饮酒,每天饮酒 30 g 以下。

3.适当的体育锻炼

增强体质,控制体重,促进心血管功能。

4.积极防治慢性疾病

如高血压、高血脂、糖尿病等。

六、调理方案

(一)心情调节

调情志,畅气机,淡泊养心。古书云:"气机疏达,气血和调,阴阳平衡,病安从来?"故要经常提醒自己遇事要心平气和,增加耐性,要宽以待人,宽恕别人不仅能给自己带来平静和安宁,有益于冠心病的康复,而且能赢得友谊,保持人际间的融合。所以人们把宽恕称为"精神补品和心理健康不可缺少的维生素"。遇事要想得开,放得下,过于精细、求全责备常常导致自身孤立,而这种孤立的心理状态会产生精神压力,有损心脏。

(二)饮食的调养

饮食不节必然伤及肠胃,而摄盐超标,吸烟嗜酒,饥饱无度,吃得太油腻和太甜也对身体不利。

有利于预防冠心病的蔬菜、水果:芹菜、红萝卜、白萝卜、西红柿、黄瓜、苦瓜、花生米、大蒜、香菇、海带、紫珠菜、苹果、山楂、猕猴桃、菠萝。

不利于预防冠心病的饮食:咖啡、酒、糖、浓茶、奶油、巧克力、肥肉、动物内脏、动物脑等。

(三)适当运动

适当运动可以活动筋骨、调节气息、静心宁神,掌握一套身体锻炼和心理调节的方法,如自我放松训练,通过呼吸放松、意念放松、身体放松,或通过气功、太极拳、五禽戏、八段锦等活动,增强自身康复能力。

(四)季节养生

防病养生应该顺应春生、夏长、秋收、冬藏这个自然界的规律,顺时养生,力争人与天地交融、和谐。四时养生总原则为春夏养阳,秋冬养阴。从冠心病养生来讲,要注意夏季保护心脏,"夏季阳气最盛易于新陈代谢,要使机体气机通畅,宣泄自如,要表现出一种开放的心胸"。

七、辨证治疗

中医认为,冠心病属于虚实夹杂、本虚标实之证。临床表现因人而异,治疗施药视病情变化而定。急则治其标,缓则治其本,或标本同治,使心胸之阳舒展,血脉运行畅通。治本采用温阳益气、滋阴养血之法;治标则以祛寒、豁痰、活血等法。总之,要辨虚实、明标本,进行补虚或泻实,或标本兼顾,进行辨证分型治疗,才能取得良好的效果。辨证治疗如下。

(一)心血瘀阻证

1.症状

心胸疼痛,如刺如绞,痛有定处,入夜为甚,甚则心痛彻背,背痛彻心,或痛引肩背,伴有胸闷,日久不愈,可因暴怒、劳累而加重。舌质紫暗,有瘀斑,苔薄,脉弦涩。

2.治法

治法为活血化瘀,通脉止痛。

3.方药

方药为血府逐瘀汤加减。

(二)气滞心胸证

1.症状

心胸满闷,隐痛阵发,痛有定处,时欲太息,遇情志不遂时容易诱发或加重,或兼有脘腹胀闷,得嗳气或矢气则舒。苔薄或薄腻,脉弦细。

2.治法

治法为疏肝理气,活血通络。

3.方药

方药为柴胡疏肝散加减。

(三)痰浊闭阻证

1.症状

胸闷重而心痛微,痰多气短,肢体沉重,形体肥胖,遇阴雨天易发作或加重,伴有倦怠乏力,纳呆便溏,咳吐痰涎。舌体胖大且边有齿痕,苔浊腻或白滑,脉滑。

2.治法

治法为通阳泄浊,豁痰宣痹。

3.方药

方药为瓜蒌薤白半夏汤合涤痰汤加减。

(四)寒凝心脉证

1.症状

心痛如绞,心痛彻背,喘不得卧,多因气候骤冷或骤感风寒而发病或加重,伴形寒,甚则手足不温,冷汗自出,胸闷气短,心悸,面色苍白。苔薄白,脉沉紧或沉细。

2.治法

治法为辛温散寒,宣通心阳。

3.方药

方药为瓜蒌薤白桂枝汤合当归四逆汤加减。

(五)气阴两虚证

1.症状

心胸隐痛,时作时休,心悸气短,动则益甚,伴倦怠乏力,声息低微,面色㿠白易汗出。舌质淡红,舌体胖且边有齿痕,苔薄白,脉虚细缓或结代。

2.治法

治法为益气养阴,活血通络。

3.方药

方药为生脉散合人参养荣汤加减。

(六)心肾阴虚证

1.症状

心痛憋闷,心悸盗汗,虚烦不寐,腰膝酸软,头晕耳鸣,口干便秘。舌红少津,苔薄或剥,脉细数或促代。

2.治法

治法为滋阴清火,养心和络。

3.方药

方药为天王补心丹合炙甘草汤加减。

(七)心肾阳虚证

1.症状

心悸而痛,胸闷气短,动则更甚,自汗,面色㿠白神倦怯寒,四肢欠温或肿胀。舌质淡胖,边有齿痕,苔白或腻,脉沉细迟。

2.治法

治法为温补阳气,振奋心阳。

3.方药

方药为参附汤合右归饮加减。

八、日常调理

(一)药物调理

1.速效救心丸

行气活血,主要适用于早中期、心功能正常、气滞血瘀型冠心病患者。

2.复方丹参片和复方丹参滴丸

都含有性寒的丹参和冰片,主要适用于早中期、心功能正常、体质偏热型冠心病患者。

3.麝香保心丸

具有益气温阳、血脉同治的特点,对于冠心病的中晚期心功能减退或老年虚寒体质患者使用疗效更好、不良反应更少。

4.硝酸酯类药物

如硝酸甘油、消心痛,有头痛的不良反应,长期服用容易耐药。

(二)穴位疗法

1.灸足三里

可加强脾胃功能。足三里在小腿前外侧面的上部,外膝眼下四横指,距胫骨前缘一横指处。方法为艾灸条每次一支,点燃灸左右两穴,灸完为止,每天1次。

2.按摩涌泉穴

涌泉穴为肾经要穴。涌泉穴在足底前中1/3的交点,第二、三跖趾关节稍后处,肾主管生长发育和生殖,常按摩可以增精益髓、补肾壮阳、强筋壮骨。

3.居家用电子针灸仪或者按压穴位

选用内关、膻中、足三里、通里、三阴交等穴位,可以增强心脾功能,促进气血运行。

(三)肝脏调理

肝脏失调也是冠心病病理改变的重要环节,肝失疏泄、气机郁滞可致血压升高、血脂升高等。气血失调是冠心病心绞痛的基本病机,气血运行周身除依靠心气的推动,还有赖于肝气的调节。如肝失调血之职,人动则血不能及时灌注诸经,心之经脉失养则胸痛心慌,脑海失养则头晕目眩,四肢经脉失养则乏力。因此,多敲肝经、胆经来达到养肝的效果。

(四)饮食调理

佛手、橙子、金桔、山楂、陈皮、橘饼、黄花菜、玫瑰花、荞麦、韭菜、茴香菜、大蒜、高粱、刀豆、小麦、蒿子秆、葱、海带、海藻、萝卜等,补益心脾,疏肝理气,可适量食用。

(五)其他

调节情绪,宽容乐观;戒除烟酒,不吸二手烟;多吃蔬菜素食,保持大便通畅;适度运动,切勿过劳;心绞痛发作,立即停止活动,安静休息;家里备用制氧机或者氧气袋吸氧。

(周兵霞)

第五节 脑血管病

一、基本概念

脑血管病是临床常见病证之一,具有发病率高,致残率高,病死率高,合并症多及治愈率低的"四高一低"特点。

脑血管病属中医"中风"等范畴。中风为内科常见急症之一。其起病急骤,变化迅速,证见多端,犹如自然界风性之善行数变,故前人以此类比,名曰"中风"。对于中风的治疗及预防,历代医家均极为重视。通过长期医疗实践积累,逐步形成了中医学对中风病独特的医疗优势。

二、病因病机

中医学认为,中风的发生不外乎内因与外因两个方面。主要因素在于患者平素气血亏虚,心、肝、肾三脏阴阳失调,兼之忧思恼怒,或饮酒饱食,或房事劳累,或外邪侵袭等因素,以致气血运行受阻,经脉痹阻,失于濡养;或阴亏于下,肝阳暴涨,阳化风动,血随气逆,夹痰夹火,横窜经络,蒙闭清窍而猝然昏仆,不省人事,伴有口眼㖞斜,半身不遂,言语謇涩或失语;或不经昏仆,仅以㖞僻不遂为主要症状的一种病证。

(一)内因

内因在中风发病中起主要作用,已为临床实践所反复证实。

1.情志失调

情志即七情,指喜、怒、忧、思、悲、恐、惊七种情志变化。情志是机体对外界事物的不同反映,在正常情况下,不会使人致病。只有长期情志变化刺激,使人体气机紊乱,脏腑阴阳气血失调才会导致中风的发病。

七情中,又惟忧思郁怒为最甚。至于悲恐惊吓、精神紧张或情志异常波动,常为中风诱发因素。

2.劳累过度

本病亦可因操劳过度,形神失养,以致阴血暗耗,虚阳化风扰动为患。再则纵欲伤精亦是水亏于下,火旺于上,为发病之因。

中风的发病率随着年龄增长而增加,这和人过中年以后,机体日趋衰弱,阴血日趋亏耗不无关系。

(二)外因

外因在中,风发病过程中亦有不容忽视的作用。有时甚至成为中风发病的主要因素。外因主要包括以下两个方面。

1.饮食不节

过食肥甘醇酒,伤及脾胃,脾失健运,聚湿生痰,痰郁化热,引起肝风,夹痰上扰,可致中风发病。

2.气候变化

中风一年四季均可发生,但与季节气候变化有很大关系。入冬骤然变冷,寒邪入侵,可影响血液循环,因此为容易发病的季节。

(三)发病机制

中医学对中风发病的机理认识为以下几方面。

1.内风动越

内风因脏腑阴阳失调而生。火极以生风,血虚液燥可以动风。内风旋转,必气火俱浮,迫血上涌,致成中风危候。这是中风发生、发展变化中最基本的病理变化之一。

2.五志化火

多因喜、怒、思、悲、恐之五志有所过极,皆为热甚可以发生卒中。

3.痰阻经络

痰分风痰、热痰、湿痰。风痰系内风旋动,夹痰横窜脉络,蒙闭清窍而发病。热痰乃痰湿郁而化火,湿痰则常由气虚而生,多在中风恢复期或后遗症期因气虚湿痰阻络而见半身不遂、言语不利诸症。

4.气机失调

多指气虚、气郁、气逆,对中风发病,李东垣有"正气自虚"之说,为中风发病之主要病机。

5.瘀血阻滞

瘀血是指体内的离经之血或血运不畅停蓄于机体某一部位的血液,既是病理产物,又是致病因素。瘀血的形成,可因气滞、气虚、血寒、血热等使血行不畅或血热妄行等造成血离经脉,停蓄为瘀。瘀血而成,阻滞经络而发中风。

三、临床表现

(一)头痛

头痛是中风的常见症状之一。据统计,头痛在出血性中风的发生率为50%~60%,在缺血性中风的发生率为5%~25%。中医学传统理论认为,中风中头痛的出现,主要由肝阳上亢,瘀血阻络,痰浊上蒙,中气虚弱与血虚阴亏所致。

1.肝阳上亢头痛

肝阳上亢头痛是因为怒气伤肝,肝火上扰,或肝阴不足,肝阳上亢,清窍被扰所致。

特点:头痛以胀痛为主,并较剧烈,伴眩晕口干面赤,烦躁易怒,怒则加重,耳鸣胁痛,舌红少苔或苔黄,脉弦有力。

2.瘀血阻络头痛

瘀血阻络头痛多因久病入络,血滞不行,或有败血瘀结脉络。

特点:疼痛如刺,痛有定处,病势缠绵,舌质紫暗,舌面或舌边有瘀点或瘀斑,脉细涩或沉涩。

3.痰浊上蒙头痛

痰浊上蒙头痛多因素有痰湿,复因肝风内动,夹痰上蒙所致。

特点:头昏沉作痛,伴眩晕,胸脘满闷,呕恶痰涎,舌苔厚腻,脉弦滑。

4.中气虚弱头痛

中气虚弱头痛由中气虚弱,清阳不升,脑失其养所致。

特点:头脑空痛,绵绵不已,伴身倦无力,气短懒言,食欲缺乏,大便稀溏,舌质淡红,苔薄白,脉虚无力。

5.血虚阴亏头痛

血虚阴亏头痛由营血不足,阴血不能上荣于脑所致。

特点:头痛隐隐,伴头晕,目涩昏花,面色白,心悸失眠,爪甲不荣,舌淡苔薄,脉细涩。

以上论述的5种头痛,临床中前3种类型多见于中风的急性期,后2种类型多见于中风的恢复期或后遗症期。

(二)头晕

头晕是中风病常见症状之一。中医学认为,中风病中出现头晕症状,主要是由风火上扰,痰湿中阻,阴虚阳亢,中气不足,心脾血虚,肾虚精亏等6种原因引起。由于其病机不同,故临床表现各异。

1.风火上扰头晕

风火上扰头晕由气郁化火,风阳内动,使风火相扇,上扰清窍所致。

特点:头晕头胀,面赤易怒,烦躁少寐,舌红苔黄,脉弦数等。

2.阴虚阳亢头晕

阴虚阳亢头晕以阴虚为本,阳亢为标,本虚标实,上盛下虚。

特点:头晕目涩,心悸失眠,或盗汗,手足心热,口干,舌红少苔或无苔,脉细数或弦细。

3.痰浊中阻头晕

痰浊中阻头晕由湿聚生痰,痰湿中阻,上蒙清阳而致。

特点:头晕,头重如蒙,胸闷恶心,纳呆,形体困倦,或嗜睡,舌苔白腻或黄腻,脉濡滑或弦滑。

4.中气不足头晕

中气不足头晕由中风日久,久卧伤气,年事已高,脾胃虚弱所致。

特点:头晕,面色㿠白,体倦懒言,神疲纳减,自汗便溏,舌淡脉细等。

5.心脾血虚头晕

心脾血虚头晕由脾胃虚弱,气不生血,心失濡养所致。

特点:头晕眼花,心悸怔忡,健忘失眠,面色无华,唇甲色淡,脉细弱。

6.肾虚精亏头晕

肾虚精亏头晕由年老肾虚,肾精不足,髓海空虚所致。

特点:头晕耳鸣,精神萎靡,记忆减退,腰膝酸软,遗精阳痿,舌质淡红,苔薄白,脉弦细。

临床中前3种表现多见于中风的急性期,后3种表现多见于中风恢复期及后遗症期。

(三)神昏

神昏是以神志不清,不省人事,呼之不应,甚则对外界刺激毫无反应为临床特征的常见内科急症,亦为中风病常见症状之一。

闭与脱的鉴别点在于,闭证以神昏时牙关紧闭,肢强掌握,面赤气粗,痰涎壅盛为特点。脱证以神昏时目合口开,手撒遗尿,鼻鼾息微,汗出肢冷为特点。

(四)谵语

谵语是以神志不清,胡言乱语为特征的一种症状,多见于出血性中风患者。

(五)呕吐

呕吐出现于中风病的急性期。中医认为是胃气上逆的表现,当中风脑部有病变时,可通过经络影响胃,使胃失和降而发生呕吐。

特点:呕吐来势较猛,有喷射之状,或干呕无物,因本症状多由肝阳上亢引起,故临床上除呕吐见症外,还多兼见头痛、神昏、面红目赤、脉弦有力等。

(六)半身不遂

半身不遂指单侧上下肢瘫痪,不能随意活动而言,简称偏瘫。

(七)半身麻木

半身麻木是指麻木仅见于半侧肢体者,既是中风常见症状之一,也是中风的重要先兆。中医理论认为,半身麻木主要由中气虚弱,营血亏虚,肝风内动,痰湿阻络引起。

(八)肢体抽搐

肢体抽搐是指四肢不自主抽动,甚则颈项强直,角弓反张为特征的一种症状。中风病出现肢体抽搐大多伴有神昏。

(九)语言障碍

语言障碍是指因舌体强硬,活动不灵而致语言謇涩,谈吐不清,或发音不能,声音嘶哑而言,也称为失语。由肝阳上亢,痰邪阻窍,风痰阻络,肾虚精亏引起。

(十)二便不调

1.小便不调

小便不调包括小便短黄、清长、频数、刺痛、余沥、失禁、癃闭、不畅及小便混浊等。

(1)在中风急性期,由于意识昏蒙,无论脱证和闭证,小便失调多以失禁为临床表现。

(2)中风后遗症期所出现的小便失禁、小便余沥多由肾气不足,精血空虚,下元不固,膀胱不能约束尿液所致。

2.大便失调

中风病所出现的大便失调,以大便秘结表现者为多。

(十一)瘫痪侧手足肿胀

瘫痪侧手足肿胀在中风恢复期和后遗症期常可见到。该症状出现预示着肢体瘫痪难以恢复。

四、转归及危害

脑血管病具有高发病率、高致残率、高复发率,极大危害着人类健康。

五、患病高危人群判定及预防

(一)脑血管病的高危因素

1.年龄和性别

脑血管病随着年龄的增长发病率而上升,55 岁以上,年龄每增加 10 岁,发病率增长一倍,就性别而言,男性比女性发病率高 50%。

2.家族倾向

与该家族中高血压病、糖尿病和心脏病的发病率高呈正相关。

3.高血压

高血压是一种独立的肯定的脑血管病的危险因素。高血压既可致出血性脑血管病发生,又可致缺血性脑血管病发生。高血压患者[收缩压>21.3 kPa(160 mmHg)或舒张压>12.7 kPa(95 mmHg)]缺血性和出血性脑卒中的发生率都增高。高血压与脑卒中病死率相关,血压水平与脑卒中病死率明显直接相关。

4.糖尿病

糖尿病患者因糖代谢紊乱可使体内大中小血管硬化、狭窄等,从而致使缺血性脑血管病发生。糖尿病患者脑卒中的发病时间较非糖尿病患者早 10 年,因此对糖尿病患者正确治疗是预防脑卒中发病、进展,以及死亡的重要措施。

5.心脏病

心脏病致使血流紊乱,形成导致脑血管病的栓子。心房颤动引起脑卒中比动脉硬化性脑卒中死亡率更高。

6.高脂血症和肥胖

胆固醇水平在缺血性脑卒中发病起着重要作用,肥胖是脂肪在体内堆积过多而形成,体重指数增高会增加缺血性脑卒中的发病风险。

7.高同型半胱氨酸血症

其是动脉粥样硬化、缺血性卒中和短暂性脑缺血发作独立的危险因素,血浆中的同型半胱氨酸水平与缺血性卒中呈正相关,而且随着年龄的增长而增长。

8.血液学因素

血液病和血液流变学异常无疑是促发脑卒中的重要因素,可以导致血黏度增加和血栓前状态。高黏血症(脱水、红细胞增多症、高纤维蛋白原血症)常促发血栓形成。

9.吸烟和酗酒

大约18％卒中事件是由于大量吸烟导致。长期大量饮酒不仅能使血压水平升高,还可以导致脑深穿支小动脉内膜纤维素样坏死或玻璃样变,饮酒本身也可以引起小动脉痉挛,促使脑梗死的发生和发展。酒可少量饮用,每天不超过 50～100 g。

10.短暂性脑缺血发作(TIA)

短暂性脑缺血发作是一种历时短暂常反复发作的脑局部供血障碍,引起短暂性神经功能缺失,发作通常为数分钟,少数为数十分钟,一般不超过数小时,目前的定义将其限制在 24 小时之内恢复。TIA 是缺血性卒中最重要的危险因素或临床前期。近期频繁发作的 TIA 是脑梗死的特级警报。

11.脑中风

脑中风也就是脑血管病,我们列为脑血管病的危险因素是因为发生过脑中风的患者与没有发生过脑中风的同龄正常人群相比,其再发生脑血管病的概率高出 5 倍,也就是说发生过中风的人更容易再发,必须早期实施二级和三级预防。

12.季节气候的变化

天气变冷会导致外周血管、心脑血管收缩。血管收缩,血压骤然增高,发生出血性中风的可能会增加,由于组织血管缺血,缺血性中风发生的机会也会增多。

此外,口服避孕药为脑血管病的危险因素也成为共识。

(二)脑血管病的预防

1.适当运动

适当运动可以促进心血管机能,改善周身和脑部血液循环。应根据年龄和体质选择适当的运动方法,如散步、慢跑、健身操、太极拳等。最低目标:每周 3～4 次,每天活动 30 分钟。推荐干预方法:对脑卒中患者评估危险因素,根据患者的身体情况适当进行锻炼测评,指导运动处方。

2.生活起居有规律

工作、学习、休息都要妥善安排,避免忙乱,保持身体机能状态相应稳定。

3.保持精神愉快、心理平衡

如果情绪紧张激动、烦躁、暴怒、抑郁等会使血管痉挛,血压、血脂升高,促进动脉粥样硬化,引发脑血管疾病,应注意节制。

4.清淡饮食

要少吃动物脂肪和高胆固醇食物,以低盐、适量动物蛋白、丰富无机盐和多维生素 C 的食物为主,并选择多种谷物,少吃含蔗糖的主食。动物蛋白摄入量不宜过低,以保证机体足够的热量,并有助于降低血清脂质含量。多食用新鲜蔬菜、豆制品和水果,以补充钾、镁等保护心脏的无机盐类。

5.定期到医院检查

定期到医院检查血压、血脂、血糖、胆固醇、心电图等,及时治疗其他疾病,如心脏病、糖尿病、脉管炎等。注意脑血管疾病前期症状,如肢体麻木、乏力、眩晕、视物突然不清或讲话舌根发硬、语言不清等征象,一旦发现,应立即就医,以便及时有效地预防脑血管疾病的发生。

6.酗酒者应禁止过量饮酒

制定戒酒计划,采用逐步戒酒的方法,小量摄入,白酒不超过每天50 g。

7.控制体重

进行有规律的锻炼,多吃富含膳食纤维的食物。

8.吸烟

吸烟是男性和女性缺血性卒中的独立危险因素,戒烟可以减少50%的卒中危险。

9.控制好血压、血糖

减少钠盐的摄入,低糖饮食。

10.高脂血症和动脉粥样硬化

其是脑卒中发生的主要危险因素,预防动脉粥样硬化发生或者阻止其进展,都可以降低脑卒中发病率。

六、调理方案

从中医来讲,中风的高危人群多见于中年以上,临床主要表现为眩晕、肢体麻木、短暂性软瘫、语涩、晕厥等。主要是因脏腑阴阳失调,气血逆乱犯脑所致。病位在脑髓血脉,与心、肝、脾、肾相关。日常可从以下几个方面进行调理。

(一)心理调摄

培养乐观情绪,保持神志安定。可以通过欣赏音乐、习字作画、垂钓怡情等方法进行心理调摄,寓情于物,达到身心愉悦的目的。

(二)饮食调养

饮食调摄应以营养丰富、清淡易消化为原则,做到饮食多样化,清淡、熟软,进食宜缓,食要定时、限量,少吃多餐。

(三)起居调摄

生活起居规律,睡眠充足。顺应四季气候消长的规律和特点来调节机体,及时增减衣物,合理安排劳寝时间,使人体与自然变化相应,以保持机体内外环境的协调统一,从而达到健康长寿的目的。注意劳逸结合,保持良好的卫生习惯,定时大便。

(四)运动保健

进行适量运动可以畅通气血,强健脾胃,增强体质,如八段锦、太极拳、五禽戏等保健操。

(五)药物调理

根据不同的临床表现,辨证用药。肝胆火旺,痰瘀闭阻者,选用天麻钩藤颗粒、石龙清血颗粒等。风痰内盛,瘀血阻络者,选用天丹通络胶囊等。气阴两虚,脉络瘀滞者,选用生脉饮、脑心通胶囊、脑安胶囊等。

七、治疗方法

中医对中风病的治疗具有独特的理论和特色,积累了丰富的医疗实践经验。治法遵循辨证施治的原则,抓住风、火、痰、瘀、虚等病机要点,形成了一整套独特的治疗法则。

(一)开窍固脱法

此法适用于中风病急性期的中脏腑患者,因中风入脏腑主要表现为突然昏仆,不省人事,半身不遂的特点,病情危重,该法为急救法则。

中风中脏腑者,以昏仆、神志不清为特点,有闭证和脱证之分。闭证属邪闭于内的实证,乃风火痰瘀病邪亢盛,气机郁闭于内,清窍蒙闭,故急宜开窍祛邪。脱证属阳气暴脱的虚证,乃五脏元气衰微欲脱的险证,常由闭证转化而来,急宜回阳固脱。根据患者邪实之属性,临床常用以下具体治法。

1.清热息风,开窍醒脑

主要用于风火上扰清窍之中脏腑者。病机为肝阳暴涨,阳升而风动,血随气逆而上涌,蒙闭清窍。

(1)症状:突发不省人事,神志恍惚或昏愦,呼之不应,半身不遂,面赤身热,肢体强痉拘急,躁扰不宁,舌质红绛,苔黄腻而干,脉弦滑数。

(2)治法:清热息风,开窍醒脑。

(3)方药:羚羊角汤合安宫牛黄丸化裁。

2.温阳化痰,开窍醒脑

主要用于痰湿蒙闭清窍之中脏腑者。病机为肝风夹痰湿之邪上壅清窍,而成内闭之证。

(1)症状:突发不省人事,神智昏聩,半身不遂,面白唇暗,四肢不温,痰涎壅盛,舌苔白腻,脉象沉滑或缓。

(2)治法:温阳化痰,开窍醒神。

(3)方药:涤痰汤合苏合香丸化裁。

若不能口服则鼻饲或煎液保留灌肠。

3.益气回阳,固脱醒脑

主要用于元气败脱,心神散乱之中脏腑者。病机为正气虚脱,五脏之气衰弱欲绝,阴阳离决之象。

(1)症状:突然昏仆,不省人事,肢体软瘫,汗出如油,手足厥冷,目合口张,二便自遗,舌痿,脉微欲绝或细弱。

(2)治法:益气回阳,固脱醒脑。

(3)方药:参附汤化裁。

急煎频服,也可单用人参30 g急煎服。

(二)活血通络法

此法主要用于瘀血内阻之中风实证。此法临床上常可单独应用,不论是中风急性期还是恢复期,若有其他兼证,常可将此法寓于他法之中,是中风病治疗的基本法则。各种原因使瘀血内停、脉络闭塞导致瘀血证均可应用。其临床常用法如下。

1.益气活血通络

方药为补阳还五汤化裁。

2.活血通络法

方药为桃红四物汤化裁。

此法临床,上可单独使用,也常寓于其他治疗方法之中。

(三)滋阴息风法

此法主要用于中风先兆期或中风急性期。其病机为素体阴虚,水不涵木,因情志或劳累导致肝阳暴涨,阳亢化风,肝风内动所致阴虚阳亢、风阳上扰之中经络或中风先兆者。

1.症状

突发半身不遂,口角㖞斜,肢体抽动或跳动,肢体麻木不仁,耳鸣目眩,少眠多梦,腰膝酸软,舌质红或暗红,脉弦细数。

2.治法

治法为滋阴息风。

3.方药

方药为镇肝息风汤或羚角钩藤汤化裁。

(四)平肝潜阳法

此法主要用于中风先兆期和中风急性期。其病机主要为平素肝火旺盛,复因情志所伤,肝阳暴亢,风火相扇,气血上涌之肝阳上亢、风火上扰之中风中经络或中风先兆。

1.症状

半身不遂,语言謇涩,口眼㖞斜,眩晕,头痛,面红目赤,口苦咽干,心烦易怒,尿赤便干,舌质红或红绛,舌苔薄黄,脉弦有力。

2.治法

治法为平肝潜阳。

3.方药

方药为天麻钩藤饮化裁。

(五)化痰通络法

此法主要适用于中风急性期的中风实证。痰浊与瘀血均为实邪,又为病理产物。痰浊阻络乃中风发病的重要原因之一,其痰的产生与中风的发生有至关重要的联系。

根据临床痰浊的性质,常分以下3类。

1.燥湿化痰法

方药为半夏白术天麻汤化裁。

2.清热化痰法

方药为加味温胆汤化裁。

3.通腑化痰法

方药为复方承气汤或化痰通腑饮化裁。

(六)滋补肝肾法

此法主要用于中风后遗症期和脑血管痴呆等患者。通过滋补肝肾,填精补髓,补脑益智来改善中风病患者的后遗症恢复及生活质量。方药为地黄饮子或左归丸化裁。

八、日常调理

对患者常见的后遗症,从精神情志、饮食起居、功能锻炼等几个方面,结合中医辨证施护,进行日常调理。

(一)气虚血滞、脉络瘀阻者

在生活起居上应注意患侧肢体保暖,防止冻伤和外伤,采取舒适的功能位置,帮助患者按摩肢体关节部位,促进血液循环。

针刺曲池、合谷、足三里等穴,隔天1次。对小便失禁的患者,可针刺关元、气海、太溪等穴。饮食应营养丰富,易消化,多食高热量、高蛋白、低脂肪的食物。

(二)肝阳上亢、脉络瘀阻者

应密切关注血压变化,根据病情,每天测量2~4次血压。避免情绪刺激,禁烟酒,忌食肥甘厚味及辛辣动风之品,宜食清淡降火之物。

针刺曲池、合谷、外关、阳陵泉、太冲、解溪等穴。肢体局部可用当归活络酒擦浴。

(三)风痰阻络者

应慎起居,避风寒,忌食甘肥厚腻生痰之品,宜食清淡、化痰之品,药宜温服。

针刺风池、丰隆、金津、玉液等穴。

(四)积极治疗原发病,预防各种并发症

避免不良的精神因素刺激,预防并发症,如呼吸道感染、泌尿系统感染、褥疮、便秘等。

(周兵霞)

第六节 高脂血症

一、基本概念

高脂血症主要以血浆中胆固醇、甘油三酯、低密度脂蛋白升高,高密度脂蛋白降低为主要特征的一种血脂代谢紊乱状态,是导致动脉粥样硬化进而形成心脑血管疾病的主要危险因素之一。古代中医文献中无高脂血症病名,根据现代医学高脂血症的临床表现及特点,其大抵属于中医学"痰证""痰脂""脂浊""肥人"等范畴。

二、病因病机

(一)情志内伤,肝失疏泄

肝主疏泄,胆附于肝,胆汁可以净脂化浊,有助于脾胃受纳运化。若情志内伤,气机郁滞,肝胆不利,疏泄调达失常,影响胆汁的输布排泄,则脂肪难于消化,积存体内,血脂升高,久则气血瘀阻。

(二)静而少动,气滞血瘀

因性情内向、肢体残疾、工作习惯等,以致运动量少,气血运行迟滞,甚则气滞血瘀。

(三)年老体衰,肾虚精亏

高脂血症多见于老年人。肾主五液,为气血、津液、精津之主宰,若肾阳不足,则油脂的转化利用减少,而滞留血中,肾阴不足则精津减少,血脂相对增高。

(四)正气不足,污垢滞留

人体处于不断的新陈代谢过程中,正常情况下保持动态平衡,所生废物能按时足量排除。各种原因导致正气不足,清污祛浊能力下降,日积月累,痰浊滞留。

(五)脾胃虚弱,湿浊内生

脾胃虚损,运化失常,清阳不升,浊阴不降,水湿内停,聚湿生痰,湿浊蕴积体内。

(六)先天异常,禀赋失调

高脂血症患者多有家族疾病史,因此禀赋异常亦是产生高脂血症的原因之一。父母肥胖,自

幼即多脂肪,成年后形体更丰,行动迟缓,膏脂利用减少,致血中膏脂增多。

综上所述,高脂血症为内伤疾病,病势一般较徐缓,渐进加重,病程较长。观其病因病机,与现代人的不良生活方式关系密切,再加上中年之后脏腑虚损,体内正常的水液代谢异常,导致痰浊内生,停于血脉之中,发为膏脂。病机以肝、脾、肾功能失调为本,气滞、痰阻、血瘀为标,病位在三焦,病性属虚实夹杂。本病的防治焦点在于认清病因病机,早期调摄,树立正确的生活方式,纠正不良的生活习性,预防为主,防治结合。

三、中医辨证分型

(一)情志内伤,肝失疏泄

症见急躁易怒,皮下脂肪结节,心脑血脉脂类沉着,供血受阻,局部脂肪浸润等,舌脉因病证不同而异。脂凝于皮下,则出现结节;凝于心脉,则胸痹心痛;浸润于肝,则见脂肪肝。

(二)静而少动,气滞血瘀

症见静而少动,形体肥胖,肌肉乏力或萎缩,面色白,神疲嗜睡,舌淡胖,脉细弱。老年则易发生心脑血管疾病。

(三)年老体衰,肾虚精亏

症见大便秘结,肌肤瘙痒,头发稀疏,甚则脱发,舌微红,苔白或黄,脉弦细。本证因嗜食肥甘,热郁化火,火邪迫蒸,殚精竭虑,油脂泛溢,浸渍皮肤,导致瘙痒、毛发脱落。

(四)正气不足,污垢滞留

症见形体偏胖,血脂增高,体弱多病,精力不充,形盛势颓,易于外感,痰涎壅盛,气短乏力,大便秘结,脉虚细。

(五)脾胃虚弱,湿浊内生

症见形体虚胖,食欲缺乏,频吐痰涎,舌淡胖,边有齿痕,苔薄白或白腻,脉濡细。

(六)先天异常,禀赋失调

症见先天性肥胖或自幼肥胖,血脂增高。

四、临床表现

根据程度不同,高脂血症的表现也不一。

(1)轻度高脂血症通常没有任何不舒服的感觉,但没有症状不等于血脂不高,定期检查血脂至关重要。

(2)一般高脂血症的症状多表现为头晕、神疲乏力、失眠健忘、肢体麻木、胸闷、心悸等,还会与其他疾病的临床症状相混淆,有的患者血脂高但无症状,常常在体检化验血液时发现高脂血症。另外,高脂血症常常伴随着体重超重与肥胖。

(3)高脂血症较重时会出现头晕目眩、头痛、胸闷、气短、心慌、胸痛、乏力、口角㖞斜、不能说话、肢体麻木等症状,最终会导致冠心病、脑中风等严重疾病,并出现相应表现。

(4)长期血脂增高,脂质在血管内皮沉积所引起的动脉粥样硬化会引起冠心病和周围动脉疾病等,表现为心绞痛、心肌梗死、脑卒中和间歇性跛行(肢体活动后疼痛)等。

(5)少数高脂血症患者还可出现角膜弓和眼底改变。角膜弓又称老年环,若发生在40岁以下,则多伴有高脂血症,以家族性高胆固醇血症多见,但特异性不强。高脂血症眼底改变是由于富含甘油三酯的大颗粒脂蛋白沉积在眼底小动脉上引起光折射所致,常常是严重的高甘油三酯血症并伴有乳糜微粒血症的特征表现。

五、转归及危害

高脂血症时时刻刻在威胁人们的生命,血脂是机体血液中所含脂类物质的统称,血液中脂类物质超过正常数值就是高脂血症。血脂过多沉积会堵塞血管,从而影响血液循环,导致血压升高、血液黏稠、血糖增高,高脂血症还使动脉形成粥样硬化,心脑供氧不足,则会产生心肌梗死等。

轻度血脂异常身体可能没有什么不良感觉,一般高脂血症则会促使人产生头晕、嗜睡、乏力、心慌、气短、胸闷、指尖发麻等症状。当高脂血症累及心脏和血管时,就会出现心慌、气短、胸闷、心律不齐,严重时可产生心肌梗死,诱发心血管疾病。当累及肝脏,使肝脏血液循环发生障碍时,则会出现腰酸、腹胀、食欲缺乏。当累及肾脏,引起肾脏血液循环发生障碍时,则会产生腰酸腰痛,甚至血尿,发生下肢水肿。当累及皮肤,使其血液循环发生障碍时,就会出现皮肤干燥,产生皮肤斑疹等。如果累及肌肉,使其血液循环发生障碍时,就会产生四肢无力、全身酸痛等症状。

六、患病高危人群判定及预防、调理方案

(一)患病高危人群判定

高脂血症危险人群一般指有动脉粥样硬化家族史、体重增加、生活方式不良等人群,以及发现血脂升高且有冠心病、脑血管病或周围动脉粥样硬化病、糖尿病等病史的人群。

(1)有冠心病或动脉粥样硬化病家族史者,尤其是直系亲属中有此类疾病者。

(2)超重或肥胖者,体重指数$\geq$24 kg/m^{2}是高脂血症的独立危险因素。

(3)不良生活方式者,包括暴饮暴食、嗜酒酗酒、长期吸烟或吸烟量较大、嗜食肥腻厚味(高热量、高脂肪、高嘌呤饮食及动物内脏等)、缺乏运动、情绪紧张等。

(4)有黄瘤病者。

(5)发现血脂升高者 TC$\geq$5.18~6.19 mmol/L;LDL-C$\geq$3.37~4.14 mmol/L;TG$\geq$1.70~2.25 mmol/L。

(6)长期使用雌激素替代治疗及长期口服避孕药等。

(二)中医养生预防

(1)调整生活起居,做到生活规律,控制体重。

(2)调畅情志,消除紧张等不良情绪,避免过度情志刺激,保持心态平和。

(3)进行适当运动锻炼。

(4)做到清淡饮食,坚持低盐、低脂、低胆固醇、低热量、高蛋白质和高维生素饮食,少吃动物脂肪、内脏,多吃豆类及豆制品、粗粮、蔬果,进餐速度要慢,勿暴饮暴食,禁烟限酒。

(5)及时就诊,若出现胸部闷痛、头晕头痛等不适时应及时到医院就诊。

(三)六种体质倾向人群的中药调理预防

1.平和稳定倾向类

无明显不适。中医诊察为舌淡红,苔薄白。

泽泻粥:泽泻晒干研粉,选用粳米 50 g,加水 500 mL,先煮米为粥,待米开花后调入 10 g 泽泻粉,改用文火稍煮数沸即可。每天 2 次,温热食服。

2.胃热倾向类

多食,易饥,面红,口干。中医诊察为舌质偏红,脉偏弦滑。

西瓜饮:以榨汁机榨取西瓜汁 150 mL、梨汁 80 mL、白菜汁 50 mL,混合后凉饮。

3.痰湿倾向类

形盛体胖,身体重着,肢体困倦。中医诊察为舌苔偏腻,脉偏滑。

薏仁茯苓糖水:生薏苡仁 200 g,茯苓 30 g,冰糖适量。先将薏苡仁洗净,浸泡 2 小时后煮半小时,再用焖烧锅焖 5 小时即可。

4.脾虚倾向类

神疲乏力,食后胸闷脘胀,劳累后明显,情绪不佳,便溏或便秘。中医诊察为舌淡胖,边有齿印。

山药饭:山药、莲肉、米仁、扁豆各 30 g,山药洗净切碎,莲肉去皮心后煮烂,上述四味与粳米一起煮饭。

5.气郁倾向类

胸胁胀闷,或伴走窜疼痛,女性痛经,经色紫暗或夹有血块。中医诊察为舌暗,脉不流利。

气郁茶:枳壳、香附、柴胡、青皮各 10 g,开水冲,代茶饮。

6.阳虚倾向类

嗜卧喜温,气短乏力,动则更甚。中医诊察为舌偏淡胖。

当归生姜羊肉汤:当归 50 g,生姜 200 g,羊肉 500 g,洗净后切片,放入砂锅中加适量清水置文火上煮熟即可。

(四)高脂血症的自我按摩预防及调理

1.按摩腹部

双手相叠,以肚脐为圆心,紧压腹部,慢慢摩动腹部,以每分钟 30 次左右的频率进行,腹内有热感为宜,顺时针、逆时针共按摩 3 分钟左右。

2.按摩腹穴

端坐,用两手拇指分别按摩上脘、中脘、建里、关元、天枢各 1 分钟,以酸痛为度。

3.擦腰背

两手握拳,用力上下按摩腰背部位,每次 2 分钟左右。

4.按摩下肢穴

端坐,用两手拇指分别按摩血海、足三里、三阴交、涌泉各 1 分钟,以酸痛为度。

七、患病人群的调理方案

(一)合理饮食

人体脂类包括脂肪和类脂两种。高脂血症与饮食的关系最为密切。人体脂肪的积聚和部分类脂的来源主要是饮食。只有一部分类脂是在体内合成的,称为内生性类脂。控制饮食对高脂血症人群是十分重要的。

(1)饮食提倡清淡,但不宜长期吃素,否则饮食营养不完善,反而可引起内生性胆固醇增高。

(2)宜限制高脂肪、高胆固醇类饮食,如动物脑髓、蛋黄、鸡肝、黄油等。

(3)脂肪摄入量每天限制在 30～50 g。

(4)限制糖类食品。

(5)多吃蔬菜和水果。

(6)宜低盐饮食,食油宜用植物油。

（7）饥饱适度。

(二)戒烟戒酒

香烟中的尼古丁能使周围血管收缩和心肌应激性增加,使血压升高,心绞痛发作。大量饮酒对胃肠道、肝脏、神经系统、内分泌、心血管系统均有损害。应绝对戒烟限酒。

(三)适量饮茶

茶叶中含有的儿茶酸有增强血管柔韧性、弹性和渗透性的作用,可预防血管硬化。茶叶中的茶碱和咖啡因能兴奋精神,促进血液循环,减轻疲劳和具有利尿作用。适量饮茶能消除油腻饮食而减肥。但过多喝浓茶会刺激心脏,使心跳加快,对身体有害。

(四)适当运动

控制肥胖是预防血脂过高的重要措施之一。除饮食控制外,提倡坚持体育锻炼,如慢跑、五禽戏、太极拳等。平时经常参加体力劳动,可控制体重的增长。经以上合理调节饮食结构和改变生活方式,高血脂不能有效控制时,要在医师指导下合理服用降血脂药物,把血脂控制在正常范围。

（周兵霞）

第七节　肥　　胖

一、基本概念

肥胖是多种原因导致体内膏脂堆积过多,体重异常增加,并伴有头晕乏力、神疲懒言、少动气短等症状的一类病证。

肥胖病早在《内经》中就有记载,《素问·阴阳应象大论》有"年五十,体重,耳目不聪明"的描述。在证候方面,《灵枢·逆顺肥瘦》记载:"广肩,腋项肉薄,厚皮而黑色,唇临临然,其血黑以浊,其气涩以迟。"

二、病因病机

肥胖多由过食肥甘、情志所伤、缺乏运动、年老体弱、先天不足等因素,导致气虚阳衰、痰湿瘀滞形成。

(一)饮食不节

《素问·痹论》说"饮食自倍,肠胃乃伤",暴饮暴食或过饱易损伤脾胃。如饮食五味偏嗜,还会使相应脏腑机能偏盛,久之可损伤内脏。故《素问·生气通天论》说:"味过于酸,肝气以津,脾气乃绝;味过于咸,大骨气劳,短肌,心气抑;味过于甘,心气喘满,色黑,肾气不衡;味过于苦,脾气不濡,胃气乃厚;味过于辛,筋脉沮弛,精神乃央。"如长期饮食不节,势必会超过脾胃的受纳和运化功能,饮食五味不得化生水谷精微营养周身,反而停滞不化聚湿生痰,化为余赘之膏脂,沉积于皮肉和脏腑间,发为肥胖。同时,内停之痰湿又将进一步损伤脾胃的运化功能及气血津液的正常运行,如此反复,肥胖日重,证情也趋于复杂。

(二)情志所伤

脾在志为思,"思伤脾",脾伤则运化失健,水湿痰浊膏脂内生。情志抑郁,一则引起肝气不舒气机失调,津液输布失常,水湿滞留;二则肝郁"木不达土",影响脾胃;还可引起气滞血瘀,出现血瘀的证候。

(三)运动缺乏

喜卧好坐,缺乏运动,导致气血运行不畅。脾主身之肌肉,脾又主四肢。四肢肌肉筋脉的营养,以及功能均有赖于脾胃之水谷精微。因此,缺乏运动,脾胃呆滞,运化失常,不能布散水谷精微及运化水湿,致使湿浊内生,酝酿成痰,化为膏脂,聚于皮肤、脏腑、经络而致肥胖证候。

(四)先天不足

肥胖的发病与肾的关系密切。"肾主水""为先天之本",如禀赋不足,先天不充,或后天失养,损及肾本,导致肾对水液蒸腾气化不利,则水湿不化,泛滥肌肤为臃肿。

(五)年老体弱

中年以后,阴气自半,脏气功能减退;或过食肥甘,脾之运化不足,聚湿生痰;或脾虚失治,阳气衰弱,久之损及肾阳,而致脾肾阳虚,脾虚不能运化水湿,肾虚不能化气行水,水湿痰浊内停,浸淫肌肤而成肥胖。

此外,肥胖的发生与地理环境、性别等因素有关,由于女性运动量少于男性,故女性肥胖者较常见。

三、临床表现

(一)胃热滞脾证

多食,消谷善饥,形体肥胖,脘腹胀满,面色红润,心烦头昏,口干口苦,胃脘灼痛,嘈杂,得食则缓。舌红苔黄腻,脉弦滑。

(二)痰湿内盛证

形盛体胖,身体重着,肢体困倦,胸膈痞满,痰涎重盛,头晕目眩,口干而不欲饮,嗜食肥甘醇酒,神疲嗜卧。苔白腻或白滑,脉滑。

(三)脾虚不运证

肥胖臃肿,神疲乏力,身体困重,胸闷脘胀,四肢轻度浮肿,晨轻暮重,劳累后明显,饮食如常或偏少,既往多有暴饮暴食史,小便不利,便溏或便秘。舌淡胖,边有齿印,苔薄白或白腻,脉濡细。

(四)脾肾阳虚证

形体肥胖,颜面虚浮,神疲嗜卧,气短乏力,腹胀便溏,自汗气喘,动则更甚,畏寒肢冷,下肢浮肿,尿昼少夜频。舌淡胖,苔薄白,脉沉细。

四、转归及危害

(一)病机转化

本病病变过程中常发生病机转化。

1.虚实之间的转化

如食欲亢进,过食肥甘,湿浊积聚体内,化为膏脂,湿浊化热,胃热滞脾,形成肥胖,但长期饮食不节,可损伤脾胃,致脾虚不运,甚至脾病及肾,导致脾肾两虚,从而由实证转为虚证;而脾虚日久,运化失常,湿浊内生,或土壅木郁,肝失疏泄,气滞血瘀,或脾病及肾,肾阳虚衰,不能化气行水,可致水湿内停,泛溢于肌肤,阻滞于经络,使肥胖加重,从而由虚证转为实证或虚实夹杂之证。

2.各种病理产物之间也可发生相互转化

主要表现为痰湿内停日久,阻滞气血运行,可致气滞或血瘀;而气滞、痰湿、瘀血日久,常可化热,而成郁热、痰热、湿热、瘀热。

3.肥胖病变日久,常变生他病

《内经》中已经认识到肥胖与消渴等病证有关,极度肥胖者,常易合并消渴、头痛、眩晕、胸痹、中风、胆胀、痹证等。

(二)危害

肥胖是非传染病发病的重要危险因素,已成为威胁人类健康的第一杀手。

1.肥胖导致高脂血症

血脂中游离脂肪浓度升高,胆固醇、甘油三酯、血脂等总脂成分普遍增高,血脂代谢紊乱,最终导致动脉粥样硬化。

2.肥胖导致冠心病

(1)主要由于脂肪过量增加,引起心脏负荷加重或血压上升。

(2)人体能量摄入过多,引起冠状动脉硬化。

(3)肥胖者活动减少导致冠状动脉侧支循环削弱与不足。

(4)脂肪沉积于心包膜,影响心脏正常搏动,最终造成心肌缺血、缺氧,严重者发生猝死。肥胖导致其他心脏病,研究表明,肥胖人群患心脏病的危险是正常人的3倍。

3.肥胖导致脂肪肝

肝脏是人体内物质代谢的重要器官,由肠道吸收的脂肪在肝内分解转化再运到组织中去储存,当人饥饿时,储存的脂肪就被运到肝脏或其他组织去分解利用。肥胖者摄入量长期超过机体需要,且肝脏脂肪含量过多,超过肝脏负荷能力,肝内脂肪的分解利用形成障碍,使脂肪在肝细胞内堆积形成脂肪肝。肥胖者都有不同程度的脂肪肝,甚至包括儿童。

4.肥胖导致脑血管病

由于血液中胆固醇浓度的升高,血管壁通透性增强,类脂物质沉积于血管壁,引起血管硬化,血液的黏稠度增高,血小板过多,最终形成脑血栓。

此外,肥胖还会产生心理影响:①青少年由于肥胖而导致体态臃肿、行动不便,容易被同龄人取笑和攻击,导致其脱离群体,产生自卑情绪,致使其性格内向,严重的甚至会引起抑郁症。②成年人由于肥胖而导致工作机会丢失,生活陷入困境,从而引起心理扭曲。

五、患病高危人群判定及预防

(一)患病高危人群判定

营养摄取过量及缺乏运动都会引起肥胖。在物质丰富的现代社会,肥胖已经成为一种流行病,并且肥胖的发病率还在日益增长,与肥胖有关的2型糖尿病、高血压和心脏病等的发病率也在不断增加。易发生肥胖的人群如下。

(1)喜欢吃甜食、油腻食物,以及喜欢吃夜宵的人容易发胖。多食少动的人更容易发胖。

(2)有肥胖家族史,以及出生时体重明显超重的婴儿在成长过程中较其他人容易发生肥胖。

(3)喜欢饮酒,尤其是嗜饮啤酒的人容易发胖。

(4)女性在青春发育期、妊娠哺乳期和绝经期后由于卵巢功能和饮食的变化容易发生肥胖。

(5)长期从事重体力劳动的人,以及从小进行体育锻炼的运动员和体育爱好者,当他们停止重体力劳动和运动后,常常会在不知不觉中发胖。

(二)肥胖的预防

预防肥胖要从小做起,胎儿时期就要预防胎儿过重,儿童时期要平衡膳食、规律运动,定时检测体重。

1.胎儿期——预防胎儿过重

要预防新生儿体重过重,孕妇在妊娠期需增加营养,但并不是营养摄入越多越好。如果孕妇体重增加过快,常会导致胎儿出生体重过重,使今后发生肥胖的概率大大增加。

要预防胎儿体重过重,孕妇首先要定期检测体重增长是否符合正常妊娠的生理规律。正常孕妇妊娠前 3 个月体重增加 1.5～3 kg,以后每周增加 400 g,至足月时体重比未妊娠时增加 12.5 kg。其次,孕妇要根据体重增加情况调整热量摄入。第三,孕妇还要保证适当的活动量,如散步、轻体力活动等。

2.儿童、青少年期——平衡膳食＋规律运动＋检测体重

从小养成良好的饮食和运动习惯,会让孩子受益终身。

首先,应帮助孩子养成良好的饮食习惯。家长应该认识到,孩子有能力根据自己的生长需要来调控热量摄入,家长只需提供多样化的食物,由孩子自己决定吃不吃、吃多少。在日常生活中,家长要以身作则,言传身教,让孩子从小养成良好的饮食习惯。

其次,通过增加活动量以增加热量的消耗是预防肥胖的一个重要措施。即使在婴儿期,也不要总是将孩子抱在手中,而要帮孩子翻身、常做被动操。在幼儿期,要多让孩子独立走、跑、跳、玩游戏。在学龄期和青少年期,要让孩子每天有 30～60 分钟的体力活动。

此外,还要定期帮助孩子检测体重,发现体重增加过快时,则应引起重视,及时调整。

3.其余易肥胖人群——节制饮食＋坚持运动＋行为疗法

(1)节制饮食:预防发胖和减肥必须以节食为主,肥胖与饮食有密切关系。不论肥胖轻重都要做到"三低",即饮食低脂肪、低糖和低盐,多吃水果和高纤维素的蔬菜,改掉临睡前吃点心及饭后立即睡觉的习惯。孕妇也应忌食量过多及营养过剩。合理膳食,避免产后肥胖。

(2)坚持运动:平时要加强体育锻炼,多运动,以增加热量的消耗,并与节制饮食相配合。一个体重正常的人,应每天通过一定量的体力活动,把摄入的热量全部消耗,做到收支平衡,才能防止发胖。而对一个肥胖者来说,每天消耗的热量要超过摄入的热量,做到入不敷出,才能减轻体重,达到减肥的目的。

(3)行为疗法:制定的减重目标要具体,且是可以达到的。例如,以"每天走路 30 分钟或每天走 5 000 步"代替"每天多活动";开始时每天走路 30 分钟,逐步到增加 45 分钟等。

六、中医特色调理方案

(一)药物治疗

1.单味中药

近年来的实验证明,多种中药都具有减肥祛脂的作用。

(1)祛痰化浊、利湿降脂的有:生大黄、虎杖、苍术、泽泻、茵陈、草决明、半夏、番泻叶、洋葱、大蒜、蚕蛹、槐米、柴胡、金银花、姜黄、茅根、荷叶、薏苡仁等。

（2）活血化瘀、减肥祛脂的有：芜蔚子、丹参、赤芍、益母草、三七、生山楂、五灵脂、香附、三棱、莪术、鸡血藤、牛膝、当归、川芎等。

（3）滋阴养血、减肥降脂的有：墨旱莲、女贞子、首乌、生地、山茱萸、枸杞子、菊花、桑寄生、灵芝等。

2.复方中药

中医认为，肥胖与脾胃虚损、脾肾阳虚有关，从而导致运化失职，水谷不能转化为气血精微，而成为痰浊凝聚于体内，进而化为气滞血瘀、湿热等虚实夹杂的多种肥胖变症。复方中药按照功效可分为以下几种：

（1）化湿：代表方为二术四苓汤、泽泻汤、防己黄芪汤。

（2）祛痰：轻者用二陈汤、平陈汤、三子养亲汤，重者用控涎汤。

（3）利水：微利用五皮饮，导水用茯苓汤、小分清饮。

（4）通利腑气：用小承气汤、调胃承气汤。

（5）消导：用三消饮、保和丸。

（6）疏肝利胆：用温胆汤、疏肝饮、消胀散。

（7）健脾：用五味异功散、积术丸、五苓散、参苓白术散。

（8）温阳：用济生肾气丸、甘草附子汤、苓桂术甘汤。

3.验方

中医治疗肥胖取得了很大进展，临床治疗方法趋于多样化，逐渐形成了一些效果显著的专方，有些已被动物实验证实。

（1）定心方：主要由苦参、黄连、酸枣仁、三七、赤芍、党参、灵芝、丹参等中药组成。

（2）清平减肥茶：主要由山楂、枸杞子、瓜蒌、甘草等中药组成。

（3）芙蓉降脂减肥灵：主要由山楂、神曲、法半夏、茯苓、萝卜子、荷叶、陈皮、白术、人参等中药组成。

（4）减肥轻身汤：主要由茉莉花、玫瑰花、荷叶、草决明、枳壳、泽兰、泽泻、桑椹、补骨脂、首乌等中药组成。

（5）三花减肥茶：主要由玫瑰花、茉莉花、代代花、川芎、荷叶等中药组成。

（6）海藻轻身汤：主要由海藻、夏枯草、白芥子、薏苡仁、山楂、泽泻、茵陈、甘草等中药组成。

（二）针灸

针灸减肥通过刺激腧穴，疏通经络，加强脏腑功能，调整气血阴阳失衡，达到扶助正气，祛除停滞于体内的邪气，既能取得整体减肥的效果，还能消除局部脂肪，达到局部减肥的目的。

1.根据肥胖部位的不同，选用不同的穴位

（1）胸腹部：选取中脘、天枢、中极、膻中穴。

（2）四肢部：选取伏兔、足三里、阴陵泉、丰隆为主穴。

连续对患者进行针刺，针刺后还可连接电针机，疗效更佳。

2.根据肥胖类型的不同，选用不同的穴位

（1）脾虚湿滞型取穴：内关、天枢、三阴交、水分、列缺。

（2）冲任失调型取穴：四满、支沟、三阴交、血海、关元、太溪。

（3）胃强脾弱型取穴：四满、曲池、支沟、腹结、血海、内庭。

以上每天 1 次，1 个月为 1 个疗程。

3.根据证型的不同，选用不同的穴位

（1）单纯性肥胖患者取穴：中脘、气海、滑肉门、支沟、大横、梁丘、足三里、三阴交。

（2）阴虚内热者：加内关、太溪。

（3）食欲亢进者：加上脘、下巨虚、手三里。

（4）肝郁气滞者：加太冲、阳陵泉。

针刺得气后，接通电针，采用疏密波，强度适宜，每次 30 分钟，每天 1 次，10 天为 1 个疗程。

（三）耳针疗法

有研究认为，肥胖要责之肺、脾、胃、肾的功能失调，水液失于正常的输布代谢，痰湿阻于体内，致使体内气机失畅，日久则导致经络闭阻，冲任带脉失于对人体的调摄，因此在耳穴治疗上，常选取肺、脾、胃、肾、饥点、三焦、内分泌、子宫、皮质下、神门等对患者进行治疗。

（四）穴位敷贴

穴位敷贴是指将药物制成一定的剂型，作用于某些穴位或特定的部位上，发挥药物疗效和穴位刺激的双重作用，从而达到调整机体功能和治疗疾病目的的一种方法。

采用穴位敷贴对腹型肥胖患者进行减肥，首先将大黄、冰片、制南星、三棱、莪术这几种药物研成粉末，并按 3∶1∶3∶3∶3 比例混合均匀，然后加入甘油把药物粉末按顺时针的方向调成膏状，并制成约 1.5 cm×1.5 cm×0.3 cm 的药贴，最后将这些小药贴贴于患者腹部的相应穴位上，包括中脘、关元、气海、水道、大横、天枢，贴好后用胶布固定，每天至少要保留 6 小时，最好不要超过 8 小时，患者可根据自身情况将其取下（皮肤不适者应立即取下或遵医嘱）。治疗为每天 1 次，10 次为 1 个疗程。

（五）食疗

中医食疗是在中医理论的指导下，利用食物性和味的搭配及所含营养成分或其他成分，作用于人体一定的脏腑，达到调和气血，平衡阴阳，防治疾病，健身延年的目的。

《医部全录》中有记载冬瓜为方可治疗肥胖："人太肥欲得瘦轻健，可用冬瓜作羹长期食用，欲增肥则勿食此物。"中医学有肥人多痰、多气虚之说，肥胖的原因是气虚和痰湿内蕴。一般说，肥胖患者大多饮食失调或食欲亢进或偏嗜肥腻甘甜之食，久之导致脾失健运、肺失肃降、痰湿内蕴、滞纳机体而成肥胖。因此，中医食疗以健脾益气，化痰除湿为主，可选用茯苓、赤豆、薏苡仁、陈皮、荷叶、苦瓜、山楂、冬瓜、黄瓜、海带、黄豆芽、豆腐、鳝鱼、鸭肉、莴笋等食物组成配方。

另外，通过选用具有化痰祛湿、行气消积、益气健脾、导滞通便作用的药膳，如山楂茯苓饼、莱菔粥、海带决明汤等，无论在减肥的疗效上，收效的时间上及伴随症状、体征的改善上都有明显的效果。

（六）其他

另外，还有小针刀疗法、艾灸疗法、火罐疗法、按摩疗法等，都对肥胖有一定疗效。

（周兵霞）

第八节 过 敏

一、基本概念

过敏又称为变态反应,1906年由奥地利医师Vonpirguet首次提出,用以描述机体对各种抗原刺激产生的一种超强的免疫应答。

过敏性疾病又称变态反应性疾病,趋向于发生在有特殊过敏体质的人群,即特应性人群。临床常见的过敏性疾病主要有:过敏性鼻炎、过敏性咽炎、过敏性哮喘、过敏性皮炎,过敏性肠炎、食物过敏和过敏性休克等。

中医对过敏现象的观察和研究已历经千年。《素问·脉解》言:"所谓呕咳上气喘者,阴气在下,阳气在上,诸阳气浮,无所依从,故呕咳上气喘也。"这可能是关于哮喘的最早描述。

二、病因病机

引起过敏性疾病发生的因素众多,主要有内因(禀赋、体质)和外因(六淫之邪、药食毒邪)等。对于过敏性疾病,中医认为发病与否仍然取决于人体"正气"和自然界的"邪气"。自然界的邪气对于人群来说大体是相同的,但人体因为存在不同的体质状态,其"正气"就会存在差异,这种差异来自于个体遗传所致的特异体质。没有这种特异体质的机体,一般不会发生变态反应。

(一)禀赋不足,易于过敏

过敏性疾病多自幼而患,存在天生异禀,且有一定的遗传性和家族性。体质与过敏性疾病的发生具有一定的内在联系,并具有一定的规律性,同一类型的体质对某些过敏性疾病有易感性。如巢元方在《诸病源候论·漆疮候》中就曾描述不同禀赋的人接触漆的不同反应:"漆有毒,人有禀性畏漆,但见漆便中其毒……亦有性自耐者,终日烧煮,竟不为害者。"

(二)外邪侵袭,诱发过敏

过敏性疾病与外环境中的六淫之邪、药食毒邪等关系密切。如过敏性皮炎以突发皮肤瘙痒为主,这种病状和中医的"风瘙痒"及"痒风"颇为相似,系风邪客于腠理,往来于肌肤,导致经气不宣,故瘙痒不已。过敏性鼻炎、过敏性哮喘等肺系疾病常在气候寒温变化时诱发或加重。药物或食物过敏是药毒或食毒的一种典型表现,以皮肤瘙痒为主,少数可出现咳嗽、哮喘,甚至紫癜、休克等。

三、临床表现

过敏性疾病的种类繁多,根据发病部位不同,临床中最常见的有两种类型:一是以皮肤黏膜为主的病变,如湿疹、荨麻疹、过敏性紫癜、接触性皮炎等。二是以肺系病变为主的疾病,如支气管哮喘、过敏性鼻炎、咳嗽变异型哮喘等。具有过敏体质的人发生过敏性疾病的表现各有差别。如同为过敏性荨麻疹,有的患者症状表现为水肿、渗出明显,有的患者以瘙痒为主;同为过敏性鼻炎,有的患者以鼻痒、喷嚏为主,有的患者以鼻塞、流涕为主。

不同器官和不同变应原引起的过敏性疾病其临床表现各不相同。

（一）呼吸系统

喘息、咳嗽、呼吸困难。

（二）消化系统

急性症状包括腹痛、恶心、呕吐、厌食、腹胀、腹泻等。慢性症状包括腹泻、腹痛、体重减轻、倦怠乏力、多种维生素缺乏及电解质紊乱等。

（三）耳鼻咽喉

典型的症状有阵发性喷嚏、清水样涕、鼻塞和鼻痒等，严重程度不一，部分患者有眼部症状，包括眼痒、灼热感和流泪等。

（四）皮肤

急性症状有皮肤潮红、风团广泛、瘙痒难忍、口唇发麻、肿胀等皮肤、黏膜症状，出现早且发生率高，皮疹进展较快，严重者可出现水疱和大面积的表皮松解、脱落症状。慢性症状如荨麻疹、血管神经性水肿、慢性湿疹、瘙痒症、过敏性紫癜或固定性红斑。

（五）其他器官

全身急性临床表现以低血压、循环衰竭、过敏性休克为主要表现，部分慢性过敏性疾病可表现为唇及舌部的血管神经性水肿、复发性口腔溃疡、偏头痛或全头痛等。

四、转归及危害

过敏性疾病的发展有其自然进程，即在特定的年龄阶段，先后出现特征性的变态反应临床表现，并持续多年，随着年龄的增长，某些症状可能占主导地位，而其他症状减轻或完全消失，有少部分患者病情可逐年加重，随暴露变应原次数的增多，症状越来越严重。通常儿童特异性皮炎（湿疹）和食物过敏是首发症状，逐渐发展为过敏性鼻炎，最终导致哮喘。

过敏性疾病的特点是，患者的严重程度难以预料（一个看似健康的成人或儿童，可因此类疾病的发作在数小时内死亡），发病率高，且受累人群一半左右为儿童和青少年。近年来，过敏性疾病（特异性皮炎、食物过敏、过敏性鼻炎和哮喘等）发病率逐年增加，严重影响了患者的生活和健康，尤其对于儿童的体质、性情和学习等会造成更大的不利影响，同时也给社会造成巨大的经济负担。

五、患病高危人群判定及预防

（一）患病高危人群判定

由于过敏性疾病是多基因遗传疾病，迄今为止无特异性基因被用于过敏性疾病高危人群的筛查。人们曾试图通过脐血 IgE 水平、婴儿早期对鸡蛋过敏、血清嗜酸性粒细胞阳离子蛋白、各种细胞因子等生物学标志预测过敏性疾病发生的危险性，但研究显示，上述指标并不可靠和足够敏感。因此，从基因遗传背景中能否寻找到确定过敏性疾病高危人群的基因值得进一步研究。

1.儿童和青少年

过敏性疾病的发病率约占世界人口的 30%～40%，而且正以每年 1% 的速度增加，患者的严重程度难以预料，发病率高，且受累人群 50% 左右为儿童和青少年。

2.妊娠期妇女

妇女妊娠期体液免疫无明显变化，细胞免疫略有下降。研究显示，患有支气管哮喘的孕妇妊娠期发生先兆子痫、胎盘前置、高血压、呼吸道和泌尿道感染的概率明显高于不患支气管哮喘的孕妇。患有严重哮喘的孕妇发生早产、新生儿低体重、呼吸窘迫、高胆红素血症、畸形等的概率明显高于正常孕妇。

3.职业

职业过敏的患者,常常是上班时间或上班一段时间后感到特别不适,或是症状加重,休假后病情又趋于好转。常见的职业过敏性疾病有气喘、过敏性鼻炎、过敏性支气管炎及肺炎、眼睛过敏、接触性皮炎等。发病原因可能是接触工作场所的变应原(如咖啡豆、塑胶制品、食品添加剂等),或是化学物质直接刺激。

4.老年人

衰老与过敏性疾病的发生关系密切。人体结构成分的衰老变化包括水分减少、细胞数减少、器官功能下降;三大代谢平衡失调;各系统的生理性老化(皮肤系统生理性老化、感觉减退、呼吸系统老化、消化系统老化、泌尿生殖系统老化、神经精神系统老化、免疫屏障老化)。

老年过敏性疾病除具有相应的过敏疾病的临床表现外,常具有以下老年疾病的共同特点:①症状及体征不典型;②多病型;③发病快,病程短;④易发生意识障碍;⑤易引起水、电解质紊乱;⑥易发生全身衰竭等。

(二)预防

1.针对儿童和青少年

由于过敏性疾病发生的年龄特征,多数干预研究集中在儿童早期。哮喘和过敏性疾病的胚胎期干预在理论上有其合理性,但难以实施。已知引起儿童过敏性疾病的危险因素包括早期喂养、食物、感染、变应原、空气污染和香烟等。针对过敏性疾病的预防而言,加强宣教,一级预防越早越好,甚至在母孕期就开始,针对健康儿童,预防过敏性疾病的发生。二级预防是针对已经发生过敏的儿童,采取有效措施预防过敏症状加重。三级预防是针对慢性病患者采取有效的治疗方案,防止病情恶化和降低疾病对生活质量、学习能力的不良影响。具体方案如下。

(1)食物预防:有资料表明,母亲怀孕期和孩子的儿童时期,多摄入新鲜水果、蔬菜,少食反式脂肪酸和单糖,可以有效降低过敏性疾病的发病风险。

(2)环境预防:避开变应原。如吸烟产生的烟尘是发生哮喘和其他过敏性疾病的重要原因。尘螨是环境中常见的变应原,严格避免尘螨和高抗原性食物可以减少高风险组婴儿的变应原致敏。

(3)适当锻炼:小儿脏腑娇嫩、形气未充、生长发育迅速,适度的户外活动有助于自身免疫力的提高,增强抗病能力。

(4)其他:中医疗法包括三伏贴、三九贴、脐贴、针灸、推拿等;西医疗法包括抗组胺药、糖皮质激素、抗白三烯制剂等。

2.针对特殊人群

(1)孕前进行体检,综合评估和调理身体状态;孕中膳食平衡,营养优化,尤其是妊娠后期脂质、抗氧化剂和维生素A的补充,适当锻炼,保持心情舒畅,避免接触已知的变应原,禁止吸烟(包括吸二手烟);产后充分休息,避风寒,保暖,适当增加营养以助身体恢复。

(2)工厂保健预防包括四部分,入场体检、年度健康检查(增加过敏症状询问),环境测定及劳动检查。个人卫生习惯的养成,避免直接接触变应原,必要时应进行适当防护。家族过敏史的了解。减少工作中变应原的暴露危害。环境清洁的维护。

(3)老年人应注意观察总结可能的变应原并避免接触,饮食上注意尽量少吃生冷、辛膻等发物,饮食均衡,戒烟酒,起居有常,适当锻炼,若有身体不适,及早进行医疗干预。

六、调理方案

目前,西医对于过敏性疾病的治疗方案主要包括三种。

(一)尽可能找出变应原,避免再次接触

如除尘、除螨、防花粉等,但这是比较被动的方法,在实际生活中很难实施。

(二)阻断或干扰变态反应

阻断或干扰变态反应的某些环节以及控制炎性反应和缓解临床症状

(三)脱敏治疗

采用特异性免疫治疗以改善患者体内的免疫反应过程,即脱敏治疗。

中医体质理论认为,体质具有可调性,因此改善过敏体质是中医防治过敏性疾病的重要手段。对于具有过敏体质而未发病的人群,应积极改善其特殊体质,实现病因预防,阻止相关疾病的发生。在发病时,通过辨体、辨病、辨证相结合,在调节患者体质的基础上综合用药,标本兼治过敏性疾病。

七、常见过敏性疾病的防治

(一)过敏性鼻炎

临床以阵发性鼻痒、连续喷嚏、鼻塞、鼻涕清稀量多为主要症状,伴有失嗅、眼痒、咽喉痒等,起病迅速,症状一般持续数分钟至数十分钟,间歇期无喷嚏及鼻塞,可并发荨麻疹、哮喘等病。常因接触花粉、烟尘、化学气体等致敏物质而发病,有时环境温度变化亦可诱发。鼻腔检查黏膜多为苍白,少数充血,下鼻甲肿胀,发作时有较多清稀分泌物。属于中医学"鼻鼽""鼽"的范畴。具有冬春季节多发、晨起多发、吹风受凉多发、吹空调冷气多发的特点。此病本质为本虚标实,即在肺、脾、肾三脏虚损的基础上,感受风寒异气,鼻窍受邪所致。

1.内治

(1)肺经郁热,上犯鼻窍。

主症:鼻痒,喷嚏频作,流清涕或黏涕,鼻塞,胸闷气粗,常在夏秋闷热天气发作,或见咳嗽、咽痒、咽干、烦躁等症状。舌质红,苔白或黄或黄厚,脉数。

治法:清宣郁热,通利鼻窍。

代表方:辛夷清肺饮加减。

方中重用石膏、黄芩、栀子、知母、桑白皮清泻肺热;辛夷花、枇杷叶、升麻宣肺通窍;百合、麦冬清养肺金。

(2)肺气虚寒,卫外不固。

主症:鼻痒遇寒加重,喷嚏时作,清涕如水,鼻塞,嗅觉减退,畏风怕冷,自汗,气短懒言,面色苍白。舌质淡,苔薄白,脉浮虚。

治法:温肺散寒,益气固表。

代表方:过敏煎或玉屏风散合桂枝汤加减。

(3)脾气虚弱,清阳不升。

主症:鼻痒,清涕涓涓而下,鼻塞,面色无华,形体消瘦,食少纳呆,大便溏薄,神疲乏力,四肢倦怠。舌质淡,舌体胖大,边有齿痕,苔薄白,脉濡。

治法:补脾益气,生阳通窍。

代表方:补中益气汤加减。

(4)肾阳不足,温煦失司。

主症:鼻痒,喷嚏连连,鼻流清涕,反复发作。形寒肢冷,精神不振,腰膝酸软,小便清长,夜尿频多,头晕目眩。舌质淡,苔薄白,脉沉细无力。

治法:补肾助阳,纳气通窍。

代表方:金匮肾气丸加减。

2.外治法

(1)滴鼻:选用芳香散邪通窍的中药滴鼻剂滴鼻。

(2)嗅鼻:可用白芷、川芎、路路通、细辛、辛夷共研细末,置瓶内,时时嗅之。

(3)塞鼻:细辛膏,棉裹塞鼻。

(4)涂鼻:可用鹅不食草干粉加入凡士林,制成药膏,涂入鼻腔,每天2～3次,或用干姜适量,研末,蜜调涂鼻内。

3.针灸

临床常用的腧穴有神庭、迎香、印堂、合谷、足三里、风池、肺俞、列缺、大椎、风门、脾俞、肾俞、鼻通、上迎香、百会、上星、攒竹、太溪、太冲、肝俞、血海、膈俞、曲池、命门、大杼、通天、鱼际、丰隆、素髎、三阴交、尺泽、太渊、下关等。

临床常用的针灸疗法有:①单纯针刺疗法。②蝶腭神经节针刺疗法,主要选3个穴,下关、颧髎、蝶腭穴。③针刺结合艾灸疗法,如取大椎、肺俞、风门、脾俞、肾俞,采用隔姜灸法,此为温法;配用快针取曲池、合谷、列缺、迎香、印堂、外关、太冲穴,浅刺少留针,此为清法。清温两法结合,扶正祛邪。

4.其他疗法

(1)穴位按摩:每天晨起前,以双手示指或中指按揉鼻旁两侧迎香穴,至局部有热感、鼻腔湿润为度。急性发作期,加揉印堂、神庭。

(2)穴位敷贴:三伏贴、三九贴、脐贴等。

5.生活调护

慎起居,避风寒,节饮食,畅情志,适锻炼。作息规律,保持居室环境清洁,被褥床单经常换洗,可防止对尘螨过敏。随气温变化适时增减衣物,出门佩戴口罩,以防外邪经口鼻皮肤侵入,诱发旧疾。饮食清淡均衡,粗细搭配适当,荤素配伍合理。尽量少食可能诱发过敏的食物。保持身心舒畅,锻炼身体,增强体质。

(二)荨麻疹

荨麻疹是一种以风团时隐时现为主的瘙痒性、过敏性皮肤病。其特点是皮肤有鲜红色或苍白色风团,发无定处,忽起忽退,瘙痒不堪,消退后不留痕迹,可伴发热、呕吐、腹痛等症状。本病男女老幼皆可发病,尤以中青年多见。急性者发病突然,数小时后迅速消失不留痕迹,后又不断成批发生,经治疗除去病因后,在1～2周停止发生。慢性者反复发作,长达数月、数年而不愈。此病属中医"瘾疹"范畴。

1.内治

(1)风寒证主症:皮疹色白,遇冷或风吹则加剧,得热则减轻,多冬季发病,苔薄白或稍腻,脉迟或濡缓。

治法：疏风散寒，调和营卫。

代表方：桂枝汤加减。

（2）风热证主症：皮疹色红，遇热则加剧，多夏季发病，苔薄黄，脉浮数。

治法：疏风清热。

代表方：消风散加减。

（3）肠胃湿热证主症：发疹时伴脘腹疼痛，神疲，纳呆，大便秘结或泄泻，甚至恶心、呕吐，苔黄腻，脉滑数等。

治法：祛风解表，通腑泄热。

代表方：防风通圣散合茵陈蒿汤加减。

（4）血热证主症：晚间发作较重，先皮肤灼热刺痒，搔后即随手起风团或条索状隆起，越搔越多，发疹时伴心烦不宁，口干思饮，苔剥舌红，脉弦滑数。

治法：凉血清热，消风止痒。

代表方：犀角地黄汤合消风散加减。

（5）血瘀证主症：皮肤暗红，面色灰暗，口唇色紫，风团可发于腰带、表带压迫处，舌紫或有瘀点，脉细涩。

治法：活血祛风。

代表方：桃红四物汤加减。

（6）气血两虚证主症：反复发作，延续数月或数年，劳累后则发作加剧，神疲乏力，舌淡苔薄白，脉濡细。

治法：补益气血。

代表方：八珍汤加减。

（7）脾胃虚寒证主症：发疹时伴有形寒肢冷，脘闷纳呆，神疲乏力，腹痛便溏，舌淡苔薄，脉沉细缓。

治法：温中健脾，调和营卫。

代表方：附子理中汤合桂枝汤加减。

（8）冲任不调证主症：常在月经前2～3天开始发疹，往往随着经净逐渐减轻或消失，但在下次月经来潮时又复发，苔薄舌紫，脉细。

治法：调摄冲任。

代表方：二仙汤合四物汤加减。

2.外治

香樟木、蚕砂各30～60 g，煎汤熏洗。

3.针灸疗法

（1）针刺主穴有：曲池、合谷、血海、三阴交、膈俞。风热者加大椎、风门；风寒者加风门、肺俞；血虚风燥加风门、脾俞、足三里；肠胃实热加内关、支沟、足三里；喉头肿痒、呼吸困难加天突、天容、列缺、照海；女性经期风疹伴月经不调加关元、肝俞、肾俞。

（2）皮肤针：取风池、曲池、血海、夹脊穴。中等强度手法叩刺，至皮肤充血或隐隐出血为度。急性者，每天1～2次；慢性者，隔天1次。

（3）三棱针放血、拔罐：常用曲泽、委中、大椎、风门穴。

（4）耳针：常用肺、胃、肠、肝、肾、肾上腺等。

4.预防护理

在治疗期间避免接触过敏性物品及药物。忌鱼、虾、蟹、酒类、咖啡、葱、蒜等刺激性饮食,适当锻炼,保持大便通畅。

(三)过敏性哮喘

过敏性哮喘又称变应性哮喘,是由于接触各种致敏物质导致气道的反应性增高,引起广泛气道狭窄的变态反应性疾病。哮是指喉中声响而言,喘是指呼吸急促而言,气息急促,升多降少,哮在发作期间,每与喘促相兼,而喘则未必兼哮,一般统称为哮喘。临床以发作时喘促气急,喉间痰吼哮鸣,呼气延长,严重者不能平卧,呼吸困难,张口抬肩,摇身撷肚,唇口青紫为特征。具有反复发作性、可逆性和长期性的特点。一年四季均可发生,往往因气候骤变而诱发,"哮作四时寒为首"。本病有明显的遗传倾向,初发年龄以 1～6 岁多见。大多数患儿可经治疗缓解或自行缓解,在正确的治疗和调护下,随年龄的增长大多可以治愈。但如长时间反复发作,会影响到肺的功能,甚至造成肺肾两虚,喘息持续,难以缓解,或反复发作,甚至终身不愈。过敏性哮喘是小儿的常见肺系疾病。有人估计至少 70% 的哮喘患者属于或部分属于过敏性哮喘,在儿童中过敏性哮喘高达 80% 左右。

1.内治

(1)发作期包括寒性哮喘、热性哮喘、外寒内热、肺实肾虚四种情况。

1)寒性哮喘主症:咳嗽气喘,喉间哮鸣,痰多白沫,形寒肢冷,鼻流清涕,面色淡白,恶寒无汗,舌淡红,苔白滑,脉浮滑。

治法:温肺散寒,化痰定喘。

代表方:小青龙汤合三子养亲汤加减。

2)热性哮喘主症:咳嗽喘息,声高息涌,喉间痰鸣,咳痰黄稠,胸膈满闷,身热面赤,口干咽红,尿黄便秘,舌红苔黄,脉滑数。

治法:清肺涤痰,止咳平喘。

代表方:麻杏石甘汤合苏葶丸加减。

3)外寒内热主症:喘促气急,咳嗽痰鸣,鼻塞喷嚏,流清涕,或恶寒发热,咳痰黏稠色黄,口渴,大便干结,尿黄,舌红苔白,脉滑数或浮紧。

治法:解表清里,定喘止咳。

代表方:大青龙汤加减。

4)肺实肾虚主症:病程较长,哮喘持续不已,喘促胸满,动则喘甚,面色欠华,畏寒肢冷,神疲纳呆,小便清长,常伴咳嗽痰多,喉中痰吼,舌淡苔薄腻,脉细弱。

治法:泻肺补肾,标本兼顾。

代表方:偏于上盛者用苏子降气汤加减;偏于下虚者用都气丸合射干麻黄汤加减。

(2)缓解期包括肺脾气虚、肺肾阳虚、肺肾阴虚三种情况。

1)肺脾气虚主症:多反复感冒,气短自汗,咳嗽无力,神疲懒言,形瘦食欲缺乏,面色少华,便溏,舌质淡,苔薄白,脉细软。

治法:健脾益气,补肺固表。

代表方:人参五味子汤合玉屏风散加减。

2)肺肾阳虚主症:动则喘促咳嗽,气短心悸,面色苍白,形寒肢冷,脚软无力,腹胀食欲缺乏,大便溏泄,舌质淡,苔薄白,脉细弱。

治法:健脾温肾,固摄纳气。

代表方:金匮肾气丸加减。

3)肺肾阴虚主症:咳嗽时作,喘促乏力,咳嗽不爽,面色潮红,夜间盗汗,消瘦气短,手足心热,夜尿多,舌质红,苔花剥,脉细数。

治法:养阴清热,补益肺肾。

代表方:麦味地黄丸加减。

2.外治

白芥子21 g,延胡索21 g,甘遂12 g,细辛12 g,共研细末,分成3份,每隔10天使用一份。用时取药末1份,加生姜汁调,稠如1分硬币大,分别贴在肺俞、心俞、膈俞、膻中穴,贴2～4小时揭去。若贴后皮肤发红,局部出现小疱疹,可提前揭去。贴药时间为每年夏天的初伏、中伏、末伏,共3次,连用3年。

3.针灸疗法

(1)针刺主穴:肺俞、中府、天突、膻中、孔最、定喘、丰隆。寒饮伏肺加风门、太渊;痰热壅肺加大椎、曲池、太白;肺脾气虚加脾俞、足三里;肺肾阴虚加肾俞、关元、太溪;心肾阳虚加心俞、肾俞、气海、关元、内关;潮热盗汗加阴郄、复溜。

(2)耳针:对耳屏尖、肾上腺、气管、肺、皮质下、交感,每次选3穴,毫针强刺激,留针30分钟。发作期每天治疗1～2次。缓解期用弱刺激,每周治疗2次。

4.预防调护

重视预防,积极治疗和清除感染病灶,避免各种诱发因素,如吸烟、漆味、气候突变等。发病季节,避免过度活动和情绪激动,以防诱发哮喘。居室宜空气流通,阳光充足。饮食宜清淡而富有营养。注意心率、脉象变化,防止哮喘大发作产生。

(四)过敏性鼻炎－哮喘综合征(CARAS)

CARAS是同时发生的临床或亚临床的上呼吸道和下呼吸道过敏性症状,二者往往同时并存。发作期除了表现为反复发作喘息、气急、胸闷,双肺闻及散在或弥漫的以呼气相为主的哮鸣音等下呼吸道症状外,还表现为鼻痒、鼻塞、流涕、喷嚏等上呼吸道症状,同时兼有过敏性结膜炎等表现。缓解期患者上述症状、体征消失,肺功能恢复到急性发作期前水平。

据流行病学调查报道,80%的支气管哮喘患者同时存在过敏性鼻炎,而45%左右的过敏性鼻炎患者也同时伴有哮喘。两者往往同时存在,相互关联。过敏性鼻炎常伴发哮喘,未控制的过敏性鼻炎可加重哮喘的病情,因此两者的协同治疗越来越受关注。目前,西医治疗以糖皮质激素为主,但不良反应较多。中医药在对过敏性鼻炎与哮喘相兼为病的预防及治疗中发挥着重要作用,且安全有效。

在治疗CARAS时,应树立肺鼻同治的整体观念。基于"哮即痰喘之久常发者,因内有壅塞之气,外有非时之感,膈有胶固之痰,三者结合,闭拒气道,搏击有声,发为哮病"的病机,各家皆宗"未发以扶正气为主,既发以攻邪气为急"的原则,从"风"(内风和外风)、"痰"(风痰、寒饮、热痰)、"气"(气逆)、"虚"(肺脾肾虚)论治。发作期以治标为急。祛外风或内风,温化寒痰,祛风涤痰,或清化热痰,宣降肺气,芳香通窍,同时兼顾阴阳气血之不足。缓解期以补虚为本。补肺、健脾、益肾为主,气虚者予温补,阴虚者予滋养,阳虚者予温阳,同时宜酌量加入消散之品,或疏风,或活血,或祛痰,使补而不滞。

针灸治疗主要以祛风穴位和扶正固本的穴位为主,一是祛邪,二是扶助正气,抵御外邪侵袭,操作简便,不良反应少,有利于临床的推广。常用腧穴以肺俞、脾俞、肾俞为主穴,支气管哮喘配以大椎、天突及鸠尾,过敏性鼻炎配以风池、迎香,属虚证毫针刺用补法,或加艾灸关元等穴,每次3～5壮。

(周兵霞)

第九节 肿 瘤

一、基本概念

肿瘤是机体在各种致癌因素作用下,局部组织的细胞在基因水平上失去对其生长的正常调控,导致异常克隆性增生而形成的病变,临床常表现为局部肿块。肿瘤细胞具有异常的形态、代谢和功能,常呈持续性生长,可向外周扩散、浸润,侵犯重要脏器并引起器官功能衰竭,最后导致死亡。根据肿瘤对人体的危害程度将其分成良性肿瘤和恶性肿瘤两大类。

古医籍中各种癌病的命名大多结合其临床特点,如甲状腺癌类属于"石瘿",肝癌类属于"肝积"。中医认为,肿瘤是全身性疾病的局部表现,不同部位肿瘤的诱发与生成,均与相应脏腑的功能失调与损伤有关。

二、病因病机

(一)病因

(1)素体虚弱,或久病伤正,或年老体衰,正气不足,免疫力低下,从而导致了癌病的易患性和倾向性。正如《医宗必读·积聚》所述,"积之成也,正气不足,而后邪气居之"。

(2)自然界中化学、物理及生物致癌物质,可如同中医风、寒、暑、湿、燥、火六淫从口鼻或肌肤入侵正虚之机体,日久而致气滞、血瘀、痰浊、热毒等病变。

(3)情志不遂,气机郁结,久则气滞血瘀,或气不布津,津凝为痰,气血痰浊互结,渐积成块。正如《类证治裁郁证》所述,"七情内起之郁,始而伤气,继必及血"。

(4)不当的饮食习惯及恣食甘肥厚腻或辛辣腌炸烧烤等,导致脏腑功能失调及气血津液紊乱,使正气亏虚,邪自内生,津伤气结痰凝而变生肿块。正如《医宗必读·痰饮》所说,"脾土虚湿,清者难升,浊者难降,留中滞膈,瘀而成痰"。

(二)病机

肿瘤多由于正气内虚,感受邪毒,情志佛郁,饮食损伤等因素,使脏腑功能失调,气血津液运行失常,产生气滞、血瘀、痰凝、湿浊、热毒等病理变化,日久蕴结化为癌毒,搏结脏腑组织,渐积成形。

肿瘤为病,虽局部易实,而整体多虚,虚者为本,实者为标。故因虚致病,因病更虚,往往恶性循环为患,而成恶病质。

肿瘤之发,虚虽为本,而必有毒邪相加为病,此谓癌毒。癌毒者,非如湿毒、热毒、瘀毒、寒毒之单一,其致病概而言之,癌毒者,峻烈顽固,极易传变,易凝滞气血,燔灼津液,耗伤阳气,胶着不化,缠绵难愈。正如《仁斋直指方》曰:"……根深藏,穿孔透里。"

三、临床表现

(一)肺癌

肺癌系指原发于肺、气管、支气管的恶性肿瘤,是全球发病率与死亡率居首位的恶性肿瘤。肺癌归属于中医"肺积""息责""肺痿""咳嗽""痰饮"等范畴。因肺癌发生部位、侵犯范围、病理类型而有所区别,临床表现主要可分为以下四类。

1.支气管、肺局部症状与体征

常见症状有咳嗽、咯血、胸痛、胸闷等。咳嗽多为阵发性、刺激性干咳或咳少量痰,或痰中带血,甚则咯血。继发感染可发热。

2.肺外胸内扩展症状与体征

锁骨上淋巴结肿大。上腔静脉综合征,头面部、上半身瘀血、水肿,颈部肿胀,颈静脉怒张。喉返神经受侵出现声音嘶哑等。

3.胸腔外转移的症状与体征

肺癌在早期即可发生血源性播散,脑转移者出现颅内压增高,表现为头痛、恶心呕吐、精神状态异常、癫痫发作、偏瘫等。

4.全身症状和副肿瘤综合征

至少20%的晚期肺癌患者出现疲乏、消瘦、恶病质、全身不适。与肺癌相关的副肿瘤综合征包括异位库欣综合征、抗利尿激素综合征、高钙血症、类癌综合征等。

(二)原发性肝癌

原发性肝癌指原发于肝细胞及(或)肝内胆管上皮细胞的恶性肿瘤,是我国常见恶性肿瘤之一,确诊时大多数患者已属晚期,预后差。肝癌归属于中医"积证""黄疸""鼓胀""胁痛"等范畴,目前临床多以"肝积"称之。

原发性肝癌起病隐匿,病情发展迅速,一旦出现典型症状,往往已达中、晚期。临床以肝区疼痛最常见,常为间歇性或持续性隐痛、钝痛或胀痛,常见饭后上腹饱胀、消化不良、恶心、呕吐和腹泻等消化道症状。同时伴有进行性肝肿大、肝脏质硬有结节、黄疸、腹水、脾肿大、下肢浮肿等体征,晚期患者常出现黄疸、上消化道出血、肝性脑病及肝肾衰竭。

(三)大肠癌

大肠癌系指发生在大肠黏膜上皮的恶性肿瘤,有结肠癌、直肠癌之分。大肠癌归属于中医"肠覃""脏毒""锁肛痔"等范畴。

大肠癌早期无明显症状,往往在病情发展到一定程度时才出现临床症状。左半结肠癌早期可表现为排便习惯改变,可出现便频、便秘或便频与便秘交替,肿瘤生长致管腔狭窄甚至完全阻塞,可引起肠梗阻表现。右半结肠癌主要表现为贫血、乏力、消瘦、低热、腹部隐痛,后期在60%~70%患者中右侧腹部可扪及质硬肿块等。晚期大肠癌常因转移扩散而出现一系列症状,疾病终末期常见恶病质和全身衰竭症状。查体往往可在腹部触及包块,发现贫血体征及转移征象,如锁骨上淋巴结肿大等,直肠指检可触及肿物。

(四)乳腺癌

乳腺癌是指原发于乳腺上皮组织的恶性肿瘤。其发病率位居女性恶性肿瘤首位,已成为城市中死亡率增长最快的癌病之一。乳腺癌归属于中医"乳岩""乳石痈"等范畴。

早期乳腺癌常无典型症状和体征,不易引起重视,常通过体检或筛查发现。典型症状与体征如下。

1.乳腺肿块

80％的乳腺癌患者以乳腺肿块首诊。多为单发无痛性,质硬,边缘不规则,表面欠光滑。仅少数患者有不同程度隐痛或刺痛。

2.乳头溢液

非妊娠期从乳头流出血液、浆液、乳汁、脓液,或停止哺乳半年以上仍有乳汁流出者,称为乳头溢液。

3.乳腺癌引起皮肤改变可出现多种体征

最常见的是肿瘤侵犯 Cooper 韧带出现"酒窝征";若肿瘤细胞阻塞淋巴管,则出现"橘皮样改变";乳腺癌晚期,在主癌灶周围的皮肤形成散在分布的质硬结节,即"皮肤卫星结节"。

四、转归及危害

恶性肿瘤的预后一般较差,但近年来通过大量临床研究、实验研究,运用中医理论进行辨证论治,并在其不同阶段采用中西医结合的方法治疗,对提高疗效,减少不良反应,提高生存质量,延长生存期等,都取得了一些成果。

五、患病高危人群判定

(一)有恶性肿瘤家族史的人群

通常包括三代以内的直系或旁系亲属罹患恶性肿瘤的病史。

(二)有不良生活习惯的人群

长期大量吸烟、长期酗酒、滥用药物、长期过度劳累、严重营养不良、偏食等。

(三)职业因素

长期接触有毒有害物质的人群。

(四)生存环境遭污染的人群

如化学污染、重金属污染、核污染等。

(五)遭受特殊微生物感染的人群

乙型肝炎病病毒、艾滋病病毒、人类乳头瘤病毒、幽门螺杆菌感染者等。

六、预防与治未病

在西医学肿瘤病的控制战略中,三级预防是指:一级预防,是病因学说的预防,也就是在癌病未发病前预防其发病。二级预防,是指已经癌变则争取早期发现、早期诊断、早期治疗。三级预防,是预防其复发转移。

中医治未病的学术思想源远流长,以治未病思想指导中医防治肿瘤的工作,这与现在肿瘤的"三级预防"有相似之处,突出了以人为本的整体观念,具有个体化的辨证优势。在应对预防恶化、术后防止复发与转移方面,扶正祛邪方法具有较好的效果。中医药在肿瘤防治的全过程都可发挥积极作用。

(一)未病先防——养正御邪

在肿瘤尚未发生之前,针对可能导致肿瘤的各种原因,如遗传因素、免疫因素、慢性疾病等内因,有毒致癌物侵袭等外因,加以防范,即所谓的肿瘤一级预防,从而降低肿瘤的发生率。主要体现在摄生方面：调情志，适起居，节饮食，慎劳作，长养正气，防止病邪的侵袭。

培养正气，应当注意重视精神调养，加强体育锻炼，生活起居有规律性。平素心情舒畅，精神愉快，则有利于血脉流通，气机调畅，阴阳和调，正气充足。正如《素问·上古天真论》云："恬惔虚无，真气从之，精神内守，病安从来。"另外，在饮食方面勿使偏嗜、失节或食用不洁之品，忌食霉变不洁食物等。饮食和调，脾胃健运，就能化生精气，滋养人体，保持身体健康。如过食肥甘厚味易助湿、生痰、化热等。

对于高危人群，正规、合理的体检能够及早发现问题，尽可能将恶性肿瘤的发生发展消灭在萌芽状态，达到最佳治疗效果。例如，有遗传性大肠癌家族史的人，可及早进行遗传学实验，以明确是否伴随特定基因的突变和遗传，并每年进行 1 次全结肠镜检查。

(二)见微知著——癌前干预，防其恶变

恶性肿瘤的发生也是一个渐变的过程，将起必有先兆，此时急治其先，可收到良好的效果。正如《素问·阴阳应象大论》所说："善治者治皮毛，其次治肌肤，其次治筋脉，其次治六腑，其次治五脏，治五脏者，半死半生也。"应把肿瘤消灭在萌芽阶段，防止其由轻变重，由小变大，由局部向其他脏腑蔓延。

癌前状态指易恶变的全身性或局部疾病的状态，癌前病变指较易转变成癌病的组织病理学变化。如胃癌的癌前状态包括：①慢性萎缩性胃炎；②胃息肉；③残胃炎；④恶性贫血，胃体有显著萎缩者；⑤少数胃溃疡患者。胃癌的癌前病变有慢性萎缩性胃炎伴有肠上皮化生、不典型增生、胃腺瘤等。如此，在癌前病变或癌前状态即加以中医药治疗干预，既可提高治愈率，又能防止其恶变。

(三)既病防变——先安未受邪之地，防止转移

疾病的发展和传变是有规律的，因此，在治疗时，可根据疾病的传变规律，"先安未受邪之地"，预先对可能受影响的部位加以固护，增强其抗邪能力。《金匮要略·脏腑经络先后病脉证》曾指出："夫治未病者，见肝之病，知肝传脾，当先实脾。"故治疗肝病时，应配合适当的健脾和胃药。

对于中期的恶性肿瘤，因正气渐衰，邪气旺盛，中医药治疗原则应该是祛邪与扶正并重，治疗目的是部分治愈，扶正是预防癌邪继续耗伤正气，并延缓疾病向晚期发展。对于晚期肿瘤患者，邪气壅盛，正气已衰，治疗应该以扶正为主要原则，治疗目的是预防癌邪进一步耗竭正气，具体治法可选补益气血、变理阴阳、健脾益肾等。

(四)病后调摄，防其复发

肿瘤的治未病还应包括病后调摄，采取各种措施，防止宿疾的复发。恶性肿瘤在早、中期，经过根治手术，或经过规范的放化疗后，达到了完全缓解，但是仍有一定的复发率，如胃癌患者在术后有 70%～80%死于局部或远处转移，即使是早期胃癌，术后 10 年仍有 30%～40%的复发率。因此，对于大多数患者，术后防止其复发是肿瘤治疗的一个非常重要的方面。

所以在病后，通过培补正气，调理脏腑功能，使其紊乱的状态得以恢复。扶正的同时不忘祛除余邪，实瘤已去，但癌毒未尽，现代医学也证实，即使早期肿瘤在根治术后，仍有微小转移灶的浸润，这也是术后辅助化疗与放疗的原因。中医可采用化瘀解毒散结等治法，以清除余毒，防其复发。

另外，采用开导、鼓励、暗示、转移等心理疗法，使患者最大限度地消除对肿瘤的恐惧，更积极地配合治疗，树立生活的信心，以良好的心理状态对待疾病。患者还应配合饮食调养，做到饮食

有节,主副搭配,荤素结合,宜清淡、新鲜、易消化的健康食谱。注意劳逸得当,生活起居有规律。否则,若适逢新感病邪、饮食不慎、过于劳累,均可助邪伤正,使正气更虚,余邪复盛,引起宿疾复萌。

七、预防调护

(一)肺癌的预防

1.禁止和控制吸烟

自己不吸烟,也尽量不吸"二手烟"。

2.减少工业污染的危害

(1)在粉尘污染环境中的工作者,应戴好口罩或其他防护面具以减少有害物质的吸入。

(2)改善工作场所的通风环境,减少空气中的有害物质浓度。

3.减少环境污染

这需要社会共同努力才能完成。对老年人而言,注意不在交通繁忙和浓雾、沙尘天气时出行,改进室内厨房通风设备也是重要的一环。

4.精神方面

要保持精神愉快向上,不要为一些小事闷闷不乐。

5.饮食应富于营养

特别要多吃富含维生素 A、D 的新鲜蔬菜和水果。

(二)原发性肝癌的预防

1.讲究卫生

注意饮食卫生,避免感染乙肝和丙肝。

2.避免过度劳累

过度的脑力或体力劳动可使机体的抵抗力降低,造成肝功能损害,导致癌病发生。老年人应该注意劳逸结合,勿使过劳。

3.戒除不良的生活方式

忌烟忌酒,不吃霉变的粮食,少吃腌制肉制品等。

4.生活规律

日常起居、身体锻炼都要规律化,保持充足睡眠。

5.保持乐观的精神状态

"怒伤肝",平时应尽量避免或减少引起情绪波动的各种负面心理,保持乐观情绪。

(三)大肠癌的预防

1.饮食调整

对饮食干预,可以降低大肠癌的发病率。包括减少能量的摄入;减少食物中脂肪的含量,特别是尽量少吃煎烤后的棕色肉类;补充维生素 A、C、E 和叶酸;尽量多摄入新鲜蔬菜、水果和富含纤维素的食物,特别是有抗癌作用的大蒜、洋葱、韭菜、葱、柑橘类、葡萄、草莓、苹果、胡萝卜、薯蓣类等。

2.养成良好的生活习惯

包括经常运动、减少酒精摄入量、睡眠充足、不久坐等。

3.治疗癌前病变

大肠腺瘤、肠息肉、溃疡性结肠炎患者,应尽早治疗,可降低大肠癌的发病率、病死率。

4.肛门指检

肛门指检是一种有效的检查大肠癌的方法,在肛肠疾病诊治过程中具有十分重要的作用。如果触到肠内有菜花状的硬块,或边缘隆起、中央凹陷的溃疡,检查后,指套上沾有血液、脓液,最好请经验丰富的肛肠科医师行进一步检查。

(四)胃癌的预防

1.饮食合理

平时的饮食应以新鲜的瓜果蔬菜、粗粮为主,少吃肉类,做到荤素搭配。提倡经常食用大蒜、洋葱、菌菇类、番茄、绿茶,减少食盐摄入量,少食或不食熏腌食品,避免食用霉变食物,减少亚硝胺前身物质的摄入。

2.改变不良习惯

避免暴饮暴食、三餐不定;进食不宜过快、过烫、过硬;戒烟;限制饮酒等。

3.心理平和

现在社会人们的压力普遍过大,当这种压力得不到释放的时候,便会对身体造成伤害。所以,平时要保持乐观情绪,心态平和,可以减少罹患胃癌的概率。

4.积极治疗癌前病变,根除胃内隐患

有慢性胃病的患者要及时治疗,定期观察。对长期治疗无效的重症胃溃疡或大于2 cm的胃息肉均应及时手术治疗,萎缩性胃炎的患者应定期随访,进行胃镜检查。

(五)乳腺癌的预防

(1)避免吸烟和过量饮酒。

(2)每月自我触摸乳房一次,在每个月月经结束后的第5天进行自我检查,如有异常及时就诊。

(3)避免过量服用和长期服用一些可能造成致癌危险的药,如抗抑郁药、抗组胺药、利尿剂、止吐药和安眠药等。服用雌激素要遵医嘱。

(4)经常进行身体锻炼,每周坚持4次体育锻炼,患乳腺癌的危险可减少50%。体育锻炼还可以避免免疫功能下降、肥胖、激素失衡等。

(5)女性在40岁以后,或有高危因素(如乳腺癌家族史、乳腺原位癌等),应每年定期进行相关检查。

(6)注意饮食,多食用植物油,最好不食动物油和人造奶油。多吃新鲜水果和蔬菜,经常喝茶,少量饮红酒。

(7)保持心情愉快,不被一些琐事烦忧。

(周兵霞)

参考文献

[1] 杜革术.实用针灸推拿康复学[M].济南:山东大学出版社,2021.

[2] 刘明军,邰先桃.小儿推拿学[M].北京:中国中医药出版社,2021.

[3] 李宁,吕建琴.针灸学[M].成都:四川大学出版社,2021.

[4] 王宏才,邢树明.针灸名家案例精粹[M].西安:西安交通大学出版社,2021.

[5] 井夫杰,张静.推拿学[M].济南:山东科学技术出版社,2020.

[6] 汪文军,顾赤.推拿疗法[M].上海:上海科学技术出版社,2020.

[7] 吕明.推拿手法学[M].北京:中国医药科学技术出版社,2020.

[8] 刘明军,龚利.推拿手法学[M].北京:人民卫生出版社,2021.

[9] 吕明,顾一煌.推拿功法学[M].北京:人民卫生出版社,2021.

[10] 邵瑛,于娟.小儿推拿学[M].北京:人民卫生出版社,2021.

[11] 余曙光,徐斌.实验针灸学[M].北京:人民卫生出版社,2021.

[12] 张阳,董宝强.实用妇科针灸处方[M].沈阳:辽宁科学技术出版社,2020.

[13] 杜广中,李青青.现代并发症的针灸诊疗[M].北京:中国医药科技出版社,2020.

[14] 李玉乐,王韵舟.新编实用小儿推拿[M].上海:上海交通大学出版社,2021.

[15] 井夫杰.小儿推拿临证精要[M].北京:中国中医药出版社,2020.

[16] 齐元富,李秀荣.现代中医肿瘤防治学[M].济南:山东科学技术出版社,2020.

[17] 季旭明,李文华.辨体治未病[M].济南:山东科学技术出版社,2019.

[18] 郁东海,王澎,徐中菊,等.治未病学[M].上海:上海科学技术出版社,2018.

[19] 韩兴军,叶小娜.针灸"治未病"[M].济南:山东科学技术出版社,2015.

[20] 赵吉平,符文彬.针灸学[M].北京:人民卫生出版社,2020.

[21] 王艳君,王鹏琴,龚利.针灸推拿康复学[M].北京:中国中医药出版社,2020.

[22] 冯雯雯.针灸技术与临床[M].天津:天津科学技术出版社,2020.

[23] 韩秀丽.耳鼻咽喉病症中医特色外治疗法[M].北京:中国纺织出版社,2021.

[24] 杜革术.实用针灸推拿康复学[M].济南:山东大学出版社,2021.

[25] 管遵惠.管氏针灸学术经验菁华[M].武汉:湖北科学技术出版社,2021.

[26] 魏立新,佟晓英,赵长龙.中医针灸临证经验及特色疗法[M].北京:北京科学技术出版社,2021.

[27] 刘智斌,牛文民.基于治未病理念[M].西安:西安交通大学出版社,2018.

[28] 李传岐.李氏针灸学[M].郑州:郑州大学出版社,2022.

[29] 杜艳军.实用临床针灸技法 双语版[M].武汉:华中科学技术大学出版社,2022.

［30］韩兴军,叶小娜.针灸"治未病"逆针灸［M］.济南:山东科学技术出版社,2021.

［31］李延芳,耿惠,李利军.李延芳针灸医案精选［M］.北京:人民卫生出版社,2021.

［32］赖新生.赖氏针灸处方集［M］.北京:北京科学技术出版社,2021.

［33］胡德胜,朱锐.实用小儿推拿学［M］.武汉:华中科学技术大学出版社,2021.

［34］王健,王耀智.新编中国现代推拿［M］.上海:上海交通大学出版社,2021.

［35］宋柏林,于天源.推拿治疗学［M］.北京:人民卫生出版社,2021.

［36］尹煜辉,展嘉文,王尚全,等.针灸联合推拿治疗膝骨关节炎的 Meta 分析［J］.中国组织工程研究,2021,25(17):2719-2726.

［37］郭欣艳,黄琦.中医"治未病"理论防治糖尿病探讨［J］.浙江临床医学,2021,23(5):751-751＋754.

［38］钟振美.针灸推拿联合康复理疗对颈椎病护理效果的影响［J］.中国药物与临床,2021,21(9):1619-1621.

［39］欧林宏,张万里,乔英杰,等.针灸调理胃肠治疗癫狂理论概述［J］.山东中医药大学学报,2021,45(4):554-558.

［40］陈辉,钱炯辉,胡伟峰,等.推拿手法治疗急性腰扭伤致下肢肌肉萎缩一则［J］.中国乡村医药,2020,27(9):21-21.